Sabine Ellsässer

Körperpflegekunde und Kosmetik

Sabine Ellsässer

Körperpflegekunde und Kosmetik

Ein Lehrbuch für die PTA-Ausbildung
und die Beratung in der Apothekenpraxis

2. überarbeitete und erweiterte Auflage

Mit 74 Abbildungen und 167 Tabellen

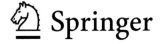 Springer

Sabine Ellsässer
c/o Springer Medizin Verlag GmbH
Tiergartenstraße 17
69121 Heidelberg

ISBN 978-3-540-76523-3 Springer Medizin Verlag Heidelberg

Bibliografische Information der Deutschen Nationalbibliothek
Die Deutsche Nationalbibliothek verzeichnet diese Publikation in der Deutschen Nationalbibliografie;
detaillierte bibliografische Daten sind im Internet über http://dnb.d-nb.de abrufbar.

Springer Medizin Verlag
springer.de

© Springer Medizin Verlag Heidelberg 2008

Planung: Dr. Fritz Kraemer, Heidelberg
Projektmanagement: Hiltrud Wilbertz, Heidelberg
Einbandgestaltung: deblik, Berlin
Satz: Fotosatz-Service Köhler GmbH, Würzburg

SPIN: 12062775

Gedruckt auf säurefreiem Papier   106/2111wi – 5 4 3 2 1 0

Dieses Buch ist meinen Eltern
Irene und Werner Ellsässer
gewidmet

Vorwort zur 2. Auflage

Seit der ersten Auflage haben schon einige PTA-Lehrgänge in meinem Unterricht erfolgreich mit diesem Buch gearbeitet. Da sich der Aufbau und die Themenauswahl im Unterricht und der Praxis bewährt haben, wurde daran in der 2. Auflage auch nichts geändert. Es ist jedoch durch einige neue Themen erweitert worden:

- Das Kapitel über die Gesetze wurde auf den neuesten Stand gebracht.
- Die Naturkosmetik wird ausführlicher behandelt, da sich dieses Körperpflegesegment in den letzten Jahren immer mehr etablierte und die Auswahl und Nachfrage stark gestiegen sind.
- In das Kapitel 4 wurden verschiedene neue Wirkstoffe aufgenommen und es wurde durch ein neues Unterkapitel »Wirkstoffe gegen oxidativen Stress und Hautalterung« erweitert.
- Die Regelungen, Prüfmethoden und Anforderungen an Sonnenschutzprodukte wurden überarbeitet und erneuert, um das Deklarations-Chaos dieser Produkte durchschaubarer zu machen.
- Durch ein Projekt im galenischen Unterricht habe ich mich zu einem neuen Kapitel inspirieren lassen: »Baupläne für Kosmetikrezepturen«. In diesem soll Ihnen das Erfinden und »Selbstrühren« von Körperpflegeprodukten näher gebracht werden.
- Die INCI-Liste wurde von ca. 800 Stoffen auf knapp 1000 Stoffe erweitert und auch das Kapitel »Fachbegriffe« ist um etwa ein Drittel gewachsen.
- Soweit es mir möglich war, wurden auch die Produktlisten der Firmen überarbeitet.

Ich möchte mich bei allen bedanken, die mich bei meiner Arbeit unterstützt haben; besonders bei meiner Schwester Iris Schröter und bei Klaus Skarabis, die meine neu hinzugekommenen Texte korrigiert haben. Ich möchte mich auch bei allen MitarbeiterInnen der Kosmetikfirmen und -hersteller, mit denen ich telefonischen Kontakt hatte, für ihre freundliche Mitarbeit und das Zusenden ihrer Produktunterlagen bedanken. Ein besonderes Dankeschön geht an meine Schüler der letzten Jahre, die mich in der Projektarbeit und auch im Unterricht immer wieder mit neuen Ideen überraschten, die ich teilweise auch in diesem Buch verarbeitet habe.

Sabine Ellsässer

Vorwort zur 1. Auflage

Der Anlaß, dieses Buch zu schreiben, war die Änderung der Ausbildungs- und Prüfungsordnung für pharmazeutisch-technische Assistenten. Ein neues Fach – Körperpflegekunde – wurde in den Lehrplan aufgenommen. Bis dahin wurde Kosmetik bzw. Körperpflege in den anderen Fächern kaum berücksichtigt. Die Haut und ihre Behandlung wurde wenn, dann nur vom dermatologischen Standpunkt aus betrachtet. Doch wie ich aus eigener Erfahrung als praktizierende Apothekerin weiß, kommen immer mehr Kunden mit Haut- und Haarproblemen in die Apotheke und hoffen hier auf eine kompetente kosmetisch-dermatologische Beratung. Vielen ist der Weg zum Arzt zu weit, und häufig ist er auch unnötig.

Als Lehrerin stand ich nun vor dem Problem, daß es an einem einfachen – aber wissenschaftlich fundierten – Schulbuch mangelte, in dem das Nötige für eine Kosmetik-Beratung nachzulesen ist, wie:

- Wissen über den Aufbau von Haut, Haaren, Nägeln und Zähnen und deren Biochemie,
- Einschätzung des »Hauttyps« und entsprechende Pflegeanleitungen,
- Zahnpflege und Fluoridierung,
- Beschreibung der unterschiedlichen Inhaltsstoffe (Zusatzstoffe, Wirkstoffe, Hilfsstoffe, Grundlagen, etc.),
- Stofftabellen mit den INCI-Bezeichnungen, den deutschen Begriffen, den Pflanzennamen und Wirkungsweisen,
- Produktübersichten für eine schnelle Auswahl,
- eine Vokabeltabelle französisch-deutsch-englisch, um die Packungsbeschriftungen besser zu verstehen.

Andererseits sollte die Theorie, die in anderen Fächern ausführlich besprochen wird (z.B. Galenik oder galenische Übungen), nicht noch einmal neu aufbereitet werden. In diesem Werk sind deshalb verschiedene physikalisch-chemische Grundlagen oder galenische Qualitätsprüfungen und Herstellungsmethoden außen vor gelassen, da hier ausreichend Literatur zur Verfügung steht, und dies für das Verständnis des Buches und eine spätere Beratung nicht von Bedeutung ist.

Das nach diesen Vorstellungen zusammengestellte Schulbuch ist in erster Linie für die PTA-Ausbildung vorgesehen, doch sicher ist es auch eine wertvolle »Beratungshilfe« für das Apothekenfachpersonal. Damit das Wissen auch einem breiteren nicht-pharmazeutischen Publikum zugänglich wird (z.B. Kosmetikerinnen, Drogistinnen), sind am Ende des Buches ein Verzeichnis wichtiger Fachbegriffe und deren vereinfachte Erklärungen aufgenommen worden.

Ich möchte mich bei Herrn Dr. Göbel, Frau Göbel, Herrn Dr. Klingenfuß, Frau Bittner, Herrn Dr. Eitz und Frau Grantze dafür bedanken, daß sie meine Idee befürworteten und mir bei der Entstehung des Buches zur Seite gestanden haben, mir bei den organisatorischen Belangen zur Hand gingen und mich mit Textmaterial versorgten. Besonderer Dank gebührt Martin Kranich und Dorothee Menden für die Aufarbeitung und Durchsicht meines Manuskripts. Weiter möchte ich mich bei allen Firmen, die mir auf meine Anfrage hin ausführliches Informationsmaterial zur Verfügung stellten, und bei Fr. Ziehe und Fr. Riegelmann vom Museum europäischer Kulturen für die freundliche Zusammenarbeit bedanken.

Sabine Ellsässer

Inhaltsverzeichnis

Abkürzungen

Allgemeine Abkürzungen und Zeichen:

>	größer als, mehr	EDTA	Ethylendiamintetraessigsäure
<	kleiner als, weniger	EG	Europäische Gemeinschaft
%	Prozent	etc.	und so weiter
§	Paragraph	EU	Europäsche Union
®	geschütztes Warenzeichen, -namen	FDA	Food and Drug Administration (USA)
α	alpha-	fl.	flüssig
β	beta-	Form.	Formelabbildung
γ	gamma-	g	Gramm
Abb.	Abbildung	gg.	gegen
Abk.	Abkürzung	ggf.	gegebenenfalls
adj.	Adjektiv	GLS	Gamma-Linolensäure
Ambl.	Amtsblatt	GMP	Good Manufacturing Practice
AMG	Arzneimittelgesetz	H.	Haut
APG	Alkylpolyglycoside (Tensid)	i. d. R.	in der Regel
ATP	Adenosintriphosphat (energiereiches Molekül im Körper)	IKW	Industrieverband Körperpflege- und Waschmittel e. V.
BDIH	Bundesverband deutscher Industrie- und Handelsunternehmen	INCI	International Nomenclature Cosmetic Ingredients
Bez.	Bezeichnung	IPD	immediate pigment darkening, »UVA-Faktor«
BfR	Bundesamt für Risikoforschung		
BGBl.	Bundesgesetzblatt	IR	Infrarot
BMG	Bundesministerium für Gesundheit	Jh.	Jahrhundert
BQ	Belastungsquotient (im Sonnenschutz)	Kap.	Kapitel
bzw.	beziehungsweise	kbA	kontrolliert biologischer Anbau
°C	Grad Celcius	Konz.	Konzentration
ca.	circa, etwa, ungefähr	KVO	Kosmetikverordnung
cAMP	cyclisches Adenosinmonophosphat	LSF	Lichtschutzfaktor
CI	Colour-Index (Kennzeichnung von Farbstoffen)	LM	Lösungsmittel
		LMBG	Lebensmittel- und Bedarfsgegenstände-gesetz
cm	Zentimeter		
CPD	Cyclobutan-Pyrimidin-Dimere	LV	Lösungsvermittler
CTFA	Cosmetic, Toiletry and Fragrance Association	m	Meter
		m.	mit
Cu	Kupfer	max.	maximal, höchstens
d.	der, die, das	MEA	Monoethanolamin
DAB	Deutsches Arzneibuch	min.	Minute, mindestens, am niedrigsten
DAC	Deutscher Arzneimittel-Codex	MIPA	Monoisopropanolamin
DAZ	Deutsche Apotheker Zeitung	µm	Mikrometer
DEA	Diethanolamin	mm	Millimeter
DHA	Dihydroxyaceton	MMP-1	Matrixmetalloproteinase-1
DIN	Deutsche Industrienorm	Mn	Mangan
DNA	Erbinfo in den Zellen	Mz.	Mehrzahl

NaCl	Natriumchlorid, Kochsalz	SOD	Superoxiddismutase
n. B.	nach Bedarf	SR-	Standard-Vorschriften (Rezeptur-sammlung aus der ehemaligen DDR)
nm	Nanometer		
NMF	Natürliche Feuchthaltefaktoren	SSP	sun protection factor
norm.	normal	Str.	Stratum (Hautschicht)
Nr.	Nummer, Anzahl	Tab.	Tabelle
O/W	Öl in Wasser	TEA	Triethanolamin
p-	para- (in der Chemie)	TEWL	transepidermaler Wasserverlust
P	in Strukturformeln die Abk. für Phosphat	TMS	Salz aus dem toten Meer
		Tr.	Tropfen
PEG	Polyethylenglycol, Macrogol	trock.	trocken
PGE1	Prostaglandinderivat, körpereigenes Gewebshormon	u.	und
		u. U.	unter Umständen
PLD	polymorphe Lichtdermatose	Üb.	Übersicht
PPD	persistent pigment darkening, »UVA-Faktor«	US	United States
		usw.	und so weiter
PPG	Polypropylen	UV	Ultraviolett
PZ	Pharmazeutische Zeitung	UVI	UV-Strahlungs-Index
R	Reste (in chemischen Abbildungen)	vb.	Verb
RNA	Erbinformation in den Zellen	vgl.	vergleiche
ROS	reaktive Sauerstoffspezies	VIS	sichtbares Licht
RT	Raumtemperatur, 20–25 °C	Vit.	Vitamin
s.	siehe	WHO	Weltgesundheitsorganisation
SFP	Sonnenschutzfaktor	W/O	Wasser in Öl
Sg.	Singular	z. B.	zum Beispiel
Smp.	Schmelzpunkt	Zn	Zink

Abkürzungen der Stoffklassen, wichtiger Wirkungen und Funktionen in den Tabellen und Texten:

Aa	Anti-aging-Wirkstoff, gegen oxidativen Stress	AS	Antischaummittel
		Asb	Antiseborrhoikum
Abr	Abrasivum	ASch	Antischuppenwirkstoff
Abs	Absorptionsmittel	Asep	Antiseptikum, Antimikrobiotika, antibakteriell
AF	Antifaltenwirkstoff		
AHA	alpha-Hydroxysäure, Fruchtsäure, beta-Hydroxysäuren, verwandte Substanzen	ASt	Antistatika
		Bar	Aufbau, Erhalt, Verbesserung, Schutz der Barriereschicht
Ahi	Antiperspirans, Antihidrotikum, Antitranspirans	BM	Bindemittel
		BT	Basis-Tensid
AmS	Aminosäure	BZ	biologischer Zusatzstoff
Aro	aromatisierend, Aroma, Geschmacks-korrigens	Cel	Wirkstoffe gegen Cellulitis
		CoT	Co-Tensid
AO	Antioxidans	Deo	Deodorierungsmittel
Aro	Aromastoff, aromatisierend, Geschmacksstoff	Du	durchblutungsfördernd
		E	Emulgator

ela	elastizitätsverbessernd, elastin-/kollagenschützend, -aufbauend	Ox	Oxidationsmittel
Emo	Emollentien, Weichmacher (Haut)	Pa	Parfum-, Duftstoff
Enz	Enzym	Pee	Peelingsubstanzen chemisch oder enzymatisch
erf	erfrischend, belebend, tonisierend, vitalisierend	PG	Pudergrundlage
Est	emulsionsstabilisierend	Phy	Phytohormone
etz	entzündungshemmend, antiphlogistisch, antiinflammatorisch	Pig	Pigmente, physikalischer UV-Filter
Fa	Farbstoff	Po	Polyphenole
FB	Filmbildner	PR	pH-Regulierungsmittel
FS	Feuchtigkeitsspendende Substanz	Ps	bei Psoriasis
Fst	Festigersubstanzen	Pu	Puffer
fu	fungizid/fungistatisch, pilztötend/ pilzwachstumshemmend	PV	Provitamin
GB	Gelbildner, Gerüstbildner	reg	zell-, hautregenerierend, regenerierend, erneuernd
GB(O)	Gelbildner für Oleogele	rei	reizlindernd, beruhigend
HG	Hautglättung	Rep	Repellent, Mückenschutzstoff
hl	heilend, heilungsunterstützend, wundheilungsfördernd	RF	Rückfetter
HP	Hautpflegesubstanzen	Sfm	Schleifmittel, Putzkörper (Zähne)
HS	Hautstraffung	shü	schützend, Haut- und Zellschutz, DNA-Schutz
Hu	Humectants, Feuchthaltesubstanz	Sst	schaumstabilisierend
Ju	Wirkstoff gegen Juckreiz	Sü	Süßungsmittel, (Zahnpflegeprodukte)
Ka	Kariesprophylaxe, gegen Kariesbildung	T	Tensid, Waschrohstoff
Ker	Keratolytikum	Tg	Treibgas
Kg	Konsistenzgeber	TM	Trübungsmittel
Kom	komedogener Stoff	UVA	UVA-Filtersubstanz
Kon	Konditionierungsmittel	UVB	UVB-Filtersubstanz
kr	kräftigend, stärkend	UVb	biologischer UV-Schutz
KS	Konservierungsstoff	UVBr	UV-Breitbandfilter
Kx	Komplexierungsmittel, Chelatbildner	UVs	schützend vor UV-Strahlung (weder chemischer noch mineralischer Filter)
Li	Lipide, fettartige Substanz, Lipidkomponente	VD	Verdicker, Konsistenzregulator
LM	Lösungsmittel	Vit	Vitamin
Lpo	Liposomenbestandteil	Vr	Viskositätsregler
LV	Lösungsvermittler, Solubilisator	Vst	viskositätsstabilisierend, viskositätserhöhend
Mi	Mineral, Spurenelement	wa	zellwachstumsfördernd, Förderung der Proliferation, Zellneubildung
Mu	Mundpflegemittel, Fluoridierung	Xa	Xanthine, Coffeinderivate
Nd	bei Neurodermitis	zef	Anregung der Zellfunktion, -stoffwechsel, entschlackend, entstauend
NMF	natural moisturizing factor, natürlicher Feuchthaltefaktor	ZuT	Zuckertensid

Abkürzungen von Kosmetikserien, -herstellern und -vertrieben

AWBo	Frei Öl-Serie von Apotheker Walter Bouhon
CF	Claire Fischer, Dt. Chefaro
Cr.	Creaderm
Dr G	Dr. Grandel
Dr H	Dr. Hauschka von Wala
Du.P.F.	Ducray-Serie von Pierre Fabre
ETA	Eau Thermale Avene -Serie von Pierre Fabre
Eu	Eubos-Serie, Dr. Hobein
EcB	Eucerin®-Serie von Beiersdorf
Fet	Fette Köln
G.P.F.	Galenic vonPierre Fabre
HK	Hans Karrer
Hs.	Hermes
Lav	Laverana GmbH
Lir	Laboratoires Lierac, Ales Groupe Cosmetic
L.R-P.	La Roche-Posay
LW	Louis Widmer
NJJ	Neutrogena von Johnson & Johnson
Ph	Phyris Beaute GmbH
Pri	Primavera Naturkosmetik
Rau	Rausch
RJJ	Roc von Johnson & Johnson
seb	Sebamed
Ses	Sensena Naturkosmetik
STA	STADA
Wel	Weleda

1 Geschichtliche Entwicklung und heutige Gesetzgebung

1

1.1 Geschichtliche Entwicklung der Kosmetik und Körperpflege

Kosmetik und Körperpflege sind für große Teile der heutigen Bevölkerung selbstverständliche Begriffe. Die moderne Kosmetik basiert im Allgemeinen auf modernen medizinischen Erkenntnissen und umfasst zum Beispiel die Bereiche Hygiene, Hautpflege, Prophylaxe und Verminderung von Hautproblemen und -schäden. Ein anderes weites Feld ist die dekorative Kosmetik, in der vor allem Mode und Zeitgeist ihren Ausdruck finden.

Der Begriff *Kosmetik* wurde erst in den letzten zwei Jahrhunderten geprägt. Der Ursprung des Wortes *Kosmetik* liegt im Griechischen und bedeutet *»die das Schmücken betreffende Kunst«* und wird von *kosmos = die Ordnung, Schmuck, Weltall* abgeleitet. In älteren Schriften findet man unterschiedliche Begriffe aus dem Lateinischen oder in der jeweiligen Landessprache, wie »ad decorem«, »zur Zierung«, »pour decorer«, die dem heutigen Begriff *Kosmetik* in etwa gleichzusetzen sind.

1.1.1 Frühe Menschheitsgeschichte

Schon der Mensch der Vorgeschichte versuchte seinem Äußeren durch Farben, Tätowierungen und Schmuck einen besonderen Ausdruck zu geben. Er wollte damit seine Stammeszugehörigkeit und seinen Rang innerhalb eines Stammes kundtun. Zur Abschreckung diente die Kriegsbemalung, und auch für kultische Handlungen und Riten wurden Farben eingesetzt. Die Tätowierung stellte eine dauerhaftere Art der Bemalung dar, die für die gleichen Zwecke eingesetzt wurde. Häufig war sie auch eine Mutprobe oder ein Ausdruck von Männlichkeit, »Mann konnte Schmerz aushalten«. Das Durchbohren von Nasenflügeln, Ohrläppchen und Lippen mit unterschiedlichen Materialien wurde ebenfalls zur Darstellung von Reichtum und Rang benutzt. Der Zweck dieser ersten kosmetischen Eingriffe ist noch heute rudimentär in unserer Gesellschaft (Tätowierungen als Bandenmerkmal) oder bei Naturvölkern zu finden.

Es lag nun nicht fern, diese Schmückungen auch nur zur Verschönerung durchzuführen, eventuell zur Werbung eines Geschlechtspartners.

1.1.2 Frühe Hochkulturen, Altertum und Antike

In den frühen Hochkulturen Chinas, Indiens, Südamerikas, Ägyptens und im Zweistromland entwickelte sich schon sehr früh (ab 3500 v. Chr.) ein hoher medizinischer Wissensstand, so dass hier wichtige Grundlagen für Hygiene, Bäder, Hautpflege und Schminke geschaffen wurden. Der Ursprung von Lidstrich und Lidschatten soll in antiseptischen Augenarzneien liegen, die aufgrund der verwendeten Mineralien grün, rot oder schwarz gefärbt waren. Archäologen fanden sehr alte »Schminkpaletten« (3100 v. Chr.) auf denen diese Mineralien offensichtlich zerrieben wurden. Dieses Wissen wurde dann in der römisch-griechischen Antike weiter verfeinert. Hier wurden Schönheitssalons errichtet und im Laufe der Zeit entstand ein regelrechter Körperkult mit riesigen Bädern und Bassins, Schönheitspflege, Massagen und Gymnastik. Zum Einsatz kamen für jene, die es sich leisten konnten, – Eselmilch zum Baden, Cremes mit Lanolin, Honig, Oliven – und Sesamöl, Myrrhe, Rosenöl…, um nur einige Stoffe zu nennen. Denken Sie an die legendäre Königin Kleopatra, oder versetzen Sie sich in die Kulisse der Märchen »Tausend und eine Nacht«, um sich den Luxus dieser Zeit bildhaft vorzustellen.

1.1.3 Mittelalter

Etwa ab dem 4. Jahrhundert zerfiel die Kultur der antiken Welt; die Zeit der Völkerwanderung begann. Das Wissen um die Kosmetik und Körperpflege ging für das alte Europa zunächst verloren, bedingt durch von der Kirche erlassene Gebrauchsverbote für kosmetische Mittel. Für den Großteil der Bevölkerung versank die Körperpflege im Dunkeln, zudem war Seife auch noch nicht allerorts bekannt. Baden und häufiger intensiver Kontakt mit Wasser galten als schädlich. Stellen Sie sich diesen Zustand mit unserem Selbstverständnis von Hygiene und Sauberkeit vor!

Erst mit den Kreuzzügen im 11. Jahrhundert wurde dieses alte Wissen zum Teil wieder aus dem Orient nach Europa importiert, und zur selben Zeit etwa begann in Marseille, Venedig und Alicante die Seifenherstellung. Kosmetik und Körperpflege erlebten einen neuen Aufschwung. Haare wurden gefärbt, Schminke wurde verwendet, in öffentlichen Badeanstalten wurde gebadet; es gab Rasier- und Wundsalons, in denen »zur Ader gelassen« wurde. Aber aufgrund der sich damals schnell verbreitenden Geschlechtskrankheiten (vor allem der Syphilis) wurden diese öffentlichen Salons und Bäder etwa im 16. Jahrhundert wieder geschlossen.

1.1.4 Neuzeit

Die Erfindung des Buchdrucks im 15. Jahrhundert brachte eine neue Dimension in die Aufzeichnung und Verbreitung von schriftlichen Inhalten. Es sind uns deshalb erst seit dem 16. Jahrhundert nachvollziehbare Dokumentationen über die Anwendung, Zusammensetzung und Herstellung verschiedenster Kosmetika überliefert, die uns Einblick in die damalige Körperpflege liefern. Welche der aufgeführten Rezepturen aber im Endeffekt wirklich zur Anwendung kamen, geht daraus nicht eindeutig hervor.

In dieser Epoche entwickelte sich ein stetig wachsender Konkurrenzkampf zwischen dem gehobenen Bürgertum und dem feudalistisch strukturierten Adel um die gesellschaftliche und politische Macht, dessen Höhepunkt in der französischen Revolution gipfelte. Bis dahin war der französische Hof in Sachen Mode und Kosmetik für ganz Europa maßgebend.

Die damalige Kosmetik diente oft auch medizinischen Zwecken. Dieser Zweig ist heute gesetzlich geregelt von der Kosmetik abgetrennt. Es gab Haar- und Körperpuder, Haarfärbemittel, Enthaarungsmittel, Haaröle, Hautbleichungsmittel, Faltenmittel, Sommersprossenmittel usw. Mittel gegen unreine Haut wurden gegen Ungeziefer und mangelnde Hygiene eingesetzt und dürfen nicht mit unserem heutigen Verständnis für unreine Haut (Pickel, Mitesser) in Verbindung gebracht werden.

Viele der damals verwendeten Stoffe gelten heutzutage als sehr giftig und sind im Bereich der Kosmetik verboten, wie Quecksilber-, Blei-, Arsen- und Antimonverbindungen.

In der Ära der Neuzeit unterlagen Schönheitsideale und Mode durchaus der Veränderung. Durchgängig war jedoch sowohl das Bleichen von Sommersprossen und die Färbung roter Haare, um der Hexenverfolgung zu entgehen, als auch die Verehrung bleicher Haut. Diese galt als vornehm, weil dadurch eine Abgrenzung zu dem in der Sonne arbeitenden einfachen Volk möglich war.

Ein anderer Trend im Barock und der Renaissance bestand darin, dass sich der Adel kaum mehr wusch. Es wurden stattdessen Parfums verwendet, um den schlechten Geruch zu übertünchen. Es wurden lieber Flohkratzer benutzt als Wasser und Seife!

Mit der französischen Revolution wurde ein Umbruch in der Körperpflege eingeleitet. Natürliches Aussehen ohne Schminke kam in Mode, Sauberkeit und Hygiene hielten nach eineinhalb Jahrtausenden wieder Einzug in das tägliche Leben.

Etwa Mitte des 19. Jahrhunderts erweiterten neuartige Stoffe, die aus Mineralölen gewonnen wurden, die Rohstoffpalette und die Herstellungstechniken für Arzneimittel und Kosmetika änderten sich grundlegend. Es ging auf ein neues Zeitalter zu.

1.1.5 20. Jahrhundert

In diesem Jahrhundert fanden in allen Lebensbereichen rasante Veränderungen statt, die Wissenschaften erlebten einen riesigen Aufschwung. Wichtige medizinische Erkenntnisse, wie Sauberkeit des Körpers und der Umgebung, waren entscheidend für die Prophylaxe von Infektionskrankheiten. Eine ständig verbesserte medizinische Versorgung ließ die Lebenserwartung steigen. Deshalb wurden neue Anforderungen an die Medizin und Kosmetik gestellt, etwa Beseitigen von Falten und Verlangsamen des Alterungsprozesses der Haut und des Körpers. »Jung auszusehen«, das ist die Devise, denn dies wird mit Dynamik, Fitness, Gesundheit, Flexibilität und Ideenreichtum verbunden. Die »veralteten« Erfahrungen der Älteren verloren vor allem in der technisierten Berufswelt durch die schnell erzielten Fortschritte und Veränderungen ihren Stellenwert. Um mithalten zu können, muss man scheinbar »jung sein« oder wenigstens versuchen so auszusehen. Jedenfalls will uns das die Werbung suggerieren. Durch veränderte gesellschaftliche Strukturen sind Kosmetikprodukte heutzutage für jeden erschwinglich. Die meisten Menschen möchten gepflegt, attraktiv und der Situation entsprechend gestylt sein.

Mittlerweile ist das kosmetische Wissen so weit fortgeschritten, dass das Äußere sogar nach eigenen Vorstellungen modelliert werden kann.

Das Fachgebiet *Kosmetik* kann in vier Bereiche unterteilt werden:

- Körperpflege und -hygiene mit Pflege- und Schutzpräparaten,
- dekorative Kosmetik,
- dauerhafte dekorative Eingriffe wie Ohrlöcher, Piercing, Tätowierungen,
- plastische oder kosmetische Chirurgie.

Mit dem ersten Gebiet wollen wir uns in diesem Buch genauer befassen.

1.2   Gesetzliche Bestimmungen

Die Zusammensetzung, die Herstellung und der Handel mit Kosmetika sowie ihre Anwendungsbereiche sind vor allem durch *das Lebensmittel- und Bedarfsgegenständegesetz (LMBG), die Kosmetik-Verordnung (KVO)* und die *7. Änderung der EU-Richtlinie für kosmetische Mittel* geregelt.

1.2.1 Lebensmittel- und Bedarfsgegenständegesetz (LMBG)

Kosmetische Mittel sind nach § 4 des LMBG Stoffe und Zubereitungen, die dazu bestimmt sind, am Menschen entweder äußerlich oder in seiner Mundhöhle angewendet zu werden (▶ Übersicht 1.2). Sie dienen der (▶ Übersicht 1.1):

- Pflege,
- Reinigung,
- Beeinflussung des Aussehens,
- Beeinflussung des Körpergeruchs und der
- Vermittlung von Geruchseindrücken.

Davon abgegrenzt werden Arzneimittel, die vor allem Krankheiten, Leiden, Körperschäden oder krankhafte Beschwerden lindern oder beseitigen helfen. Sie gelten nicht als kosmetische Mittel.

Übersicht 1.1. Einsatzzwecke von Kosmetika

Pflegen
Reinigen
Schützen
Erhalt eines gesunden Zustands
Verändern des äußeren Erscheinungsbilds
Beeinflussen des Körpergeruchs
Parfümieren

Übersicht 1.2. Anwendungsbereiche der Kosmetika

Haut	Intimbereich
Haare	Zähne
Nägel	Mundhöhle
Lippen	

Nach § 8 LMBG dürfen Erzeugnisse (in unserem Fall: Kosmetika) nicht so gestaltet sein, dass sie (vor allem von Kindern) mit Lebensmitteln verwechselt werden und sie deshalb zum Munde geführt, gelutscht oder geschluckt werden könnten. Eine Gefährdung der Gesundheit soll hiermit vermieden werden.

Firmen dürfen nur mit wissenschaftlich belegten Wirkungen werben (§ 27). Durch die Bezeichnung, Angaben, Aufmachung, Darstellung oder sonstigen Aussagen darf nicht fälschlicherweise der Eindruck erweckt werden, dass ein Erfolg mit Sicherheit erwartet werden könne.

1.2.2 EU-Kosmetik-Richtlinie

Die deutsche Kosmetikverordnung basiert auf der 7. Änderungsrichtlinie vom 27.2.2003 zur EU-Kosmetikrichtlinie, zuletzt geändert am 19.6.2006. Ein wichtiger Zweck der Richtlinie ist die Vereinheitlichung der Herstellungspraktiken, des Handels und der Deklaration der Kosmetika. Mit der 7. Änderungsrichtlinie wurde der Einsatz von Tierversuchen zur Überprüfung von Kosmetika oder deren Ausgangsstoffen sehr stark eingeschränkt. Tierversuche sollen im Bereich Kosmetik in den kommenden 10 Jahren komplett gestrichen werden und durch alternative Test- und Prüfmethoden ersetzt werden. Die Kosmetikforschung ist aufgefordert, sichere und eindeutige Prüfverfahren zu finden und zu validieren, und dabei die Sicherheit für den Anwender von Kosmetika nach wie vor zu gewährleisten. Die EG-Kommission gab am 8. Mai 1996 eine Liste der Bestandteile kosmetischer Mittel und einer gemeinsamen Nomenklatur heraus, die zuletzt durch den Beschluss vom 9.2.2006 geändert wurde. In dieser Liste sind sämtliche zur Zeit in Europa verwendeten kosmetischen Bestandteile mit ihren gültigen INCI-Bezeichnungen (International Nomenclature of Cosmetic Ingredients) zu finden. »Die Liste hat nur beispielhaften Charakter und stellt nicht eine Liste der zur Verwendung in kosmetischen Mitteln zugelassenen Stoffe dar« (Ambl. d. EG L 132 1. Juni 1996/Ambl. d. EG L 097 05.04.2006), sie muss zu gegebener Zeit dem aktuellen Stand der Wissenschaft angepasst werden.

Die Forderungen der EU bezüglich einer Vereinheitlichung der Kennzeichnung von Kosmetika im europäischen Handelsraum wurden in der deutschen Kosmetikverordnung berücksichtigt und sind in § 5 der KVO nachzulesen.

Die vormals in den USA und in Europa verwendete CTFA-Nomenklatur (Cosmetic, Toiletry and Fragance Association) ist ungültig.

Die europäischen INCI-Bezeichnungen basieren auf dem Nomenklatursystem der USA. Es musste von der EU-Kommission den europäischen Sprachgewohnheiten angepasst werden und zeigt einige wichtige Unterschiede zur gültigen amerikanischen Deklaration:

- Farbstoffen werden Colour-Index-Nummern (CI) zugewiesen, die in Anhang IV der EU-Richtlinie nachzuschlagen sind.
- Die INCI-Nomenklatur für Pflanzen basiert auf dem Linné-System – entgegen den US-amerikanischen Bezeichnungen. Sie besteht aus der lateinischen Gattungs- und Speziesbezeichnung, ohne Angabe des verwendeten Pflanzenproduktes. Beispielsweise wird aus Weizen Mehl, fettes Öl und Eiweiße mit unterschiedlichen kosmetischen Wirkungen gewonnen. Alles wird ohne Differenzierung als Weizen (*INCI: Triticum vulgaris*) deklariert.
- Einige in Europa geltende Trivialnamen aus dem Europäischen Arzneibuch wurden übernommen, z.B. Wasser (*INCI: Aqua*).

In den übrigen Teilen herrscht Übereinstimmung der beiden Nomenklaturprinzipien, so dass die amerikanische Deklaration mittlerweile von uns größtenteils verstanden werden kann.

Einige Bezeichnungen mussten den unterschiedlichen Sprachen in Europa gerecht werden. Es wurden einheitliche Begriffe festgelegt, damit ein Hersteller nicht verschiedene Packungsbeschriftungen für jedes einzelne Land in den Verkehr bringen muss:

- für »Bestandteile«:   *Ingredients*
- für »Parfüm«:   *Parfum*
- für »Geschmacksstoff«:   *Aroma*
- für »kann ...... enthalten«: [+/– CI..., CI....]

Die letzte Kennzeichnungsform ist bei dekorativen Kosmetika erlaubt, welche die gleiche Grundlage besitzen und sich nur in den Farbstoffzusätzen unterscheiden (z.B. Lippenstifte, Lidschatten). In eckiger Klammer werden alle enthaltenen Farbstoffe aufgelistet.

1.2.3 Kosmetik-Verordnung (KVO)

Die KVO ist eine fast identische Umsetzung der EU-Kosmetikrichtlinie in deutsches Recht. In der Kosmetik-Verordnung sind vor allem Stofflisten, Höchstgrenzen, Anwendungsbeschränkungen, Angaben zur Kennzeichnung, Bestimmungen zu Tierversuchen und zur Herstellungspraxis zu finden.

In § 1 und der dazugehörigen Anlage 1 sind in Teil A und B insgesamt etwa 1200 Stoffe aufgelistet, vor allem Lösungsmittel und apothekenpflichtige und verschreibungspflichtige Arzneistoffe, die in Kosmetika nicht enthalten sein dürfen.

In § 2 und der Anlage 2 Teil A, werden etwa 97 Stoffgruppen aufgeführt, für welche Anwendungsbeschränkungen oder Höchstgrenzen festgelegt sind.

Beispiel: »Thioglykolsäure und ihre Salze« für Entkräuselungs- oder Kräuselungsmittel der Haare und Enthaarungsmittel, mit Warnhinweisen auf der Packung bei Berührung mit den Augen.

§ 3 regelt die Anwendung von Farbstoffen in Kosmetika, nicht gemeint sind Haarfärbe- und Haartönungsmittel. In Anlage 3 sind etwa 160 Farbstoffe aufgelistet, die eine sogenannte Colour-Index-

Nummer erhalten haben, ähnlich den E-Nummern bei Lebensmitteln. Dieser Anlage sind zusätzlich Höchstmengen- oder Verwendungsbeschränkungen zu entnehmen.

Nach § 3a sind Substanzen, die überwiegend die Entwicklung von Mikroorganismen in einem Produkt hemmen sollen, Konservierungsstoffe. Nur die etwa 57 Stoffe und ihre Salze gemäß Anlage 6 dürfen lediglich bis zu den angegebenen Höchstkonzentrationen und den aufgelegten Einschränkungen verwendet werden (§ 3a, Abs. 5). Zu bedenken ist, dass viele Stoffe, die nicht in Anlage 6 genannt werden, ebenfalls antimikrobielle Wirkungen zeigen (▶ Kap. 3.1).

Nach § 3b, Anlage 7 sind 28 UV-Filtersubstanzen bis zu bestimmten Höchstkonzentrationen zulässig (▶ Kap. 8), welche die Haut oder auch Stoffe vor den schädlichen Einwirkungen der UV-Strahlen schützen.

Die Art der Kennzeichnung von Kosmetika hat sich seit 1997 grundlegend geändert und gilt für alle Kosmetika seit Juni 1998. Zu den üblichen Warnhinweisen, den Angaben über den Hersteller und den Verwendungszweck müssen genaue Angaben zur Haltbarkeit und den Inhaltsstoffen gemacht werden.

Mindesthaltbarkeit

Es ist ein »unverschlüsseltes« Mindesthaltbarkeitsdatum (Monat, Jahr oder Tag, Monat, Jahr) mit den Worten »mindestens haltbar bis …« anzugeben, wenn die Zubereitung eine Mindesthaltbarkeit von 30 Monaten oder weniger aufweist (§ 5 KVO). Ist diese Mindesthaltbarkeitsdauer nur mit bestimmten Aufbewahrungsbedingungen verbunden, müssen diese angegeben werden.

Ist die Mindesthaltbarkeitsdauer bei einem Kosmetikum länger als 30 Monate, so muss vom Hersteller die Verwendungsdauer nach dem Öffnen angegeben werden, verdeutlicht durch das Symbol in Anlage 8a (❏ Abb. 1.2) in Monaten (abgekürzt: M), Jahren (abgekürzt: J) oder Monaten und Jahren.

Die oben genannten Angaben müssen unverwischbar, deutlich sichtbar, leicht lesbar und in deutscher Sprache erfolgen.

Volldeklaration der Inhaltsstoffe

Weiterhin kommt die Liste der Bestandteile (§ 5, Absatz 1 Nr. 4), wie in § 5a festgelegt, hinzu, diese muss als Einziges nicht in deutscher Sprache sein. Die Kennzeichnung (fast) aller Inhaltsstoffe führt zu einer größeren Transparenz und Anwendersicherheit, vor allem bei bestehenden Allergien oder Unverträglichkeiten.

Für die Deklaration der Bestandteile auf Kosmetikverpackungen bzw. Abgabegefäßen gelten nach § 5a folgende Regeln:

- Kenntlichmachen der Inhaltsstoffliste durch Voranstellen der Begriffe »Bestandteile« oder »Ingredients«.
- Verwendung der INCI-Bezeichnungen für die Inhaltsstoffe.
- Auflistung der Bestandteile nach abnehmendem Gewichtsanteil. Bei einem Massenanteil unter 1 % können diese ungeordnet am Ende folgen.
- Bei Farbstoffen reicht die Colour-Index-Nummer, Abk. CI.
- Riech- oder Aromastoffe benötigen nur die Angabe »Parfum«, »Parfüm« oder »Aroma«, mit Ausnahme der in Anlage 2 Teil A Nr. 67–92 angegebenen Substanzen (▶ Übersicht 1.3). Übersteigen diese in Kosmetika eine Konzentration von 0,001 % und bei Mitteln, die ausgespült werden, eine Konzentration von 0,01 % müssen sie namentlich deklariert werden (▶ Kap. 3.5.2).

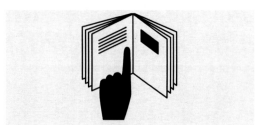

❏ **Abb. 1.1.** Hinweissymbol auf bestimmte Angaben bei Kosmetika nach KVO § 4 Abs. 2 und § 5 Abs. 1, Anlage 8

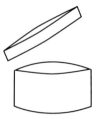

❏ **Abb. 1.2.** Hinweissymbol der Verwendungsdauer nach dem Öffnen nach KVO § 5 Abs. 2a, Anlage 8a

---

Übersicht 1.3. Deklarationspflichtige Duftstoffe nach KVO § 5a, Anlage 2 Teil A

Amylcinnamal	Cinnamylalkohol	Geraniol
Amylcinnamylalkohol	Hexyl-cinnamaldehyd	Farnesol
Anisylalkohol	Citral	Linalool
Benzylalkohol	Citronellol	d-Limonen
Benzylbenzoat	Hydroxycitronellal	Methylheptincarbonat
Benzylcinnamat	Cumarin	Eichenmoosextrakt
Benzylsalicylat	Eugenol	Baummoosextrakt
Cinnamal	Isoeugenol	
3-Methyl-4-(2,6,6-trimethyl-2-cyclohexen-1-yl)-3-buten-2-on	Hydroxymethyl-pentyl-cyclo-hexen-carboxaldehyd	2-(4-tert.-Butylbenzyl)-Propionaldehyd

---

— Auf Antrag ist die Angabe einer Registriernummer für eine Substanz zum Schutz des Firmengeheimnisses möglich.

— Trägerstoffe für Riech- oder Aromastoffe müssen nicht genannt werden, wenn diese in bestimmten Mengen technologisch erforderlich sind.

— Existiert für eine Substanz keine INCI-Bezeichnung, kann die Ph.Eur.-Bezeichnung, der INN-Name, die chemische oder eine andere, eindeutige Bezeichnung für den Bestandteil verwendet werden.

Diese sehr umfangreichen Angaben können auch auf einer Packungsbeilage, einem Etikett, Papierstreifen oder Kärtchen aufgeführt werden, dazu sollte ein Hinweis auf der Verpackung oder folgendes Symbol abgedruckt sein (◘ Abb. 1.1).

1.3 Naturkosmetik

In den letzten Jahrzehnten hat das Umweltbewusstsein der Bevölkerung immer mehr zugenommen, was zu einer verstärkten Forderung nach natürlichen Produkten im täglichen Leben führte, die gesünder, risikoärmer und umweltverträglicher sind.

Einige Hersteller nutzten zu Anfang der »Biobewegung« diese Umorientierung im Kaufverhalten der Kunden aus, um mit Schlagwörtern wie: »rein biologisch«, »natürlich«, »biologisch aktiv«, »biodynamisch«, »naturrein« oder »Bio« zu werben. Es lag zu dieser Zeit im Ermessen der Hersteller, was für sie »Bio« bedeutete. Auch bestanden über die vermeintliche Bio-Qualität oft kontroverse Vorstellungen bei Herstellern und Verbrauchern. Letztere konnten nur blind den Angaben vertrauen, sie nachzuprüfen war unmöglich, und eine Absicherung durch gesetzliche Verordnungen existierte noch nicht.

Heute ist vor allem der Anbau und der Handel mit Nahrungsmitteln strengen Gesetzen und Kontrollen unterworfen, was für die Naturkosmetik noch nicht zutrifft.

1.3.1 Was ist Naturkosmetik?

Unter Naturkosmetik stellt sich ein Kunde in der Regel etwas anderes vor als ein Wissenschaftler oder Hersteller. Der Laie denkt bei »Natur« meist nur an pflanzliche Rohstoffe und verbindet diese oft noch mit dem Homöopathie-Begriff. Auch tierische und mineralische Substanzen sind natürlich vorkommende Stoffklassen. Konservierungsstoffe, Farbstoffe, Emulgatoren und Tenside sind, weil Hintergrundwissen über ihren Nutzen oder ihren eventuellen natürlichen Ursprung fehlt, verpönt. Dafür steigert die Verwendung von »Kräuterextrakten« ganz erheblich die Akzeptanz beim Kunden. Bei den meisten Verbrauchern suggeriert der Begriff »Natur«, dass keine Gesundheitsrisiken auftreten und keine Allergien ausgelöst werden. Doch die Tier- und Pflanzenwelt entwickelt auch pharmakologisch hochwirksame bis toxische Inhaltsstoffe, und so stammen viele Allergene aus der Natur. Man denke nur an die weit verbreiteten Pollenallergien (Heuschnupfen). Beim Einsatz von Naturstoffen muss außerdem auf eine ausreichende Konservierung geachtet werden, denn sie bieten für viele Mikroorganismen einen natürlichen Nährboden. Viele galenische Formulierungen wären bei Anwendung der idealisierten Vorstellungen der Verbraucher nicht möglich, wie Emulsionen, Cremes, Reinigungs- oder Sonnenschutzpräparate.

Mittlerweile werden noch weitere Aspekte in Anbau und Handel mit Naturwaren berücksichtigt, z. B.:

- keine gentechnologisch veränderten Rohstoffe einsetzen,
- keine Tierversuche,
- keine radioaktive Bearbeitung der Rohstoffe,
- so sparsam wie möglich mit Verpackungsmaterial umgehen, das auch recyclingfähig sein soll,
- »fairer Handel« mit sogenannten Dritte-Welt-Ländern.

Es musste ein für alle Seiten (Anwender, Biobauern, Hersteller, Wissenschaftler, Galeniker) vertretbarer und technologisch durchführbarer Kompromiss gefunden werden, der die Gesundheit des Anwenders nicht gefährdet, das ökologische Gleichgewicht nicht stört und eine große Palette unterschiedlicher Produktformulierungen erlaubt.

1.3.2 Regelwerke und Bewertungskriterien

Für viele Produktgruppen und auch für die Verwendung qualitätsorientierter Begriffe im Sektor der Naturwaren, gibt es heute gesetzliche Bestimmungen, die den Verbraucher unter Umständen vor einer irreführenden Werbung schützen und einen fairen Wettbewerb auf einem hohen Niveau ermöglichen sollen. Viele Vereine oder Verbände vergeben zusätzlich geschützte oder zertifizierte Gütesiegel für Bio- und Naturwaren, die in festgelegten Zeiträumen überprüft werden. Die Prüfkriterien dieser Organisationen sind oft strenger und umfangreicher als die gesetzlichen Vorgaben, obwohl es für die Naturkosmetik bis jetzt noch keine gesetzliche Regelung gibt, auch wenn an einer gearbeitet wird. Zurzeit ist nicht erkennbar, wann sie veröffentlicht und rechtskräftig wird.

Auf Drängen der Verbraucher, der Wissenschaft, des Handels, der Industrie und der Gerichte wurde erstmals 1993 vom Bundesministerium für Gesundheit, und zwar zusätzlich zu den schon geltenden Gesetzen für Kosmetika und im Einklang mit §27 LMBG (▶ Kap. 1.2.1) eine Definition der Naturkosmetik herausgegeben, um Missverständnisse und Irreführungen zu vermeiden. Diese wurde späteren Richtlinien als Mindestanforderung zugrunde gelegt.

»Kontrollierte Naturkosmetik«

Im Jahre 1999 entwickelte die Arbeitsgruppe »Naturkosmetik« des Bundesverbandes deutscher Industrie- und Handelsunternehmen (BDIH) in Anlehnung an die Definition des BMG von 1993 eine wesentlich differenziertere Richtlinie und vergibt nach Zertifizierung der Produkte nun ein Gütesiegel (⬛ Abb. 1.3) mit dem Namen: »kontrollierte Naturkosmetik« (▶ Übersicht 1.4).

Übersicht 1.4. Auswahl von Naturkosmetik-Herstellern z.T. BDIH-zertifiziert

Weleda
Dr. Hauschka von Wala
Lavera Naturkosmetik
Pharmos Natur
Primavera
Töpfer Allgäu
Schupp Freudenstadt
Speikwerk Walter Rau
Sensena (noch nicht zertifiziert)

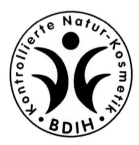

⬛ **Abb. 1.3.** BDIH-Label-kontrollierte Naturkosmetik

Die Richtlinie des BDIH beschreibt Standards für Naturkosmetik, die sich auf die Gewinnung und auch Erzeugung der Kosmetikrohstoffe sowie auf deren Verarbeitung und Verkauf beziehen. Bei der Gewinnung der Rohstoffe soll die Natur nur wenig gestört werden, und zwar unter besonderer Berücksichtigung des Tier- und Artenschutzes. Genmanipulation bei Tieren und Pflanzen wird abgelehnt. Die Umwandlung der Rohstoffe zu Kosmetika soll schonend und mit wenigen chemischen Prozessen erfolgen. Verpackungen sollen sparsam und umweltverträglich sein. Die eingesetzten Substanzen stammen zum Großteil aus dem Pflanzenreich, mit einigen Ergänzungen mineralischen und tierischen Ursprungs (▶ Übersicht 1.5). Dazu kommt eine eng begrenzte Auswahl synthetisch hergestellter Stoffe, auf die wegen heutiger Verbrauchererwartungen und der galenischen Bedingungen nicht völlig verzichtet werden kann, die mit reinen Naturerzeugnissen nicht erfüllbar wären.

Übersicht 1.5. Beispiele für Stoffe in der Naturkosmetik

---

tierisch:
Bienenwachs
Propolis
Wollwachs
mineralisch:
Zinkoxid
Titandioxid
Talkum
Eisenoxide (Farbe)
Malachit
pflanzlich:
Vitamine
Wachse
ätherische Öle
Pflanzenextrakte
Fette Öle

BDIH-Kriterien

Die Kriterien des BDIH sind:

1. Der Einsatz pflanzlicher Rohstoffe soll soweit wie möglich aus *kontrolliert biologischem Anbau* (kbA), unter Berücksichtigung von Qualität und Verfügbarkeit oder aus *kontrolliert-biologischer Wildsammlung* sein.

2. Weder bei der Herstellung noch bei der Entwicklung oder Prüfung der Endprodukte werden Tierversuche durchgeführt oder in Auftrag gegeben.

3. Rohstoffe, die vor dem 1.1.1998 noch nicht auf dem Markt vorhanden waren, dürfen nur dann verwendet werden, wenn sie nicht im Tierversuch getestet worden sind. Außer Betracht bleiben hierbei Tierversuche, die durch Dritte durchgeführt wurden, die weder im Auftrag noch auf Veranlassung des Naturkosmetik-Herstellers gehandelt haben, noch mit diesem gesellschaftsrechtlich oder vertraglich verbunden sind.

4. Tierische Rohstoffe müssen von lebenden Tieren gewonnen werden, z. B. Bienenwachs, Wollwachs (aus der Wolle des Schafs). Der Einsatz von Rohstoffen toter Wirbeltiere ist nicht gestattet, wie z. B. Walrat, Schildkrötenöl, Nerzöl, Murmeltierfett, tierische Fette, tierisches Kollagen, Frischzellen.

5. Der Einsatz anorganischer Salze (z. B. Magnesiumsulfat) und mineralischer Rohstoffe (z. B. Natriumchlorid) ist grundsätzlich gestattet.

6. Für die Herstellung von Naturkosmetika können Bestandteile verwendet werden, die durch Hydrolyse, Hydrierung, Veresterung, Umesterung oder sonstige Spaltungen und Kondensationen aus folgenden Naturstoffen gewonnen werden:
   - Fette, Öle, Wachse,
   - Lecithine,
   - Lanolin (Wollwachs),
   - Mono-, Oligo- und Polysaccharide,
   - Proteine und Lipoproteine.

   Den konkreten Rohstoffeinsatz regelt die aktuelle Positivliste für die Entwicklung und Herstellung von »kontrollierter Natur-Kosmetik«.

7. Bewusster Verzicht auf:
   - synthetische organische Farbstoffe,
   - synthetische Duftstoffe,
   - ethoxylierte Rohstoffe,
   - Silikone,
   - Paraffine und andere Erdölprodukte.

   Zulassungskriterium für natürliche Riechstoffe ist die ISO-Norm 9235.

8. Zur mikrobiologischen Sicherheit der Produkte werden, neben natürlichen Konservierungssystemen nur einige naturidentische Konservierungsmittel zugelassen (▶ Übersicht 1.6):
   — Benzoesäure (INCI: *Benzoic Acid*), ihre Salze und Ester
   — Salicylsäure (INCI: *Salicylic Acid*) und ihre Salze
   — Sorbinsäure (INCI: *Sorbic Acid*) und ihre Salze
   — Benzylalkohol (INCI: *Benzyl Alcohol*)
   Beim Einsatz dieser Konservierungsstoffe ist der Zusatz: »konserviert mit …« erforderlich!

Übersicht 1.6. Naturidentische Konservierungsstoffe in der Naturkosmetik

---

Benzoesäure, ihre Salze und Ester
Benzylalkohol
Salicylsäure und ihre Salze
Sorbinsäure und ihre Salze

---

9. Eine Entkeimung von organischen Rohstoffen und kosmetischen Endprodukten durch radioaktive Bestrahlung ist nicht gestattet.
10. Die Überprüfung der oben aufgeführten Kriterien wird durch ein unabhängiges Prüfinstitut gewährleistet. Die Einhaltung der Kriterien wird durch das verbandseigene Prüfzeichen (◙ Abb. 1.3) dokumentiert.
11. Weitere Zielsetzungen sind:
   — Transparenz bei der Herstellung mit durchschaubaren und umweltschonenden Verfahren,
   — vollständige Verbraucheraufklärung,
   — Unterstützung des biologischen Anbaus und Erhalt der natürlichen Lebensgrundlagen,
   — aktiver Einsatz gegen die Gentechnik,
   — sparsame, umweltverträgliche und recyclingfähige Verpackungen mit optimaler Abbaubarkeit der Rohstoffe und Fertigprodukte,
   — Bezug der Rohstoffe verstärkt aus Fair-Trade- oder Dritte-Welt-Projekten.

Weitere Standards und Gütesiegel

In Nürnberg findet jedes Jahr die Fachmesse BIOFACH für Naturwaren statt. Im Jahre 2007 wurde der Bereich Naturkosmetik und Wellness wegen der steigenden Nachfrage und Vergrößerung dieses Handelssektors als eigenständige Fachmesse VIVANESS ausgegliedert. Um zu dieser Messe als Aussteller zugelassen zu werden, müssen verschiedene Kriterien erfüllt werden, die von den Verantwortlichen 1997 festgelegt wurden und die in großen Teilen der »Kontrollierten Naturkosmetik« des BDIH entsprechen. Die Zulassung zu dieser Messe kann fast mit einem Gütesiegel für Naturkosmetik gleichgesetzt werden.

Ein vom Tierschutzbund e.V. streng kontrolliertes Markenzeichen ist eine schützende Hand über einem Kaninchen, welches darauf hinweist: »ohne Tierversuche« hergestellt.

Die Bezeichnung »kbA« dürfen nur Rohstoffe oder Produkte aus kontrolliert biologischem Anbau tragen. In England gibt es eine besondere Kenzeichnung für vegane Produkte (absolut ohne tierische Bestandteile).

Wie schon anhand dieser kleinen Auswahl zu sehen ist, gibt es viele unterschiedliche Kennzeichnungen, die solange keine einheitliche gesetzliche Grundlage vorhanden ist, für den Anwender sehr verwirrend sein können. Hinzu kommen noch verschiedene Verbraucher- und Test-Zeitschriften, die immer wieder Kosmetika testen. Hier sollten vor allem die Testkriterien besonders kritisch unter die Lupe genommen werden, da sie nicht immer etwas über die tatsächliche Qualität und Wirksamkeit der untersuchten Produkte aussagen.

Die in diesem Kapitel genannten Siegel und Standards sind jedoch streng kontrolliert und reglementiert, so dass der Verbraucher sich in diesen Fällen darauf verlassen kann, wirklich Naturkosmetik zu kaufen!

2 Die Haut und ihre Anhangsgebilde: Drüsen, Haare, Nägel

2.1 Die Haut

Die Haut ist das größte Organ unseres Körpers mit einer Oberfläche von etwa 1,5–2,0 m², abhängig von Größe und Umfang des Menschen. Die Masse der Haut (Cutis), beträgt etwa 3–4 kg und ihre Dicke liegt je nach Körperregion zwischen 0,3–5 mm. An die Cutis schließt sich das Unterhautfettgewebe an, das zur Fettspeicherung befähigt ist, wodurch es in seiner Masse, je nach Ernährung, Geschlecht und Typisierung (Physiognomie) der einzelnen Person, sehr variabel ist.

Die Haut hat einen schichtartigen Aufbau mit drei funktionell voneinander getrennten Bereichen:
- **die Epidermis,** die Oberhaut,
- **das Corium,** die Dermis oder Lederhaut und
- **die Subcutis,** das Unterhautfettgewebe.

Die Epidermis und das Corium werden zusammen als **Cutis** bezeichnet.

In diese Hautschichten eingebettet sind die **Hautanhangsgebilde:** die Haare, die Talg-, Schweiß- und Duftdrüsen (◘ Abb. 2.1).

2.1.1 Epidermis, Oberhaut

Die Epidermis bildet die Oberfläche unseres Körpers. Sie ist gefäßlos und wird nur durch Diffusion aus der darunterliegenden Lederhaut mit Nährstoffen versorgt. Durch kegelförmige Papillen, Haarbälge und Drüsen ist sie mit dem Corium verzahnt.

Die Dicke der Epidermis liegt zwischen 0,04 mm an den Augenlidern bis zu 1 mm an den Fußsohlen. Sie weist an behaarten Stellen ein rhombisches Muster auf (Felderhaut), an unbehaarten Stellen Linien (Leistenhaut) mit unterschiedlichen, genetisch festgelegten Mustern (vgl. Fingerabdrücke).

Die Epidermis wächst kontinuierlich von einer Keimzellschicht aus Richtung Oberfläche. Auf diesem Weg verhornt sie und wird letztendlich oben abgestoßen. Die Wachstumsdauer beträgt etwa 14 Tage und bis sie abgeschilfert ist, dauert es weitere 14 Tage.

Histologisch wird die Epidermis in fünf Schichten unterteilt. Dies sind in Wuchsrichtung von innen nach außen die:

- **Keimschicht,** Stratum basale,
- **Stachelzellschicht,** Stratum spinosum,
- **Körnerschicht,** Stratum granulosum,
- **Glanzschicht,** Stratum lucidum,
- **Hornschicht,** Stratum corneum.

Das Epidermisparenchym besteht hauptsächlich aus den **Keratinozyten.** Sie werden im Stratum basale gebildet und verändern sich in ihrer Funktion, ihrem Aussehen und ihrem Zellinhalt auf dem Weg bis zur Oberfläche (◘ Abb. 2.2). Hier werden sie abgestoßen. In jeder Entwicklungsstufe bzw. Epidermisschicht erhalten die Keratinozyten einen speziellen Namen:
- **Basalzelle** im Stratum basale,
- **Stachelzelle** im Stratum spinosum,
- **Körnerzelle** im Stratum granulosum,
- **Hornzelle oder Korneozyt** im Stratum corneum und lucidum.

In die Epidermis sind vereinzelt weitere Zellgruppen mit besonderen Funktionen eingebettet:
- **Melanozyten,** Pigmentierung,
- **Langerhans-Zellen,** Körperabwehr,
- **Merkel-Zellen,** vermutlich Mechanorezeptoren.

Stratum basale, Keimschicht

Die Keimschicht grenzt an das Corium und ist von ihr durch die **Basalmembran** abgetrennt. Im Stratum basale sind hauptsächlich Basalzellen zu finden, durchsetzt mit 5–10 % Melanozyten und Merkelzellen.

Die Basalzelle ist die *Keimzelle* der Epidermis (◘ Abb. 2.2). Sie teilt sich alle 200–400 Stunden und liefert dadurch neue Zellen, für die an der Oberfläche abgestoßenen Zellen nach. Dabei wandert immer eine Tochterzelle in Richtung Hornschicht, die andere verbleibt in der Keimschicht und teilt sich erneut.

Die Melanozyten sind in die Keimschicht eingebettet. In ihnen wird der braune Hautfarbstoff, das Melanin von besonderen Zellorganellen, den Melanosomen synthetisiert. Die Melanosomen und das Melanin werden auch an benachbarte Keratinozyten weitergegeben, wodurch trotz einer geringen Anzahl von Melanozyten die Haut eine gleichmäßige Farbe erhält. Die Menge des produzierten Melanins und somit auch die Farbe der Haut sind genetisch festgelegt (▶ Kap. 8.4).

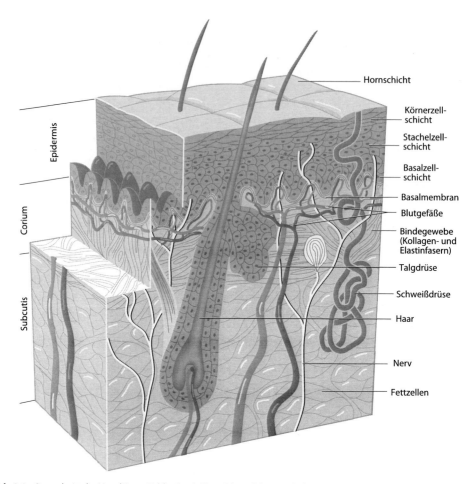

D Abb. 2.1. Querschnitt der Haut bis zur Subkutis mit Haar, Schweißdrüse, Talgdrüse

Die Merkelzellen sind Mechanorezeptoren, sie nehmen Druckreize auf und leiten sie an das Gehirn weiter.

Stratum spinosum, Stachelzellschicht

Die Stachelzellschicht besteht aus den Tochterzellen der Basalzellen. Man nennt sie Stachelzellen, da die Zellen nur durch kleine »Stacheln«, sogenannte Desmosomen, in Verbindung stehen (D Abb. 2.2). In den Spalträumen zwischen den Zellen zirkuliert Lymphflüssigkeit. Durch ihren besonderen Aufbau können die Stachelzellen Druck und Zug abfangen und verleihen der Epidermis Stabilität.

In dieser Schicht sind die Langerhans-Zellen eingebettet, die der Immunabwehr dienen.

Stratum granulosum, Körnerschicht

Die Körnerzellen sind abgeplattet, spindelförmig und leicht verhornt (D Abb. 2.2). Sie verlieren nach und nach in dieser Entwicklungstufe ihren Zellkern. Die Zellen enthalten kleine Körnchen, die vermutlich **Eleidin** synthetisieren. Es ist eine ölige Substanz, die auch als **Keratohyalin** bezeichnet wird. Sie durchtränkt die Körnerschicht und die folgende Hornschicht und hält sie dadurch geschmeidig. Aus dem Keratohyalin entsteht später auf ungeklärtem Wege in der Hornschicht Keratin.

Die Dicke der Körnerschicht passt sich jeweils der Dicke der Hornhaut, bzw. der mechanischen Belastung des jeweiligen Körperbereichs an (► S. 15).

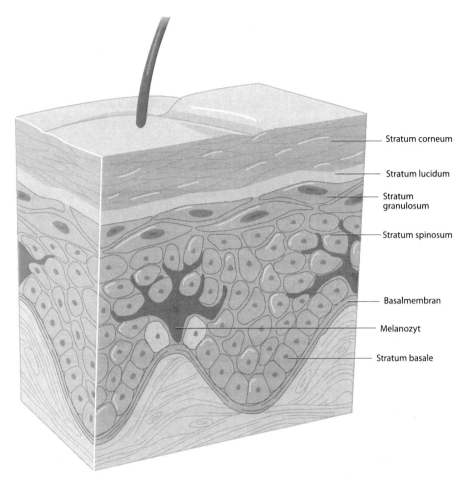

Stratum corneum

Stratum lucidum

Stratum granulosum

Stratum spinosum

Basalmembran

Melanozyt

Stratum basale

◘ Abb. 2.2. Detaillierte Abbildung der Epidermisschichten/Zellen

Stratum lucidum, Glanzschicht

Die Zellen der Glanzschicht sind platt und sie enthalten keinen Kern mehr. Es ist eine elastische Schicht, auf der die Hornhaut tangential verschiebbar ist und sie somit vor den Folgen plötzlicher Stöße schützt. Diese Hautschicht wird nur an Stellen großer mechanischer Beanspruchung aufgebaut wie an den Füßen oder Händen.

Stratum corneum, Hornschicht

Die Hornschicht besteht aus kernlosen, zusammengepressten, toten Korneozyten und Zellresten (*Schuppen*). Sie ist die oberste Barriere gegen von außen kommende chemische und mechanische Einflüsse und verhindert gleichzeitig ein Entweichen von Wasser und Substanzen von innen nach außen.

Die Dicke des Stratum corneum liegt zwischen 0,01 mm und 0,5 mm und ist abhängig von der Intensität der mechanischen Beanspruchung.

Die Hornzellen enthalten Keratin statt Zytoplasma; zusätzlich sind die Zellen von einem Keratinmantel umgeben (► Übersicht 2.1). Im Interzellularraum verbindet ein spezieller »Lipidkitt« (Hornzellkitt) die Zellen miteinander. Dieser besteht zu 30% aus Ceramiden, zu 30% aus freien Fettsäuren und zu 40% aus Cholesterol und seinen Derivaten. Vermutlich bilden die interzellulären Lipide Bilayer aus, die es lipophilen Wirkstoffen ermöglichen, in und durch das Stratum corneum einzudringen. Die Lipidschicht verhindert dagegen den Durchtritt hydrophiler Substanzen in den Körper und auch eine übermäßige Wasserverdunstung

Übersicht 2.1. Bestandteile der Hornschicht

Keratin
Proteine
Aminosäuren
NMF
Wasser
Ceramide
Sterole
Cholesterolderivate

(*transepidermaler Wasserverlust = TEWL*) von innen nach außen. Der übliche Wassergehalt der Hornschicht beträgt durch die große Wasseraufnahmefähigkeit des Keratins etwa 20 %. Sinkt er auf 10 % ab, trocknet die Hornschicht aus. Die Haut wirkt stumpf und trocken.

In neueren Forschungen wurde die außerordentliche mechanische Stabilität der Hornschicht näher untersucht, die mit dem alten »Ziegel-Mörtel-Modell« (nach Peter Elias) nicht erklärbar war. Es stellte sich heraus, dass die Korneozyten hakenähnliche Strukturen besitzen, die zu einer regelrechten Verzahnung der Zellen führen. Durch Korneodesmosomen (ca. 400–600 St./Zelle) wird die Stabilität zusätzlich erhöht; dies sind Verbindungsstellen von Zelle zu Zelle, die die Hornzellen untereinander »vernieten«. Es wird vermutet, dass es für einige hydrophile Stoffe (z. B. Harnstoff) möglich ist, über die Desmosomen in die Hornschicht zu gelangen.

Durch die mechanischen und chemischen Besonderheiten schützt uns die Hornschicht sehr effektiv gegen irritierende Einflüsse von außen. Andererseits wird aber durch diese besonderen Fähigkeiten ein Eindringen von Wirkstoffen, gerade im kosmetischen Bereich, weitestgehend verhindert. Dies sollte in Bezug auf die Wirksamkeit von Kosmetika im Auge behalten werden, denn die wenigsten Stoffe gelangen überhaupt in die Hornschicht, geschweige denn in tiefere Epidermisbereiche oder das Corium!

2.1.2 Corium, Lederhaut

Die Lederhaut schließt sich an die Basalmembran der Epidermis an. Durch fingerförmige Fortsätze sind diese beiden Schichten fest verzahnt. Das Corium ist ein gut durchblutetes **Bindegewebe**, welches durch Diffusion die Versorgung der gefäßlosen Epidermis gewährleistet und Stoffwechselprodukte daraus abführt. Es ist durchsetzt mit sensorischen und vegetativen Nerven. Die Zellen, die am häufigsten in der Lederhaut zu finden sind:

- **Fibroblasten,**
- **Histiozyten,**
- **Mastzellen.**

Fibroblasten

Die Fibroblasten sind spindelförmige Zellen, die netzartig im Corium miteinander verbunden sind. Sie synthetisieren das Prokollagen, welches aus der Zelle freigesetzt wird und im Extrazellulärraum zu **Kollagenfasern** aggregiert. Im Bindegewebe der Lederhaut finden sich außer den Kollagenfasern noch **Retikulin- und Elastinfasern**, die ebenfalls in den Fibroblasten gebildet werden.

Das Kollagen in den Kollagenfasern besteht aus drei zu einer Tripelhelix verdrehten Polypeptidketten, welche dann zu mehreren eine Kollagenfaser bilden. Diese Fasern sind steif, wenig dehnbar und besitzen Stützfunktion.

Die Retikulinfasern sind sehr feine Kollagenfasern, welche bei der Wundheilung, in der embryonalen Haut und an den Hautanhangsgebilden synthetisiert werden.

Die Elastinfasern sind mit 2–4 % in der Lederhaut enthalten und bilden ein elastisches Netz in der Haut. Ab dem 30. Lebensjahr wird die Synthese verringert, was die Ursache für die später schlaffe Altershaut ist.

Die Zellen und Fasern des Coriums sind in eine **Grundsubstanz** eingebettet, auch extrazelluläre Matrix genannt. Sie besteht aus Proteoglykan-Hyaluronat-Komplexen, die ein hohes Wasserbindungsvermögen aufweisen, und so zum Großteil für den Hautturgor (Gewebeinnendruck) verantwortlich sind.

Histiozyten

Es sind *wandernde Bindegewebszellen.* Sie können im Gewebe wandern, sie können Stoffe phagozytieren (Immunabwehr) oder dienen auch als Speicherzellen. Je nach Funktion haben sie unterschiedliche histologische Bezeichnungen: Makrophagen, Melanophore, Chromatophore oder Schaumzellen. Sie sind in ihrem Aussehen den Fibroblasten sehr ähnlich.

Mastzellen

Die Mastzellen gehören zur Gruppe der Leukozyten (weiße Blutkörperchen). Diese sind rund und enthalten viele **Granula**. In Letzteren speichern sie Gewebshormone und andere Substanzen wie Histamin, Serotonin und Heparin. Sie sind die Effektorzellen der allergischen Sofortreaktion, und ihre Gewebshormone sind an Entzündungsreaktionen beteiligt.

2.1.3 Subkutis, Unterhautfettgewebe

Das Corium geht fließend in die Subcutis über. Die Subcutis ist lockeres, dehnbares Bindegewebe, durchsetzt mit Fettzellen. Sie ist zur Fettspeicherung befähigt und wird deshalb auch als Fettgewebe bezeichnet. Die Dicke der Subcutis ist je nach Ernährungszustand stark variabel, bei Unterernährung verschwindet sie fast gänzlich und bei Überernährung kann sie enorme Ausmaße annehmen. An der Nase, den Augenlidern und den Ohrmuscheln fehlt sie. Diese Fettschicht ist beim Normalgewichtigen ein mechanischer Schutz gegen Stöße und eine Barriere gegen zu starke Auskühlung. Das Unterhautfettgewebe trägt zusammen mit den Muskeln stark zur Ausprägung der äußeren **Physiognomie** eines Menschen bei.

2.2 Die Drüsen der Haut

In der Haut finden wir drei Arten von Drüsen:
- **Talgdrüsen,**
- **Duftdrüsen,**
- **Schweißdrüsen.**

◻ Tabelle 2.1. Aufbau der Haut in der Übersicht (von oben nach unten)

Hautschicht (lat.)	Hautschicht (dt.)	Dicke	Zellarten	Funktionen
Epidermis	**Oberhaut**			
Str. corneum	Hornschicht	0,02–0,5 mm	Hornzelle Schuppen	Barrierefunktion
Str. lucidum	Glanzschicht	1–4 Zellreihen	Hornzelle	Ausgleich von Scherkräften
Str. granulosum	Körnerschicht	1–2 Zellreihen	Körnerzelle	Synthese von Eleidin
Str. spinosum	Stachelzellschicht	4–8 Zellreihen	Stachelzelle Langerhans-Zellen	Stabilität Immunabwehr
Str. basale	Keimschicht	1 Zellreihe	Basalzelle	Bildung der Keratinozyten
			Melanozyt	Lichtschutz
			Merkelzelle	Tastsinn
Corium	**Lederhaut**	–	Fibroblasten	Elastizität
			Histiozyten	Immunabwehr
			Mastzellen	Immunabwehr Ernährung der Epidermis
Subcutis	**Unterhautfettgewebe**	–	Bindegewebs- zellen	
			Fettzellen	Energiespeicher Wärmeisolation Druckpolster

2

2.2.1 Talgdrüsen

Die Talgdrüsen sind in der Regel funktionell mit einem Haar verbunden. Ihr Ausführungsgang mündet in einen Haarfollikelkanal (◘ Abb. 2.1). An unbehaarten Stellen sind kaum Talgdrüsen zu finden, nur an der Lippen- und Mundschleimhaut, dem Augenlid und im Genitalbereich sitzen freie Talgdrüsen ohne Verbindung zu einem Haarfollikel.

Der Talg (*Sebum*) entsteht aus aufgelösten Zellen im Inneren der Talgdrüse. Es ist ein dünnflüssiges Gemisch aus Squalen, Triglyceriden und Wachsen, teilweise verestert mit verzweigten Fettsäuren. Es dient der Fettung der Haut und der Haare, um diese vor Austrocknung zu schützen. Eine überhöhte Talgproduktion wird **Seborrhoe** genannt, eine verminderte **Sebostase**. Beides ist kaum durch die Ernährung zu beeinflussen, obwohl viele »Tipps« im Umlauf sind.

Die volle Funktion nehmen die Talgdrüsen erst in der Pubertät auf; stimuliert durch Androgene (männliche Sexualhormone); gehemmt durch Östrogene (weibliche Sexualhormone).

2.2.2 Duftdrüsen oder apokrine Drüsen

Sie sind ebenfalls mit dem Haarfollikel verbunden, und ihr Ausführungsgang mündet oberhalb der Talgdrüse in den Haarfollikelkanal (◘ Abb. 2.1). Sie kommen beim Menschen nur noch in wenigen Regionen vor: in der Achselhöhle, an den Brustdrüsen, um den Bauchnabel, im Gehörgang und dem Genito-anal-Bereich. Sie bilden ein fetthaltiges, eher dünnes, geruchloses Sekret, welches erst durch die bakterielle Zersetzung auf der Hautoberfläche den typischen Geruch ausströmt. Beim Menschen haben die Duftdrüsen nur noch eine rudimentäre Bedeutung beim Sexualverhalten. Ihre Produktion ist wie die Talgsekretion hormonell gesteuert und beginnt erst in der Pubertät und nimmt im Alter ab.

2.2.3 Ekkrine Schweißdrüsen

Über den ganzen Körper verteilt besitzen wir etwa 2 Mio. Schweißdrüsen. Es sind freie Drüsen, die im Corium eingebettet sind. Am Grund sind sie wie ein Knäuel geformt und münden über einen senkrechten, spiralig geformten Ausführungsgang in die Hautoberfläche (◘ Abb. 2.1).

Sie produzieren eine wässrige Salzlösung, die durch die Verdunstungskälte auf der Hautoberfläche die Körpertemperatur reguliert. Die Schweißproduktion kann auch unabhängig von einer Thermoregulation durch vegetative, emotionale Reize angeregt werden, welches in vielen Fällen unangenehm für den Betroffenen ist, z. B. schweißnasse Hände durch Aufregung, Angst.

2.3 Die Haare

Der Mensch besitzt seit der Geburt über den gesamten Körper verteilt etwa 2 Mio. **Haarfollikel bzw. Haare**, außer an den Handinnenflächen, den Fußsohlen, den Augenlidern, den Schleimhäuten und einigen äußeren Bereiche der Genitalorgane. 80000–140000 Stück davon befinden sich auf dem Kopf. Die Anzahl der Haarfollikel ist von Geburt an festgelegt. Sie können sich im Laufe des Lebens nicht vermehren.

Der ursprünglichen Funktion eines Fells zur Isolierung gegen Wärme und Kälte können unsere Haare nur noch sehr unzureichend nachkommen. Die Berührungssensibilität ist jedoch erhalten geblieben, wodurch die Haare zu einem großflächigen Sinnesorgan werden.

Auch wenn die Haare im physiologisch-medizinischen Bereich eher bedeutungslos sind, besitzen sie nach wie vor eine ausgeprägte psycho-soziale Bedeutung. In vielen Kulturkreisen wird die Entfernung der Körperbehaarung aus modischen und religiösen Gründen betrieben. Andererseits kann der Verlust der Kopfbehaarung aber auch eine starke psychische Belastung bedeuten.

2.3.1 Haartypen

Es werden beim Menschen drei Haartypen unterschieden:
- **Lanugohaare,**
- **Vellushaare,**
- **Terminalhaare.**

Lanugohaare, Flaumhaare

Sie kommen nur während der Embryonalzeit vor und werden teilweise noch in dieser Phase abgestoßen oder spätestens bis zum 4. Lebensmonat. Es ist feines, kurzes, dünnes, unpigmentiertes Haar.

Vellushaare, Wollhaare

Das Lanugohaar wird zunächst durch Vellushaare ersetzt. Sie sind ebenfalls kurz, fein, aber leicht pigmentiert und ist vor allem bei Kindern und teilweise bei Frauen die Körperbehaarung.

Terminalhaare, Dauerhaare

Sie sind i.d.R. lang, dick und mehr oder weniger stark pigmentiert. Sie bilden seit der Geburt die Kopfhaare, Wimpern und Augenbrauen. Während der Pubertät wandeln sich die Vellushaare unter den Achseln, im Genitalbereich und der Großteil der männlichen Körperbehaarung in Terminalhaare um.

Ein einzelner Haarfollikel entwickelt im Laufe eines Lebens häufig unterschiedliche Haartypen, vom Lanugohaar bis zum Terminalhaar; diese Entwicklung kann sich im Alter wiederum umkehren vor allem bei der Glatzenbildung des Mannes.

2.3.2 Aufbau des Haares und des Haarfollikels

Der sichtbare Teil des Haares ist der **Haarschaft**, die **Haarwurzel**, der unsichtbare Teil, der bis ins Corium oder in die obersten Schichten der Subcutis reicht. Die Dermiseinstülpung mit der verankerten Haarwurzel ist der **Haarfollikel**. Zu jedem Haarfollikel gehört eine **Talgdrüse**, die in den Haarkanal mündet, und ein **Haarsträubemuskel** (◘ Abb. 2.3).

Das Haar

Das Terminalhaar besteht aus drei Schichten (◘ Abb. 2.4):

- dem inneren Mark, **Medulla,**
- der Rinde, **Cortex,**
- der äußeren Schuppenschicht, **Kutikula**.

Das innere Mark (Medulla) ist eine lockere, unpigmentierte Zellschicht, deren Aufgabe noch ungeklärt ist. In den Lanugo- und Vellushaaren fehlt sie ganz, ebenso in sehr feinen Haaren. Der Cortex bildet den Hauptanteil des Haares. Er gibt dem Haar Stabilität. Es erhält seine typische Färbung durch eingelagertes Melanin oder Melanosomen. Der Cortex ist von der sehr widerstandsfähigen Kutikula ummantelt. Sie besteht aus flachen, unpigmentierten Zellen, die das Haar unter dem Mikroskop wie einen geschlossenen Tannenzapfen wirken lassen. Die Kutikula soll den Cortex zusammenhalten und vor Abrieb, Feuchtigkeitsverlust und Schäden schützen. Durch schlechte Haarbehandlung (z. B. Haarspangen) kann sie abgerieben oder aufgeraut werden, das Haar wird stumpf und spröde.

Haarwurzel und Haarfollikel

Die Haarwurzel reicht bis in die Lederhaut oder in die obersten Schichten der Subcutis. Sie verdickt sich nach unten hin zur **Haarzwiebel**. Am untersten Punkt umschließt die Haarzwiebel – wie ein Eierbecher ein Ei – eine bindegewebige Einstülpung in der Haarzwiebel, die **Haarpapille.**

Die Haarwurzel steckt in einer Bindegewebsscheide, die das Haar umschließt. Die innerste Schicht dieses Kanals, die das Haar berührt, ist die **innere Wurzelscheide**, darauf folgt die **äußere Wurzelscheide**. Die Gesamtheit von Haarwurzel, Haarzwiebel, Papille und Bindegewebsscheide bildet den **Haarfollikel**.

Die Haarpapille ist ein mit vielen Blutkapillaren durchzogener Epidermiszapfen, der die Ernährung der Haarwurzel übernimmt und Stoffwechselprodukte abführt. Wird die Blutzufuhr unterbunden, stirbt die Haarwurzel ab, das Haar wächst nicht mehr weiter und fällt aus. Auf der Haarpapille sitzen sich schnell teilende Epithelzellen, vergleichbar dem Stratum basale in der Epidermis. Die Zellen, die sich an der Spitze der Papille bilden, differenzieren sich zu Markzellen. Die seitlich von der Spitze entstehenden Zellen werden zum Cortex und die am Rand gebildeten Zellen werden später zur Kutikula. Im Bereich der Papille, wo sich die späteren Cortexzellen entwickeln, sind Melanozyten eingelagert, die je nach genetischer Veranlagung zu dunkelbraunen bis hellen, rötlichen Haarpigmentierungen führen. Weiße, graue Haare entstehen, wenn die Melanozyten abgestorben sind.

Die nachwachsenden Zellen schieben das Haar langsam durch die Bindegewebsscheide nach oben.

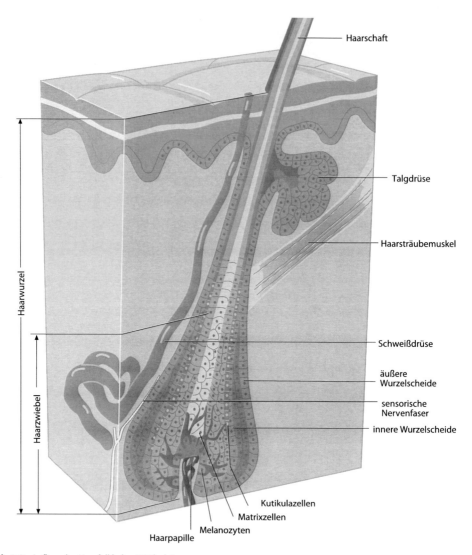

Haarschaft

Talgdrüse

Haarsträubemuskel

Haarwurzel

Haarzwiebel

Schweißdrüse

äußere Wurzelscheide

sensorische Nervenfaser

innere Wurzelscheide

Kutikulazellen

Matrixzellen

Melanozyten

Haarpapille

Abb. 2.3. Aufbau des Haarfollikels mit Talgdrüse

Das sichtbare Haar ist im Cortex voll keratinisiert und eine tote Substanz.

Die nach innen gerichtete Schicht der Bindegewebsscheide ist die innere Wurzelscheide. Sie steht in Kontakt mit der Kutikula des Haares. Die Wurzelscheide ist stark verhornt, wodurch sie sich mit der Haarkutikula verzahnen kann. Auf diese Weise wird das Haar im Haarkanal verankert, damit es nicht ausfällt. Die äußere Wurzelscheide ähnelt den Epidermiszellen der Haut und bildet den Abschluss der Bindegewebsscheide um das Haar.

In den Haarkanal mündet der Ausführungsgang einer Talgdrüse. Der abfließende Talg ist zur Fettung des Haares und der Haut gedacht, damit diese glatt, geschmeidig und wasserabweisend bleiben.

Die Haarwurzel steckt schräg in der Haut und kann durch einen seitlich vorhandenen Haarsträubemuskel aufgerichtet werden. Diese Funktion ist beim Menschen durch seine geringe Behaarung nicht mehr von Bedeutung. Sie wird vegetativ gesteuert und reagiert auf Kälte und psychische Empfindungen.

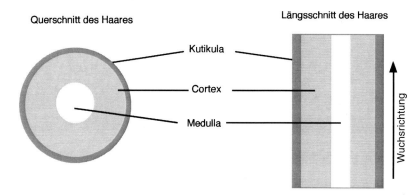

Querschnitt des Haares

Längsschnitt des Haares

Kutikula

Cortex

Medulla

Wuchsrichtung

❑ **Abb. 2.4.** Aufbau des Haares im Längs- und Querschnitt

Biochemie des Haares

Etwa 90 % der Haarsubstanz stellt Keratin dar. Diese Substanz ist in einer weicheren Variante auch die Hauptsubstanz der Hornschicht. Keratin ist ein langes Proteinmolekül. Dieses ist in sich wie eine Spirale (α-Helix) gedreht. Die Windungen der Proteinspirale werden durch intramolekulare Wasserstoffbrücken oder Ionenbindungen stabilisiert. Nebeneinanderliegende Proteinspiralen werden durch Disulfidbrücken verbunden. Disulfidbrücken sind kovalente Verbindungen zwischen zwei Schwefelatomen. Diese Schwefelbrücken werden immer zwischen der Aminosäure Cystein gebildet. Das Haar kann wegen seiner spiraligen Mikrostruktur im feuchten Zustand bis auf das Doppelte gedehnt werden. Vergleichbar einer auseinandergezogenen Feder. Die Wasserstoffbrücken und Ionenbindungen werden bei diesem Vorgang zerstört und können nach Aufhebung der Spannung nicht neu gebildet werden. Die Disulfidbrücken werden von diesem Dehnungsvorgang nicht beeinflusst.

Bei einer Dauerwelle dagegen werden die Schwefelbrücken chemisch gebrochen und in einer anderen Stellung neu geknüpft (fixiert). Es entstehen Locken. Ähnliches wird bei einer Entkräuselung durchgeführt. (Locken dürfen nicht mit der α-Helix der Keratinmoleküle, einer nicht sichtbaren Mikrostruktur eines jeden Haares, verwechselt werden!).

2.3.3 Wachstumsstadien der Haare

Jeder Haarfollikel durchläuft mehrmals im Leben einen dreiphasigen Wachstumszyklus, aus einer:

— **Anagenphase**, Wachstumsphase,
— **Katagenphase**, Rückbildungsphase,
— **Telogenphase**, Ruhephase.

Wie häufig dieser Wachstumsrhythmus von einem Haarfolllikel im Leben eines Menschen im Durchschnitt durchlaufen wird, ist noch nicht bekannt.

Anagenphase

In dieser Phase produziert der Haarfollikel ein Haar, er ist in der aktiven Wachstumsphase. Sie dauert zwischen 2–7 Jahren, mit zunehmenden Alter verkürzt sie sich. Etwa 80–85 % der Kopfhaare befinden sich in diesem Stadium. Die Wachstumsgeschwindigkeit eines Haares liegt bei etwa 0,3–0,4 mm pro Tag (Körperhaare unterliegen anderen Wachstumszeiten).

Katagenphase

Im Anschluss an die Anagenphase tritt der Haarfollikel in eine zwei- bis vierwöchige Rückbildungsperiode ein, die Katagenphase. Das Haarwachstum wird eingestellt, und das Haar löst sich von der Papille. Es entsteht ein Kolbenhaar. Etwa ein Prozent der Kopfhaare befindet sich in dieser Phase.

Telogenphase

Diese ist eine bis zu drei Monate dauernde Ruhephase. Das Kolbenhaar sitzt etwa auf Höhe der Talgdrüse, wird durch ein neu nachwachsendes Haar herausgeschoben und fällt aus. Etwa 14 % der Haarfollikel sind in dieser Phase.

2.4 Die Nägel

Die Nägel beim Menschen sind Rückbildungen der Krallen und Klauen des Säugetieres und sind nicht mehr zum Greifen und Klettern geeignet. Sie schützen vor allem die Zehen- und Fingerkuppen vor Verletzungen. Zusätzlich wird der Tastsinn der Finger und Zehen durch die Nägel intensiviert (◘ Abb. 2.5).

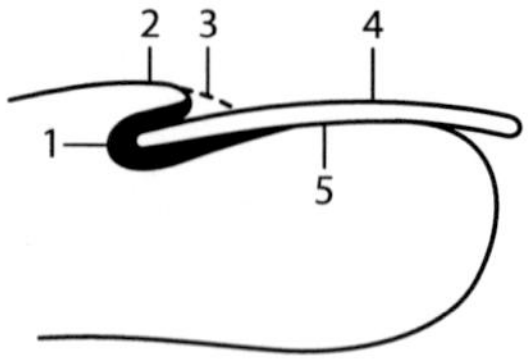

◘ **Abb. 2.5.** Aufbau des Nagels an der Fingerkuppe, Seitenansicht: *1* Nageltasche, *2* Nagelfalz, *3* Nagelhäutchen (Cuticula), *4* Nagelplatte, *5* Nagelbett

2.4.1 Aufbau des Nagels

Der Nagel sitzt wie ein Haar in einer Epidermiseinstülpung. Am Grunde dieser Einstülpung liegen die Keimzellen des Nagels, die Matrix. Die Matrix liegt größtenteils geschützt unter dem Nagelfalz. Ein kleiner Teil der Matrix ist manchmal außen als heller halbmondförmiger Ausschnitt am Anfang des Nagels zu erkennen. Vom Nagelfalz aus verläuft ein feines Abschlusshäutchen auf den Nagel, die Nagelhaut. Die Nagelplatte ist mit dem Nagelbett fest verbunden. Das Nagelbett ist gut durchblutet, wodurch die durchscheinenden Nägel leicht rosa gefärbt sind. Der Nagel besteht aus stark verhorntem, hartem Keratin.

2.4.2 Wachstum des Nagels

Der Nagel wächst von der Matrix aus zur Fingerkuppe hin. Die Wachstumsgeschwindigkeit ist durchschnittlich ein Millimeter in zehn Tagen. Das bedeutet bei einer Nagellänge von etwa 1,0–1,5 cm, benötigt es 3–6 Monate bis ein vollkommen neuer Nagel gewachsen ist.

Bei Durchblutungsstörungen oder im Alter verlangsamt sich das Nagelwachstum, da die Versorgung mit Nährstoffen vermindert wird. Fingernägel wachsen in der Regel schneller als Fußnägel.

Bei Schäden des Nagels im Bereich der Matrix wird der Defekt im nächsten halben Jahr in Wuchsrichtung nach oben geschoben. Liegen Funktionsstörungen im Nagelbett vor, die nicht den Nagel selbst betreffen, bleibt der Defekt an dieser Stelle bestehen.

2.5 Biochemische Grundsubstanzen der Haut und der Anhangsgebilde

In diesem Abschnitt werden wichtige Substanzen der Haut und der Haare vorgestellt, welche vor allem Straffheit, Hautturgor, Elastizität, Wasserbindungsvermögen, Widerstandskraft und Lichtschutz mitbestimmen. Ein Großteil dieser Stoffe kann synthetisch oder natürlich gewonnen und in Kosmetika eingearbeitet werden, um deren physiologische Eigenschaften sinnvoll auf der Haut zu nutzen (vgl. ► Kap. 4).

2.5.1 Talg

Talg (*Sebum*) wird in den Talgdrüsen gebildet (► Kap. 2.1). Er ist ein viskoses Gemisch aus verschiedenen Lipiden (◘ Tab. 2.2). Zusammen mit Schweiß und wässrigen Sekreten bildet er eine Emulsion. Bei hohen Temperaturen ist der Talg dünnflüssig und hat ein gutes **Spreitvermögen**. Das heißt, er verteilt sich schnell über die Haut. Bei niedrigen Temperaturen wird der Talg dickflüssig, zäh und verteilt sich nur noch langsam. Dieses temperaturabhängige Verhalten des Talgs erfordert im Winter einen vermehrten Lipidschutz der Haut. Besondere Probleme treten bei trockenen Hauttypen in kaltem Wasser auf. Das nur in geringen Mengen vorhandene Sebum ist zäh und verteilt sich sehr langsam; die Haut ist ungeschützt und kann dadurch leicht durch das Wasser angegriffen werden. Es kann sich ein Austrocknungsekzem bilden, welches gerade bei Schwimmern häufig mit einer Allergie gegen Desinfektionsmittel verwechselt wird.

Tabelle 2.2.	Zusammensetzung des Talgs
Substanz	**m %**
Triglyceride	41
Diglyceride	2
Fettsäuren	16
Wachse	25
Cholesterin	1,5
Cholesterinester	2
Squalen	12

2.5.2 Schweiß

Der Schweiß ist eine wässrige Salzlösung, die in den ekkrinen Schweißdrüsen produziert wird (▶ Übersicht 2.2). Die für die Verdunstung des Schweißes auf der Hautoberfläche benötigte Energie wird der Haut entzogen. Die Haut kühlt ab und folglich auch das durch die Lederhaut fließende Blut. Um diesen Kühlungsprozess zu erleichtern, werden, gesteuert durch das vegetative Nervensystem, die Blutgefäße weit gestellt. Die Haut sieht gesund und rosig bis knallrot aus, abhängig von der Temperatur und der Konstitution der Person. Durch Schweißabsonderung kann unser Körper im Extremfall durch hohe Temperaturen, gekoppelt mit körperlicher Anstrengung bis zu 20 l Wasser pro Tag verlieren.

Der Schweiß zusammen mit dem emulsionsbildenden Talg trägt zur Hydratation der Hornhaut bei und schützt sie vor Austrocknung. Sie bilden zusammen den **Säureschutzmantel** mit einem pH-Wert von 4,5–6,9, der eine Barriere gegen Bakterien ist.

2.5.3 Hydrolipidfilm

Der **Hydrolipidfilm** auf der Haut ist ein sehr komplexes Gemisch aus den verschiedenen Drüsensekreten, Epidermislipiden und Spaltprodukten des Verhornungsprozesses (▶ Übersicht 2.3). Je nach Zusammensetzung liegt eine O/W- oder W/O-Emulsion auf der Hautoberfläche vor. Durch seinen Lipidgehalt wird die Haut widerstandsfähiger gegenüber Chemikalien und Wasser. Andererseits bleibt die Feuchte der Haut erhalten, weil der transepidermale Wasserverlust eingeschränkt ist. Die Zusammensetzung dieses Films kann je nach Umwelteinflüssen, Alter und Lebensweise stark variieren.

In tieferen Hornschichten wurde eine zweite Version des Hydrolipidfilms entdeckt. Er ist nahezu wasserfrei und weist liposomale Strukturen auf.

Mit Hilfe von Kosmetika möchten wir den Hydrolipidfilm erhalten, stabilisieren oder regenerieren, da seine Zusammensetzung verantwortlich für die Barrierefunktion der Haut ist.

Übersicht 2.2. Wichtige Bestandteile des Schweißes

---

99 % Wasser
Ionen:
Na+, K+, Cl–
Säuren:
Milchsäure, Lactat
Aminosäuren
Fettsäuen
Urocaninsäure
Sonstiges:
Ammoniak
Harnstoff

Übersicht 2.3. Bestandteile des Hydrolipidfilms

Drüsensekrete:
Schweiß, Talg, Duftdrüsensekret
Hornzellkitt
transepidermal abgegebenes Wasser

Substanzen des Verhornungsprozesses:
Keratinspaltprodukte
Eiweißspaltprodukte
NMF

2.5.4 NMF (Natural Moisturizing Factors, natürliche Feuchthaltefaktoren)

Bei den NMF (*natural moisturizing factors*) handelt es sich um kleine, nichtflüchtige, hydrophile Moleküle. Durch ihre Hydrophilie bilden sie große Hydrathüllen aus. Auf diese Weise binden sie das Wasser in der Epidermis und im Hydrolipidfilm und verhindern eine Verdunstung (▶ Übersicht 2.4). Sie sind entscheidend für den Wassergehalt der Hornhaut. Wenn sie fehlen oder durch falschen Umgang mit Waschmitteln, Wasser und Chemikalien herausgelöst werden, entsteht sehr schnell ein trockener Hautzustand. Sie sind leicht synthetisch herzustellen und werden gern als Gemisch in Feuchtigkeitscremes verwendet.

Übersicht 2.4. NMF (Natural moisturizing factors)

Harnstoff
Ionen: Na^+, K^+, Mg^{2+}, Ca^{2+}
Pyrrolidoncarbonsäure
Lactat, Milchsäure
Citrat
Formiat
Phosphat
Aminosäuren
Ammoniak
Harnsäure
weitere org. Säuren

2.5.5 Melanin

Das Melanin ist der proteingebundene Farbstoff der Haut, der Haare und der Iris im Auge. Das Melanin wird in spezialisierten Organellen (Melanosomen) in den Melanozyten (Zellgruppe) gebildet. Diese Zellen befinden sich im Stratum basale, an der Haarwurzel und in der Iris (▶ Kap. 2.1.1).

Es werden zwei Melanintypen unterschieden:
- das gelbe bis rote Phaeomelanin der hellen, rothaarigen Haut- und Haartypen,
- das dunkelbraune bis schwarze Eumelanin der dunkelbraunen Haut- und Haartypen.

Die beiden Melanine können durch Mischung zu unterschiedlichsten Haut- und Haartönungen führen.

Die Melaninsynthese beginnt mit der Aminosäure Tyrosin, aus welcher zunächst enzymatisch DOPA gebildet wird, das mit Cystein (Aminosäure) zu Phaeomelanin polymerisiert. Aus DOPA kann durch enzymatische Reaktionen und einer abschließenden Polymerisation aber auch Eumelanin entstehen. Die Haut erhält durch eine Mischung dieser beiden Farbstoffe und über die produzierte Menge an Melaninen ihre charakteristische Färbung. Beide Faktoren sind genetisch festgelegt.

Vor allem Eumelanin besitzt einen hohen Lichtschutzfaktor. Heute versucht man Melanin auf biotechnologischem Wege für eine Verarbeitung in Sonnencremes zu gewinnen. Ein Prozent Melanin würde den Lichtschutz einer Creme um 30 % verstärken.

2.5.6 Keratin

Keratine sind hochmolekulare Polypeptide, die von den Keratinozyten der Epidermis, der Haare und der Nägel gebildet werden. Es existieren Keratine unterschiedlicher Festigkeit (z. B. weiches Keratin in der Hornhaut, hartes im Nagel). Durch Verknüpfungen und Wechselwirkungen der einzelnen Aminosäuren in den Polypeptidketten bilden sie eine stark gefaltete und geschraubte α-Helix. In feuchtem Zustand kann das Molekül langgezogen werden, und es entsteht das β-Keratin mit einer Faltblattstruktur. In Wasser und verdünnten Säuren sind die Keratine unlöslich. In Alkalien quellen sie oder lösen sich auf. Durch die Empfindlichkeit des Keratins gegenüber Basen erklärt sich die schädigende Wirkung von alkalischen Seifen auf der Haut und den Haaren (▶ Kap. 5).

Das Keratin der Haare erhält durch viele intermolekulare Schwefelbrücken (Disulfidbrücken) einen festen Zusammenhalt. Im Hautkeratin sind diese Verknüpfungen seltener zu finden. Sie können durch Reduktionsmittel, wie Thioglycolsäure oder Sulfite aufgebrochen werden, wodurch sich das Haarkeratin auflöst (▶ Kap. 9).

2.5.7 Hyaluronsäure

Es handelt sich hier um ein hochpolymeres Mucopolysaccharid aus β-Glucuronsäure und N-Acetylglucosamin-Bausteinen und zählt zu den Proteoglykanen. Einprozentige wässrige Lösungen bilden hochviskose Gele. Die Hyaluronsäure ist ein wichtiger Bestandteil des Bindegewebes. Sie ist extrem wasser-bindend und verleiht der Haut dadurch ein straffes, festes Aussehen.

Sie kann biotechnologisch oder aus Hahnenkämmen gewonnen werden.

2.5.8 Kollagen, Elastin

Im Körper gibt es mehr als zehn verschiedene Kollagentypen, fünf davon findet man in der Haut. Das Prokollagen besteht aus drei miteinander verdrillten Polypeptidketten, die aus jeweils 1000 einzelnen Aminosäuren bestehen. Außerhalb der Zellen aggregiert es zu Kollagen. Die Aminosäuren im Kollagen haben überwiegend hydrophilen Charakter und können viel Wasser an sich binden. Im Alter entsteht zunehmend unlösliches, weniger hydrophiles Kollagen, welches nur noch wenig Wasser binden kann. Die Haut wird zusehens schlaffer.

Alle Kollagentypen sind Stützproteine. In Kosmetika wird die Wasserbindungsfähigkeit von löslichem Kollagen in Feuchtigkeitscremes genutzt.

2.6 Funktionen der Haut

Die Haut hat vielfältige Funktionen; sie schützt unseren Körper vor Umwelteinflüssen, reguliert innere Körpervorgänge und vermittelt viele Sinneseindrücke. Das Erscheinungsbild der Haut hängt nicht nur von äußeren Faktoren oder inneren Stoffwechselreaktionen ab, sondern kann auch in erheblichem Maße von der Psyche beeinflusst werden. Gefühlsregungen können über Hautreaktionen ihr Ventil finden. Der Zustand unserer Haut kann unser psychosoziales Gesamtbild, unsere Wirkung auf andere und unser Selbstwertgefühl beeinflussen (◘ Tab. 2.3).

2.6.1 Schutz- und Barrierefunktion

Mechanischer Schutz

Gegen Druck, Stoß und Schub ist die Haut durch verschiedene physiologische Besonderheiten und durch das Zusammenspiel der verschiedenen Hautschichten gut geschützt. Zuoberst fängt die dichte, tote Hornschicht die gröbsten Einflüsse ab. Das Str. lucidum, das Str. granulosum, die spezielle Verzahnung der Epidermis mit dem Corium und das elastische Kollagennetz im Corium erlauben in gewissem Rahmen den Ausgleich von Scherkräften und eine Rückstellung in den ursprünglichen Zustand, ohne dass unsere Haut Schaden nimmt. Druck

◘ **Tabelle 2.3.** Funktionen der Haut	
Schutz- und Barrierefunktion:	Mechanischer Schutz gegen Stoß, Druck
	Physikalischer Schutz
	Strahlenschutz
	Chemische Barriere
	Schutz vor Austrocknung
	Mikrobiologischer Schutz
	Säureschutzmantel
Stoffwechsel- und Regulationsorgan:	Thermoregulation
	Speicherung
	Synthesevorgänge, Vitamin D
Immunabwehr:	Spezifische u. unspezifische Reaktionen
Sinnesorgan:	Tast- u. Berührungssinn
	Wärme- u. Kältereize
	Schmerzreize
Psycho-soziale Funktion:	Gefühlsregungen
	Körperkontakt
	Körperausdruck

und Stoß werden durch das Str. spinosum abgefedert. Bei stärkerer Belastung sind das Corium und vor allem das Unterhautfettgewebe entscheidend daran beteiligt, darunterliegende Gewebe vor diesen Gefahren zu schützen.

Physikalischer- und Strahlenschutz

Die Haut soll tiefer gelegene Gewebe vor schädlicher UV-Strahlung schützen. Noch kurzwelligere Strahlung (Röntgen- und ionisierende Strahlen) kommt auf der Erde hauptsächlich – künstlich geschaffen – in medizinischen oder wissenschaftlichen Laboren vor. Gegen diese energiereiche Strahlung hat unsere Haut keine Schutzmechanismen entwickelt. Sie kann sehr leicht durch häufigen Kontakt mit dieser Strahlung geschädigt werden, z. B. Röntgenuntersuchungen.

Um die negativen Effekte der täglichen UV-Strahlen und den daraus resultierenden oxidativen Stress zu beseitigen, hat der Mensch jedoch im Laufe seiner Entwicklung verschiedenste Schutzmechanismen entwickelt.

In der Haut eingelagertes Vitamin E fängt durch Strahlen entstandene schädliche Radikale ab. UVA- und UVB-Licht regen eine verstärkte Melaninbildung an und führen zu einer Verdickung der Haut, *der Lichtschwiele*; beides, im Zusammenspiel mit weiteren Schutzsystemen, wirkt als Lichtfilter, um darunterliegendes Gewebe zu schützen. Doch ist diese Filterung nur begrenzt, so dass ab einer bestimmten Bestrahlungsdauer und -intensität mit Schäden für die Haut und den gesamten Körper zu rechnen ist (▶ Kap. 8).

Chemische Barriere

Die Zellen des Str. corneum sind keratinisiert, tot, abgeplattet und kernlos, mit wenig Zytoplasma. Man kann sie sich als kompakt aufeinander geschichtete Lipid-Doppelmembranen vorstellen. Zwischen den Zellen ist eine Art »Lipidkitt« und hydrophiles Keratohyalin (welches Wasser in der Hornhaut bindet). Zusätzlich ist auf der Hornhaut das Oberflächenfett der Talgdrüsen verteilt. Aufgrund dieser sehr vielfältigen Lipide gelangen durch die Hornhaut vor allem lipophile Substanzen, die diese Barriere durch Diffusion überwinden können. Für hydrophile Substanzen und Wasser gibt es kaum Aufnahmemöglichkeiten; eine Resorption ist hauptsächlich über die Schweißkanäle oder den Haarfollikelkanal möglich.

Diese Stoffbarriere gilt aber auch in die andere Richtung, von innen nach außen, und schützt unseren Körper effektiv vor Austrocknung. Ein Körper ohne Haut würde 20 l Wasser am Tag durch Verdunstung verlieren. Schon kleinflächige Hautläsionen führen zu einer Steigerung des Flüssigkeitsbedarfs. Ein Stofftransport nach außen geschieht durch die Vielzahl der Hautdrüsen.

Das natürliche Resorptions- und Exkretionsverhalten der Haut kann durchaus mit speziellen Verbandarten und »Schleppermolekülen« verändert werden. Dies wird vor allem in der Dermatologie genutzt – weniger in der Kosmetik. Die Wirkstoffe gelangen bis zu den Blutgefäßen und werden im Körper verteilt. Dies wiederum ermöglicht eine effektive systemische Therapie bei lokaler Anwendung (z. B. Glucocorticoide, Sexualhomone, Herzmittel). Doch diese »Tricks«, die Hautbarriere zu überschreiten, gehören in den medizinischen Bereich und dürfen in Kosmetika nicht genutzt werden.

Säureschutzmantel, mikrobiologische Barriere

Durch Schweiß und Talg der Hautdrüsen wird auf der Hautoberfläche ein leicht saurer pH-Wert zwischen 4,5–5,5 erreicht, der bis in die unteren Hautschichten reicht. Dieser Säureschutzmantel puffert alkalische Substanzen ab und stabilisiert dadurch den sauren pH-Wert, welcher als Barriere gegen eine Ansiedelung von Keimen in und auf der Haut wirkt. Letztere benötigen für ihr Wachstum einen leicht alkalischen pH-Wert. Das häufige Waschen mit alkalischen Seifen überlastet das Alkalineutralisationsvermögen unserer Haut und ist ein nicht zu vernachlässigender Risikofaktor, der zur Schädigung der mikrobiellen Barriere unserer Haut beiträgt (▶ Kap. 5).

2.6.2 Stoffwechselfunktion

Als Stoffwechselorgan kann die Haut aufgrund ihrer Größe viele Reaktionen entscheidend mit beeinflussen. Wir wollen hier zunächst die Thermoregulation betrachten. Durch die Stärke der Hautdurchblutung kann der Körper die Körpertemperatur regulieren. Bei niedrigen Außentemperaturen wird die Hautdurchblutung verringert, damit nicht so viel Wärme nach außen abgegeben wird, und um die Kerntemperatur zu erhalten. In extremen Situationen wird die Hautdurchblutung ganz eingestellt. Dauert dieser Zustand länger an, kommt es zu Frostbeulen oder zum Absterben ganzer Hautareale. Medizinisch ähneln Symptome bei Erfrierungen denen von Verbrennungen.

Herrschen warme Außentemperaturen, werden durch das vegetative Nervensystem die Blutgefäße weit gestellt, um Wärme nach außen abzugeben. Zusätzlich fängt unser Körper an zu schwitzen, um über die Verdunstung die Haut und das durchfließende Blut zu kühlen.

Weitere Stoffwechselreaktionen, die in der Haut ablaufen:

- Ausscheidung von Substanzen über den Schweiß.
- Die Vitamin-D-Synthese aus 7-Dehydrocholesterin erfolgt mittels UVB-Strahlen in der Haut. Vitamin D ist wichtig für den Knochenaufbau.
- Das Unterhautfettgewebe ist ein Speicher für verschiedene fettlösliche Vitamine (E, K, A).
- Speicher für Energie in Form von Fett.
- In der Haut laufen verschiedene metabolische und enzymatische Rektionen ab.

2.6.3 Immunabwehr

In den Hautschichten liegen viele für die Immunabwehr spezialisierte Zellen: Langerhans-Zellen, Histiozyten, Mastzellen etc. Sie schützen uns vor dem Eindringen von Fremdkörpern und Keimen.

Durch verschiedene Stoffe und auch kosmetische Bestandteile können unterschiedliche Allergieformen ausgelöst werden. Allergische Reaktionen sind als Überreaktion unseres Immunsystems zu sehen. An ihr sind vor allem Mastzellen und Antikörper vom IgE-Typ beteiligt. Die Symptome dieser Reaktionen sind meistens Rötungen, Pusteln, Hautausschlag und Juckreiz.

2.6.4 Sinnesorgan

Die Haut verfügt über verschiedene Zellen und Rezeptoren, über die Sinneseindrücke wahrgenommen werden:

- Tastsinn über Mechanorezeptoren (Tastscheibchen, Meißnerkörperchen).
- Temperatursinn durch zwei Typen von Thermorezeptoren für warm und kalt.
- Schmerzrezeptoren (Nozizeptoren) werden durch unterschiedliche Reizqualitäten (mechanisch, chemisch, thermisch) stimuliert und lösen Schmerz aus.
- »Kitzeln« und Juckreiz sind eine abgeschwächte Form von Schmerzreizen und werden über die Nozizeptoren wahrgenommen.

2.6.5 Psycho-soziale Funktion

Die Haut spiegelt viele unserer Gefühlsregungen wider. Wir erröten, erblassen, bekommen hektische Flecken, sehen krank oder übernächtigt aus. Wir haben kaum Möglichkeiten, diese Reaktionen zu steuern, da sie vom vegetativen Nervensystem ausgelöst werden.

In manchen Fällen können psychische Belastungen zu Krankheitsausbrüchen führen, wie Lippenherpes, Gürtelrose oder Neurodermitis. Andererseits können schwere, sichtbare Hauterkrankungen wie Akne oder Psoriasis das Wohlbefinden beeinträchtigen und setzen bei vielen das Selbstwertgefühl herab. Man fühlt sich unrein, will die Haut (oder sich) verstecken. Basierend auf den Erkenntnissen, dass zwischen Hautsymptomen und Psyche oft ein unmittelbarer Zusammenhang besteht, wird bei einigen dermatologischen Therapien erfolgreich mit Psychologen zusammengearbeitet, um diesen Kreislauf zwischen Psyche und Hautreaktionen zu durchbrechen.

Über unseren Tastsinn sind wir empfänglich für Berührungen. Erlebter Körperkontakt ist entscheidend für eine gesunde Entwicklung als Mensch.

Bei Säuglingen und Kleinkindern, die nie menschliche Nähe, Zärtlichkeiten und Berührungen erlebt haben, beobachtete man schwerste, psychische und seelische Schäden.

Die Menschen haben im Laufe der Zeit viele Möglichkeiten entwickelt sich über die Haut darzustellen, Unregelmäßigkeiten zu überdecken, sich zu verschönern oder sogar abzuschrecken. Es ist der Teil des Körpers, der zuerst in das Blickfeld des Betrachters fällt und ihn unbewusst in seiner Beurteilung über eine Person beeinflussen kann.

2.7　Hautzustand und Hautveränderungen

Zur Klassifizierung der Hautbeschaffenheit wurde in der Dermakosmetik der Begriff *Hautzustand* eingeführt. In der Umgangssprache ist diese Bezeichnung vergleichbar mit *Hauttyp*. In diesem Buch werden beide Begriffe gleichwertig eingesetzt. [In der medizinischen Dermatologie wird »der Hauttyp« – beziffert von I–VI – zur Charakterisierung des Bräunungsverhaltens der Haut angewandt; dies wird in diesem Buch – um Verwechslungen zu vermeiden – »Pigmentierungstyp« genannt (▶ Kap. 8)].

2.7.1　Verändernde Einflüsse des Hautzustands

Die Hautbeschaffenheit ist nicht auf Dauer festgelegt und unveränderlich. Sie wird in ihren Eigenschaften und ihrer Qualität von vielen inneren und äußeren Faktoren beeinflusst (▶ Übersicht 2.5). Den Kindern wird über Gene die Grundbeschaffenheit der Haut vererbt. Doch durch andere Lebensgewohnheiten, Pflege, Umwelteinflüsse oder Krankheiten kann sie sich ganz anders als bei den Eltern entwickeln.

In der Regel wird die Haut im Laufe des Lebens immer trockener, Unreinheiten lassen nach; andererseits entstehen Pigmentflecken (Altersflecken) und kleine Hautwucherungen. Bei starker Sonneneinstrahlung oder anderen extremen klimatischen Bedingungen kann unsere Haut langfristig ihre Eigenschaften ändern und schneller altern. Umweltverschmutzung, verqualmte oder zu trockene Luft reizen die Haut und verändern ihr Verhalten. Hormonelle Einflüsse oder Erkrankungen können stark in das Hautgeschehen eingreifen (Pubertät, Menstruationszyklus, Diabetes); auch eine medikamentöse Behandlung kann zu Hautveränderungen führen.

Die Kosmetikauswahl muss den aktuellen Hautbedürfnissen angepasst werden, was bedeutet, dass immer wieder neu geprüft werden muss, wie die Haut aussieht, sich anfühlt und welche äußeren Bedingungen zur Zeit vorherrschend sind.

Chronobiologie der Haut

Die Chronobiologie ist eine recht junge naturwissenschaftliche Forschungsrichtung, die sich erst Mitte

---

Übersicht 2.5. Die Haut beeinflussende Faktoren

Innere Faktoren:
Vererbung
Alter
hormonelle Lage z. B.
　Pubertät
　Menstruationszyklus
　Schwangerschaft
Erkrankungen z. B.
　Allergien
　Diabetes
psychische Verfassung

Äußere Faktoren:
Klima z. B.
　UV-Strahlen
　Kälte, Wind
　Luftfeuchte
Jahreszeit
　Sommer
　Winter
Raumluft z. B.
　Zigarettenqualm
　trockene Luft
Hautpflege
　falsche Pflege
　ausgleichende Pflege
　aggressive Seifen
Lebensstil
Umgang mit hautschädigenden Stoffen
Ernährung
Medikamente

---

des 20. Jahrhunderts entwickelt hat. Sie erforscht die biologischen Rhythmen der Organismen. Schon lange bekannt sind der Schlaf-Wach-Rhythmus oder der Menstruationszyklus, doch es werden immer mehr zeitliche Zusammenhänge und Rhythmen entdeckt, die das Leben steuern. In einigen medizinischen Fachgebieten werden chronobiologische Erkenntnisse erfolgreich in Therapien eingesetzt, z. B. kann die Wahl »des richtigen Zeitpunkts« durchaus die Wirkstärke oder die Dosis eines Arzneistoffs positiv beeinflussen.

Die Chronobiologie der Haut steht erst am Anfang. Obwohl die Haut unser größtes Organ mit vielfältigen Funktionen ist, hat sie in dieser Beziehung noch nicht sehr viel Beachtung gefunden. Bis jetzt konnten einige tägliche, monatliche und saisonale Rhythmen entdeckt werden.

Tägliche, zirkadiane oder 24-Stunden-Rhythmen

Tagsüber ist die Immunabwehr der Haut verstärkt, um die vielfältigen exogenen Einflüsse abwehren zu können, auch ist die Proliferation der Zellen im Corium verstärkt. Gegen Mittag erreicht die Sebumproduktion und der pH-Wert der Haut ein Maximum. Die Zusammensetzung der Tageskosmetik sollte die Arbeit des Immunsystems unterstützen (z. B. antioxidative Wirkstoffe, UV-Breitbandfilter).

Nachts schwächt sich die Barrierefunktion ab und der TEWL ist verstärkt. Wird die Hautbarriere abends geschädigt, erholt sie sich sehr viel langsamer als tagsüber. Dies bedeutet für die Praxis, dass eine aggressive Reinigung oder ein Peeling tagsüber besser vertragen wird und abends die Haut nur mit sehr milden Produkten (Reinigungscremes oder -öle) gesäubert werden sollte.

Dagegen laufen die regenerativen Prozesse abends auf Hochtouren, die Keratinozytenproliferation, der Aminosäuregehalt der Haut, die Hauttemperatur und die cutane Mikrozirkulation sind gesteigert. Deshalb sind auch die fett- und wirkstoffreicheren Nachtcremes durchaus sinnvoll, die dagegen tagsüber weniger intensiv wirken.

Auch die inflammatorische (entzündliche) Aktivität ist nachts erhöht und erreicht am Morgen ein Minimum. Dies erklärt, warum bei Erkrankungen wie Neurodermitis der Juckreiz beim Zubettgehen zu einer quälenden Angelegenheit wird.

Monatliche Rhythmen

Viele Frauen haben schon bemerkt, dass ihre Haut im Laufe eines Menstruationszyklus unterschiedlich auf exogene Faktoren reagiert und das Hautbild stark schwankt. Es konnte z. B. beobachtet werden, dass in der letzten Woche des Zyklus von 28 Tagen die Haut empfindlicher auf UV-Strahlen reagiert und in der 1. Woche die Haut wesentlich trockener als in der übrigen Zeit ist. Hier könnte phasenweise mit zusätzlichen Pflegeprodukten wie puren Feuchtigkeitsgelen oder erhöhtem UV-Schutz gearbeitet werden.

Saisonale Rhythmen

Die Haut unterliegt auch im Jahresverlauf in ihren Eigenschaften natürlichen Schwankungen, die durch exogene, jahreszeitlich bedingte Umweltveränderungen noch verstärkt werden.

Im Frühjahr verstärkt sich bis zum Sommer hin die Lipidperoxidation der Haut, was durch die gesteigerte UV-Einwirkung begünstigt wird. Deshalb sind antioxidative Stoffe (z. B. Polyphenole, Vitamin E und C) und UV-Breitbandfilter für die »Sommerkosmetik« ratsam.

Im Winter dagegen steigt der pH-Wert der Haut, der Feuchtigkeits- und der Lipidgehalt sind verringert. Dadurch ist die Schutzfunktion vermindert, und die Haut reagiert sehr empfindlich auf Irritationen. Verstärkt wird das trocken-fettarme Hautbild noch durch die feuchtigkeitsarme Heizungsluft und die niedrigen Außentemperaturen. Im Winter sind deshalb fettreiche Produkte mit einem hohen Gehalt an NMF und reizlindernden Stoffen (z. B. Allantoin) zu empfehlen.

2.7.2 Die verschiedenen Hautareale

Wenn man die unterschiedlichen Produktgruppen auf dem Kosmetikmarkt betrachtet, findet man eine Unterteilung nach verschiedenen Hautarealen am Körper. Es wird zwischen der Gesichtshaut, der empfindlichen Augenpartie, den Lippen, dem Körper und besonderen, stark beanspruchten Bereichen wie Händen und Füßen oder Problemzonen wie Dekolleté-Halsbereich, Oberschenkel-Po-Region differenziert (▶ Übersicht 2.6).

Übersicht 2.6. Verschiedene Hautareale

Gesicht	Hände
Augenpartie	Füße
Lippen	Oberschenkel-Po-Region
T-Zone	Kopfhaut
Hals- u. Dekolleté	Intimbereich

Warum nun so viele verschiedene Produktvarianten für unsere Haut?

Das Gesicht ist ständig den Umwelteinflüssen und dem Licht ausgesetzt. Um es zu schützen und den gesunden Zustand zu erhalten, benötigt es meistens wesentlich mehr Wirkstoffe als andere Körperbereiche. Augencremes wurden für die sehr dünne, meistens trockene Augenpartie entwickelt und wirken gegen Faltenbildung, verbessern den Feuchtigkeitsgehalt und dürfen nicht in die Augen fließen (Reizungen).

Die Hände sind noch stärker durch äußere Einflüsse belastet als unser Gesicht, so dass hier oft sehr fetthaltige, wirkstoffreiche, schützende Cremes zum Einsatz kommen. An den Füßen sind vor allem belebende Cremes beliebt, oder es werden keratolytische Zubereitungen zur Hornhautentfernung oder Wirkstoffe gegen Schweißbildung eingesetzt.

Unseren Körper müssen wir häufig nur eincremen, weil zu oft mit aggressiven, austrocknenden Waschlotionen geduscht oder gebadet wird.

Die Cellulitis ist ein Spezialfall; tiefere Gewebeschichten bekommen durch Wasser- und Fetteinlagerungen ein unschönes Aussehen, welches sich in Dellen auf der Haut bemerkbar macht. Kosmetika gelangen in der Regel nicht so tief, dass sie die Cellulitis in ihren Ursachen beeinflussen könnten. Eine rein kosmetische Behandlung der Cellulitis ist deshalb nach wie vor umstritten.

2.7.3 Normale Haut

Die normale Haut zeichnet sich durch ein gesundes, junges, frisches Aussehen aus. Sie ist feinporig und sieht matt, samtig und rosig aus. Unreinheiten, Flecken oder Rötungen sind nicht zu entdecken. Sie sollte auf alle Fälle richtig gepflegt werden, damit dieser Zustand erhalten bleibt. Eine normale Haut muss nicht zwangsweise auch robust und gegen äußere Einflüsse resistent sein. Durch falsche Pflege kann sich dieser Zustand auch leicht zu einem trockenen oder fettigen Typ verändern (Pflege: ► Kap. 7.1.1).

2.7.4 Mischhaut

Bei einer Mischhaut reagiert meist die sogenannte T-Zone (Stirn, Nase, Kinn) fettiger als die restlichen Gesichtspartien. Die Ausgangssituation ist in der Regel der normale Hautzustand, der im Bereich der T-Zone aus dem Gleichgewicht geraten ist. Die mittlere Partie neigt zur gesteigerten Talgproduktion und Mitesserbildung. Durch die vermehrte Sebumbildung glänzt die Haut an diesen Stellen.

Die Seitenpartien weisen einen normalen bis trockenen Hautzustand auf; dabei gilt: Je älter die Person ist, um so eher neigt die Haut zur Trockenheit. Ebenso führt die trockene, kalte Winterluft zu einem gesteigerten transepidermalen Wasserverlust, so dass die Haut trocken reagiert (Pflege: ► Kap. 7.1.3).

2.7.5 Fettige Haut, fett-feuchter Zustand

Der fett-feuchte Zustand, die **Seborrhoe**, ist charakterisiert durch eine verstärkte Talg- und Schweißbildung. Die Haut glänzt stark, ist grobporig und verdickt. Sie weist meistens Mitesser auf, die sich bei entsprechender Veranlagung auch zu einer Akne weiterentwickeln können. In der Regel treten bei diesen Personen auch fettige Haare auf. Positiv zu bewerten ist die große Widerstandsfähigkeit der Haut gegenüber Säuren, Laugen und Sonnenstrahlen.

Das Eintreten dieses Hautzustands wird erst ab der Pubertät bei etwa 20–30 % der Jugendlichen beobachtet, da die Talgdrüsen erst durch die Sexualhormone zur vollen Funktionstüchtigkeit angeregt werden. Über die Hälfte der Betroffenen neigen außerdem zu einer Akne. Im Laufe des Lebens normalisiert sich diese gesteigerte Hydrolipidproduktion zusehend. Der fett-feuchte Zustand beschränkt sich nur noch auf die T-Zone (Mischhaut), ab 50 Jahren ist dieser Hauttyp sehr selten, ab 60 Jahren trifft man nur noch den trockenen Zustand an.

Diese fett-feuchte Haut benötigt trotz ihrer Widerstandsfähigkeit eine ausgleichende Pflege, um sie weitestgehend dem normalen Zustand anzugleichen (Pflege: ► Kap. 7.1.2).

◘ Tabelle 2.4. Der Hautzustand und seine typischen Charakteristika

Hautzustand	Hautcharakteristika
normal	frisch, gesund, rosig, glatt, matt, seidig, feinporig, straff, ohne Unreinheiten, kein Juckreiz
Mischhaut	abgegrenzte T-Zone, diese meist fett-feucht, Seitenpartien eher normal bis trocken-fettarm
fett-feucht	stark glänzend, dick, weißlich, grobporig, widerstandsfähig, eventuell Komedonen
unrein, Akne	Seborrhoe, glänzend, teilweise stark gerötet, Komedonen, unterschiedliche Anzahl von Entzündungsherden, wie Papeln, Pusteln und Zysten, Narben
fettarm-trocken	porzellanartig, transparent, fleckig, feinporig, schuppig, rauh, keine Mitesser, kleine Risse, Juckreiz, sehr empfindlich
empfindliche, sensible Problemhaut	reagiert empfindlich auf eine Vielzahl von Substanzen, Allergieneigung, Ekzemneigung, meist trocken-fettarmer Hautzustand
reife Haut, Altershaut	volle Charakteristik der trocken-fettarmen Haut mit fortlaufender Falten- und Runzelbildung, Verlust der Elastizität
Neurodermitis	sehr trockene Haut, schuppig, teilweise entzündet oder infiziert, Juckreiz, teilweise tiefe Hautrillen
Babyhaut	sehr dünn, empfindlich, trocken, lockere Hornschicht, wenig widerstandsfähig, kaum Talg- und Schweißabsonderungen

Fettig-trockene Haut

Betroffen sind vor allem Personen mit einem fett-feuchten Hauttyp, die hauptsächlich in Räumen mit trockener Luft arbeiten oder durch ständigen Wasserkontakt die hydrophilen Bestandteile der Haut herauswaschen. Der Lipidgehalt der Haut ist ausreichend, doch der Feuchtigkeitsgehalt ist zu gering. Die Haut wirkt schuppig und stumpf. Eine regelmäßige Feuchtigkeitzufuhr wirkt hier stabilisierend.

Unreine Haut

Die unreine Haut besitzt die Charakteristika einer fetten Haut und ist durch Mitesser, sogenannte Komedonen geplagt, die teilweise auch entzündete, kleine rötliche Pusteln bilden. Sie kann als Präakne bezeichnet werden.

Zeigt ein Follikelkanal eine erhöhte Sensibilität für Abbauprodukte der Sebumlipide oder für komedogene Substanzen, reagiert er mit einer vermehrten Hornschichtbildung (Hyperkeratose) im Follikelkanal oder in der tieferliegenden Talgdrüse. Die Talgdrüse vergrößert sich und ist mit einem Hornpfropf aus Sebum, Hornzellen, Bakterien (*Propionibacterium acnes*) und Haarresten verstopft. Ein Mitesser ist entstanden.

Es werden der geschlossene und der offene Komedo unterschieden. Der geschlossene Komedo liegt tief in der Haut, mit engem Follikelkanal und ist als halbkugelförmige Erhebung auf der Hautoberfläche zu sehen und zu ertasten. Der offene Komedo liegt weit oben in der Haut. Er besitzt einen erweiterten Follikelkanal, der bis zur Hautoberfläche hin mit einem Hornpfropf gefüllt ist. An der Oberfläche ist dieser Pfropf durch Melanin und Oxidationsprodukte der Lipide schwarz gefärbt.

Durch die Hyperkeratose bläht sich die Talgdrüse ballonartig auf. Die Follikel- und Talgdrüsenwandung kann unter Umständen reißen und der Komedoinhalt ergießt sich in das Gewebe und löst hier eine Entzündungsreaktion mit Eiterbildung aus. Doch auch ohne das Reißen der Drüsenwand kann es bei Aknepatienten durch die Bakterienenzyme und Lipidspaltprodukte in der Talgdrüse zu einer Reizung der Drüsenwand kommen und zu einem Einwandern von Leukozyten in das die Talgdrüse umgebende Gewebe; es wird ebenfalls eine Eiterbildung und Entzündungsreaktion ausgelöst. Die Folge davon sind die sehr schmerzhaften Akneknötchen und -pusteln. Um ein Reißen des Komedo und eine Entzündung nicht zu provozieren, darf an Mitessern und Aknepusteln nicht unsachgemäß gedrückt werden.

2

Durch ein Hautpflegeprogramm soll die Entwicklung einer Präeakne zu einer Akne verhindert werden.

Akne

Die Akne zeichnet sich aus durch eine fettige Haut mit einer chronischen Entzündung der Haartalgdrüsen, manifestiert in Form von Komedonen, Papeln, Pusteln, Zysten und Narben. Sie entsteht auf talgdrüsenreichen Hautregionen wie Gesicht, Hals, Rücken, Schultern, Oberarmen und oberer Brust. Ihre zeitliche Manifestation liegt überwiegend in der Pubertät und klingt meist bis zum 3. Lebensjahrzehnt ab. Jungen sind häufiger und schwerer betroffen als Mädchen, weil sich bei einer Akne eine verstärkte Sensibilität der Talgdrüsen auf Androgene (männliche Sexualhormone) nachweisen lässt. Doch auch im Baby- und Kleinkind- oder im späteren Erwachsenenalter kann eine Akne ausbrechen. An der Entstehung einer Akne sind folgende Faktoren maßgeblich beteiligt (Komedoentstehung: ► S. 31; Pflege: ► Kap. 7.1.4):

- ein fett-feuchter Hautzustand oder Seborrhoe,
- eine genetische Disposition in der Familie,
- eine erhöhte Empfindlichkeit auf komedogene Stoffe,
- eine Besiedelung der Follikel-Ausführungsgänge mit Propioni-Bakterien,
- eine Hyperkeratose der Follikel-Ausführungsgänge,
- eine Neigung zur Bildung von Entzündungsmediatoren bei vorhandenen Komedonen.

Klinisch werden je nach Schweregrad drei Akneformen unterschieden, die in der Regel während der Pubertät beginnen:

- **Acne comedonica,**
- **Acne papulopustulosa,**
- **Acne conglobata.**

(Dermatologen unterscheiden noch weitere Sonderformen der Akne, die aber für die kosmetische Beratung nicht von Bedeutung sind.)

Eine Akne kann nicht mit kosmetischen Produkten beseitigt werden. Es empfiehlt sich, schon im Anfangsstadium eine dermatologische Therapie durchzuführen, um eine Narbenbildung auf ein Minimum zu reduzieren. Aknetherapien sind langwierig, und

anfangs tritt häufig eine Verschlechterung des Hautzustands auf; die Akne »blüht auf«. Dies sind durchaus erwünschte Effekte. Die Compliance (Mitarbeit) des Patienten muss durch eine ausführliche Beratung unterstützt werden, damit es nicht vorzeitig zu einem Therapieabbruch kommt.

Eine spezielle Akneform, die erst ab dem 3. bis 4. Lebensjahrzehnt auftritt, ist die **Acne rosacea.** Sie unterscheidet sich von allen anderen Formen in verschiedensten Punkten:

- ungeklärte Ursachen,
- tritt erst im mittleren Lebensabschnitt auf,
- keine Komedonenbildung,
- häufiges Auftreten einer »Knollennase«,
- kann zu einer Erblindung führen,
- Haut reagiert sehr empfindlich auf aggressive Substanzen (z. B. Alkohol).

Eine dermatologische Therapie ist unbedingt angeraten, um eine Erblindung zu vermeiden, die auch schon bei einer leichten Ausprägung dieser Akneform auftreten kann.

Seborrhoisches Ekzem

Dieses spezielle Ekzem ist eine der häufigsten Hauterkrankungen. Die Haut juckt und ist schuppig, gleichzeitig aber fettig. Die befallenen Stellen sind

◼ **Tabelle 2.5.** Der Hautzustand und seine Behandlungs- oder Pflegemöglichkeiten

Pflegeform	Hautzustand o. Erkrankung
medizinische Behandlung und unterstützende Kosmetik	Hyperkeratose Psoriasis Neurodermitis atopisches Ekzem usw.
kosmetische Hautpflege	sehr trockene Haut trockene Haut Altershaut reife Haut empfindliche Haut normale Haut Mischhaut fette Haut unreine Haut
medizinische Behandlung und unterstützende Kosmetik	Seborrhoe seborrhoisches Ekzem Akne

die Nasolabialfalten, die Augenbrauenpartien, die Retroaurikulärregion und die Schweißrinne. Gleichzeitig tritt eine starke Kopfschuppenbildung auf. Die genauen Ursachen sind noch nicht bekannt. Eine Seborrhoe gilt nicht als Auslöser. Vermutet werden Lücken im Säureschutzmantel der Haut und damit eine verstärkte Anfälligkeit gegenüber Bakterien und vor allem Pilzen. Es sollte in jedem Fall eine Behandlung durch den Arzt erfolgen, da mit Corticoiden, Antibiotika und Antimykotika gute und rasche Erfolge erzielt werden. Die Pflege mit Kosmetika gegen trockene Haut wäre ein grober Fehler und könnte zu einer Verschlechterung des Zustands führen. Der Aufenthalt an frischer Luft und in der Sonne hilft entscheidend bei der Verbesserung des Krankheitsbildes.

2.7.6 Trockene Haut, fettarmer-trockener Zustand, Sebostase

Liegt eine Sebostase vor, ist die Talgproduktion stark vermindert. Der sonst schützende Hydrolipidfilm ist instabil, da die wasserbindenden Eigenschaften des Talgs fehlen. Die trockene Haut ist sehr feinporig, dünn, schuppig und rau, eventuell mit kleinen Einrissen. Sie ist eher transparent, porzellanartig oder fleckig gefärbt. Mitesser sind nicht zu finden. Sie reagiert sehr sensibel auf physikalische und alkalische Noxen. Auf Sonneneinstrahlung antwortet sie schnell mit Rötungen und Entzündungen, meist liegt ein Pigmentierungstyp I und II vor. Bei trockener Haut in jungen Jahren ist diese häufig kombiniert mit einer erblich bedingten Atopie. Dieser Hauttyp tritt gehäuft vor allem bei Kindern vor dem Eintritt in die Pubertät auf. Bei allen entwickelt sich bis etwa zum 60. Lebensjahr ein fettarm-trockener Hautzustand. Bei Personen, die in jungen Jahren eine fett-feuchte Haut aufwiesen, verläuft dieser Entwicklungsprozess natürlicher wesentlich langsamer als bei jenen, die schon früh unter einer trockenen Haut zu leiden hatten. An die Pflege sind hohe Anforderungen gestellt, um Einrisse und Entzündungen zu vermeiden. Der Haut müssen Fette und feuchtigkeitsspendende Substanzen zugeführt werden. Lange Kontakte mit Wasser sollten vermieden werden, da die natürliche Fettung der Haut gestört ist und somit hydrophile Feuchthaltesubstanzen der

Haut zusätzlich ausgewaschen werden, was auf lange Sicht zu einem Austrocknungsekzem führen kann. Durch niedrige Temperaturen wird der Talg zähflüssig und verteilt sich nur sehr langsam. Dies bedeutet, dass sich im Winter der Zustand der trockenen Haut verschlechtert – begünstigt noch durch die trockene Heizungsluft, die zusätzlich austrocknend wirkt.

Die trocken-fettarme Haut unterliegt einem schnelleren Alterungsprozess als andere Hauttypen. Sie wird oft auch als Problemhaut, empfindliche oder sensible Haut bezeichnet (Pflege: ▶ Kap. 7.1.5).

2.7.7 Altershaut oder reife Haut und Faltenbildung

Die meisten degenerativen oder Alterungsprozesse der Haut fangen zwischen dem 3. und 4. Lebensjahrzehnt an. Die Entwicklung geht sehr schleichend, so dass die ersten Fältchen meist überraschend festgestellt werden. Die Geschwindigkeit der Alterung wird dabei von inneren (intrinsisch) und äußeren (extrinsisch) Faktoren mitbestimmt. Die inneren Ursachen sind genetisch festgelegt und betreffen den gesamten Körper:

- Das Zellwachstum verlangsamt sich.
- Es werden falsche genetische Codes weitergegeben.
- Die Qualität des Zellmaterials lässt nach.
- Stoffwechsel- und Syntheseleistungen werden langsamer.
- Das Wachstum der Epidermis verlangsamt sich.
- Die Verzahnung der Epidermis mit dem Corium ist nur noch sehr flach.
- Die Berührungsfläche zwischen Epidermis und Corium ist kleiner, und somit ist auch die Versorgung mit Nährstoffen, die über diese Fläche verläuft, verringert.
- Die Durchblutung ist allgemein verschlechtert.
- Die Anzahl der Fibroblasten geht zurück.
- Die Syntheseleistung der Fibroblasten ist eingeschränkt; es werden weniger Kollagen- und Elastinfasern gebildet.
- Die Elastizität der elastischen Kollagenfasern nimmt zusehend ab.
- Es werden weniger Hyaluronsäure und Chondriotinsäure (Proteoglykane der Gelmatrix in

der Lederhaut) minderer Qualität synthetisiert, wodurch das Wasserbindungsvermögen des Bindegewebes zunehmend geringer wird.

- Die Bildung und Einlagerung von Lipiden in den tieferen Hautschichten ist unzureichend.
- Die Anzahl der Talg- und Schweißdrüsen und ihre tägliche Produktion wird weniger, so dass der Hydrolipidfilm immer unzureichender wird, was den fettarm-trockenen Hautzustand erklärt.

Als Folge dieser inneren Alterungsprozesse verliert die Haut ihre Elastizität, sie wird dünner, es entstehen Falten und Runzeln. Sie ist trocken, schuppt sich und juckt.

Dieser natürliche Alterungsprozess wird durch äußere Faktoren (Sonnenlicht, Wetter etc.) beschleunigt, so dass Symptome einer typischen Altershaut auch schon bei jungen Personen auftreten können. Als Hauptfaktor ist hierbei die Bestrahlung mit UV-Licht anzusehen. (Zur Demonstration vergleichen Sie einmal die Haut Ihrer Hände und die Haut an den Stellen Ihres Körpers, die meistens bedeckt sind.) Die UVB- und UVA-Strahlen dringen in die Haut ein und greifen auf vielfältige Weise in die Stoffwechselprozesse der Haut ein (▶ Kap. 8). Der häufige Umgang mit Chemikalien, Waschmitteln oder zuviel Wasser fördert ebenfalls die Alterung der Haut. Rauchen, Alkohol, stressige Lebensführung, Aufenthalt in schlechter Raumluft, minderwertige und vitaminarme Ernährung oder falsche und unzureichende Hautpflege unterstützen diesen Prozess.

Damit die Haut auch im Alter gepflegt aussieht, muss sie richtig und schonend behandelt werden. Um die äußere Hautalterung zu verlangsamen und nicht sogar noch voranzutreiben, sollte in den mittleren Jahren mit einer adäquaten Pflege der stark lichtexponierten Körperregionen wie Gesicht, Hals, Hände und Dekolleté begonnen werden. Durch kosmetische Produkte können wir die Haut vor Licht und physikalisch-chemischen Noxen schützen und ihr in engen Grenzen einige der fehlenden Substanzen zuführen. Darüber hinaus ist eine Vollwerternährung und die Meidung der Gesellschaftsdrogen Alkohol und Nikotin anzuraten (Pflege: ▶ Kap. 7.1.7).

2.7.8 Empfindliche Haut, sensible Haut, Problemhaut

Diese drei Begriffe werden äquivalent verwendet. Es gibt keine festen Definitionen, wie dieser Hauttyp auszusehen hat. Meistens wird durch die subjektive Empfindung des Betroffenen auf diesen Hauttyp geschlossen. Es wird über Rötungen, Spannungsgefühl, Schuppungen und Juckreiz geklagt. Die Haut reagiert sehr leicht, schon bei Berührung, mit einem Flush. Das Auftragen von Pflegeprodukten oder der Kontakt mit verschiedensten Substanzen löst leicht ein Brennen aus, selbst bei sonst hypoallergenen Stoffen, und es besteht nur eine geringe Toleranz gegenüber UV-Licht.

Die Ursachen sind schwer festzustellen, da sie sehr vielfältig sein können. Oft ist es beim Betroffenen auch nur ein sensorisches Missempfinden ohne medizinisch ersichtliche Symptome oder Ursachen. Der häufigste Hautzustand der Betroffenen ist der fettarm-trockene. Begünstigt durch die gestörte Barriereschicht kommt beim sensiblen Hauttyp eine vermehrte perkutane Resorption von irritierenden Stoffen hinzu, was in tieferen epidermalen Schichten zu Entzündungs- und Immunreaktionen führt, wodurch wiederum die Empfindlichkeit der Haut auf sonst gut verträgliche Stoffe erhöht sein kann. Die Auswahl der richtigen Wirkstoffe und Pflegeprodukte ist bei diesem Hauttyp entscheidend (▶ Kap. 7.1.8).

2.7.9 Neurodermitis, atopisches Ekzem

Von einer Neurodermitis oder auch Atopie sind etwa 10% der Kinder betroffen. Sie verschwindet häufig während der Pubertät, so dass nur noch bei 1–3% der Erwachsenen diese Krankheit zu beobachten ist. Die Zahl der Neuerkrankung pro Jahr ist steigend, sie verdoppelt sich innerhalb von zehn Jahren. Medizinisch wird sie als chronisch-rezidivierende Hauterkankung mit den Leitsymptomen trockene Haut und Juckreiz definiert, die zusammen mit einer allergischen Rhinitis und allergischem Asthma zum atopischen Formenkreis gehört.

Durch umfangreiche Studien wurde eine erbliche Disposition als eine Ursache belegt. Bei 70% der Erkrankten wurden in der Familie mehrfach

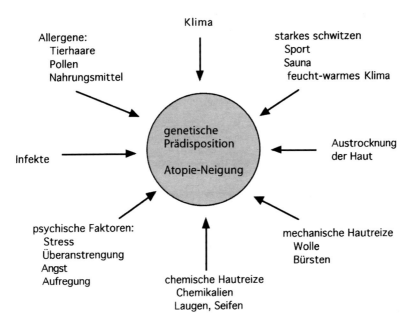

◘ Abb. 2.6. Provokationsfaktoren einer Neurodermitis

Fälle von allergischem Asthma und anderen Allergieformen beobachtet. Die Symptome der Neurodermitis werden durch verschiedene endogene und exogene Faktoren ausgelöst (◘ Abb. 2.6). Die Schwere der Symptomatik und auch der auslösende Schwellenwert der Reizfaktoren ist dabei sehr individuell.

Ursachen, Pathogenese und Symptome

Die Ursachen dieser Erkrankung sind nach wie vor nicht geklärt. Eine erbliche Disposition gilt als gesichert, aber ein »Neurodermitis-Gen« konnte bis jetzt nicht sicher zugeordnet werden. Man vermutet eine polygene Vererbung der Erkrankung.

Das Krankheitsgeschehen weist auf eine Fettstoffwechselstörung hin, was aber sicherlich nur einen Teilaspekt des Krankheitsverlaufs darstellt. Neuere Untersuchungen geben auch Hinweise auf einen Autoimmunprozess.

Fettstoffwechselstörung und ihre Folgen

Die Linolsäure ist eine essenzielle Fettsäure, die wir durch Pflanzenöle in der Nahrung zu uns nehmen. Sie ist ein wichtiger Ausgangsstoff für viele Substanzen in unserem Körper, z. B. Membranlipiddoppelschicht und Hornzellkitt. Es wird

heute angenommen, dass durch einen Defekt im Fettstoffwechsel aus Linolsäure nicht genügend γ-Linolensäure gebildet werden kann (◘ Abb. 2.7).

Durch den Lipidmangel werden die Ceramide der Hornschicht quantitativ und qualitativ fehlerhaft produziert, wodurch die epidermale Barrierefunktion gestört wird und der TEWL gesteigert ist. Die Haut ist sehr trocken, reagiert schnell irritiert und mit Juckreiz.

Die γ-Linolensäure hat außerdem eine Schlüsselfunktion in der Bildung des Prostaglandins PGE1 inne. Das Fehlen des PGE1 erklärt einige der pathologischen Erscheinungen bei einer Atopie wie z. B. das geschwächte Immunsystem, die Entzündungsbereitschaft und die erhöhten IgE-Werte.

IgE ist ein Immunglobulin, welches für die Allergie des Soforttyps verantwortlich ist. Daraus lässt sich erklären, warum Neurodermitispatienten auf viele Allergene positiv reagieren. Zu beobachten ist, dass diese Allergene in der Regel aus dem natürlichen Umfeld stammen, z. B. Pollen, Nahrungsmittel, Tierhaare, fast nie aus dem Bereich der künstlichen Chemikalien, z. B. Konservierungsstoffe.

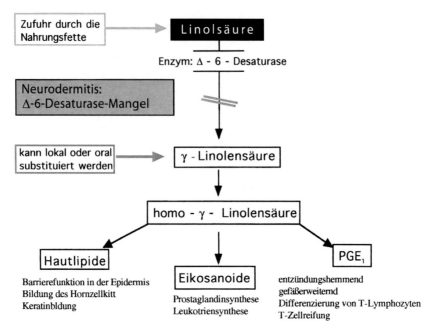

◻ Abb. 2.7. Stoffwechsel der Linolsäure und Aufgaben der Endprodukte

Erscheinungsbild

Das typische Erscheinungsbild des Atopikers ist die trockene schuppige, juckende Haut. Durch das Fehlen wichtiger Fettsäuren ist die Hornschicht und der interzelluläre Hornzellkitt nur unzureichend zusammengesetzt. Ein wichtiger NMF, der Harnstoff, ist in der Epidermis des anfallsfreien Patienten um 70 % vermindert, bei befallenen Hautarealen sogar um 85 %. Die Folge ist ein gesteigerter Wasserverlust, außerdem ist die Talgproduktion vermindert und die Schweißproduktion gestört. Diese verschiedenen Faktoren führen zwangsläufig dazu, dass die Haut sehr trocken ist und leicht durch Alkalien, Chemikalien und aggressive Stoffe geschädigt wird.

Durch die gestörte Schweißbildung dringt der Schweiß, statt nach außen, in das umliegende Gewebe, und löst den typischen Juckreiz aus. Wird gekratzt kann es zu Hautläsionen kommen, die sich leicht durch Bakterien infizieren, die durch das instabile Immunsystem ein leichtes Spiel haben.

Durch komplizierte physiologische Zusammenhänge sind vegetative, adrenerge Reaktionen (Stress, Anstrengung etc.) beim Neurodermitiker Auslöser für eine Hautreaktion; ganze Flächen, bevorzugt das Gesicht, röten sich oder Ekzeme blühen auf.

Therapie, Behandlung

Die Therapie ist vielgestaltig und muss ein ganzes Leben lang verfolgt werden, in den symptomfreien Intervallen ebenso wie während akuter Schübe (◻ Abb. 2.8). Sie erfolgt durch eine dermatologische Behandlung durch den Arzt während der ekzematösen Phase, einer Umstellung der Lebensgewohnheiten, psychologischer Unterstützung und einer intensiven kosmetischen Hautpflege (Pflege: ▶ Kap. 7.1.9).

2.7.10   Psoriasis, Schuppenflechte

Die Psoriasis vulgaris oder Schuppenflechte ist eine nichtansteckende chronische Erkrankung der Haut, in besonderen Fällen können auch die Nägel, Schleimhäute oder Gelenke (Psoriasis-Arthritis) davon betroffen sein. In Deutschland sind etwa 2–3 % der Bevölkerung an Psoriasis erkrankt.

Ursache und auslösende Faktoren

Die Wahrscheinlichkeit, an einer Psoriasis zu erkranken wird von den Eltern an die Kinder vererbt. Selbst wenn beide Elternteile nicht erkrankt sind,

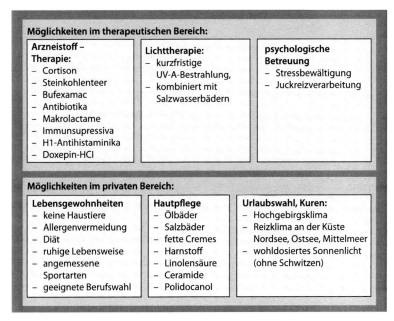

Abb. 2.8. Behandlungsansätze einer Neurodermitis

können sie an ihre Kinder die genetische Disposition weitergeben. Liegt eine Veranlagung zur Psoriasis vor, bedeutet dies aber noch nicht, dass sie auch ausbricht. Es müssen meist mehrere äußere oder/und innere Faktoren zusammentreffen, die die Psoriasis aktivieren. Das Spektrum der Provokationsfaktoren ist sehr vielfältig (▶ Übersicht 2.7) und individuell sehr unterschiedlich, ebenso die Schwere des Schubs und Größe des betroffenen Areals. Kam es zu einem

Übersicht 2.7. Auslöser eines Psoriasisschubs

hormonelle Umstellungen
chronische Entzündungen der Haut
Hautverletzungen
mechanische und physikalische Reizung
    der Haut
körperliche Belastung
psychische Belastung
Infektionskrankheiten
übermäßiger Alkoholkonsum
Nikotin
starke Gewichtszunahme, fettes Essen
Umweltfaktoren

Ausbruch der Schuppenflechte, können bis zum nächsten Schub ggf. nur wenige Tage, aber auch Jahre vergehen.

Pathogenese und Symptome

Die Psoriasis ist nach wie vor eine in ihrem Geschehen weitgehend ungeklärte Erkrankung. Als gesichert gilt, dass eine Störung der Immunabwehr mit einer Entgleisung der Entzündungsreaktion vorliegt. Es wird vermutet, dass es sich bei der Psoriasis sogar um eine Autoimmunkrankheit handelt, bei der die Langerhans-Zellen in der Epidermis zusammen mit T-Lymphozyten eine besondere Rolle spielen.

Bei einem Psoriasis-Schub ist die Teilungsrate der Basalzellen der Epidermis zwanzigfach erhöht. Die Keratinozyten erreichen schon nach 4–6 Tagen statt wie sonst nach vier Wochen die Hautoberfläche, wo sie abgeschilfert werden. Die Keratinozyten sind in dieser kurzen Lebensdauer nicht voll ausgereift und besitzen noch den Zellkern. Die Epidermis wird durch diesen beschleunigten Wachstumsprozess verdickt und aufgelockert. Durch die immunologischen Prozesse sind die Blutgefäße im Corium weit gestellt, was zu einem Austritt von Flüssigkeit ins Gewebe führt. Das Hautareal schwillt an und ist stark gerötet. Die Plaques können vereinzelt punkt-förmig bis münzgroß, bevorzugt an den Gelenken, auftreten oder die gesamte Hautoberfläche überziehen, teilweise mit Eiterherden durchsetzt.

Therapie und Hautpflege

Die Therapiemöglichkeiten sind so vielfältig wie die verschiedenen Varianten der Erkrankung. Es gibt keine Standardtherapie, die empfohlen werden kann, sondern je nach Auslöser können auch verschiedene Therapien (▶ Übersicht 2.8) wirksam sein. Da die Ursachen der Psoriasis noch nicht klar sind, handelt es sich im Allgemeinen um symptomatische Behandlungen, die zum Ziel haben, die unschönen Plaques schnell zu beseitigen und die symptomfreien Intervalle möglichst zu verlängern. Für den Psoriatiker bedeutet dies, vor allem in den symptomfreien Zeiten, die Haut gut zu pflegen und alle möglichen Auslöser zu meiden (Pflege: ▶ Kap. 7.1.10).

Übersicht 2.8. Behandlungsansätze bei einer Psoriasis

Topika
Salicylsäure
Dithranol
Teere
Glucocorticoide
Vitamin-D-Derivate,
Tazaroten (Vitamin-A-Säure-Derivat)
Harnstoff
Allantoin
Milchsäure
systemisch wirkende Arzneistoffe
Fumarsäureester
Acitretin (Vitamin-A-Derivat)
Methotrexat
Ciclosporin
Adalimunab, Efalizumab
physikalische Methoden
Salz und UVB-Strahlen
PUVA (UVA + Psoralen)
Klimatherapie
Aufenthalt am Toten Meer

2.7.11   Baby- und Kinderhaut

Die Babyhaut unterscheidet sich in einigen markanten Punkten von der eines Erwachsenen.
- Sie ist wesentlich dünner.
- Die Hornschicht ist lockerer und somit wesentlich durchlässiger.
- Die Haut enthält mehr gesättigte statt ungesättigte Fettsäuren.
- Die Kollagenschicht ist noch unterentwickelt.
- Talg- und Schweißdrüsen sind noch nicht voll ausgebildet und funktionstüchtig.
- Der Hydrolipidfilm ist noch nicht intakt.
- Der pH-Wert der Haut reguliert sich in den ersten Wochen von 6,9 auf 5,5 herunter, deshalb ist die Haut anfangs anfällig gegenüber Keimen.
- Eine Lichtschwiele kann noch nicht gebildet werden (▶ Kap. 8), wodurch UV-Strahlen und Sonnenbrände Grundsteine für ein schwarzes Melanom legen können.

Aus den physiologischen Gegebenheiten leiten sich folgende Probleme ab:
- schlechtes Alkalineutralisationsvermögen,
- Kälteanfälligkeit,
- Empfindlichkeit gegenüber Sonnenstrahlen,
- sehr langsame eigene Fettung der Haut,
- gutes Eindringvermögen für viele Stoffe (Salicylsäure, Cortison etc.), was leicht zu toxischen Reaktionen führen kann.

Die Haut entwickelt sich in den folgenden Jahren immer weiter, und etwa mit dem 12. Lebensjahr ist sie voll ausgereift. Die Talg- und Schweißdrüsen nehmen ihre volle Funktion durch hormonelle Steuerung in der Pubertät auf. Ab diesem Zeitpunkt kann der vorher eher trockene Hautzustand in einen fett-feuchten umschlagen.

3 Zusatzstoffe in Kosmetika

In diesem Kapitel werden wichtige Hilfsstoffgruppen besprochen, die in fast allen kosmetischen Produkten zu finden sind. Diese Substanzen werden zur Verbesserung der antimikrobiellen, chemischen und galenischen Stabilität zugesetzt. Einige dienen lediglich dazu, das Produkt für den Verbraucher durch Farb- und Geruchsgebung attraktiver zu gestalten oder einen Wiedererkennungseffekt zu erzielen. Wie wir sehen werden, sind Hersteller in der Auswahl dieser Stoffe vom Gesetzgeber teilweise stark eingeschränkt (z. B. Konservierungsstoffe, Farbstoffe).

3.1   Konservierungsstoffe

Alle über längere Zeiträume verwendete Produkte, die wir z. B. auf unsere Haut und unsere Haare auftragen, werden durch ständiges Öffnen und Schließen der Gefäße, durch Berühren mit den Fingern und dem Mund mit Mikroorganismen wie Bakterien oder Pilzen kontaminiert. Für den Menschen sind nur sehr wenige der Mikroorganismen wirklich krankheitserregend. Für Säuglinge und alte Menschen oder schwer Kranke, deren Immunabwehr noch nicht ausgereift oder aber geschwächt ist, können viele dieser sonst harmlosen Keime jedoch zu gefährlichen Infektionen führen.

Durch die Kontamination der Produkte mit Mikroorganismen können nicht nur Krankheiten beim Menschen ausgelöst werden. Einige Keime sondern Toxine ab oder können Inhaltsstoffe der Produkte zersetzen. Diese Toxine und Zersetzungsprodukte sind in der Regel schädlich. Sie lösen reizende, toxische oder allergische Reaktionen auf der Haut oder im Körper aus. Sind Hilfsstoffe oder Wirkstoffe von einer Zersetzung durch Keime betroffen, kann es zu einer drastischen Verschlechterung der galenischen Stabilität kommen. Beispielsweise sedimentiert die Wasserphase, das Fett steigt auf, es entstehen Verfärbungen oder unangenehme Gerüche.

Durch die Verwendung natürlicher Stoffe wie Eiweiße, Zucker, Glukoproteine, Vitamine, fette Öle und vor allem Wasser sind Kosmetika gute Nährböden für sehr viele Keime. Rohstoffe, die natürlich gewonnen werden, sind naturgemäß mit Mikroorganismen besiedelt. Durch die Empfindlichkeit vieler natürlicher Stoffe gegenüber Hitze können diese oft nur schwer von Mikroorganismen befreit werden.

Diese oben genannten Probleme erfordern den Einsatz von Konservierungsstoffen, antimikrobiell wirksamen Substanzen oder einer besonderen Herstellungs- und Abpackungstechnik.

3.1.1   Einsatz von Konservierungsstoffen

Kosmetische Produkte müssen nicht – wie einige Arzneimittel – steril sein. Eine niedrige Konservierungsmittelkonzentration, die mikrobistatisch (wachstumshemmend) wirkt, ist in Kosmetika ausreichend. Höhere Konzentrationen desselben Konservierungsstoffes wirken in der Regel mikrobizid (keimtötend). Der Zusatz von Konservierungsstoffen in Kosmetika verhindert eine Rekontamination des Produktes mit Keimen – vorausgesetzt, die Herstellung erfolgt hygienisch einwandfrei.

Lebensbedingungen für Keime

Die Verwendung von Konservierungsstoffen ist grundsätzlich angezeigt bei Zubereitungen, die Wasser enthalten. Besonders Lotionen und Cremes, die oft mehr als 80 % Wasser enthalten, sowie wässrige Lösungen sind durch einen Keimbefall gefährdet. In öligen und wasserarmen Produkten vermehren sich Keime dagegen nur schwer.

Viele Kosmetika beinhalten Substanzen (Eiweiße, Pflanzenextrakte, Zucker etc.), die in Verbindung mit Wasser sehr gute Nährböden für Mikroorganismen sind.

Das Wachstum und die Vermehrung der Mikroorganismen werden in der Regel durch pH-Werte zwischen 3–10 und Temperaturen von 15–40 °C begünstigt. Im Kühlschrank kann das Keimwachstum nur verlangsamt, nicht jedoch gestoppt werden. Aerobe Keime benötigen Sauerstoff, Anaerobier vermehren sich am besten ohne Sauerstoff, z. B. in Vakuumverpackungen.

Die in ▶ Übersicht 3.1 erwähnten Lebensbedingungen für Keime gelten für den Großteil der bekannten Mikroorganismen. Einige Keime können jedoch unter extremsten Bedingung überleben und sich vermehren.

◘ Tabelle 3.1. Die gebräuchlichsten Konservierungsstoffe in Kosmetika

KVO-Nr.	KVO-Bezeichnung	INCI-Bezeichnung	Funktionen
1	Benzoesäure, Salze, Ester (+)	Benzoic Acid	KS, PR
2	Propionsäure, Salze (+)	Propionic Acid	KS, Asep
3	Salicylsäure, Salze (+)	Salicylic Acid	KS, AHA, Ker, Asb
4	2,4-Hexadiensäure, Salze (Sorbinsäure) (+)	Sorbic Acid	KS
7	2-Hydroxybiphenyl, Salze (+)	o-Phenylphenol	KS
7	Natrium-o-Phenylphenylate (+)	Sodium o-Phenylphenate	KS
11	Chlorbutanolum	Chlorobutanol	KS
12	4-Hydroxybenzoesäure, Salze, Ester (+)	Alkyl-Paraben	KS
13	3-Acetyl-6-methyl-2,4(3H)-pyrandion, Salze	Dehydroacetic Acid	KS
20	5-Brom-5-nitro-1,3-dioxan	5-Bromo-5-Nitro-1,3-Dioxane	KS
21	2-Brom-2-nitro-1,3-propandiol (+)	2-Bromo-2-Nitropropane-1,3-Diol	KS
25	2,4,4¢-Trichlor-2¢-hydroxy-diphenylether (+)	Triclosan	KS, Asep, Deo
27	1,1¢-Methylen-bis[3-(1-hydroxy-methyl-2,4-dioximidazolidin-5-yl) harnstoff] (+)	Imidazolidinyl Urea	KS
28	Poly(hexamethylendiguanid)-hydrochlorid (+)	Polyaminopropyl Biguanide	KS, Asep
29	2-Phenoxy-ethanol (+)	Phenoxyethanol	KS, Asep
31	Methanamin-3-chlorallylchlorid	Quaternium 15	KS
33	1,3-bis-(hydroxy-methyl)-5,5-dimethyl-2,4-imidazolidindion (+)	DMDM Hydantoin	KS
34	Benzylalkohol (+)	Benzyl Alcohol	KS, LM
35	1-Hydroxy-4-methyl-6-(2,4,4¢-trimethyl-pentyl)-2-pyridon, Salze (+)	Piroctone Olamine	KS, ASch, Asb
36	1,2-Dibrom-2,4-dicyanobutan	Methyldibromo-Glutaronitrile	KS
38	3-Methyl-4-(1-methylethyl)phenol; 4-Isopropyl-m-Kresol	o-Cymen-5-ol	KS
39	5-Chlor-2-methyl-3(2H)-iso-thiazolon u. 2-methyl-3(2H)-isothiazolon	Methylchloro- o. Methylisothiazolinon	KS
41	Chloracetamid	Chloroacetamide	KS
42	Chlorhexidin (+)	Chlorhexidine Digluconate/-acetate	KS, Asep, Mu
44	N-Alkyl(C12 – C22)trimethylammonium-chlorid/bromid (+)	Cetrimonium Chloride o. Bromide	KS, Asep, E, ASt, Asch
46	N-Hydroxymethyl-N-[1,3-di(hydroxymethyl)-2,5-dioxo-imidazolidin-4-yl]-N¢-hydroxy-methyl-harnstoff	Diazolidinyl Urea	KS
50	Chlorphenesin	Chlorphenesin	KS
51	Natriumhydroxymethylaminoacetat	Sodium Hydroxymethylglycinate	KS

3

Übersicht 3.1. Keimwachstum begünstigende Faktoren

Wasser
Temperatur 15–40 °C
pH 3–10
Nährboden
Sauerstoff (nur Aerobier)

Forderungen an Konservierungsstoffe

Täglich nehmen wir mit Lebensmitteln, Arzneimitteln und Kosmetika große Mengen an Konservierungsstoffen zu uns oder bringen unseren Körper damit in Berührung. Daher sollten sie einige wichtige Kriterien erfüllen:
- bereits in geringsten Konzentrationen antimikrobiell wirksam,
- breites Wirkspektrum,
- gute Wasserlöslichkeit, geringe Lipophilie (Fettlöslichkeit),
- pH- unabhängiges Wirkspektrum,
- geschmack- und geruchlos,
- keine Kumulation (Anreicherung) im menschlichen Körper,
- nicht toxisch, nicht allergen,
- keine Wechselwirkungen mit anderen Inhaltsstoffen,
- keine Veränderung der galenischen Eigenschaften.

Viele KS erfüllen die oben genannten Anforderungen nur unzureichend. Um ein Optimum an Wirksamkeit, Konzentration und Verträglichkeit zu erlangen, werden in den meisten Fällen mehrere Konservierungsstoffe kombiniert. Dadurch verringert sich die Wahrscheinlichkeit einer Resistenzentwicklung der Keime gegenüber den KS. Durch Kombinationen wird ein breiteres Keimspektrum abgedeckt. Zusätzlich wird die eingesetzte Gesamtkonzentration an KS durch einen Synergieeffekt optimiert. (Wirkverstärkung bei gleichbleibender oder geringer Gesamtkonzentration an KS). Weiterhin ist die chemische Struktur der KS im Einzelfall zu berücksichtigen, um Wechselwirkungen mit den Inhaltsstoffen zu vermeiden.

Alle KS gelten bei empfindlichen Personen als mögliche Auslöser allergischer Reaktionen. Durch »ländertypischen« Einsatz bestimmter Konservierungsstoffe weisen Allergiestatistiken über Konservierungsstoffe von Land zu Land erhebliche Unterschiede auf. (Konservierungsstoffe, die sehr oft in verschiedensten Produkten vorkommen, rangieren in der Allergiestatistik sicher ganz oben, im Gegensatz zu Konservierungsstoffen, die nur in wenigen Spezialprodukten vorkommen!).

3.1.2 Wirkmechanismus

Konservierungsmittel zeigen eine leichte Amphiphilie (d. h. sie besitzen eine wasserlösliche Seite und eine fettlösliche) mit überwiegend lipophilem Charakter auf. Diese chemische Eigenschaft ermöglicht es den KS, sich an die Keimzellwand zu adsorbieren (anzulagern) und so wichtige Transportwege für Wasser und Nährstoffe zu blockieren. Oder sie durchdringen die Zellwand und gelangen in das Zytoplasma (»Zellsaft«). Hier können sie die Keime auf mehrere Arten schädigen:
- Reaktionen mit der DNA, RNA; dadurch Erbgutveränderungen,
- Denaturierung (Zerstörung) von Eiweißen und Enzymen,
- Strukturveränderungen wichtiger Zellbestandteile,
- Zerfall von Zelleiweißen,
- Hemmung von Stoffwechselvorgängen.

Diese Eingriffe in die Lebensvorgänge der Mikroorganismen können sich mikrobistatisch (wachstumshemmend) oder mikrobizid (abtötend) auswirken. Dies ist oft nur von der eingesetzten Konzentration abhängig.

Zu beachten ist, dass Konservierungsstoffe nicht bei jeder Keimart gleichermaßen wirken. Manche Mikroorganismen reagieren auf einen bestimmten KS äußerst empfindlich, andere werden von der gleichen Substanz in ihrem Wachstum nicht beeinflusst. Häufig kann abgeschätzt werden, mit welchen Keimen bei einer Anwendung zu rechnen ist. Demnach werden die unterschiedlichen Konservierungsstoffe ausgewählt, um eventuell auftretende Keime abzutöten.

3.1.3 Gesetzliche Grundlagen

In § 3a und Anlage 6 der Kosmetikverordnung wird der Einsatz von Konservierungsstoffen geregelt. Die Positivliste mit Stand 03/07 weist 56 verschiedene KS auf. In der Anlage sind ferner »Einschränkungen und Anforderungen«, »zulässige Höchstkonzentrationen«, notwendige Warnhinweise und besondere Anwendungsbedingungen genannt. »Als Salze von Konservierungsstoffen gelten die Salze der Kationen Natrium, Kalium, Calcium, Magnesium, Ammonium und Ethanolamin sowie die Salze der Anionen Chlorid, Bromid, Sulfat und Acetat. Als Ester von Konservierungsstoffen gelten Methyl-, Ethyl-, Propyl-, Isopropyl-, Butyl-, Isobutyl-, und Phenylester« (§ 3a Abs. 5).

Nach § 3a Abs. 3 dürfen KS der Anlage 6, die mit dem Zeichen (+) versehen sind, in anderen Konzentrationen und zu anderen Zwecken als zur Konservierung in Kosmetika enthalten sein. Diese anderen Zwecke müssen sich durch die Kennzeichnung des Produktes ergeben.

3.1.4 Einteilung der Konservierungsmittel

In ◘ Tab. 3.1 sind die am häufigsten in Kosmetika vertretenen Konservierungsstoffe mit KVO-Nr., INCI-Bezeichnung und weiteren Funktionen zu finden. In ◘ Abb. 3.1 sind die dazugehörigen chemischen Formeln abgebildet.

3.1.5 Stabile Formulierungen ohne Konservierung

Viele Allergien werden durch die Einnahme von Lebensmittel und Verwendung von Kosmetika und die darin befindlichen Konservierungsstoffe verursacht. Verbraucher und Mediziner beurteilen deshalb den Einsatz von Konservierungsmitteln sehr kritisch. Die Nachfrage nach konservierungsmittelfreien Produkten ist aus diesem Grund steigend. In solchen Produkten sind jedoch oftmals noch mehr allergiepotente Stoffgruppen enthalten: Farbstoffe, Dufstoffe, Wirkstoffe, ätherische Öle, Pflanzenrohstoffe etc. Sie sind als Ursachen einer allergischen Reaktion durch Kosmetika ebenso denkbar. Nur mit Hilfe von Allergietests kann sichergestellt werden, auf welche Stoffe der Betroffene eine allergische Reaktion zeigt. Auch mikrobielle Stoffwechselprodukte sind allergieauslösend und toxisch wirksam, die in unzureichend konservierten Produkten entstehen können.

Vor allem für jene Personen, die unter Konservierungsmittelallergien leiden oder die leicht auf allergene Stoffe reagieren, wurden Produkte ohne Zusatz von KS entwickelt.

Möglichkeiten der Herstellung konservierungsstofffreier Kosmetika

- In einigen Produkten wie feste Seifen oder Syndets sind KS überflüssig, da sie kaum Wasser enthalten und die Waschsubstanzen ebenfalls leicht konservierend wirken.
- Die Abfüllung erfolgt keimfrei in Spendergefäße, Tuben oder Einmaldosisbehältnisse, so dass eine rekontaminationsfreie Entnahme möglich wird.
- Kosmetika mit antibakteriell wirksamen ätherischen Öle oder Substanzen (z. B. Teebaumöl) benötigen keine weitere Konservierung (▶ Kap. 3.1.6).
- Zubereitungen mit extremen pH-Werten <3 und >10 verhindern Keimwachstum.
- Wässrigen Zubereitungen wie Einreibungen, Gesichtswässern und Cremes mit kurzkettigen Alkoholen (Ethanol, Propanol, Propylenglykol, Glycerol etc.) in mehr als 20 %iger Konzentration benötigen keine weitere Konservierung.
- Ein hoher osmotischer Druck aufgrund von Salzen (NaCl) und hydrophilen, kurzkettigen Molekülen wirkt mikrobistatisch (ähnlich dem Pökeln zur Haltbarmachung).

Unkonservierte, wasserhaltige, in Cremetiegel abgefüllte Zubereitungen, die durch keine der genannten Alternativen stabilisiert wurden, wären nach dem Öffnen maximal zwei Wochen haltbar. Diese kurze Haltbarkeit ist für den Verbraucher nicht praktikabel.

Einige der Methoden sind für den Anwender ebenfalls mit möglichen Hautunverträglichkeiten verbunden: Ätherische Öle sind allergen, Alkohole wirken austrocknend, Glycerin ist hautreizend.

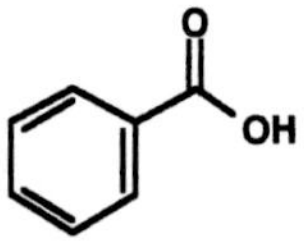

3

Benzoesäure (1)

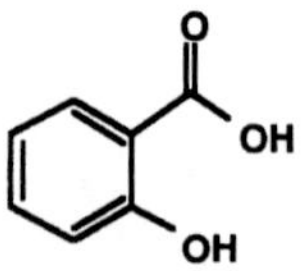

Salicylsäure (3)

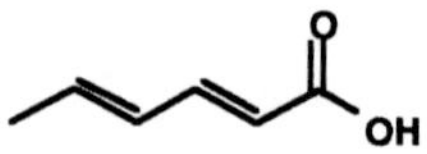

Sorbinsäure (4)

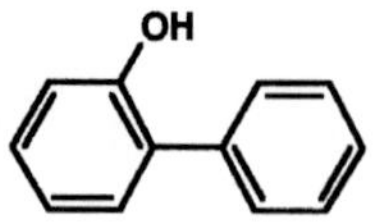

o-Phenylphenol (7)

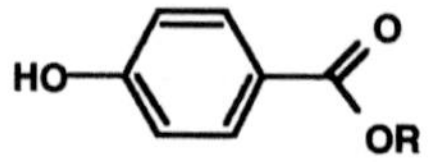

R = Methyl-, Ethyl-,
Propyl-, Butyl-

4-Hydroxybenzoesäureester (12)

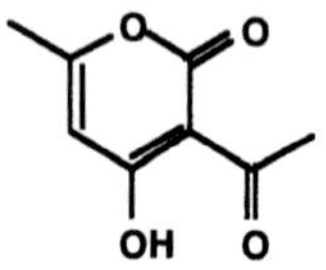

Dehydracetsäure (13)

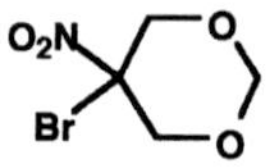

5-Bromo-5-nitro-
1,3-dioxane (20)

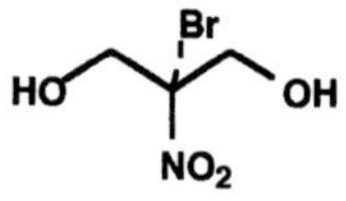

2-Brom-2-nitro-
1,3-propandiol (21)

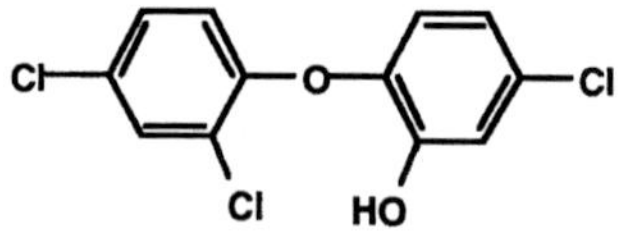

Triclosan (25)

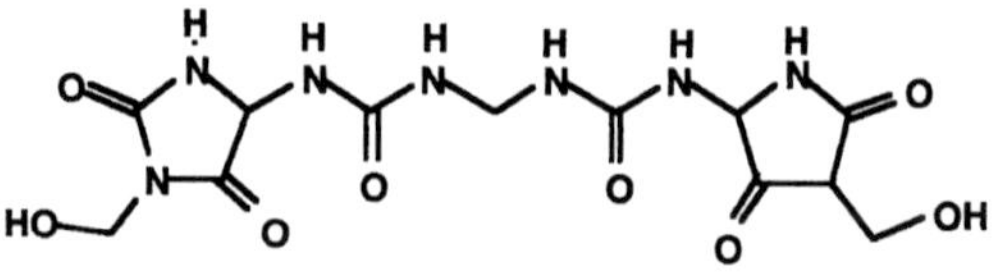

Imidazolidinylurea (27)

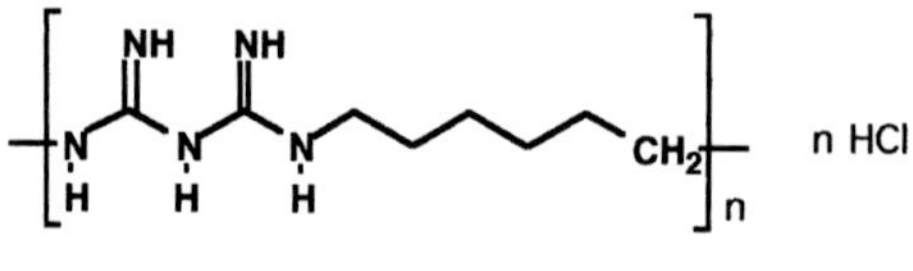

n HCl

Phenoxyethanol (29)

Poly(hexamethylendiguanid)-hydrochlorid (28)

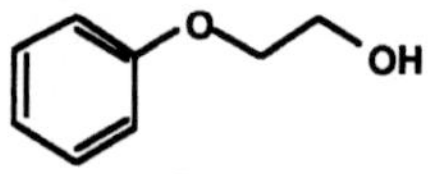

◘ **Abb. 3.1.** Teil 1: Formeln wichtiger Konservierungsstoffe

DMDM Hydantoin (33)

Benzylalkohol (34)

Piroctonolamin (35)

1,2-Dibrom-2,4-
dicyano-butan (36)

2-Methyl-4-iso-
thiazolin-3-on (39)

2-Chloracetamid (41)

Cetrimonium
Bromid (44)

Diazolidinylurea (46)

Chlorhexidin meist als Digluconat (42)

Chlorphenesin (50)

Natriumhydroxymethylaminoacetat (51)

☐ **Abb. 3.1.** Teil 2: Formeln wichtiger Konservierungsstoffe

Diese »Ersatzstoffe« für KS müssen gemäß der KVO nicht als Konservierungsstoffe ausgewiesen werden, da die Hauptwirkung dieser Substanzen nicht die Konservierung selbst ist.

Die Haltbarkeit der konservierungsmittelfreien Produkte ist i. d. R. kürzer als die üblichen drei Jahre, so dass die Verfallsdaten auf den Packungen einer stärkeren Kontrolle bedürfen.

3.1.6 Weitere Stoffe mit konservierenden Eigenschaften

Eine Vielzahl natürlicher Stoffe weisen eine konservierende Wirkung auf. Warum werden sie bei der Herstellung von Kosmetika nicht öfters im Austausch gegen die »echten Konservierungsstoffe« verarbeitet?

Es handelt sich um Naturstoffe, deren antimikrobiellen Wirkungen noch nicht ausreichend erforscht sind.

- Sind sie in höheren Konzentrationen für den Menschen unbedenklich?
- Welche Konzentrationen sind nötig?
- Liegen chemische Wechselwirkungen mit anderen Bestandteilen vor?
- Wie wird eine Gehaltskontrolle und Standardisierung der pflanzlichen Extrakte erreicht?
- Werden Allergien und Unverträglichkeiten ausgelöst?
- Wie gewinnt man preiswerte Rohstoffe?
- Wie ist ein möglicher Eigengeruch einzuschätzen?

Die Stoffe, die zurzeit als antimikrobiell und möglicherweise konservierend eingestuft werden, sind:
- Propolis (INCI: Propolis Cera); enthält Flavonoide, die antimikrobiell wirksam sein sollen (▶ Kap. 4.5),
- Zimtaldehyd, ein Phenylpropanderivat in Zimtrinde (INCI: Cinnamomi cassia), Eugenol und Isoeugenol (INCI: Eugenol, Isoeugenol), Phenylpropanderivate im Nelkenöl,
- Farnesol (INCI: Farnesol), ein C15-Terpenalkohol in Lindenblüten,
- Phenylethylalkohol (INCI: Phenethyl Alcohol) in Rosenöl (Rosa damascena),

- Teebaumöl (INCI: Melaleuca alternifolia), welches auch fungizid wirkt,
- Thymol (INCI: Thymol) ein Monoterpenphenol in Thymian, Oregano, Bohnenkraut.

3.2   Antioxidantien

Viele kosmetische Inhaltsstoffe werden leicht durch Luftsauerstoff oxidiert. Es entstehen unangenehm riechende und hautreizende Oxidations- und Spaltprodukte (Peroxide). Das Produkt ist »ranzig« und somit unbrauchbar. Besonders betroffen von diesem Oxidationsprozess sind Zubereitungen, die Fette und Wachse mit mehrfach ungesättigten Fettsäuren enthalten. »Ungesättigt« bedeutet chemisch, dass zwischen zwei Kohlenstoffatomen eine doppelte Bindung besteht. Die Doppelbindung bietet dem Sauerstoff eine gute Angriffsfläche. Die Energie, die bei einer Reaktion des Sauerstoffs mit der ungesättigten Verbindung frei wird, kann sogar zur Spaltung beider Bindungen zwischen den Kohlenstoffen führen. Als Zwischenprodukte entstehen Radikale, hochreaktive Verbindungen, die die anfänglich langsame Reaktion immer mehr beschleunigen, es findet eine **Autoxidation** statt oder **Kettenreaktion**. (Für den Chemieinteressierten: Radikale sind einzelne, »ungepaarte« Elektronen. Elektronen sind aber nur ausreichend stabil, wenn sie paarweise vorliegen. Radikale zeigen deshalb eine hohe Reaktionsbereitschaft, um möglichst schnell den gepaarten Zustand zu erreichen! Im schlimmsten Fall können sie mit dem menschlichen Erbmaterial Reaktionen eingehen, die Mutationen und später Gewebsveränderungen nach sich ziehen können!).

Eine ganze Reihe von Faktoren begünstigen die Oxidation und beschleunigen die Kettenreaktion.
- Verwendung von Ausgangsmaterialien, in denen die Oxidation schon eingesetzt hat, die also schon »Peroxide« enthalten.
- Ranzige Öle sind Katalysatoren (»Beschleuniger«) der Kettenreaktion.
- Viel Luftsauerstoff im Gefäß.
- Schwermetallionen katalysieren die Reaktion.
- Licht, Wärme, Feuchtigkeit und freie Fettsäuren begünstigen und beschleunigen den Ablauf.

Als Folge davon verdirbt das Produkt.

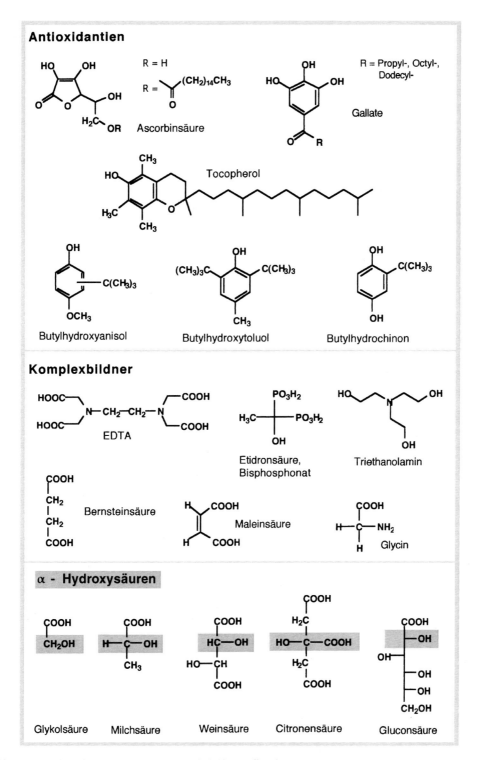

Antioxidantien

Ascorbinsäure

Gallate

Tocopherol

Butylhydroxyanisol   Butylhydroxytoluol   Butylhydrochinon

Komplexbildner

EDTA

Etidronsäure, Bisphosphonat

Triethanolamin

Bernsteinsäure

Maleinsäure

Glycin

α - Hydroxysäuren

Glykolsäure   Milchsäure   Weinsäure   Citronensäure   Gluconsäure

☐ **Abb. 3.2.** Formeln wichtiger Antioxidantien, Komplexbildner, Puffersubstanzen

Um eine Autoxidation zu verhindern oder zu verlangsamen sind folgende Herstellungs- und Lagerbedingungen zu befolgen:

- Es müssen peroxidfreie, »frische« Ausgangsprodukte verwendet werden.
- Es dürfen nicht alte Chargen mit neuen Chargen von fetten Ölen gemischt werden.
- Die Gefäße sollten vollständig gefüllt werden und möglichst aus lichtundurchlässigem Material sein.
- Die Lagerung sollte trocken, kühl und dunkel erfolgen.
- Schwermetallspuren sind zu beseitigen.
- Einsatz von Antioxidantien wird empfohlen.

Um auch während der Anwendung der Reaktion mit Sauerstoff durch ständiges Öffnen des Gefäßes Einhalt zu gebieten, empfiehlt es sich, **Antioxidantien** zu verwenden. Die Antioxidantien werden auch als Radikalfänger bezeichnet, weil sie mit den Radikalen des Oxidationsprozesses stabile Zwischenprodukte bilden, die nicht mehr mit Sauerstoff reagieren und dadurch einen Kettenabbruch auslösen.

Antioxidantien sollten im Herstellungsprozess möglichst früh eingesetzt werden, um die Bildung der katalytisch wirkenden Peroxide zu unterbinden. Ab einer bestimmten Anzahl von Peroxiden sind Antioxidantien nicht mehr wirksam, die Reaktionskette kann nicht mehr unterbrochen werden.

Kosmetiksalben und -cremes benötigen aufgrund ihrer typischen Betandteile (Öle, Fette, Wachse) grundsätzlich Antioxidantien. Auch in vielen Lebensmitteln findet man diese Zusatzstoffe, um die Reaktion der Inhaltsstoffe mit Sauerstoff zu verhindern. Aufgrund dieser ständigen, unvermeidlichen Anwendung der Antioxidantien in vielen Lebensbereichen müssen sie einige wichtige Forderungen erfüllen:

- gute Fettlöslichkeit,
- thermostabil sowie licht- und feuchtigkeitsbeständig,
- keine Wechselwirkungen mit anderen Bestandteilen der Produkte,
- hohe Wirksamkeit bei niedrigen Konzentrationen,
- gute Hautverträglichkeit, auch der Reaktionsprodukte,
- toxikologische Unbedenklichkeit.

Die Wirkung von Antioxidantien kann noch durch sogenannte **Synergisten** verstärkt werden, die zumeist den Gruppen der **Komplexbildner** (▶ Kap. 3.3) oder **Puffersubstanzen** (▶ Kap. 3.4) zugeordnet werden können. Bei einigen dieser Stoffe wie z. B. der Ascorbinsäure, überschneiden sich die Wirkungen. Die Ascorbinsäure kann nicht eindeutig in eine Gruppe eingeordnet werden. In ❏ Tab. 3.2 werden die Gruppen mit ihren jeweiligen Funktionen aufgelistet.

3.3   Komplexbildner

Um die katalytische Wirkung der Metallionen wie Kupfer, Eisen, Mangan, Nickel, Cobalt etc., die den Verderb durch Sauerstoff vorantreiben, zu unterbinden, werden **Komplexbildner** oder **Sequestrierungsmittel** eingesetzt. Sie bilden mit den Metallionen stabile, lösliche Komplexe oder Chelate. In Form dieser Verbindungen werden die Ionen dem Reaktionsmilieu entzogen und können nicht mehr als Katalysatoren für die Oxidation mit Sauerstoff fungieren. Die am häufigsten verwendete Substanz ist Ethylendiamintetraessigsäure (EDTA) und ihre Salze. Sie wird ebenfalls für komplexometrische Bestimmungen des Arzneibuchs herangezogen, um Ionen wie Calcium oder Magnesium quantitativ zu ermitteln.

Weitere wichtige Komplexbildner, die teilweise aufgrund ihres Säurecharakters auch als Puffersysteme wirken können, finden sich in ❏ Tab. 3.2.

3.4   Puffersubstanzen und pH-Regulatoren

Der pH-Wert der Haut liegt zwischen 4,5–6,9. Der pH-Wert kosmetischer Produkte sollte sich daher diesem Bereich anpassen, um eine optimale Hautverträglichkeit zu gewähren. Die Begriffe »Puffer« und »pH-Regulatoren« sind nicht eindeutig definiert. Mit hilfe von pH-Regulatoren wie Natronlauge oder Salzsäure werden die pH-Werte der Produkte zunächst auf den gewünschten Wert »eingestellt«. Puffer stabilisieren den pH-Wert in engen Grenzen und vermindern eine extreme pH-Wert-Änderung durch Fremdsubstanzen. Puffersysteme bestehen

▢ Tabelle 3.2. Zusatzstoffe (Antioxidantien, Komplexbildner)

Dt. oder chem. Bezeichnung	INCI- Bezeichnung	Funktionen
Antioxidantien		
Ascorbinsäure (Vitamin C)	Ascorbic Acid	AO, Kx, Pu
Ascorbylpalmitat (Vit. C-Verbindung)	Ascorbyl Palmitate	AO, Kx, Pu
Cystein	Cysteine	AO, ASt,
Butylhydrochinon	t-Butylhydrochinone	AO
Butylhydroxyanisol	BHA	AO
Butylhydroxytoluol	BHT	AO
Dodecylgallat	Dodecyl Gallate	AO
Magnesiumascorbat	Magnesium Ascorbate	AO
Octylgallat	Octyl Gallate	AO
Propylgallat	Propyl Gallate	AO
Tocofersolan	Tocophersolan	AO
Tocopherol (Vitamin E)	Tocopherol	AO
Tocopherolacetat (Vit. E-Verbindung)	Tocopheryl Acetate	AO
Tocopherollinoleat (Vit. E-Verbg.)	Tocopheryl Linoleate	AO
Tocopherolpalmitat (Vit. E-Verbg.)	Tocopheryl Palmitate	AO
Synergisten, Komplexbildner		
Dikalium EDTA	Dipotassium EDTA	Kx
Dinatrium EDTA	Disodium EDTA	Kx
Ethylendiamintetraessigsäure	EDTA	Kx
Etidronisäure	Etidronic Acid	Kx
Natriumcalcium EDTA	Calcium Disodium EDTA	Kx
Natriumgluconat	Sodium Gluconate	Kx
Natriummetaphosphat	Sodium Hexametaphosphate	Kx
Trinatriumcitrat	Sodium Citrate	Kx, Pu
Trinatrium EDTA	Trisodium EDTA	Kx
Tetrahydroxypropylethylendiamin	Tetrahydroxypropyl Ethylendiamine	Kx
Tetranatrium EDTA	Tetrasodium Ethylendiamine	Kx
Tetranatriumetidronat	Tetrasodium Etidronate	Est, Kx,VD

aus schwachen Säuren oder Basen und deren Salzen (z. B. Essigsäure/Natriumacetat). Einige der Puffersubstanzen können aufgrund ihrer Molekülstruktur auch Komplexbindungen mit Schwermetallionen eingehen und erfüllen somit zwei Aufgaben (Citronensäure, Weinsäure, vgl. ► Kap. 3.3). Wichtige Puffersubstanzen/pH-Regulatoren sind in ▢ Tab. 3.3 aufgelistet.

3.5 Duft- und Farbstoffe

Mit der Vorstellung von Kosmetik sind Duft- und Farbstoffe eng verbunden. Werden sie Pflegeprodukten zugesetzt, erhöhen sie den Wiedererkennungseffekt und überdecken unangenehme Gerüche.

Duft- und Farbstoffe sind die beiden Hauptpfeiler der dekorativen Kosmetik. Die Anzahl der Parfumsorten und farbgebenden Produkte steigt jährlich. Ein rückläufiger Trend in der Verwendung von Farb- und Parfumstoffen ist dagegen in der Pflegekosmetik zu beobachten. Durch häufige allergische Reaktionen wird deren Notwendigkeit streng hinterfragt.

Neigt eine Person nicht zu Allergien und sind bis jetzt keine Reaktionen auf Farb- und Duftstoffe entstanden, muss sie nicht auf die wohlriechende Creme und Lotion verzichten. Für empfindliche Hauttypen, bei Altershaut, Neurodermitis und Babyhaut sind parfum- und farbstofffreie Produkte vorzuziehen.

□ Tabelle 3.3. Zusatzstoffe (Puffersubstanzen, pH-Regulatoren)

Dt. oder chem. Bezeichnung	INCI- Bezeichnung	Funktionen
Puffersubstanzen, pH-Regulatoren		
2-Aminoethanol	Ethanolamine	Pu
2-Amino-2-methyl-1-propanol	Aminomethyl Propanol	Pu, PR
Ammoniak	Ammonia	Pu
Ammoniumhydroxid	Ammonium Hydroxide	Pu
Apfelsäure	Malic Acid	AHA, Pu
Bernsteinsäure	Succinic Acid	Pu
Calciumcarbonat	Calcium Carbonate	Mu, Pu, Sfm, TM
Citronensäure	Citric Acid	Kx, Pu
Diammoniumcitrat	Diammonium Citrate	Pu
Dikaliumhydrogenphosphat	Dipotassium Phosphate	Pu
Dinatriumhydrogenphosphat	Disodium Phosphate	Pu
Essigsäure	Acetic Acid	Pu
Glycin	Glycine	Pu
Glykolsäure	Glycolic Acid	Pu
Kaliumcarbonat	Potassium Carbonate	Pu
Kaliumhydroxid	Potassium Hydroxide	Pu
Kaliumphosphat	Potassium Phosphate	Pu
Natriumacetat	Sodium Acetate	Pu
Natriumcitrat	Sodium Citrate	Pu
Natriumhydrogencarbonat	Sodium Bicarbonate	Pu
Natriumhydrogenphosphat	Sodium Phosphate	Pu
Natriumhydroxid	Sodium Hydroxide	Pu, PR
Magnesiumhydroxid	Magnesium Hydroxide	Abs, Pu
Milchsäure	Lactic Acid	Kx, Pu
Natriumlactat	Sodium Lactate	Pu
Salzsäure	Hydrochloric Acid	Pu
Sebacinsäure	Sebacic Acid	Pu
Trinatriumhydrogendicarbonat	Sodium Sesquicarbonate	Pu
Tris(hydroxymethyl)aminomethan	Tromethamine	PR
Trolamine	Triethanolamine	PR
Weinsäure	Tartaric Acid	Kx, PR

3.5.1 Farbstoffe

Den Rahmen für die Wahl von Farbstoffen gibt die Kosmetikverordnung vor. In § 3, Anlage 3 finden sich die in Deutschland zugelassenen Farbstoffe (▶ Übersicht 3.2). Auf Kosmetikpackungen sind sie als CI (Colour-Index)-Nr. (▶ Kap. 1.2.3) ausgewiesen. Diese CI-Nummern sind im Gesetz verankert. Sie sind mit dem E-Nummernsystem der Lebensmittelzusatzstoffe vergleichbar.

3.5.2 Duftstoffe

Es gibt für Duftstoffe keine verbindliche Aufstellung. In der Liste der INCI-Bezeichnungen aus der EG-Kosmetik-Richtlinie folgt im zweiten Teil eine Zusammenstellung von bekannten Riech- und Aromastoffen (▶ Übersicht 3.3). Bis 2003 mussten sie jedoch auf den Kosmetika nicht mit ihrem Substanznamen angegeben werden, sondern es genügte der Sammelbegriff »Parfum« zur Kennzeichnung. Diese sehr

---

Übersicht 3.2. Farbstoffgruppen

synthetische Farbstoffe
natürliche Farben (Chlorophyll)
naturidentische Farben
Pigmente
Oxide (Eisenoxide)
Mineralien (Talkum)

Übersicht 3.3. Duftstoffgruppen

ätherische Öle
isolierte Duftstoffe
naturidentische Duftstoffe
synthetische Düfte
Duftkomponenten tierischen Ursprungs

◻ **Tabelle 3.4.** Deklarationspflichtige Duftstoffe nach KVO §5a Abs. 3, Anlage 2 Teil A

Dt. oder chem. Bezeichnung	INCI-Bezeichnung	Funktion
Amylcinnamal	Amyl cinnamal	Pa
Amylcinnamylalkohol	Amylcinnamyl alcohol	Pa
Anisylalkohol	Anise alcohol	Pa
Baummoosextrakt	Evernia furfuracea extract	Pa
Benzylalkohol	Benzylic alcohol	BZ, KS, Pa
Benzylbenzoat	Benzyl benzoate	Pa
Benzylcinnamat	Benzyl cinnamate	Pa
Benzylsalicylat	Benzyl salicylate	Asep, Pa
Cinnamal	Cinnamal	Pa
Cinnamylalkohol	Cinnamyl alcohol	Asep, Pa
Citral	Citral	Pa
Citronellol	Citronellol	Pa
Cumarin	Coumarin	Pa
Eichenmoosextrakt	Evernia prunastri extract	Pa
Eugenol	Eugenol	Asep, Pa
Farnesol	Farnesol	Aserp, Pa
Geraniol	Geraniol	Pa
Hexyl-cinnamaldehyd	Hexyl cinnamal	Pa

◘ Tabelle 3.4 (Fortsetzung)

Dt. oder chem. Bezeichnung	INCI-Bezeichnung	Funktion
Hydroxycitronellal	Hydroxycitronellal	Pa
Hydroxymethyl-pentyl-cyclohexen-carboxaldehyd	Hydroxyisohexyl 3-cyclohexene-carboxaldehyde	Pa
Isoeugenol	Isoeugenol	Asep, Pa
d-Limonen	Limonene	Pa
Linalool	Linalool	Pa
Methylheptincarbonat	Methyl 2-Octynoate	Pa
3-Methyl-4-(2,6,6-trimethyl-2-cyclo-hexen-1-yl)-3-buten-2-on	Alpha-isomethylionone	Pa
2-(4-tert.-Butylbenzyl)-Propionaldehyd	Butylphenyl-methylpropional	Pa

unbestimmte Deklaration erschwerte es den Ärzten und Apothekern bei Unverträglichkeiten das Allergen zu ermitteln und anschließend die richtigen Kosmetika auszuwählen! Im Februar 2003 wurde dieser Mangel in der neuen Richtlinie über kosmetische Mittel zum Teil behoben (► Kap. 1.2.2, 1.2.3), und ab sofort müssen 26 Parfumstoffe namentlich genannt werden, wenn sie der Zubereitung zugesetzt werden (◘ Tab. 3.4). Sie sind sehr häufig für Unverträglichkeitsreaktionen verantwortlich und stammen zum Großteil aus der großen Stoffklasse der ätherischen Öle (◘ Abb. 3.3). Einige dieser Substanzen kommen natürlicherweise auch in Pflanzenauszügen, -extrakten oder deren ätherischen Ölen vor, die genauso allergen wirken wie die Reinsubstanz (◘ Tab. 3.5).

◘ Tabelle 3.5. Natürliches Vorkommen der Duftstoffe nach KVO § 5a Abs. 3

Dt. Bezeichnung	INCI nach Linné
Anis	Pimpinella anisum
Bitterorange, Pomeranze	Citrus aurantium amara
Citronellgras	Cymbopogon nardus
Eucalyptus	Eucalyptus globulus
Fenchel	Foeniculum vulgare
Grapefruit	Citrus grandis
Koriander	Coriandrum sativum
Lavendel	Lavandula angustifolia
Limette	Citrus aurantifolia
Melisse	Melissa officinalis
Nelke	Eugenia caryophyllus
Orange	Citrus aurantium
Rose	Rosa centifolia
Thymian	Thymus vulgaris
Zimt	Cinnamomum cassia
Zitrone	Citrus medica limonum

3.6   Lösungsmittel

Lösungsmittel werden in zwei Gruppen eingeteilt:
- hydrophile (wasserähnlich) Lösungsmittel,
- lipophile (fettähnlich) Lösungsmittel.

Die erstgenannte Substanzklasse wird in ► Kap. 6.4 besprochen.

Als lipophile Lösungsmittel können sämtliche flüssigen Lipide (► Kap. 6.3) verwendet werden. Sie stammen aus verschiedenen chemischen Gruppen:
- Triglyceriden (z. B. Neutralöl),
- flüssigen Wachsen (z. B. Lanolinöl),
- wachsähnlichen Verbindungen (z. B. Oleyloleat),
- Paraffinen (z. B. dünnflüssiges Paraffin),
- kurzkettigen Silikonen (z. B. Dimethicone).

Über ihre Chemie, Hautwirksamkeit und technologischen Eigenschaften kann in ► Kap. 6 nachgelesen werden.

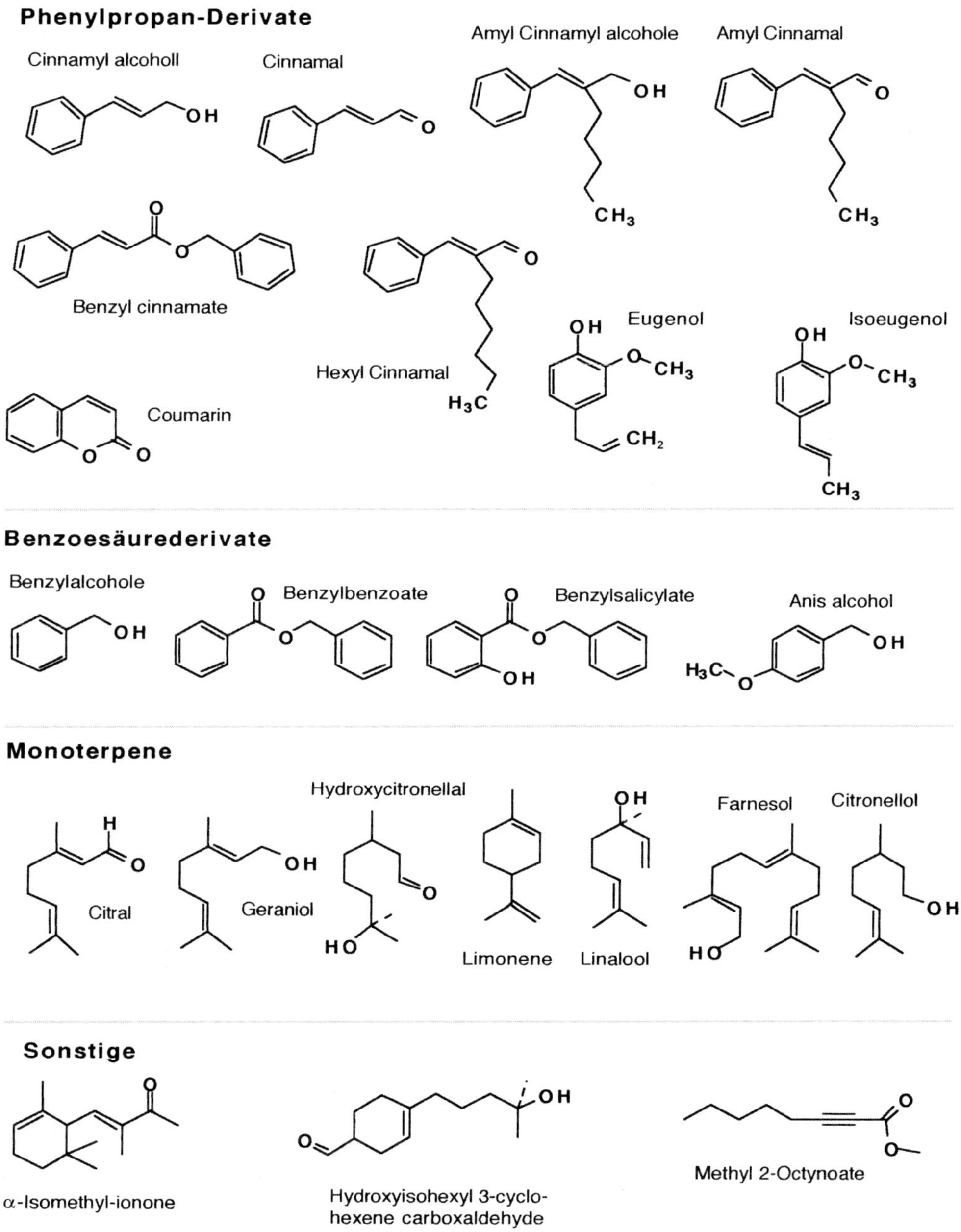

Phenylpropan-Derivate

Cinnamyl alcoholl

Cinnamal

Amyl Cinnamyl alcohole

Amyl Cinnamal

Benzyl cinnamate

Hexyl Cinnamal

Coumarin

Eugenol

Isoeugenol

Benzoesäurederivate

Benzylalcohole

Benzylbenzoate

Benzylsalicylate

Anis alcohol

Monoterpene

Hydroxycitronellal

Farnesol

Citronellol

Citral

Geraniol

Limonene

Linalool

Sonstige

α-Isomethyl-ionone

Hydroxyisohexyl 3-cyclo-
hexene carboxaldehyde

Methyl 2-Octynoate

□ **Abb. 3.3.** Formeln der deklarationspflichtigen Duftstoffe nach KVO § 5a Abs. 3

4 Wirkstoffe in Kosmetika

Kosmetika pflegen, reinigen und schützen die Haut; es werden das Aussehen und der Körpergeruch verändert. Die Anwendungsorte sind ausschließlich die Haut- und Schleimhäute, ihre Anhangsgebilde und die Mundhöhle.

Durch Kosmetika können unter Umständen leichte dermatologische Erkrankungen verbessert oder zum Verschwinden gebracht werden. In diesem Fall befinden sie sich rechtlich in einer Grauzone zwischen Kosmetikum und Arzneimittel. In den USA wurde deshalb für solche Produkte und Wirkstoffe von einem anerkannten Dermatologen eine neue Bezeichnung geschaffen *die Cosmeceuticals* (◘ Abb. 4.1).

Der Kosmetikmarkt wird immer wieder mit neuen Wirkstoffen überschwemmt. Vielen wird nur ein schöner, werbeträchtiger Name nachgesagt, ihre Wirkungen sind kaum besser als von Placebos. Anderen konnte wissenschaftlich belegt eine physiologische Wirkung in der Haut oder sonstige begünstigende Wirkungen nachgewiesen werden.

Bei allen Stoffen, die auf der Haut und Schleimhaut angewendet werden, unabhängig davon, ob es sich um Arzneistoffe oder kosmetische Wirkstoffe handelt, sind das Eindringvermögen und die Resorption in die Haut abhängig von der Grundlage und den Begleitstoffen. Dies bedeutet, dass selbst bei gleichen Wirkstoffen zwei verschiedene Kosmetikprodukte oder auch Arzneimittel unterschiedlich wirken können, weil die Substanzen gar nicht, geringfügig oder bis zu den Blutgefäßen vordringen können. Im letzteren Fall gelangen die Stoffe in den gesamten Körper (*systemisch*) und können auch an anderer Stelle zu Wirkungen führen. Diese systemische Wirkung darf bei Kosmetika des täglichen Gebrauchs nicht auftreten.

Viele anerkannte seit Langem bewährte Wirkstoffe in der Kosmetik können in die Gruppe der Cosmeceuticals eingereiht werden. Je nach Dosierung, Anwendungshinweisen oder Verarbeitung sind sie Arzneistoffe, Kosmetikwirkstoffe oder sogar nur Zusatzstoffe (z. B. Salicylsäure: Keratolyse, Moisturizer, Konservierung). In diesem Kapitel werden wichtige Wirkstoffgruppen besprochen, die größtenteils Cosmeceuticals sind und in höheren Konzentrationen und anderen Applikationsformen (oral, parenteral) in der Medizin genutzt werden.

Kosmetikum
(nach LMBG)

- äußerlich und in der Mundhöhle
- reinigen
- pflegen
- Beeinflussung des Aussehens
- Beeinflussung des Geruchs
- reinigen von Zahnersatz

Arzneimittel
(nach AMG)

- Anwendung am oder im menschlichen Körper
- Krankheiten, Leiden, Körperschäden, krankhafte Beschwerden zu: heilen, lindern, verhüten, erkennen
- Ersatz von körpereigenen Stoffen oder Flüssigkeiten
- abwehren, beseitigen, unschädlich machen von Parasiten, Erregern, körperfremden Stoffen
- beeinflussen der Beschaffenheit, des Zustands oder der Funktion des Körpers

Cosmeceutical
keine rechtlich bindende Definition existent, Vorschlag amerikanischer Dermatologen

- äußerlich und in der Mundhöhle
- verbessern und beseitigen von Minimalformen dermatologischer Erkrankungen
- vorbeugen dermatologischer Erkrankungen
- physiologische Wirkung begrenzt auf die Haut
- keine systemischen Wirkungen
- keine unerwünschten Wirkungen

◘ **Abb. 4.1.** Kosmetikum, Cosmeceutical, Arzneimittel

4.1   Vitamine, Provitamine

Vitamine sind essenziell für den Menschen. Das heißt, dass wir sie täglich mit der Nahrung zu uns nehmen müssen, da der Körper sie nicht selbst aufbauen kann. Einige Vitamine können auch in Form sogenannter Provitamine verzehrt werden. Dies sind Vorstufen des eigentlichen Vitamins, die unser Körper zum voll wirksamen Vitamin umbauen kann (z. B. Carotinoide zu Vitamin A).

Vitamine werden in fettlösliche (A, D, E, K) und wasserlösliche Vitamine (C, B-Gruppe, Biotin) unterteilt. Sie sind Coenzyme vieler enzymatischer Reaktionen im Körper. Wird dem Körper ein Vitamin vorenthalten, kann dies zu schwerwiegenden Mangelerscheinungen bis hin zum Tod führen.

Bei manchen Vitaminen wurden einige hervorragende lokale Wirkungen entdeckt, die kosmetisch oder therapeutisch direkt auf der Haut genutzt und nicht durch eine orale Zufuhr erzielt werden.

4.1.1   Ascorbinsäure, Vitamin C

Vitamin C ist ein Redox- und Säure-Base-System (❑ Abb. 4.2). Es ist an verschiedensten enzymatischen Reaktionen beteiligt, unter anderem fördert es die Kollagensynthese und wirkt als Radikalfänger.

Kosmetika und Lebensmitteln wird es vor allem aufgrund seiner antioxidativen Wirkkomponente zugesetzt, um einerseits den oxidativen Verderb der Produkte zu verhindern und andererseits die Haut vor oxidativem Stress zu schützen. Empfehlenswert ist die Kombination von Vitamin C mit Vitamin E, da sich die Stoffe gegenseitig regenerieren.

[Zu beachten: In Untersuchungen an der Universität Halle (2002) wurde festgestellt, dass Vitamin C auf der Haut ohne Co-Antioxidantien zusammen mit dem in der Haut befindlichen Eisen prooxidativ wirkt. Vor allem in Sonnenschutzprodukten kann diese umgekehrte Wirkung Schäden auf der Haut auslösen. Es ist deshalb ratsam, Vitamin C immer mit ausreichend Vitamin E oder anderen Antioxidantien zu verarbeiten, damit sie sich gegenseitig regenerieren.] Als Wirkstoff auf der Haut wirkt es der Hautalterung entgegen und vermindert die Radikalbildung in der obersten Hautschicht. Der Transport und die Verfügbarkeit von Vitamin C in der Haut wird am besten durch Verkapselung in Liposomen erreicht.

Hinreichend chemisch stabil ist es nur in Form seiner Ester (❑ Tab. 4.1).

4.1.2   Nicotinamid, Vitamin B$_3$

Nicotinamid, Nicotinsäureamid, Niacin oder Vitamin B$_3$ *(INCI: Niacin, Nicotinamide)* ist ein Baustein der wasserstoffübertragenden Coenzyme NAD$^+$ und NADP$^+$ (❑ Abb. 4.2, ❑ Tab. 4.1). B$_3$ ist in vielen verschiedenen Nahrungsmitteln enthalten und kann auch aus der Aminosäure Tryptophan synthetisiert werden. Ein Mangel ist selten und entsteht durch einseitige, tryptophanarme Ernährung (Mais) oder Isoniazid-Einnahme (Arzneistoff). Es entstehen Dermatiden an belichteten Stellen, Demenz und Verdauungsstörungen. Eine historische Avitaminose von B$_3$ und weiteren B-Vitaminen ist Pellagra.

Topisch appliziertes Nicotinamid besitzt eine antiinflammatorische Wirkung. In einer bei Aknepatienten durchgeführten Vergleichsstudie konnte für B$_3$ eine ähnlich starke Wirkung wie für das Antibiotikum (Clindamycin) nachgewiesen werden. Von Vorteil waren auch eine bessere Compliance für Niacin gegenüber Clindamycin und die fehlende Resistenzentwicklung der Keime gegen das Vitamin.

Die antiphlogistische Wirkung entsteht vermutlich durch den Eingriff in mehrere immunologische Prozesse, z. B.:
- Hemmung der Histaminfreisetzung aus Mastzellen,
- Blockade des Histamin-Rezeptors,
- Hemmung der Freisetzung von Entzündungsmediatoren,
- Hemmung der Einwanderung von neutrophilen Granulozyten,
- Unterdrückung der Lymphozytenbildung,
- Hemmung der Phosphodiesterase,
- Erhöhung der Serotoninsynthese.

Nicotinamid kann bei unreiner Haut und Akne eingesetzt werden oder bei Entzündung der Haarbälge durch eine Rasur (Papulex® Gel/Waschlotion, Creaderm).

Ascorbinsäure

Veresterung
möglich ⟶

Vitamin B6

CH_2-R

HOH_2C — OH

R: - NH_2
 - OH
 -= O

N CH_3

D-Panthenol

CH_3 O

HO — CH_2OH

CH_3 NH
 OH

in der Haut ⟶

Pantothensäure

CH_3 O

HO — COOH

CH_3 NH
 OH

Carotine

Austausch des Rings: β-Carotin ; α-Carotin ; γ-Carotin

Spaltung im Körper

Vitamin A, Retinol

CH_2OH ⟵ Veresterung des
Wirkstoffs möglich

Tocopherole

Veresterung
möglich ⟶

α-Tocopherol: R_1, R_2 = -CH_3
β-Tocopherol: R_1 = -CH_3 ; R_2 = -H
γ-Tocopherol: R_1 = -H ; R_2 = -CH_3

R_1

HO

R_2

CH_3 * * *

* chirale C-Atome, an diesen Stellen können durch
Stellungsänderungen Enantiomere (Spiegelbilder) entstehen.

Nicotinamid

O

NH_2

NH_2 Adenin

NAD⁺ R=H
Nicotinamid-adenin-dinukleotid

Ribose — P — P — Ribose

NADP⁺ R= (P)
Nicotinamid-adenin-dinukleotid-
phosphat

R

☐ **Abb. 4.2.** Chemische Formeln einiger Vitamine

4

■ **Tabelle 4.1.** Wirkstoffe in Kosmetika

Deutsche Bezeichnung	INCI	Einsatzgebiet
Vitamine		
Ascorbinsäure, Vitamin C	Ascorbic Acid	AO, Kx, Pu, Vit
Ascorbylpalmitat	Ascorbyl Palmitate	AO, Kx, Pu,
Magnesiumascorbylphosphat	Magnesium Ascorbyl Palmitate	AO, AF
β-Carotin, Provitamin A	Beta Carotene	AO, PV
Nikotinsäureamid, Niacin	Niacinamide	HP, Vit, Asep
D-Panthenol, Provitamin B_5	Panthenol	HP, PV
D-Panthenyl-Triacetat	Panthenyl Triacetate	HP
Pyridoxin-HCl, Vitamin B_6	Pyridoxine Hydrochloride	Asb, Vit
Retinol, Vitamin A	Retinol	AF, Vit
Retinolpalmitat	Retinyl Palmitate	AF, Vit
Retinaldehyd	Retinaldehyd	AF, Vit
Tocopherol, Vitamin E	Tocopherol	AO, AF, UVF, Vit
Tocopherolacetat	Tocopheryl Acetate	AO, AF, UVF, Vit
NMF/Aminosäuren		
Alanin	Alanine	NMF, AmS
Arginin	Arginine	NMF, AmS
Argininpyrrolidincarboxylat	Argininn PCA	FS
Asparaginsäure	Aspartic Acid	FS, AmS
Citrullin	Citrulline	NMF, AmS
Glycin	Glycine	NMF, AmS
Harnstoff	Urea	NMF, Ker
Histidin	Histidine	NMF, AmS
Leucin	Leucine	FS, AmS
Lysin	Lysine	FS, AmS
Milchsäure	Lactic Acid	AHA, FS, Kx, NMF, Pu
Natriumlactat	Sodium Lactate	NMF
Natriumpyrrolidoncarboxylat	Sodium PCA	NMF
Pyrrolidoncarbonsäure, Pidolinsäure	PCA	NMF
Serin	Serine	NMF, AmS
Threonin	Threonine	NMF, AmS
Proteine und Hydrolysate		
Caseinhydrolysat	Hydrolyzed Casein	FS, HG
Kollagen	Collagen	FS, HG
Kollagen-Hydrolysat	Hydrolyzed Collagen	FS, HG
Elastin	Elastin	FS, HG
Elastin-Hydrolysat	Hydrolyzed Elastin	FS, HG
Gerstenproteinhydrolysat	Hydrolyzed Barley Protein	FS, HG
Haferproteinhydrolysat	Hydrolyzed Oat Protein	FS, HG
Keratinhydrolysat	Hydrolyzed Keratin	FS, HG
Mandelproteinhydrolysat	Hydrolyzed Almond Protein	FS, HG
Milchprotein	Milk Protein	FS, HG
Milchproteinhydrolysat	Hydrolyzed Milk Protein	FS, HG
Weizenproteinhydrolysat	Hydrolyzed Wheat Protein	FS, HG
Seidenproteinhydrolysat	Hydrolyzed Silk	FS, HG
Sojaproteinhydrolysat	Hydrolyzed Soy Protein	FS, HG
Aminosäurekomplex	Collagen Amino Acids	FS, HG

□ Tabelle 4.1 (Fortsetzung)

Deutsche Bezeichnung	INCI	Einsatzgebiet
Sonstige feuchtigkeitsspendende Substanzen		
Chitin, wasserlösl.	Carboxymethyl Chitin	FS, HG
Glycosaminglycan	Glycosaminglycanes	FS, HG
Hyaluronsäure	Hyaluronic Acid	FS, HG
Natriumhyaluronat	Sodium Hyaluronate	FS, HG
Phytandriol	Phytandriol	FS
Sorbitolpolymer, fermentiert	Biosaccharide Gum-1	FS, HP
Totes Meer Salz, TMS	Maris Sal	FS, Nd, Ps
Alkohole, Feuchthaltemittel (Humectants)		
Butylenglykol	Butylene Glycol	Hu, LM, LV
Fructose	Fructose	Hu
Glucose	Glucose	Hu
Glycerin	Glycerin	Hu, LM
Inosit	Inositol	Hu
Mannit	Mannitol	Hu
Propylenglykol	Propylene Glycol	Hu, LM, LV
kurzkettige PEG, Macrogole	PEG-8, 12	Hu, LM
Sorbit	Sorbitol	Hu
AHA, Sonstige Säuren, deren Salze		
Apfelsäure	Malic Acid	AHA, FS, Pu
Citronensäure	Citric Acid	AHA, FS, Pu
Glycolsäure	Glycolic Acid	AHA, FS, Pu
Milchsäure	Lactic Acid	AHA, FS, Pu
Natriumcitrat	Sodium Citrate	AHA, FS, Pu
Natriumlactat	Sodium Lactate	AHA, FS, Pu
Natriumsalicylat	Sodium Salicylate	AHA, Ker, KS, Asb
Salicylsäure	Salicylic Acid	AHA, Ker, KS, Asb
Weinsäure	Tartaric Acid	AHA, FS, Pu
Hautpflegende Stoffe, Emollentien		
vgl. Kap. 6		
natürliche Fette und Wachse □ Tab. 6.9		
Triglyceride □ Tab. 6.13		
Wachse □ Tab. 6.13		
Silikone □ Tab. 6.13		
Kohlenwasserstoffe □ Tab. 6.13		
Ceramidanaloges	Octyldodecanol	HP
Ceramid 3	Ceramid 3	HP
Cholesterol	cholesterol	E, Emo, Lpo
Cholesterol/Lanosterol m. C10-30 Fettsäure	C10-30 Cholesterol/Lanosterol Esters	E, Emo, KG
Eilecithin	Phosphatidylcholin	ASt, E, HP, Lpo
Glycosphingolipide	Glycosphingolipids	Emo, Lpo
hydriertes Lecithin	Hydrogenated Lecithin	E, Lpo
Lecithin	Lecithin	E, Emo, HP, Lpo
Phospholipide	Phospholipids	Emo, HP, Lpo
Polyquarternium-2	Polyquarternium-2	ASt, FB, HP
Polypropylen(2)-myristyletherpropionat	PPG-2 Myristyl Ether Propionate	HP
Sitosterin	beta-Sitosterol	HP
Sphingolipide	Sphingolipids	Emo, HP, Lpo
Squalan	Squalane	Emo, HP
Squalen	Squalene	Emo, HP

◘ Tabelle 4.1 (Fortsetzung)

Deutsche Bezeichnung	INCI	Einsatzgebiet
Emollentien, fette Öle als Wirkstoffe		
Arganbaum, Eisenholzbaum	Argania spinosa	Aa, Emo, HP, Li
Borretschöl	Borago officinalis	Emo, Li, Nd
Nachtkerzenöl	Oenothera biennis	Emo, Li, Nd
Olivenöl	Olea europaea	Aa, Emo, HP, Li
Weihrauch-Baum (Fette)	Boswellia serata	hl, HP, Emo

4.1.3 Panthenol, Provitamin B$_5$

D-Panthenol, Dexpanthenol oder einfach Panthenol ist eine Vorstufe des Vitamins Pantothensäure (◘ Abb. 4.2, ◘ Tab. 4.1). Das unpolare Panthenol dringt leicht in die Hornhaut ein und wird noch in der Epidermis zu Pantothensäure umgesetzt. Pantothensäure ist der Hauptbaustein des Coenzym A, einem zentralen Enzym vieler Stoffwechselreaktionen. Ein Mangel an Pantothensäure kann nur experimentell ausgelöst werden, somit lassen sich die Wirkungen des Panthenols auf der Haut nicht durch eine mangelhafte Ernährung erklären. Sie werden in diesem Maß nur durch eine lokale Gabe erreicht.

Panthenol wird in der Medizin zur Beschleunigung der Wundheilung von Haut und Schleimhaut verwendet.

In Kosmetika werden die beruhigende Wirkung auf gereizter Haut, die schnelle Stabilisierung einer geschädigten Hautbarriere und der feuchtigkeitsspendende Effekt genutzt. Es schützt die Haut und die Haare zusätzlich vor äußeren schädigenden Einflüssen.

Die Haare bekommen ein glatteres, glänzendes Aussehen durch Panthenol, da es sich wie ein Film auf die Haare legt. Und es ermöglicht die Beseitung kleiner Haarschäden.

Allergien konnten keine festgestellt werden. Es eignet sich somit für alle Arten von kosmetischen Zubereitungen. Besonders zu empfehlen ist die Anwendung in After-Sun-Lotionen, Haar-und Duschgels, Kosmetik für Kinder und für trockene, gereizte, sensible, juckende Haut.

4.1.4 Pyridoxin, Vitamin B$_6$

Pyridoxin oder Vitamin B$_6$ ist ein Gemisch aus drei Derivaten: Pyridoxamin, Pyrodoxol, Pyridoxal (◘ Abb. 4.2, ◘ Tab. 4.1). Es ist maßgeblich am Aminosäure- und Eiweißstoffwechsel beteiligt. Ein Mangel an B$_6$ führt zu Neuritiden, epileptoformen Krämpfen und einer seborrhoischen Dermatitis. Kommt es direkt auf der Haut zur Anwendung, soll es eine übermäßige Talgproduktion regulieren. Es ist deshalb in Produkten gegen fette, unreine Haut, Mischhaut und Akne zu finden.

4.1.5 Retinol, Vitamin A

Vitamin A (Retinol) ist ein fettlösliches Vitamin, dessen Mangel zu Verhornungsstörungen, sogenannten Hyperkeratosen der Haut und der Schleimhäute und zur Nachtblindheit führt (◘ Abb. 4.2, ◘ Tab. 4.1). Die Haut sieht faltig, schuppig und fahl aus. Zur Beseitigung dieser Symptome muss Retinol oral angewandt werden.

In Kosmetika eingesetzt wirkt es als »antiaging-Wirkstoff«. Es ist hauterweichend, -glättend und -epidermisverdickend. In tieferen Schichten stimuliert es eine erhöhte Teilungsrate der Zellen, aktiviert deren Stoffwechsel, verringert die Faltentiefe und reguliert Hyperkeratosen. Üblicherweise werden die Ester mit Essigsäure und Palmitinsäure verarbeitet, da diese Verbindungen chemisch etwas stabiler sind als reines Vitamin A. Durch neuere Forschungsarbeiten stellte sich Retinaldehyd als biologisch wesentlich aktiver heraus als Retinolester, die nur einen Bruchteil seiner Wirksamkeit besitzen.

Retinolderivate werden vor allem in Kosmetika gegen trockene, schuppige Haut, unreine aknegene

Haut, gegen Hautalterung, lichtbedingte Hautschäden und Faltenbildung eingesetzt.

4.1.6 Carotinoide

β-Carotin ist das Provitamin A. Es kann in unserem Körper zu zwei Molekülen Vitamin A gespalten werden. Bei der Spaltung anderer Carotinoide entsteht nur ein oder gar kein Molekül Vitamin A (◘ Abb. 4.2, ◘ Tab. 4.1, ▶ Kap. 4.1.5).

Carotine werden in Kosmetika als gelbe bis rote Farbstoffe eingesetzt. Sie üben einen geringen Lichtschutz aus und wirken antioxidativ. Inwieweit sie bei lokaler Anwendung wie reines Vitamin A wirken können, ist unklar. Bei oraler Aufnahme wirken sie wie Vitamin A.

4.1.7 Tocopherol, Vitamin E

Vitamin E oder Tocopherole ist eine Sammelbezeichnung für verschiedene Vitamin-E-Derivate. Wie in ◘ Abb. 4.2 zu erkennen ist, unterscheiden sich die Tocopherole in ihren Substituenten am Chromanring. Das zweite Unterscheidungskriterium ist die Ausrichtung der Phytolkette an den chiralen C-Atomen (*) Die höchste biologische Aktivität beinhaltet das Enantiomer RRR-α-Tocopherol. [Enantiomere sind Spiegelbilder einer Substanz, vergleichbar mit der linken und der rechten Hand. Häufig kann nur eines dieser Enantiomere im Körper seine volle Wirkung ausüben. Wie auch nur der rechte Handschuh auf die rechte Hand richtig passt. Bevorzugt entstehen Enantiomere, wenn im Molekül C-Atome mit vier unterschiedlichen Substituenten (chirale C-Atome) vorhanden sind].

Das Wissen über die Wirkungen von Vitamin E beschränkte sich lange Zeit nur auf seine antioxidative Wirkung und auf die durch Fütterungsversuche an Ratten ermittelte Steigerung der Fruchtbarkeit, die nie am Menschen belegt wurde. Welchen Stellenwert die antioxidative Wirkung im menschlichen Körper besaß, war lange Zeit unklar.

In den letzten Jahren erfuhr die Vitamin-E-Forschung einen steilen Aufschwung. Es ist ein wichtiges Antioxidans in unserem Körper, das durch enzymatische Reaktionen entstandene Radikale abfängt, aber auch Entzündungsreaktionen abschwächt und die Arterienverkalkung durch Eingriff in die Lipidperoxidation reduziert. Durch den Abfang von Radikalen wird die Zellinformation geschützt, und es kommt nicht so leicht zu Zellveränderungen.

Die Erforschung der Wirkungen von lokal auf der Haut aufgetragenem α-Tocopherol ist erst sehr jungen Datums. Es kann durch seine Lipophilie sehr gut in großen Dosen in die Hornhaut eindringen und hier nebenwirkungsfrei angereichert werden. Dies kann durch eine orale Aufnahme nicht errreicht werden. Diese hohen Vitamin E-Gehalte in der Haut wirken sich in vielfältiger Weise günstig für sie aus:

- verbesserte Hydratisierung der Hornschicht,
- beseitigt kleine Fältchen, glättet die Haut,
- die Haut wird widerstandsfähiger gegenüber äußerer Noxen,
- der Lichtschutz von Vitamin E kann je nach Konzentration bis zu LSF 10 betragen,
- die Haut kann UV-Strahlen besser verkraften, Schutz vor »photo-ageing«,
- es verbessert die Wundheilung nach Operationen, und die Narbenbildung ist abgeschwächt,
- es wirkt in tieferen Hautschichten entzündungshemmend, gegen Hautalterung, Faltenbildung und Altersflecken.

Die Wirkungen von Vitamin E auf der Haut machen es zu einem wertvollen Wirkstoff für alle Altersgruppen und Hauttypen. Vitamin E wird sehr gut vertragen. Es wirkt selbst in hohen Dosen nicht irritierend, reizend oder allergisierend. In Kosmetika kommt es üblicherweise in Konzentrationen bis zu 5 % zum Einsatz. Hochdosierte Cremes sind selten und enthalten 10–25 % Vitamin E (z. B. Optovit®-Serie).

In Kosmetikprodukten wirkt es außerdem als Antioxidans und schützt die Zubereitung vor oxidativem Verderb (◘ Tab. 4.1). Bei der Anwendung verhindert das mit aufgetragene Tocopherol die Fettoxidation durch den Luftsauerstoff auf der Haut.

Vitamin E kann aus fetten Ölen gewonnen werden, wozu sich besonders das Avocadoöl durch seinen extrem hohen Gehalt eignet. In jüngster Zeit wurde ein weiteres Vitamin-E-Derivat, das γ-Tocopherol *(INCI: Tocopherol)*, genauer untersucht und man konnte eine ebenso starke, fast stärkere antioxidative Wirkung wie für das α-Tocopherol nachweisen. Außerdem wirkt es antiphlogistisch und kann Krebszellen ohne Einfluss auf gesunde Zellen beseitigen. γ-Tocopherol ist beispielsweise in Arganöl *(INCI: Argania spinosa)*, Walnüssen *(INCI: Juglans regia)*, Pekannüssen *(INCI: Carya illinoensis)* und Sesamöl *(INCI: Sesamum indicum)* enthalten. Als Wirkstoff für die Haut hat es die gleichen Einsatzgebiete wie das α-Tocopherol.

4.2 Feuchtigkeitsspendende Substanzen, Feuchthaltesubstanzen, Moisturizer

Eine intakte, gesunde Hornhaut besitzt einen Wassergehalt von etwa 20 %. Sinkt er unter 10 %, wird die Hornschicht trocken und stumpf und kann ihrer Barrierefunktion nicht mehr gerecht werden (▶ S. 15). Unsere Haut kann durch viele Einflüsse trocken werden: übermäßiges Waschen, niedrige oder sehr hohe Temperaturen oder trockene Luft. Deshalb sind die Feuchthaltesubstanzen, *Moisturizer,* eine der am häufigsten verwendeten Stoffklassen in Kosmetika; geeignet für und benötigt von allen Hauttypen.

In der Gruppe der feuchtigkeitsspendenden Substanzen können wir mehrere Stoffklassen und Wirkprinzipien unterscheiden:

- Stoffe, die den Feuchtigkeitsgehalt der Haut nachhaltig erhöhen und i. d. R. in die Epidermis eindringen können:
  - die natürlichen in der Haut vorkommenden Feuchthaltefaktoren (NMF),
  - mehrwertige, kurzkettige Alkohole als hydrophile nichtflüchtige Stoffe,
  - nichtflüchtige, hygroskopische Stoffe,
  - Salze,
  - Alpha-Hydroxysäuren (▶ Kap. 4.3).
- Substanzen, die aufgrund ihrer hochmolekularen Struktur nicht in die Haut eindringen können, aber durch ein starkes Quellvermögen ein Wasserreservoir auf der Haut anlegen. Der Effekt hält nur einige Stunden an, es ist keine nachhaltige Durchfeuchtung der Haut zu erreichen:
  - natürliche und halbsynthetische Proteine und Proteide (Filmbildner auf der Haut),
  - Proteinhydrolysate,
  - Hyaluronsäure.

Lipide führen zu einem Okklusiveffekt und verhindern eine Verdunstung von Wasser aus der Epidermis. Diese Stoffklasse gehört nicht zu den Moisturizern. Sie werden als Emollentien bezeichnet (▶ Kap. 4.4, 6.3).

Einige dieser Stoffe diffundieren in die Haut und durchfeuchten sie durch mitgeschlepptes Wasser (NMF), andere binden auf der Oberfläche Wasser oder bilden einen Film und verhindern somit eine Verdunstung von Wasser aus der Epidermis. Einige, wie die mehrwertigen Alkohole, werden auch als Feuchthaltemittel für die Zubereitung eingesetzt, um z. B. einer Eintrocknung von Gelen entgegenzuwirken. Die niedermolekularen Stoffe dürfen nur mit einer ausreichenden Masse an Wasser verarbeitet werden und sollten bestimmte Maximalkonzentrationen nicht überschreiten, da sonst ein umgekehrter Effekt entsteht und der Haut Wasser entzogen wird. Dies wiederum könnte zu Reizungen und Austrocknung führen.

4.2.1 NMF

Die natürlichen Feuchthaltefaktoren der Haut wurden schon in ▶ Kap. 2.5.4 besprochen. Zum Einsatz kommen sie vor allem in Feuchtigkeitscremes,

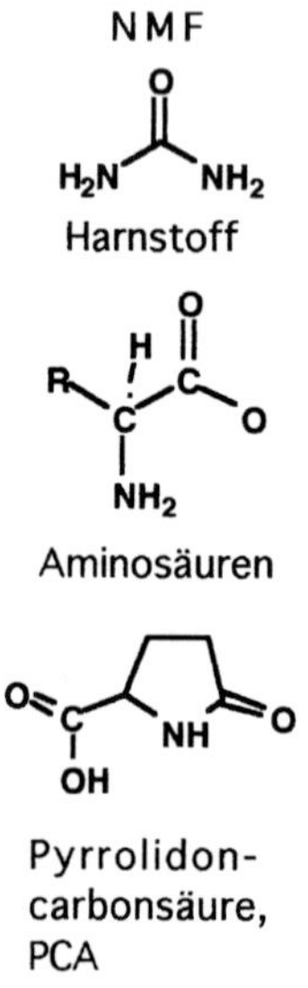

□ Abb. 4.3. Formeln wichtiger NMF

Handcremes und Präparaten für trockene bis sehr trockene Haut. Sie sind in der Regel gut verträglich und weisen aufgrund ihres natürlichen Vorkommens in der Haut in den üblichen Konzentrationen keine Unverträglichkeiten auf. Als Stoffe kommen in Frage (❍ Tab. 4.1, ❍ Abb. 4.3): Harnstoff, Milchsäure, Natriumlactat, Natriumpyrrolidoncarbonsäure, Aminosäuren (»*Biostimulatoren*«). Es sind kleine, hydrophile Moleküle, die große Hydrathüllen besitzen und sich in den Hydrolipidfilm integrieren. Die Haut wird nachhaltig hydratisiert.

Harnstoff

Harnstoff (Kohlensäurediamid) ist für die Kosmetik – aber auch Dermatologie – der wichtigste NMF und soll deshalb an dieser Stelle ausführlicher besprochen werden.

Wegen seiner fehlenden Toxizität und seiner unterschiedlichsten Wirkungen kann er vielfältig eingesetzt werden (▶ Übersicht 4.1, 4.2). Es werden keine Allergien ausgelöst, einzig auf geschädigter Haut wird ein unangenehmes Brennen wahrgenommen.

Wirkungen und Reaktionen des Harnstoffs:
- In niedrigen Konzentrationen ab 2 % feuchtigkeitsspendend. Erhöht den Wassergehalt der Hornhaut für Stunden. Die Hornhaut wird glatter und ist aufgelockert. W/O-Emulsionen wirken nachhaltiger. O/W-Emulsionen wirken schneller, aber nur kurzzeitig.
- Er ist entzündungshemmend, antibakteriell und mild abpuffernd.
- Ab 10 % wirkt er juckreizstillend und schuppenlösend.
- Ab 40 % wirkt er keratolytisch und keratoplastisch und wird zur Auflösung erkrankter Nagelplatten eingesetzt.
- Er fördert die Penetration anderer Stoffe in die Haut, was bei Corticoid-Zubereitungen ausgenützt wird.
- An offenen Hautstellen stellt sich ein Brennen ein, die Haut sollte unverletzt sein bei der Anwendung.
- Bei der Herstellung muss die schnelle Zersetzung des Harnstoffs durch Wärme (>40 °C) und Alkalien berücksichtigt werden.

In neueren Untersuchungen hat man festgestellt, dass Personen mit trockener Haut einen um 50 % geringeren Harnstoffgehalt in der Hornhaut aufweisen als Gesunde; Neurodermitiker 70 % weniger (selbst im symptomlosen Intervall), Psoriatiker 60 %. Deshalb sollte diesen Personengruppen harnstoffhaltige Präparate auch für die tägliche Körper- und Gesichtspflege und nicht nur zur Therapie empfohlen werden.

Harnstoff kann in allen Bereichen von der Säuglingspflege bis zur trockenen Altershaut in Konzentrationen bis zu 10 % (gesetzlich festgelegt) in Bodylotions, Cremes, Salben, Handcremes etc. eingearbeitet werden.

Übersicht 4.1. Wirkungen des Harnstoffs

wasserbindend
feuchtigkeitsspendend
hautglättend
juckreizstillend (>10%)
schuppenlösend (>10%)
keratolytisch (>40%)
keratoplastisch (>40%)
penetrationsfördernd
entzündungshemmend
antimikrobiell
puffernd

Übersicht 4.2. Einsatzgebiete des Harnstoffs

Bodylotion
Gesichtscreme
Handcreme
Waschlotionen
bei trockener Haut
Neurodermitis
Psoriasis
Altershaut
raue Hände
Keratolytikum
juckreizstillende Salbe

4.2.2 Alkohole, Humectants

Viele mehrwertige, kurzkettige Alkohole werden wegen ihres ausgeprägten hydrophilen und hygroskopischen Charakters als Feuchthaltemittel, sogenannte **Humectants** eingesetzt (❑ Abb. 4.4, ❑ Tab. 4.1). Der Begriff Humectants soll sie von den NMF und den hochmolekularen feuchtigkeitsspendenden Substanzen wie Kollagen abgrenzen. Sind es flüssige Verbindungen, werden sie meistens zusätzlich als Lösungsmittel oder Lösungsvermittler verwendet. Sie verhindern einerseits die Austrocknung der Zubereitung und verringern andererseits den transepidermalen Wasserverlust der Hornhaut. Die stark hygroskopischen Humectants (Glycerol, Glycole, PEG) dürfen nur in Verbindung mit Wasser angewendet werden, da sie sonst der Haut Wasser entziehen würden, Die Folge wäre eine Austrocknung und Reizung der Haut. In Konzentrationen über 15–20 % besitzen Glycerin und Propylenglycol eine desinfizierende Wirkung, doch da für eine feuchtigkeitsspendende Wirkung kleinere Dosierungen ausreichen, wird dieser Effekt wenig genutzt. Zum Einsatz kommen Propylenglycol und Butylenglycol, Glycerin, kurzkettige Macrogole (PEG), Zucker und Zuckeralkohole.

4.2.3 Salz des Toten Meeres (TMS)

Das Tote Meer ist schon seit altersher für seine heilende Wirkung bei Hauterkrankungen wie der Psoriasis (Schuppenflechte) bekannt. Es hat einen Salzgehalt von 30 %, der etwa 10-mal höher ist als in den Weltmeeren, wodurch ein Leben, wie der Name schon sagt, im totem Meer unmöglich ist. Das Salz weist hohe Konzentrationen an Magnesium, Calcium, Kalium- und Bromionen auf, die in den übrigen Meersalzen kaum vorhanden sind (❑ Tab. 4.2).

❑ **Tabelle 4.2.** Zusammensetzung des TMS

Ionen	Anteil im Salz
Chlorid	45,5 %
Kalium	12,8 %
Magnesium	8,5 %
Natrium	5,9 %
Bromid	0,5 %
Calcium	0,38 %
Carbonat	0,22 %
Hydrogencarbonat	0,15 %
Sulfat	0,06 %
Kristallwasser	25 %

Weniger als 0,01 Promille:
Mangan, Strontium, Eisen, Fluorid, Jodid

❑ **Abb. 4.4.** Formeln einiger Feuchthaltemittel, Humectants

◘ Tabelle 4.3. Wirkungen der wichtigsten Ionen im Salz des Toten Meeres auf der Haut

Ionen	Wirkungen
Magnesium	reichert sich nachhaltig in der Epidermis an, ein Magnesiummangel in der Haut wird ausgeglichen, Katalysator im Zellstoffwechsel, ein Mangel an Magnesiumionen ist die Ursache von Faltenbildung, der Abschuppungsprozess wird normalisiert
Kalium	entzündungshemmend, reguliert den Wasserhaushalt, aktiviert den Hautstoffwechsel
Calcium	beruhigt die Haut, vermindert den Juckreiz durch Abschuppung vermindert allergische Hautreaktionen
Bromid	normalisiert den Abschuppungsprozess, Beschleunigung der Hauterneuerung, entspannend

Diese Salze bestehen üblicherweise aus >90 % Kochsalz. Forschungen ergaben, dass vor allem die oben genannten Ionen einen positiven Einfluss auf die Hautstruktur, Abschuppung, Stoffwechsel und Feuchtigkeit der Haut ausüben (◘ Tab. 4.3). Besonders eindrucksvoll und nachhaltig sind diese Effekte bei der Psoriasis, Neurodermitis und chronisch entzündeter Haut zu beobachten. Betroffenen Personen wird zweimal wöchentlich ein Bad in TMS-haltigem Wasser anempfohlen. Es gibt auch Pflegeprodukte, die TMS enthalten und für den trocken-fettarmen, empfindlichen und problematischen Hautzustand geeignet sind, sowie bei den oben genannten Hautproblemen.

4.2.4 Proteine, Eiweiße

Proteine bestehen aus einer langen Kette einzelner Aminosäuren, die über Peptidbindungen miteinander verknüpft sind. Aminosäuren sind sehr hydrophil und besitzen Ampholytcharakter. Das bedeutet, dass aufgrund einer Amino- und Säurefunktion das Molekül mit Säuren und Laugen reagieren kann.

Proteine besitzen ebenfalls eine Pufferkapazität und eine ausgeprägte Hydrophilie. Je nach Herkunft sind sie wasserlöslich oder -unlöslich. Proteine stammen aus dem Pflanzen- oder Tierreich, selten werden sie synthetisch gewonnen, auch wenn dies möglich ist.

Werden die nativen (natürlich gewonnenen) Proteine durch chemische oder enzymatische Prozesse zu kürzeren Ketten gespalten, entstehen die sogenannten Hydrolysate.

Kollagen, Elastin

Kollagen und Elastin sind Proteine des Bindegewebes, die für die Festigkeit und Elastizität der Haut verantwortlich sind. Gewonnen werden sie hauptsächlich aus Tierhäuten und -sehnen. Kollagen und Elastin können durch Spaltung zu *Hydrolysaten* weiterverarbeitet werden. In Kosmetika werden vor allem Kollagen, Kollagen-Hydrolysat und Elastin-Hydrolysat eingesetzt. Aufgrund ihres hohen Molekulargewichts ist es für sie nicht möglich, die Epidermis zu überwinden und in der Lederhaut das Bindegewebe zu regenerieren, was vielfach durch Werbetexte suggeriert wird. Sie bilden auf der Hornschicht einen Film, der die Haut vor Austrocknung schützt und das Wasser auf der Haut fixiert. Kollagen kann dabei bis zum 15-Fachen seiner Masse an Wasser aufnehmen. Durch die hohe Substantivität der Proteine sieht die Haut glatter aus und fühlt sich samtiger an.

Sind Proteine in Haarshampoos eingearbeitet, überziehen sie die Haare ebenfalls durch einen gut haftenden Film und schützen sie vor einer Quellung. Sie sehen glatter aus und lassen sich besser kämmen. Dieser filmbildende Effekt kann auch sehr gut in Waschpräparaten genutzt werden, weil dadurch die schädigenden Einflüsse von Tensiden herabgesetzt wird. In der pharmazeutischen und kosmetischen Technologie werden sie außerdem als Gelbildner oder Verdickungsmittel verarbeitet. Ihre Verwendung ist somit sehr breit gefächert (▶ Übersicht 4.3).

Übersicht 4.3. Einsatzgebiete von Proteinen und Proteinhydrolysaten

Feuchtigkeitscreme

Antifaltencreme

After-Sun-Lotio

ggf. Altershaut

Duschgel

Haarshampoo

Haarspülung

Haarkur

Übersicht 4.4. Chemische Weiterverarbeitung der Proteine und Proteinhydrolysate zu neuen Substanzklassen

---

Tenside
Nagellacke
Nagellackentferner
Haarfestigersubstanzen

Sie können aber auch chemisch mit anderen Substanzen (Fettsäuren) zu neuen, verträglichen Stoffklassen kombiniert werden, wie z. B. zu Tensiden (▶ Übersicht 4.4, ▶ Kap. 5.2).

Proteine und Proteinhydrolysate

Proteinhydrolysate werden nicht nur aus Kollagen und Elastin hergestellt, sondern auch aus anderen tierischen oder pflanzlichen Eiweißen wie Milch- und Weizenproteinen. Die Herstellung der Hydrolysate kann chemisch erfolgen oder durch enzymatische Spaltung. Die Wirkungen und Einsatzgebiete der Proteine und Hydrolysate sind gleich denen des Kollagens und Elastins, und auch die Aufarbeitung zu neuen Stoffklassen erfolgt wie bei diesen beiden Stoffen.

4.2.5 Hyaluronsäure

Hyaluronsäure ist ein natürlich in der Lederhaut vorkommendes Mucopolysaccharid. Sie bildet eine gelartige Matrix in der Lederhaut, in welche die Kollagenfasern und Fibroblasten eingebettet sind (▶ Kap. 2).

Hyaluronsäure weist ein extrem hohes Wasserbindungsvermögen auf, sie kann Wasser bis zum 1000–4000-Fachen ihrer eigenen Masse aufnehmen. Sie bildet schon in niedrigsten Konzentrationen (>1 %) mit Wasser ein elastisches Gel und auf der Haut angewendet (>0,1 %) einen gut wasserbindenden, luftdurchlässigen, durchsichtigen Film, der die TEWL verringert und die Hydratation der Haut erhöht. Optisch wirkt die Haut glatter und gepflegter, doch muss die Anwendung täglich neu erfolgen, da der Glättungseffekt nicht nachhaltig ist. Hyaluronsäure kann, wie Kollagen und Elastin, wegen ihrer hohen Molekülmasse nicht in die Haut eindringen.

Sie wird für die Verwendung in Kosmetika hauptsächlich aus Hahnenkämmen und durch Pilzkulturen gewonnen. Hyaluronsäure ist nicht toxisch, allergen oder reizend, wird aber aufgrund ihres hohen Preises nur in speziellen Antifalten- und Feuchtigkeitscremes in einer Konzentration von etwa 0,1 % verarbeitet.

4.3   Alpha-Hydroxysäuren, Fruchtsäuren, »AHA«

Chemie, Ursprung

α-Hydroxysäuren (kurz »AHA«: alpha-hydroxyacids) sind kurzkettige Carbonsäuren, die am benachbarten C-Atom zur Carboxylgruppe (Säure) eine Hydroxylgruppe tragen (◘ Abb. 4.5). Viele dieser Säuren sind in Pflanzen oder Früchten enthalten, woraus sich der Name »Fruchtsäuren« entwickelte (◘ Tab. 4.4). Besonders häufig werden die Glycolsäure, Apfelsäure, Weinsäure, Milchsäure, Citronensäure und deren Salze und Ester oder auch fruchtsäurehaltige Pflanzenextrakte in Kosmetika verarbeitet (◘ Tab. 4.1). Eine den AHAs verwandte Substanz ist die Salicylsäure, die hier mit eingereiht wird. Es ist eine β-Hydroxysäure.

Vitamin-A-Säure (Tretinoin) – keine α-Hydroxysäure – ist in ihren Wirkungen den Fruchtsäuren ähnlich. Sie weist aber wesentlich ausgeprägtere Schäleffekte auf, verbunden mit einer starken Reizung der Haut. Sie wird nur in der dermatologischen Therapie eingesetzt, da sie für den kosmetischen Einsatz zu aggressiv wirkt.

Wirkungen

Über die Wirkung von Fruchtsäuren gibt es viele, teilweise widersprüchliche Berichte über ihre möglichen Wirkungen und über das Nutzen-Risiko-Verhältnis. Vermutlich liegt dies auch an der stark pH-, konzentrations- und strukturabhängigen Wirkweise der AHA, die viele Variationen in den Versuchsbedingungen möglich machen, und die, durch etwaige Unkenntnis der chemischen Grundlagen, zu einer Fehlinterpretation der Wirkungsweise führen können.

Basierend auf dermatologisch-pharmazeutischen Berichten kristallisieren sich verschiedene Wirkungen der AHA heraus, die um so ausgeprägter

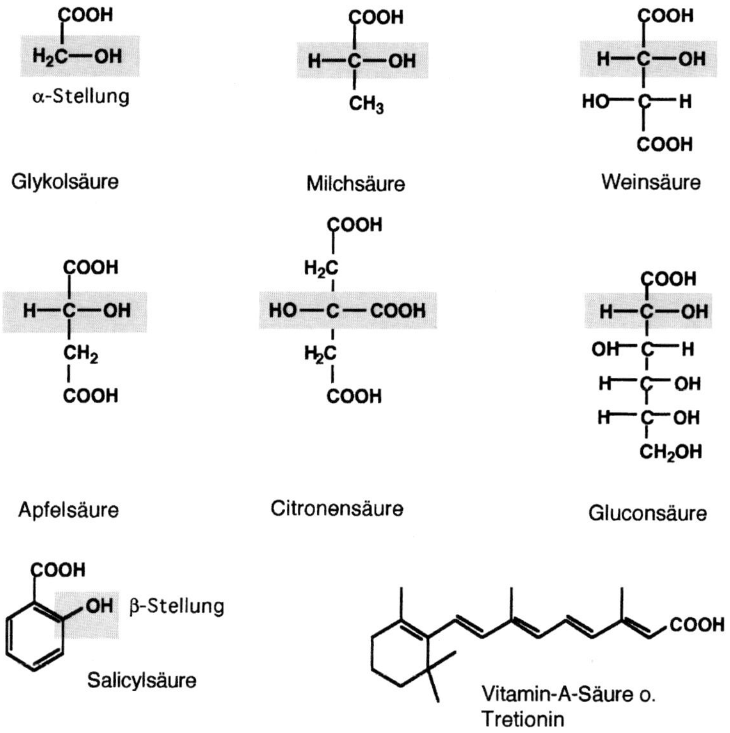

Abb. 4.5. α-Hydroxysäuren und wichtige keratolytische und keratoplastische Substanzen in der Aknetherapie

Tabelle 4.4. Beispiele fruchtsäurehaltiger Pflanzen

INCI (Linné)	dt. Bezeichnung
Actinidia chinensis	Kiwi
Citrus limonum	Zitrone
Passiflora edulis	Passionsfrucht
Pyrus malus	Apfel
Saccharum officinarum	Zuckerrohr
Salix alba	Weide
Vitis vinifera	Weintraube

Übersicht 4.5. Die Wirkungen der AHA hängen von folgenden Faktoren ab

Art der Substanz
Art der chemischen Verbindung:
  Salz, Ester, freie Säure
pH-Wert der Zubereitung
Einsatzkonzentration

sind je saurer die Zubereitung und je höher die Konzentration an Fruchtsäure ist. Dies korreliert wiederum mit einer ausgeprägten irritierenden Wirkung (▶ Übersicht 4.5). Auch untereinander unterscheiden sich die Substanzen in ihrem Wirkungspotenzial. Bei den Estern und Salzen der Fruchtsäuren wurden bei fast identischer Wirkstärke weniger Hautirritationen, Rötungen, Brennen und Entzündsreaktionen dokumentiert, als bei den freien Säuren.

Die physiologischen Reaktionen die durch Fruchtsäuren stimuliert werden und die zu einer Erklärung der ausgeübten Wirkungen beitragen würden, sind noch unbekannt.

Wirkungen:
— Keratolyse, Epidermolyse bis zu einer Zerstörung der Cutis,
— Anregung des Zellwachstums, dadurch »Verjüngung« der Zellen,
— Steigerung der Kollagensynthese,

- vermehrte Bildung von Glucosaminglykanen (z. B. Hyaluronsäure),
- Beseitigung von epidermalen Pigmentflecken,
- Entfernung von Hornschüppchen,
- Auflockerung der Hornschicht,
- erhöhte Feuchtigkeitsbindung in der Hornschicht,
- Vermittlung einer verbesserten Aufnahmefähigkeit von Wirkstoffen in die Haut.

Folgende Effekte können durch die oben aufgezählten Wirkungen erreicht werden:
- bei einer Epidermolyse: Neubildung einer feineren Epidermis, kurzfristiges Beseitigen von Falten und lichtbedingten Hautschäden,
- Verbesserung der Zellstrukturen der Epidermis,
- Verdickung der Epidermis und Verdünnung der Hornschicht,
- besserer Talgabfluss durch Öffnen verhornter Follikelöffnungen (Akne),
- glattere, feinere, jüngere Haut,
- Straffung der Haut,
- Verringerung feiner Fältchen,
- Ausbleichen von Pigment- und Altersflecken.

AHA in der Dermatologie

Anfangs stand vor allem die keratolytische und keratoplastische Wirkung hochkonzentrierter AHA-Zubereitungen in der Dermatologie gegen Hyperkeratosen (Psoriasis, Ichthyosen, sehr trockene Haut, Ekzeme) im Vordergrund. Bei Akne werden sie als Ersatz für die aggressivere Vitamin-A-Säure therapeutisch eingesetzt. Die Verhornungsstörungen können durch Fruchtsäuren reguliert und die übermäßig verdickte, verklebte Hornschicht abgetragen, aufgelockert und besser durchfeuchtet werden. Die verhornten Follikel werden geöffnet, der Talg kann abfließen und die Entzündung der Talgdrüsen geht zurück. Auch Warzen werden durch AHA entfernt.

AHA in der Dermakosmetik

Sehr bald entdeckte die Dermakosmetik diese Wirkstoffe gegen Falten, lichtbedingte Hautschäden und Hautalterung für sich. Es wurden Fruchtsäurepeelings entwickelt, welche nur die Hornschicht verdünnen oder ganze Hautschichten abtragen. Je nach Behandlungsform können drei Peelingarten (»Schälkuren«) unterschieden werden: dermale Peelings

die bis in die Cutis reichen (nur in der Arztpraxis), epidermale Peelings, die bis in die Epidermis gehen, und Softpeelings, die nur die Hornschicht verfeinern.

Für dermale und Softpeelings werden saure (pH<4) AHA-Zubereitungen von 40 %–50 % von Kosmetikerinnen und solche bis 70 % von Dermatologen eingesetzt. Sie verweilen nur kurz bis maximal 5 Minuten auf der Haut, bis eine leichte Rötung wahrzunehmen ist; anschließend werden sie zügig abgewaschen oder besser mit einer Natriumhydrogencarbonatlösung neutralisiert und dadurch inaktiviert.

Behandlungen, die zu einer Epidermolyse führen, sollen durch diese schädigenden Gewebereize in der Lederhaut eine Zellneubildung anregen. Die Haut ist für einige Zeit entzündet und muss sehr pfleglich behandelt werden. Durch diesen Prozess werden Falten und Pigmentstörungen entfernt. Es wächst eine feinere Epidermis nach. Bei Softpeelings wird nur die Hornschicht verfeinert. Die glättende Wirkung dieser Peelings hält nur einige Monate an und muss nach größeren Zeitabständen wiederholt werden. Schälkuren sind vor allem im Frühjahr oder Herbst durchzuführen. Die feinere Hornschicht nach einer Behandlung schützt die Haut nicht mehr ausreichend vor UV-Strahlen oder extremen Kältereizen, so dass im Sommer und Winter mit Verbrennungen (Sonne), Hautirritationen und Entzündungen zu rechnen wäre.

Für ausgeprägte Schälwirkungen und Anregung einer Zellneubildung liegt der pH-Wert der Zubereitungen weit unter 4; gleichzeitig steigt aber auch die irritierende und reizende Wirkung des Produktes auf der Haut. Der unsachgemäße Gebrauch kann bis zu einer Verätzung und einer Zerstörung der Epidermis führen. In solchen Fällen kann die Haut sogar bleibende Schäden in Form von Narbengewebe oder unkontrolliertem Zellwachstum (Wucherungen) davontragen.

AHA in der Pflegekosmetik

Heute sind viele gut verträgliche fruchtsäurehaltige Tageskosmetika auf dem Markt (◻ Tab. 4.5). Dies wird vor allem dadurch erreicht, dass die pH-Werte der Pflegeprodukte der Haut angepasst wurden und zwischen pH 4,5–5,5 liegen und die Konzentrationen an AHA bei maximal 5 % liegt. Einige Firmen

◻ Tabelle 4.5. AHA-haltige Produkte und ihre überwiegenden Wirkungen

AHA-Produkte	überwiegende Effekte
hochkonzentrierte Peelings (Arzt, Kosmetikerin)	starke Schälwirkung, »Verjüngung«
niedrigkonzentrierte Peelings (Endverbraucherin)	leichte Schälwirkung
Fruchtsäurekuren als Pflege	minimale Schälwirkung, extreme Feuchtigkeitszufuhr
Tagespflegeprodukte	Feuchtigkeitszufuhr

setzen die verträglicheren Fruchtsäuresalze ein; diese Zubereitungen weisen, bei guter Verträglichkeit, Konzentrationen bis zu 15 % auf. Diese Kosmetika wirken nur noch geringfügig schälend, so dass sich bei täglichem Gebrauch die Hornschicht nicht gefährlich verdünnt. Inwieweit diese Produkte noch die Zellneubildung, die Synthese von Kollagen und Glucosaminglykanen anregen können, ist noch umstritten. Die feuchtigkeitsbindende Wirkung ist dagegen im Sauren wie im Basischen gleich stark ausgeprägt, so dass die AHA in den Pflegeprodukten hauptsächlich als gute *Moisturizer* wirken.

Niedrigkonzentrierte, leicht saure Peelings werden auch an den Endverbraucher verkauft. Sie besitzen nur einen leichten Schäleffekt und befreien die Haut von losen, alten Hornschüppchen. Das Hautbild wird klarer und die Poren verfeinert. Feine Fältchen können verringert werden.

Bei der Verwendung von fruchtsäurehaltigen Zubereitungen müssen die Augen und Schleimhäute großzügig ausgespart werden, außer die Kosmetika sind ausdrücklich für diese Bereiche vorgesehen. Auf verletzten Hautstellen oder rissiger Haut kann es zum Brennen und zu Rötungen kommen.

4.4 Hautpflegende Wirkstoffe, Emollentien, Wirkstoff-Lipide

Die Haut benötigt nicht nur Feuchtigkeit. Eine zweite wichtige Komponente für einen intakten Hydrolipidfilm und eine gesunde Hornschicht sind Lipide. Sie sind eine umfassende, heterogene Substanzgruppe, zu der auch viele der typischen Salben- und Cremegrundlagen zählen, wie z. B. Lanolin (◻ Tab. 4.1). Sie pflegen die Haut, machen sie glatter und führen ihr fehlende Fette zu. Besonders günstig sind Lipide mit Emulgatorcharakter, die sich mit der Feuchte der Haut verbinden können. Einige Lipide zeichnen sich, zusätzlich zu den pflegenden und weichmachenden Effekten, durch besondere Wirkungen aus. Dazu gehören z. B. Nachtkerzenöl, Borretschöl, Olivenöl und Arganöl, die unter ▶ Kap. 4.4.3 besprochen werden.

Diese Substanzen werden *Emollentien* (Weichmacher) oder einfach *Hautpflegestoffe* genannt; in Waschlotionen, Seifen oder Haarprodukten eingesetzt wirken sie als *Rückfetter*. Die verschiedenen Lipide werden in ▶ Kap. 6 ausführlich beschrieben.

4.4.1 Ceramide

Die Ceramide sind Verbindungen des Aminoalkohols Sphingosin mit verschiedenen gesättigten oder ungesättigten Fettsäuren. Jene, die Bestandteil der menschlichen Haut sind, können durch ihre Fettsäurereste in sechs verschiedene Gruppen steigender Polarität eingeteilt werden (◻ Abb. 4.6). Sie werden aus zahlreichen natürlichen Quellen oder durch chemische Synthesen gewonnen.

Ceramide sind in der Tier- und Pflanzenwelt weit verbreitete Lipide. Im menschlichen Körper sind sie Substanzen der Zellmembranen und der Myelinscheiden der Nervenzellen. Im Stratum corneum sind sie Hauptbestandteil des interzellulären Hornzellkitts und bilden zusammen mit Cholesterin und Fettsäuren liposomale Strukturen. Dieser Lipidkitt kontrolliert die Barrierefunktion der Haut, verbessert die Hydratation der Hornschicht und verringert den transepidermalen Wasserverlust. Das Hautbild wird verbessert und stabilisiert.

Ist der Ceramidgehalt der Epidermis verringert, entsteht eine schuppige, rissige, trockene Haut. Häufig ist auch ein Ceramidmangel in der Altershaut zu messen.

Ceramide werden in letzter Zeit vielfach in Kosmetika eingesetzt und besonders werbewirksam angepriesen. Es stellt sich in dermatologischen Kreisen jedoch die Frage, ob lokal aufgetragene Ceramide wirklich in die Hornschicht eindringen und die natürlichen Aufgaben übernehmen können. Die besten Effekte mit ceramidhaltigen Kosmetika sind bei

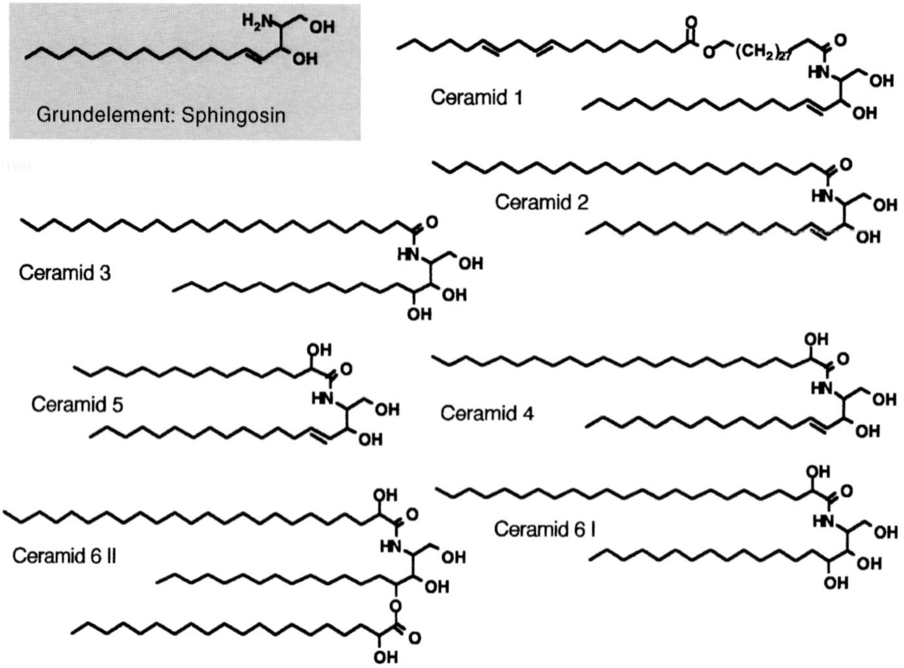

4

● **Abb. 4.6.** Beispielhafte Strukturen der Ceramide der Haut

Personen zu erzielen, die Defekte im Lipidkitt auf-weisen. Bei gesunder, normaler Haut liefern fetthal-tige Salbengrundlagen ohne Ceramide die gleiche Wirkung. Bei der geschädigten Haut wurde eine positive Wirkung auf den transepidermalen Wasser-verlust und die Barrierefunktion festgestellt und die Haut wurde durch eine stärkere Adhäsion der Zellen glatter. Weitere Untersuchungen ergaben, dass die Wirkung der Ceramide abhängig ist von der Grund-lage der Zubereitung; ceramidbeladene Liposomen und O/W-Emulsion mit Ceramiden lieferten bei-derseits bessere Ergebnisse, als die ceramidfreien Vergleichsprodukte oder W/O-Emulsionen.

Die Ceramide sind, im Gegensatz zu den übrigen Lipiden, die vor allem als Cremegrundlagen genutzt werden, Wirkstoffe, die vor allem bei Neurodermitis, trockener Haut mit geschädigtem Lipidkitt und Alters-haut sinnvoll eingesetzt werden können (● Tab. 4.1).

4.4.2 Liposome und Nanopartikel

Das erste liposomenhaltige Kosmetikum wurde Mit-te der achtziger Jahre von Dior auf den Markt ge-

bracht. Fast fünfzehn Jahre später ist der Hinweis »*enthält Liposomen*« obligatorisch bei Cremes gegen Alterserscheinungen und Faltenbildung. Auch sind sie nicht mehr nur in diesen Spezialprodukten zu finden, sondern auch in einfachen Körper- und Ta-gespflegeprodukten und wasserfesten Sonnencre-mes. Eine neue Variante des »Liposomenprinzips« sind die Nanopartikel, die aus anderen Grundsubs-tanzen zusammengesetzt sind. Die Größenordnung beider Stoffklassen ist weitestgehend identisch.

In der Medizin und der Kosmetik wurden den Liposomen und Nanopartikeln viele verschiedene Namen gegeben, um besondere Charakteristika her-vorzuheben oder sich von anderen Anbietern zu un-terscheiden. Diese Stoffgruppe lässt sich meistens an den Endungen -*somen*, -*spheren*, -*particles* oder -*pearls* der Stoffbezeichnungen identifizieren.

Liposomen

Liposomen sind kleine Hohlkugeln (*Vesikel*), deren Hüllen aus einer den Zellmembranen ähnlichen Lipid-doppelschicht, auch Bilayer genannt, bestehen. Innen sind sie mit einer wässrigen Phase gefüllt (● Abb. 4.7).

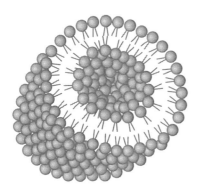

Lecithine

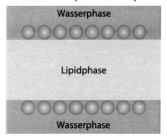

Phosphat   Cholin

○ **Abb. 4.7.** Querschnitt durch ein Liposom

Aufbau des Liposomen-Bilayers

Wasserphase

Lipidphase

Wasserphase

○ **Abb. 4.8.** Lecithinmolekül und der Aufbau eines Bilayers

Die Vesikel entstehen spontan, wenn man Lecithine (Phospholipide, ○ Abb. 4.8) in Wasser löst. Bei diesem Prozess richten sich die hydrophilen Phosphatgruppen der Lecithine nach außen zur wässrigen Phase aus, die lipophilen Ketten zur Innenseite des Bilayer (○ Abb. 4.8). Üblicherweise werden zur Bildung der Vesikelhüllen verschiedenste pflanzliche oder tierische Phospholipide oder andere amphiphile Lipide, kombiniert mit Cholesterin und freien Fettsäuren, verarbeitet.

Abhängig von der Herstellungsmethode und den verwendeten Substanzen erhält man Liposomen von zwanzig bis zu mehreren Tausend Nanometern Durchmesser, die einschichtig sind oder – wie bei einer Zwiebel – aus mehreren Schichten aufgebaute Hüllen besitzen (○ Tab. 4.6, ○ Abb. 4.9). Die Lipiddoppelschicht hat in der Regel eine Dicke von 5–6 nm.

Liposomen werden unbeladen als leere Vesikel oder beladen mit Wirkstoffen in Dermatika und Kosmetika eingearbeitet. Hydrophile Substanzen lösen sich im wässrigen Innenraum des Vesikels, lipophile in der Lipiddoppelschicht.

In den Interzellularräumen der Hornschicht wurden lamellenartige Lipidstrukturen entdeckt. Es wird vermutet, dass die Liposomen durch ihre vergleichbare Struktur und Zusammensetzung mit diesem Lipidkitt in Wechselwirkungen treten und ihrerseits Bestandteile oder Wirkstoffe weitergeben können. Weiterhin werden auch Wechselwirkungen zwischen den Zellmembranen und den Liposomen angenommen, was jedoch noch nicht eindeutig nachgewiesen wurde.Damit die Liposomen in die tieferen Hautbereiche vordringen, müssen sie kleiner als 200 nm sein, da die Interzellularräume maximal diese Breite aufweisen. Liposomen transportieren hydrophile Substanzen in die obersten Hornschichten, die normalerweise nicht in das eher lipophile Stratum corneum einzudringen vermögen.

○ **Tabelle 4.6.** Liposomengrößen

Anzahl der Schichten	Durchmesser [nm]	Bezeichnung	Abk.
einschichtig/unilamellar	20–100	small unilamellar vesicles	SUV
einschichtig/unilamellar	> 100	large unilamellar vesicles	LUV
mehrschichtig/multilamellar	> einige hundert	multilamellar vesicles	MUV
multivesikulär	> einige hundert	multivesicular vesicles	MVV
1 nm = 0,001 µm = 0,000001 mm = 0,0000001 cm			

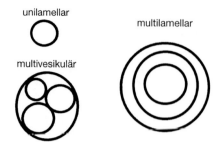

unilamellar

multilamellar

multivesikulär

☐ Abb. 4.9. Hüllenaufbau der Liposomen

Die Wirkungen, die durch Liposomen erreicht werden, sind:

- Transport hydrophiler Wirkstoffe in die Hornschicht und Epidermis,
- bessere Hydratation der Hornschicht, Glättung der Haut,
- Anlegen eines Wirkstoffdepots und Fixierung der Wirkstoffe im Stratum corneum,
- UV-Filtersubstanzen werden in der Hornschicht fixiert, es entsteht ein optimal wasserfestes Produkt.
- Wechselwirkungen und Austausch zwischen Zellmembranen und Liposomen denkbar,
- »Verjüngungseffekte« durch Liposomen und transportierte Wirkstoffe in das Stratum corneum,
- Wechselwirkungen und Austausch zwischen interzellularem Lipidkitt und Liposomen,
- Barrierefunktion wird unterstützt und verbessert.

Einige der positiven Wirkungen können unabhängig von der besonderen Struktur der Liposomen allein den Substanzen der Vesikelhüllen zugesprochen werden, die auch bei nicht intakter Hülle die gleiche Wirkung ausüben.

Die Wirkung der Liposomen als Ganzes in tieferen Hornschichten oder bei beladenen Vesikeln hängt sehr von ihrer Größe ab. Die Angabe »*enthält Liposomen*« ist noch kein Garant für die bekannten Wirkungen der Mikropartikel, diese hängen vor allem vom Durchmesser, den Grundsubstanzen und den eingebauten Wirkstoffen der Liposomen ab, wie in zahlreichen Untersuchungen ermittelt wurde. Zurzeit existiert noch keine Standardisierung liposomaler Strukturen, die eine Wirkung garantieren würden, so dass je nach Hersteller mit unterschiedlich ausgeprägten positiven Effekten zu rechnen ist.

Niosomen

Liposomen, deren amphiphile Hüllensubstanzen nichtionische Tenside synthetischen Ursprungs sind, erhielten den Namen **Niosome** (**ni**cht **io**nische Liposome). Bevorzugt werden Alkylpolyglycerylether, Macrogolalkylether oder Macrogolfettsäureester als neutrale Tenside herangezogen (▶ Kap. 6). Die Wirkungen sind denen der Liposomen identisch.

Sphingosomen

Werden die Lecithine bei der Herstellung von Liposomen durch die natürlichen Sphingolipide (Ceramide, ▶ Kap. 4.4.1) ersetzt, erhält man Sphingosomen. Sie sind identisch in ihren Wirkungen mit den Liposomen.

Nanopartikel

Nanopartikel sind die Umkehrung der Liposomen. Sie enthalten einen lipophilen Innenraum der durch eine einfache Lecithinschicht von der Wasserphase abgegrenzt ist. Sie eignen sich zum Transport lipophiler Substanzen.

Eine Neuheit sind die *festen Lipidnanopartikel* (Lipopearls®, Nanopearls®). Sie enthalten einen festen lipophilen Kern in dem Wirkstoffe eingebettet sind, umgeben von einer Tensid- oder Polymerhülle. Der Vorteil der festen Nanopartikel ist, dass hydrolyse- und sauerstoffempfindliche Substanzen gut geschützt durch die feste Lipidphase weiterverarbeitet werden können und im Gegensatz zu einer Verarbeitung in üblichen Emulsionen über längere Zeiträume stabil bleiben. Weitere Besonderheiten dieser neuen Nanopartikel sind:

- Sie zeigen einen ausgeprägten Pigmenteffekt. Zubereitungen erhalten eine angenehme weiße Tönung, unerwünschte Farben werden überdeckt.
- Durch eine sehr dichte Packung der Nanopartikel entsteht ein feiner Film auf der Haut, der den TEWL verhindert und zu einer verbesserten Hydratation des Stratum corneum führt.
- Der Okklusionseffekt begünstigt die Resorption von Wirkstoffen.
- Die Haut wird durch Nanopartikel nicht fettig glänzend, da die kleinen Partikel gut in die Haut einziehen.
- Es kann eine kontrollierte Freisetzung des Wirkstoffes durch entsprechende Lipide oder Hüllen-

substanzen erreicht werden, wodurch ein relativ gleichmäßiges Wirkprofil über einen längeren Zeitraum gewährleistet wird. Dies ist vor allem in Dermatika von Vorteil.

4.4.3 Fette Öle als Wirkstoffe

Einige Lipide zeichnen sich durch besondere Wirkungen aus. Dies wird durch besondere Fettsäuremuster oder untypische Inhaltsstoffe in den unverseifbaren Anteilen bewirkt. Sie sollten nicht als Grundlage bzw. Emollient bezeichnet werden, sondern besser als Wirkstoff. In der Regel sind sie im Vergleich zu den üblichen fetten Ölen als Rohstoffe sehr teuer und müssen aufgrund der meist thermoinstabilen Inhaltsstoffe sehr schonend verarbeitet werden.

Arganöl

Der Argan- oder Eisenholzbaum (*INCI: Argania spinosa*) wächst nur noch in einem begrenzten Gebiet in Marokko, welches zum Schutz seiner Einzigartigkeit seit 1998 von der UNESCO zum Biosphärenreservat erklärt wurde.

Der Baum wächst am Rande der Wüste und bildet winzige mandelförmige Samen in einem sehr harten Kern, umgeben von einer relativ großen Beerenfrucht. Zur Gewinnung des Öls wird der Samen zunächst geröstet und anschließend kalt gepresst. Durch dieses Verfahren wird ein sehr wertvolles Öl gewonnen, welches zum Verzehr geeignet ist. Für kosmetische Zwecke kann auch ein preiswerteres Öl durch Extraktion mit organischen Lösungsmitteln gewonnen werden.

Das Öl enthält etwa 96 % Triglyceride verestert mit etwa 45 % Ölsäure und 35 % Linolsäure. Der unverseifbare Anteil beträgt etwa 0,5–0,9 % und enthält spezielle Carotinoide (kein β-Carotin), Squalen, α- und γ-Tocopherol, Sterole, einfache Phenole und Triterpenalkohole.

Spezielle »Hautwirkungen« der Inhaltsstoffe:
- Linolsäure ist essenziell und fördert die Proliferation und Stabilität der Keratinozyten und wird für immunologische Prozesse benötigt.
- Squalen (*INCI: Squalane*, ▶ Kap. 6.3.4) wirkt antikarzinogen, neutralisiert UV-induzierte Radikalbildungen.

- γ-Tocopherol (*INCI: Tocopherole*, ▶ Kap. 4.1.7) das 75 % der Argan-Tocopherole ausmacht, ist sehr stark radikalbindend und wirkt entzündungshemmend.
- Einfache Phenole schützen liposomale Strukturen (Membranen) vor Lipidperoxidation.

Durch diese spezielle Zusammensetzung eignet sich das Öl besonders gegen trockene und Altershaut, als Prophylaxe gegen Schwangerschaftsstreifen (Striae gravisaris) und es verringert die Faltenbildung. Der heilungsfördernde Effekt ist hilfreich bei Neurodermitis und als Zusatz in Sonnenschutz- und After Sun-Kosmetik, bei kleinen Verbrennungen oder Wunden. Spröde Haare und brüchige Nägel profitieren ebenfalls von den Wirkungen des Arganöls (z. B. Lipstick Novum Dr. Hauschka® Wala; Handkuss Handmaske Fette-Köln).

Borretschöl

Borretschöl (*INCI: Borago officinalis*) wird aus den Samen einer einjährigen Pflanze gewonnen. Die Fettsäurezusammensetzung der Triglyceride besteht aus 12–18 % Palmitin- und Stearinsäure, bis zu 20 % Ölsäure und bis zu 45 % Linolsäure. C20-Säuren sind mit 6–10 % vertreten. Durch einen extrem hohen Gehalt an γ-Linolensäure von 18–25 % ist es ein besonders wichtiges Öl zum Einsatz gegen Neurodermitis (z. B. Frei Feuchtigkeits Creme).

Nachtkerzenöl

Nachtkerzenöl (*INCI: Oenothera biennis*) ist ein sehr teures Öl aus den Samen einer 2-jährigen, etwa 50–100 cm hohen Pflanze, es enthält bis zu 80 % Linolsäure und bis zu 14 % γ-Linolensäure (▶ Kap. 6.3.1). Wegen der selteneren Linolensäure wird das Öl in kleinen Mengen (bis 5 %) gegen trockene Haut, Altershaut, Faltenbildung und Neurodermitis eingesetzt (Frei® Intensiv Creme).

Olivenöl

Olivenöl (*INCI: Olea europaea*) ist ein beliebtes Öl in der mediterranen Küche und erfreut sich auch bei uns einer immer größeren Beliebtheit, vor allem auch wegen seines Geschmacks und seiner vielen positiven Wirkungen für die Gesundheit. Olivenöl sehr guter Qualität wird aus den Steinfrüchten des Baumes durch Kaltpressung bei maximal 40 °C

4

gewonnen. Die Triglyceride sind bis zu 83 % mit Ölsäure, bis zu 21 % mit Linolsäure und bis zu 20 % mit Palmitinsäure verestert. Die unverseifbaren Anteile (2–3 %) enthalten einen hohen Gehalt an Squalen, Sterole, Phenole und kleine Mengen Tocopherole. Vermutlich sind die antioxidativen und regenerativen Wirkungen des Öls den sekundären Pflanzeninhaltsstoffen zuzuschreiben (Olivenölbad, -Creme, -Körperlotion Fette-Köln).

4.5 Pflanzliche, tierische und biologische Stoffe

In Pflanzen sind eine Vielzahl unterschiedlicher Inhaltsstoffe, wie ätherische Öle, Flavonoide, Saponine, Gerbstoffe, Schleime, Fette, Eiweiße, Kohlenhydrate und die nicht in Kosmetika verwendeten Alkaloide enthalten, die meistens als komplexe Gemische in der Pflanze vorkommen. Je nach verwendetem Pflanzenteil (Blätter, Blüten, Kräuter, Wurzeln, Früchte, Samen, Rinde etc.) oder Extraktionsverfahren (Destillation, Pressung, alkoholische, ölige und wässrige Auszüge etc.) kann die Zusammensetzung der Pflanzenextrakte stark variieren. Einige Pflanzen können wegen ihrer unterschiedlichsten Inhaltsstoffe auch für mehrere Einsatzmöglichkeiten herangezogen werden. Aus dem Tierreich stammen vor allem Fette, Wachse, Proteine und Hyaluronsäure.

Nachteilig beim Einsatz von Extrakten biologischen Ursprungs ist, dass in den wenigsten Fällen standardisierte Extrakte zur Verfügung stehen und über viele Wirkungen keine wissenschaftlichen Nachweise und Dosierungsangaben vorliegen. Auch muss berücksichtigt werden, dass gerade pflanzliche und tierische Inhaltsstoffe häufig ein allergenes Potenzial tragen (Pollenallergie!). Aus diesem Grund sollten Personen, die zu Allergien neigen auf die meisten biologischen Zusatzstoffe verzichten. Wenig Probleme in Bezug auf eine Allergie bereiten dagegen fette Öle und Wachse (Ausnahme: Bienenwachs, welches durch Pollenreste eine »Heuschnupfen«-Attacke auslösen kann.)

Nach der neuesten Deklarationsvorschrift der EU-Kommission werden Pflanzen durch ihren Namen nach Linné auf der Verpackung angezeigt, ohne weitere Angaben über das verwendete Pflan-

zenteil oder Extraktionsverfahren. In ❏ Tab. 4.7 sind viele in Kosmetika verwendete Pflanzen nach der deutschen Bezeichnung alphabetisch aufgelistet und kurz ihre erfahrungsgemäß ermittelte Wirkungsweise, vervollständigt durch Substanzen aus der Tierwelt und isolierte gereinigte Inhaltsstoffe biologischer Extrakte. (Die Liste erhebt keinen Anspruch auf Vollständigkeit.) Einige sehr häufig verarbeitete biologische Zusatzstoffe, deren Wirkungen wissenschaftlich nachgewiesen wurden, werden anschließend genauer besprochen. Einige biologische Zusatzstoffe wurden schon an anderer Stelle vorgestellt wie z.B. Vitamin E, Hyaluronsäure, Proteine und Proteinhydrolysate (▶ Kap. 4.2).

4.5.1 Allantoin

Allantoin (*INCI: Allantoin*) ist ein isolierter Wirkstoff des Beinwells. Es hat eine heilende, reizlindernde, leicht hydratisierende Wirkung und gibt der Haut ein glatteres, zartes Aussehen. Günstig ist die Verwendung von 0,1–0,5 % in Baby- und Kindercremes, After-Sun-Präparaten und gegen unreine Haut.

4.5.2 Aloe vera

Aloe vera (*INCI: Aloe barbadensis*) ist eine Pflanze der trockenen, heißen Gebiete. Der Saft des Marks ist seit mehr als 1000 Jahren für seine heilende Wirkung bekannt. Aloe-vera-Gel wird wegen seiner feuchtigkeitsspendenden, antimikrobiellen und regenerierenden Wirkung auf der Haut in Kosmetika eingesetzt. Es wirkt antiphlogistisch durch Hemmung der Bradykinin- und Prostaglandinsynthese und weist einen leichten Lichtfiltereffekt auf, wodurch es hervorragend als Zusatz in Sonnenschutzprodukten und After-Sun-Lotionen geeignet ist.

Das Gel eignet sich für alle Kosmetikbereiche vom Waschen bis zum Pflegen und für alle Altersgruppen.

◻ **Tabelle 4.7.** Biologische Zusatzstoffe in Kosmetika und ihre Wirkungen

Deutsche Bezeichnung	INCI o. »Linné«-Bezeichnung	Wirkweise
Aesculin	Esculin	gegen Karies, UVs
Akazie	Acacia farnesiana	feuchtigkeitsspendend
Alantoinat	Alcloxa (Ladival)	heilend, pflegend, regenerierend
Meeresalgen	Algae	feuchtigkeitsspendend, vitalisierend
Algenenzym-Photolyase	Plankton Extrakt (Photolyase)	regenerierend, UV-Schutz
Allantoin	Allantoin	heilend, pflegend
Aloe vera	Aloe barbadensis	feuchtigkeitsspendend, reizlindernd
Ammoniumglycyrrhizinat	Ammonium Glycyrrhizate	regenerierend, reizlindernd
Ananas	Ananas sativa	AHA, fältchenglättend
Aprikose	Prunus armeniaca	pflegend
Arganbaum	Argania spinosa	Lipid, pflegend, gegen Hautalterung
Arnika	Arnica montana	durchblutungsfördernd
Augentrost	Euphrasia officinalis	reizlindernd, abschwellend
Azulen	Azulene	reizlindernd
Ballonrebe	Cardiospermum halicacabum	pflegend, reizlindernd
Bambus (extrakt/-cellulose/-Peelingkörper)	Bambusa arundinacea	abrasiv, elastizitätsverbessernd, gelbildend
Baummoosextrakt	Evernia furfuracea Extract	Bz, Pa
Beinwell	Symphytum officinale	heilend, pflegend
Birke	Betula alba	adstringierend, haarwuchsfördernd??
alpha-Bisabolol	Bisabolol	reizlindernd
Brennnessel	Urticaria dioica	durchblutungsfördernd
Buche	Fagus sylvatica	fältchenglättend
Campher	Camphor	antiseptisch, erfrischend
Centella asiatica, Tigergras	Centella asiatica	entzündungshemmend, heilend, faltenmindernd
Chitin, wasserlösl.	Carboxymethyl Chitin	feuchtigkeitsspendend
Coffein	Caffeine	gegen Cellulitis, hautstraffend
Dattelpalme	Phoenix dactylifera	Phytohormone, feuchtigkeitsspendend
Enoxolon	Glycyrrhetinic Acid	hautpflegend, reizlindernd, regenerierend
Erdbeere	Fragaria vesca	AHA, fältchenglättend
Echiumöl	Echinum plantagineum	Lipid, hautpflegend, reizlindernd
Eichenmoosextrakt	Evernia prunastri Extract	Parfumstoff
Efeu	Hedera helix	Cel, HS, HG
Eucalyptus	Eucalyptus globulus	belebend
Farnesol	Farnesol	antimikrobiell, aromatisierend
Geleé Royale	Royal Jelly	feuchtigkeitsspendend
Gerste (Mehl, Treber)	Hordeum vulgare	absorbierend, reizlindernd, fettend
Ginkgo	Ginkgo biloba	gegen vorzeitige Hautalterung

❏ Tabelle 4.7 (Fortsetzung)

Deutsche Bezeichnung	INCI o. »Linné«-Bezeichnung	Wirkweise
Ginseng	Panax ginseng	beruhigend, pflegend
Granatapfel	Punica granatum	Polyphenol, gegen oxidat. Stress
Grapefruit	Citrus grandis	feuchtigkeitsspendend
Grüner Tee	Camelia oleifera	Schutz gegen Lichtschäden, Polyphenole
Guarana	Paullinia cupana	enthält Coffein
Gurke	Cucumis sativus	straffend
Habichtskraut	Hieracium pilosella	entschlackend, entstauend
Haferproteinhydrolysat	Hydrolyzed Oats	durchfeuchtend, glättend
Hamamelis	Hamamelis virginiana	adstringierend, antiphlogistisch
Heckenrose, Hagebutte	Rosa canina	belebend, vitaminhaltig
Heidelbeere	Vaccinium myrtillus	heilend
Heliotropin	Heliotropin	Duftstoff
Henna	Lawsonia inermis	farbgebend
Heublume	Elymus/Agropyron repens, lilium perenne, Bromus hordeaceus, Festuca pratensis	heilend??
Hibiskus	Hibiscus esculentus	Botoxeffekt, hautglättend
Hopfen	Humulus lupulus	heilend, beruhigend
Huflattich	Tussilago farfara	reizlindernd, heilend
Iris/Schwertlilie, florentiner, deutsche	Iris florentina, germanica	hautstraffend, Phytohormone
Isländisch Moos	Cetraria islandica	antimikrobiell, reizlindernd
Schwarze Johannisbeere	Ribes nigrum	Lipid, hautpflegend
Johanniskraut	Hypericum perforatum	durchblutungsfördernd, antiphlogistisch
Kaffee	Coffea arabica	Polyphenole, enthält Coffein
Kakao	Theobroma cacao	Polyphenole, enthält Coffein
Kamille	Chamomilla recutita	entzündungshemmend
Karotte	Daucus carota	pflegend durch Carotinoide
Kartoffelstärke	Potato Starch Modified	gelbildend
Klettenwurzel	Arctium lappa	hautpflegend
Kolanuss	Cola nitida	Polyphenole, enthält Coffein
Koriander	Coriandrum sativum	Lipid, hautpflegend
Kornblume	Centaurea cyanus	pflegend
Kristall-Mittagsblume	Mesembryanthemum crystallinum	NMF, UV-schützend
Kürbis	Cucurbita pepo	antiseborrhoisch
Lavendel	Lavandula angustifolia	entspannend, deodorierend
Lemongras	Cymbopogon martinii	belebend
Linalool	Linalool	Duftstoff
Lindenblüten	Tilia cordata o. vulgaris	hautpflegend
Luffa-Peelingkörper	Luffa cylindrica	abrasiv

◻ Tabelle 4.7 (Fortsetzung)

Deutsche Bezeichnung	INCI o. »Linné«-Bezeichnung	Wirkweise
Lycopin	Lycopin	kollagenschützend
Madecassoside	Madecassoside	feuchtigkeitsspendend, hautstraffend, UV-Schutz
Madonnenlilie	Lilium candidum	antioxidativ, regenerierend, feuchtigkeitsspendend
Malachit	Malachit	Mineral, stoffwechselanregend
Malve	Malva silvestris	beruhigend
Mango	Mangifera indica	Emo, HP, HG,
Matestrauch	Ilex paraguariensis	Polyphenole, enthält Coffein
Weiße Maulbeere	Morus alba	beruhigend, schmerzlindernd
Mäusedorn-Wirkstoff	Neoruscogenin	hautstraffend
Mäusedorn, Ruscogenin	Ruscus aculeatus, Ruscogenin	hautstraffend
Melisse	Melissa officinalis	belebend
Menthol	Menthol	kühlend, erfrischend
Menthyllactat	Menthyl Lactate	erfrischend
Menthylsalicylat	Menthyl Salicylate	antimikrobiell
Milchglucoproteine	Lactoferrin	feuchtigkeitsspendend, hautglättend
Natternkopf (Echiumöl)	Echium lycopsis	Lipid, hautpflegend
Neem	Azadirachata indica, Melia azadirachata	antimikrobiell, entzündungshemmend, regenerierend, gegen Haarausfall
Nelke	Eugenia caryophyllus	antimikrobiell
Olive (Fett, Extrakt, Schalen)	Olea europaea	abrasiv, hautpflegend, Polyphenole, Phytohormone
Orangenblüten	Citrus dulcis	pflegend, aromatisierend
Passionsfrucht	Passiflora incarnata	AHA, fältchenglättend
Propolis	Propolis cera	antimikrobiell
Phytosphingosin	Phytosphingosine	Lipid, hautpflegend
Raps(-öl)	Brassica campestris Sterols	gegen Hautalterung, Phytohormone
Reiherschnabelkraut	Erodium cicutarium	Polyphenole, enthält Coffein
Ringelblume	Calendula officinalis	entzündungshemmend
Rosen(wasser)	Rosa centifolia	reizlindernd
Rose	Rosa damascena	antimikrobiell, aromatisierend
Rosmarin	Rosmarinus officinalis	kreislaufanregend
Rosskastanie	Aesculus hippocastanum	venentonisierend, antiphlogistisch
Rotalgen, Carrageen	Chondrus crispus	gelbildend
Salbei	Salvia officinalis	antihidrotisch, entzündungshemmend, antibakteriell
Sanddorn	Hippophae rhamnoides	AHA, Emo, Li, Vit
Schachtelhalm	Equisetum arvense	antiphlogistisch, gewebefestigend
Schwarze amerk. Schlangenwurzel	Cimicifuga racemosa	Phytohormone, feuchtigkeitsspendend

4

◨ **Tabelle 4.7** (Fortsetzung)

Deutsche Bezeichnung	INCI o. »Linné«-Bezeichnung	Wirkweise
Sclerotium rolfssii Harz	Sclerotium Gum	gelbildend
Roter Sonnenhut	Echinacea purpurea	entzündungshemmend, hautpflegend, immunstimulierend
Spitzwegerich	Plantago lanceolata	antimikrobiell
Süßholz	Glycyrrhiza glabra	pflegend
Süßholzwurzel, Gan-cao	Glycyrrhiza uralensis	hautglättend, regenerierend, reizlindernd
Süßwasser Blaualgen	Phormidium uncinatum	gegen Hautalterung
Weiße Sumpfblume	Limnanthes alba Seed Oil	Lipid, hautpflegend
Subtilisin	Subtilisin	Enzympeeling
Szechuan-Pfeffer-Extrakt	Xanthoxylium bungeanum	gegen Cellulitis, entschlackend
Tee, grün, weiß, schwarz	Camelia sinensis	gegen oxidativen Stress, Polyphenole
Tee, grün, weiß, schwarz	Camelia assamica	gegen oxidativen Stress, Polyphenole
Teebaumöl	Melaleuca alternifolia	stark antimikrobiell
Thymian	Thymus serpyllum	antimikrobiell
Traube	Vitis vinifera	AHA, fältchenglättend
Weihrauch-Baum (Fette)	Boswellia serata	Lipid, heilend, pflegend, straffend
Jogurt-Pulver	Yogurt Powder	feuchtigkeitsspendend, glättend
Zwergsägepalme	Serrenoa serulata	Barriereschutz, reizlindernd

4.5.3 α-Bisabolol

α-Bisabolol (*INCI: Bisabolol*) ist der Hauptwirkstoff der Kamille. Er ist entzündungshemmend, aber weniger allergen als der Gesamtextrakt aus der Kamille. Die Wirkung des Bisabolols setzt erst einige Stunden nach der Anwendung ein. Die günstigste Einsatzkonzentration liegt bei 0,8 %. Der Kamillenwirkstoff eignet sich besonders für Babycremes im Windelbereich, empfindliche Haut, Lippencremes und After-Sun-Lotionen.

4.5.4 Coffein

Seit vielen Jahrhunderten wird Coffein (*INCI: Caffeine*) in Form der bekannten Genussmittel Kaffee, Tee und Kakao konsumiert, doch auch in anderen Teedrogen, wie Colanuss, Guarana, Mate- oder Reiherschnabelkraut ist Coffein enthalten (◨ Tab. 4.8). Coffein gehört wie Theophyllin und Theobromin zu den Xanthin-Derivaten (◨ Abb. 4.10) und wird teil-

weise aus Teepflanzen extrahiert oder fällt bei der Entcoffeinierung von Kaffee an. Es ist auch eine Totalsynthese oder eine Herstellung aus dem weniger wertvollen Theobromin möglich.

Die systemischen Wirkungen (▶ Übersicht 4.6) und auch einige der Wirkmechanismen des Coffeins sind hinreichend bekannt, doch der dermatologische Nutzen wurde bis jetzt nur wenig berücksichtigt. Wird Coffein in Liposomen oder ähnliche Trägersysteme verpackt, besteht die Möglichkeit, Coffein durch die oberen Hautschichten bis in das subcutane Fettgewebe zu schleusen. Hier verstärkt es die Lipolyse durch Aktivierung der Triacylglycerollipase, gleichzeitig wirkt es dehydrierend auf das Gewebe. Beides kann bei Cellulite genutzt werden, um das Fettgewebe zu reduzieren und zu entwässern; die Haut strafft und glättet sich (z. B. Crealite® Creaderm, Body Modelling® Gel Roc). Der entwässernde Effekt hilft auch gegen geschwollene Augen.

In neueren Studien wurde für Coffein eine haarwuchsfördernde Wirkung nachgewiesen. Vermutlich kommt dies durch die Neutralisation der

◻ Tabelle 4.8. Coffeinhaltige Drogen oder Zubereitungen

Pflanze/Zubereitung	INCI	Familie
Kaffee	Coffea arabica	Rubiaceae
Grüner/Schwarzer/Weißer Tee	Camelia sinensis	Theaceae
Grüner/Schwarzer/Weißer Tee	Camelia assamica	Theaceae
Kakao	Theobroma cacao	Sterculiaceae
Kolanuss	Cola nitida	Sterculiaceae
Matestrauch	Ilex parahuariensis	Aquifoliaceae
Guarana	Paullinia cupana	Sapindaceae
Reiherschnabelkraut	Erodium cicutarium	Geraniaceae

Übersicht 4.6. Bekannte Wirkungen des Coffeins

zentral stimulierend	Steigerung der Herzleistung bis Tachykardie
psychostimulierend	Steigerung der Leistungsfähigkeit bei Müdigkeit
anregend bis innere Unruhe	Förderung der Lipolyse
schlafhemmend bei Müdigkeit	Förderung der Glycogenolyse
broncholytisch	gehirngefäßverengend
vasodilatatorisch	kopfschmerzmindernd, gegen Migräne
diuretisch	atmungsaktivierend

---

negativen Testosteronwirkungen zustande, wie Verschlechterung der Hautbarriere sowie eine verminderte Zellteilung und -regeneration, die in der Summe zu Haarausfall führen.

4.5.5 Grüner Tee

Grüner Tee (*INCI: Camellia sinensis, -assamica, -oleifera*) wird in China schon seit 5000 Jahren getrunken. Im Allgemeinen werden zwei junge Triebe mit einer Knospe von den immergrünen Bäumen gepflückt und zu Grüntee verarbeitet. Um grünen Tee zu erhalten, müssen die Pflanzenenzyme, die bei schwarzem Tee zur Fermentierung genutzt werden und zur typischen dunklen Färbung führen, nach dem Pflücken sofort durch Hitze inaktiviert werden.

Grüner und schwarzer Tee enthalten in unterschiedlichen Konzentrationen vor allem Gerbstoffe, Polyphenole, Coffein und Fluorid.

Polyphenole (▶ Kap. 4.6.10) finden immer mehr Bedeutung im Einsatz gegen oxidativen Stress (▶ Kap. 4.6) aufgrund ihrer antioxidativen, kanzero-

protektiven und immunstimulierenden Wirkungen. Der Polyphenolgehalt des grünen Tees ist sehr hoch. Eine 2 %ige Konzentration des Tee-Extrakts in Kosmetika reicht aus, um effektiv Radikale auf der Haut abzufangen. Grüner Tee kann gegen Hautalterung, bei Lichtschäden und als UV-Schutz eingesetzt werden (Frei® Augen Creme; Mandel Handcreme, Fette-Köln).

Wird grüner Tee getrunken, sollte man ihn mindestens 5 min ziehen lassen, damit die Polyphenole eine nennenswerte Konzentration erhalten.

Das im Tee-Extrakt enthaltene Coffein ist für die Hautwirkung nicht von Bedeutung, da es ohne weitere Carriersysteme nicht ausreichend tief in die Haut eindringt.

4.5.6 Hamamelis, virginische Zaubernuss

Verwendet werden die Blätter oder die Rinde in Form eines Extraktes (*INCI: Hamamelis virginiana*). Die Pflanze enthält Gerbstoffe und ein ätherisches

Entzündungshemmende, biologische Wirkstoffe

Allantoin

alpha-Bisabolol

Xanthine

Coffein

Theophyllin

Theobromin

Triterpene aus Centella asiatica

Rhamnose-Glucose-Glucose

Madecassoside R1 = OH   R2 = rha-glc-glc-

Asiaticoside   R1 = H   R2 = rha-glc-glc-

◻ Abb. 4.10. Strukturformeln einiger biologischer Wirkstoffe

Öl. In Kosmetik und Medizin wird der Extrakt pur oder in Cremes und Salben zur besseren Wundheilung und gegen Entzündungen verwendet. Gegen Sonnenbrand soll eine 15 %-Lösung des Extraktes sehr hilfreich sein. Die Anwendung empfiehlt sich bei unreiner oder entzündlicher Haut und in After-Sun-Lotionen.

eingesetzt. Die Kamille wirkt entzündungshemmend, reizlindernd und heilungsfördernd auf der Haut und Schleimhaut. Die Verwendung des Öls kann zu Allergien führen im Gegensatz zu den einzelnen Wirkstoffen. Zur Anwendung kommt es in Zubereitungen gegen empfindliche, unreine Haut und Babycremes.

4.5.7 Kamille

Aus der Kamille (*INCI: Chamomilla recutita*) wird ein aromatisch riechendes, blaues, ätherisches Öl gewonnen. Dieses Öl wird als Tinktur verwendet oder zu Arzneimitteln oder Kosmetika weiterverarbeitet. Azulen und Bisabolol werden aus dem Öl isoliert oder synthetisch hergestellt und als Wirkstoffe

4.5.8 Kristall-Mittagsblume

Die Kristall-Mittagsblume (*INCI: Mesembryanthemum crystallinum*), auch genannt Eisblume oder Sodapflanze, liebt die Extreme und gedeiht in den unwirtlichsten Gegenden, die heiß, trocken und mit salzigen Böden ausgestattet sind. Sie hat viele besondere physiologische Tricks entwickelt, um auf die

Stressoren Trockenheit, Hitze und Salz bestmöglich zu reagieren. Die Mittagsblume enthält ein Gemisch verschiedenster hygroskopischer oder sehr hydrophiler Substanzen (▶ Übersicht 4.7), vergleichbar mit den NMF der menschlichen Haut (▶ Kap. 2.5.4), die der Pflanze eine Wasserbindung direkt aus der Luft ermöglichen und eine Wasserspeicherung über lange Zeit erlauben. Durch einen Hitzeschock wird in der Pflanze die Synthese von Flavonoiden und Betacyanen induziert, die sie vor UV-Strahlen schützen.

Die Stoffe, die das Überleben dieser Pflanze in unwirtlichen Gegenden sichern, können in der Dermatologie und Kosmetik gewinnbringend genutzt werden. Zubereitungen mit dem Mittagsblumen-Extrakt wirken beruhigend, pflegend und reizlindernd, vermindern Juckreiz, erhöhen die Hautfeuchte, verbessern die Barrierefunktion und sind bei trockener Haut, Neurodermitis, Alters- und Kinderhaut zu empfehlen. Die UV-Schutzwirkung kann in Sonnenschutzprodukten (Sonnenmilch Dr. Hauschka® Wala) unterstützend wirken.

Übersicht 4.7. Inhaltsstoffe der Kristall-Mittagsblume

Fruchtsäuren
Aminosäuren: Prolin
Mono- und disaccharide
Polysaccharide (gelbildend)
Zuckeralkohole
Flavonoide
Betacyane

4.5.9 Madecassoside, Centella asiatica oder Tigerkraut

Centella asiatica *(INCI: Centella asiatica),* bei uns auch »Tigergras« genannt, wächst vor allem in wärmeren Regionen. Seine unterschiedlichsten Wirkungen werden schon länger in der Volksmedizin (▶ Übersicht 4.8) Afrikas, Südamerikas und Asiens genutzt. Auch in der ayurvedischen Medizin ist es ein bekanntes Heilkraut. Seine Hauptwirkstoffe sind zwei Triterpenglycoside (◗ Abb. 4.10), die Asiaticoside und die Madecassoside *(INCI: Madecasso-*

Übersicht 4.8. Auswahl der volksmedizinischen Anwendungen von Centella asiatica

---

Anämie	Hypertonie
Asthma	Krampfadern
Bronchitis	Lepra
Cellulite	Malaria
Cholera	Nephritis
Dysmenorrhoe	Neuralgien
Gelenkrheuma	Senilität
GI-Geschwüre	Syphilis
Hämorrhoiden	Verbrennungen
Hepatitis	Wunden

---

side), Letztere werden auch isoliert in Kosmetika verarbeitet. Belegt ist, dass der Gesamtextrakt und auch die isolierten Wirkstoffe die Synthese verschiedener Kollagentypen in der Haut stimulieren und gleichzeitig antiphlogistisch wirken. Sie fördern die Wundheilung, die Reparatur und Regeneration der Altershaut (Redermic®-Serie La Roche-Posay), verringern die Narbenbildung und die Bildung von Schwangerschaftsstreifen (Creastrian® Creaderm).

4.5.10   Propolis

Propolis *(INCI: Propolis Cera)* ist die von Bienen hergestellte Kittsubstanz, um die Bienenstöcke abzudichten, Waben auszubessern oder auch Gegner einzubalsamieren und zu töten. Es ist ein komplexes Wachs-Harz-Gemisch mit wechselnder Zusammensetzung, je nach Jahreszeit und Sammelverhalten der Bienen. Das Wirksamste stammt von Pappeln. Die wirksamkeitsbestimmenden Stoffklassen sind: ätherische Öle, Phenol-Carbonsäuren und Flavonoide.

Einige dem Propolis nachgesagten Wirkungen konnten mittlerweile anhand der Wirkmechanismen klar belegt werden: z. B. die antibakterielle, antimykotische, antivirale, antiphlogistische, antioxidative und immunstimulierende Wirkung. Für die spasmolytischen, choleretischen, adstringierenden, lokalanästhetischen und wundheilungsfördernden Effekte steht der Nachweis noch aus.

Aufgrund dieser verschiedenen Wirkungen kann Propolis bei vielfältigen Hautdefekten und Erkrankungen in der Medizin und Körperpflege eingesetzt werden. Wichtig ist, dass nur kontrollierte, standardisierte Propolis-Extrakte verwendet werden, um eine sichere, gleichbleibende Wirkung zu gewährleisten.

Zu berücksichtigen ist, dass bei Anwendung auf der Haut Kontaktallergien auftreten können, weshalb die Substanz erst an einer münzgroßen Stelle auf Verträglichkeit getestet werden sollte. Bei Atopikern und Allergikern, vor allem bei Überempfindlichkeit gegenüber Perubalsam, Pappelknospen, Zimtrinde und Kaffeesäureestern, ist Propolis kontraindiziert.

4.5.11   Teebaum

Eine neue Entdeckung in der Naturkosmetik ist seit einiger Zeit das ätherische Öl des australischen Teebaums (*INCI: Melaleuca alternifolia*). Es wird ihm eine extrem starke antimikrobielle und auch fungizide Wirkung nachgesagt.

Die Verwendung sollte aber nicht zu euphorisch und kritiklos erfolgen, denn auch hier werden durch einen breitgefächerten Einsatz von Kosmetika mit Teebaumöl größere Schübe von Allergien erwartet. Man sollte dieses Öl am besten gezielt bei infektiösen Entzündungen auftragen, anstatt täglich geringe Dosen in Cremes anzuwenden, die allergische Reaktionen provozieren.

4.6   Stoffe zum Schutz vor oxidativem Stress, Lichtschäden und Hautalterung

Das intrinsische (innere) Altern der Haut ist ein natürlicher Prozess (▸ Kap. 2.7.7). Doch nur 10 % des tatsächlichen »Hautalters« soll durch die Gene verursacht sein. Entscheidend für das Altern der Haut sind die extrinsischen Faktoren, wie UV-Strahlung, Rauchen, Lebensführung, psychischer und physischer Stress, Ernährung, Zufuhr wichtiger Vitalstoffe, Alkoholkonsum etc.

Die oben genannten Stressoren verursachen verstärkte Stoffwechsel-, Abwehr- und Repairreaktionen und erhöhen dadurch den Sauerstoffverbrauch, wodurch vermehrt schädliche Radikale entstehen.

Die Haut steht unter sogenanntem »oxidativen Stress«. Unser Körper hat verschiedenste Schutz- und Immunreaktionen entwickelt, um den oxidativen Stress zu neutralisieren, doch sind seine Kapazitäten diesbezüglich begrenzt und werden bei der heutigen Lebensführung schnell ausgereizt. Diese biochemischen Stressreaktionen finden natürlich nicht nur in der Haut statt, sie können in jeder Körperzelle zu jeder Zeit auftreten. Die Schäden durch reaktive Sauerstoffspezies (ROS) fallen nur an der Haut offensichtlicher ins Auge! In der Regel bedeutet dies, dass nicht nur Hautpflege »von außen«, sondern auch eine Körperpflege »von innen« betrieben werden sollte.

Viele der folgenden Substanzen können auch mit größeren oder unterstützenden Effekten über die Nahrung zugeführt werden. Es sollte dabei berücksichtigt werden, dass die Zufuhr dieser Vitalstoffe über natürliche Lebensmittel wesentlich positiver bewertet wird, als die Einnahme einzelner, hochdosierter, isolierter Stoffe über Nahrungsergänzungsmittel.

[Im Folgenden werden Substanzen, die vor allem den oxidativen Stress neutralisieren und in Stoffwechsel- und Syntheseabläufe eingreifen, als »Anti-aging-Wirkstoffe (Aa)« bezeichnet. Substanzen, die in diesem Buch in die Gruppe der »Antioxidantien (AO)« eingeordnet werden, dienen vor allem dem Schutz der Produkte vor dem Ranzigwerden. Einige dieser Stoffe wirken auch gegen oxidativen Stress und werden in diesem Fall auch als Anti-aging-Wirkstoffe ausgewiesen. Die beiden Wirkstoffklassen bilden eine gewisse Schnittmenge.]

Um die Hautalterung zu verlangsamen und deren Symptome zu minimieren, können außer Anti-aging-Wirkstoffen auch noch andere Stoffgruppen eingesetzt werden, z. B.:

- **Moisturizer** (▸ Kap. 4.2) für eine bessere Hautfeuchte,
- **Fruchtsäuren, AHA** (▸ Kap. 4.3) zur Faltenentfernung und Durchfeuchtung,
- **Lipide** (▸ Kap. 4.4 u. 6.3), zur Verbesserung des Fettgehalts,
- **Ceramide und Liposomen** (▸ Kap. 4.4), um die Barrierefunktion zu verbessern,
- **beruhigende, entzündungshemmende** Stoffe (▸ Kap. 4.5).

Umgekehrt können die Anti-aging-Wirkstoffe nicht nur gegen die Hautalterung eingesetzt werden, sondern auch bei Hautzuständen, die sich durch erhöhten oxidativen Stress, verstärkte Immun- und Entzündungsreaktionen und erhöhte Stoffwechseltätigkeiten auszeichnen, wie z. B. Neurodermitis, Akne, Psoriasis, geschädigte Baby- und Kinderhaut, Sonnenschutz, Schwangerschaftsstreifen etc.

4.6.1 Vitamine gegen oxidativen Stress

Vitamine, die antioxidativ wirken, sind Vitamin A *(INCI: Retinol)*, Vitamin A-Aldehyd *(INCI: Retinaldehyd)*, Vitamin A-Säure (Tretionin), einige Carotinoide, Vitamin C *(INCI: Ascorbic Acid)* und E *(INCI: Tocopherol,* ▶ Kap. 4.1).

Vitamin C und E können auch als Zusatzstoffe gegen das Ranzigwerden verarbeitet werden, da sie auch ohne unterstützende enzymatische Reaktionen als Redoxsysteme arbeiten. Es wird jedoch empfohlen, Vitamin C und E immer in Kombination zu verabreichen, da sich sonst im einfachsten Fall ihre Wirkung verbraucht, im schlimmsten Fall entwickeln sie einen prooxidativen Effekt.

4.6.2 Selen

Selen *(INCI: Selen)* gehört zu den Spurenelementen. Es übt seine Wirkung meist als Co-Faktor enzymatischer Reaktionen in Form selenocycsteinhaltiger Proteine aus. Viele der selenhaltigen Enzymsysteme sind an antioxidativen Reaktionen beteiligt und fördern immunologische Prozesse, vor allem solche, die Tumorzellen abwehren, beseitigen oder im Wachstum hemmen. Diese antioxidativen und kanzeroprotektiven Wirkungen können auch auf der Haut genutzt werden und finden in Produkten gegen Hautalterung und oxidativen Stress Eingang. Das Spurenelement wird in der Regel in Form eines selenhaltigen Quellwassers verarbeitet und taucht in den INCI nicht als einzelner Bestandteil auf (z. B. La Roche-Posay-Produkte).

4.6.3 Adenosin und Magnesium

Magnesium *(INCI: Magnesium)*, als Mineralstoff, und Adenosin *(INCI: Adenosin,* ◘ Abb. 4.11*)*, als Nucleosid, bilden eine Kombination, die zur Entspannung der Hautzellen führt, aber nicht gegen oxidativen Stress wirkt. Das Magnesium verhindert, dass Calciumionen in die Zelle einströmen, die für die Mikroanspannung der Haut verantwortlich sind. Unterstützt wird die Wirkung durch das Adenosin, welches zu einem Anstieg des cAMP-Spiegels in der Zelle führt, wodurch kontraktionsfördernde Enzyme blockiert werden. Es erfolgt eine Art »Lähmung« der feinen Mimikfalten, vergleichbar mit der Wirkung von »Botox«, abgesehen davon, dass die Magnesium-Adenosin-Kombination nicht toxisch ist (Myokine® gegen Augenfalten, Vichy).

4.6.4 UV-Filter

UV-Strahlen übernehmen mit 80 % den Löwenanteil an der extrinsischen Hautalterung, das sogenannte »photoaging«. Der gefährlichste Aspekt zu langer und intensiver UV-Bestrahlung ist jedoch das erhöhte Krebsrisiko, es ist die Hauptursache für die Entstehung maligner Hauttumoren. Deshalb wird von Dermatologen immer öfters empfohlen, Tageskosmetik mit UV-Schutzstoffen zu versehen. (Sonnenschutz: ▶ Kap. 8).

4.6.5 Photolyase

Ein neuartiges Wirkprinzip im Bereich »Radikalschutz« sind Stoffe, die geschädigte DNA/RNA regenerieren, im Gegensatz zum üblichen Prinzip der Synthesehemmung von Radikalen oder ROS. In der Blaualge, *Anacystis nidulans,* fand man eine entsprechende Substanz, das Enzym Photolyase *(INCI: Plancton extract)*.

Trifft UVB-Strahlung auf unsere ungeschützte Haut, führt dies in erster Linie zu DNA-Schäden in den Keratinozyten, dabei entstehen unerwünschte Photoprodukte: z. B. Cyclobutan-Pyrimidin-Dimere (CPD). Diese Dimere bilden den Hauptteil der Photoprodukte. Sie sollen für die Auslösung von Mutationen der Tumorsupressorgene verantwortlich sein

4

und immunsupressiv wirken. Beides begünstigt die Entstehung von Krebszellen und Tumoren.

Wird das Enzym Photolyase liposomal verkapselt auf die Haut aufgetragen, dringt es in die Hornschicht ein und wird in die Keratinozyten transportiert. In der Zelle bindet es an die CPD, bricht die Dimerisierung auf und regeneriert diesen DNA-Bereich. Da der enzymatische Vorgang durch Licht von 360–500 nm angetrieben wird, nennt sich dies auch »Lichtreparatur«, light repair oder »Photoreaktivierung«. Photolyase kann in Sonnenprodukten als zusätzlicher Schutz zu den UV-Filtern oder in After-Sun-Produkten, um die entstandenen schädlichen Dimere zum Teil (bis zu 40–45 %) zu regenerieren (Ladival® Regeneration-Serie, STADA), eingesetzt werden.

4.6.6 Superoxiddismutase (SOD)

Die Superoxiddismutase *(INCI: Superoxiddismutase)* ist ein antioxidativ wirkendes Enzym, das im menschlichen Körper in hohen Konzentrationen zu finden ist. Es wandelt hochreaktive Superoxidradikale in weniger aktives Wasserstoffperoxid um, welches von den Enzymen Glutathionperoxidase und Katalase weiter zu ungefährlichem Wasser und Sauerstoff abgebaut wird. Damit im Körper überhaupt SOD entstehen kann, benötigt unser Körper als Co-Faktoren die Spurenelemente Mangan, Kupfer und Zink, die nicht nur die Synthese anregen, sondern auch die Funktion der SOD unterstützen. Fehlen diese Elemente, kann SOD weder gebildet noch können Radikale entgiftet werden. Damit eine SOD-Gabe oral oder lokal sinnvoll ist, muss zunächst der Mangan-, Zink- und/oder Kupfermangel behoben werden.

Eine aktive SOD kann Superoxidradikale umwandeln, Schwermetalle entgiften, das Immunsystem stärken, die Arbeit des Herzmuskel unterstützen, entzündungshemmend wirken, das Gefäßendothel und vor Arthritis schützen, die Osteoporosebildung vermindern, die Krebsentstehung reduzieren und Alterungsprozesse vermindern. In der Haut kann es UV-induzierte Lichtschäden beheben und die Entstehung von Falten und Altersflecken minimieren.

Die Anwendung von Enzymen auf der Haut stellt eine galenische Herausforderung dar. Zunächst

muss das relativ große Eiweißmolekül in spezielle Transportsysteme verpackt werden, um in die Hornschicht und speziell in die Keratinozyten eindringen zu können. Enzyme sind außerdem aufgrund ihrer Eiweißstruktur chemoinstabil, werden bei 40°C inaktiviert und im Normalfall ab 60°C denaturiert. Auch einige Hilfs- und Wirkstoffe in Dermatika und Kosmetika können naturgemäß zur Zerstörung der Eiweiße führen, wie Alkohole, Tenside oder Säuren. Aufgrund dieser Schwierigkeiten wird die Superoxiddismutase nicht häufig verarbeitet. Sie kann in Anti-aging-, Sonnenschutz- oder After-Sun-Produkten genutzt werden (Protection17 Liposomen-Gel, Reflex30, Aftersun Gel-Lotion Ultrasun®).

4.6.7 *α*-Liponsäure

Alpha-Liponsäure *(INCI: Thioctic Acid)* ist ein sehr effektives Antioxidans (◘ Abb. 4.11). Es regeneriert vor allem antioxidative Systeme unseres Körpers, woraus sich eine Vielzahl von Folgewirkungen ableiten lassen. Aufgrund seines chemischen Aufbaus ist es sowohl in lipophilen als auch in hydrophilen Gewebebereichen zu finden. Es verbessert die Energieversorgung der Nervenzellen, stärkt deren Eigenschutz und kommt vor allem bei diabetischen Nervenschäden zum Einsatz. In Deutschland hat es sich auf dem Kosmetikmarkt noch nicht durchgesetzt, jedoch erfreut es sich in den USA einer wesentlich größeren Beliebtheit. In hohen Konzentrationen wirkt es auf der Haut ähnlich wie ein Fruchtsäurepeeling.

4.6.8 Squalen

Squalen *(INCI: Squalene)* ist ein Triterpen (◘ Abb. 4.11), welches in der Pflanzen- und Tierwelt weit verbreitet ist: z. B. in Olivenöl *(INCI: Olea europaea)*, Arganöl *(INCI: Arganis spinosa,* ► Kap. 4.4.3), Kürbiskernöl *(INCI: Curcubita pepo)*. Der Mensch synthetisiert es im Zuge der Cholesterin-Biosynthese selbst. Es ist in allen Körperregionen in unterschiedlichen Konzentrationen zu finden. Im Sebum der Talgdrüsen macht es einen Anteil von 12 % aus.

◻ Abb. 4.11. Strukturformeln einiger Wirkstoffe gegen oxidativen Stress

In epidemiologischen Studien konnte wiederholt ein deutlicher Schutz des kardiovaskulären Systems und eine gesundheitsfördernde Gesamtwirkung durch eine mediterrane Ernährung nachgewiesen werden. Auf der Spurensuche stieß man unter anderem auf das Squalen, welches im Olivenöl, ein für diese Ernährung typischer Bestandteil, in außergewöhnlich großer Menge vorkommt. Ab sofort wurde Squalen unter neuen Gesichtspunkten auf seine protektiven Effekte hin untersucht. Auch wenn noch nicht alles eindeutig geklärt und nachgewiesen ist, kristallisieren sich folgende Wirkungen heraus:

- antioxidative,
- antikarzinogene,
- immunstimulierende,
- hautschützende Wirkung.

Auf der Haut ist es als lipophile Kohlenwasserstoffverbindung eine Substanz der natürlichen Barriereschicht, sie zieht leicht in die Haut ein, macht sie glatt und geschmeidig und verringert den TEWL. Durch seine antioxidative Wirkung kann es die Radikalbildung durch oxidativen Stress neutralisieren und die Lipidperoxidation hemmen. Es schützt somit die Zellmembranen und vermindert dadurch Lichtschäden der Haut. Es wirkt den degenerativen Prozessen der Keratinozyten und der Faltenbildung entgegen. Wegen der immunstimulierenden und wundheilungsfördernden Effekte ist es auch günstig bei atopischem Ekzem, Babyhaut und rissiger, trockener, sensibler und gereizter Haut (Lipoderm Creme, Creme Repair, Hans Karrer; Fadiamone®, Creaderm; Tagesemulsion, Louis Widmer®).

4.6.9 Coenzym Q10

Das Coenzym Q10 (INCI: Ubiquinone, ◻ Abb. 4.11) gehört zu den Ubichinonen. Es wird vom Körper selbst produziert und durch Nahrungsaufnahme ergänzt. Im Alter nimmt die Biosyntheserate ab, wobei aber der Bedarf z. B. durch vermehrten oxidativen Stress eher zunimmt. Diese negative Q10-Bilanz kann mit entsprechenden Nahrungsmitteln ausgeglichen werden. Nennenswerte Q10-Konzentrationen finden sich in Fisch (besonders Sardinen), Fleisch, Geflügel, Olivenöl, Sojabohnen, Walnüssen, Mandeln, ölhaltigen Früchten und Gemüse (Spinat und Broccoli), wenig in Milchprodukten.

Funktionen des Coenzyms Q10:

- Energiegewinnung, Bildung von ATP,
- neutralisiert Radikale, antioxidativ,
- membranstabilisierend.

Q10 ist in den Mitochondrien ein unersetzbares Coenzym der Atmungskettenphosphorylierung, durch die ATP gebildet wird. Gleichzeitig fallen bei diesen sauerstoffverbrauchenden Reaktionen auch freie Radikale an (► Kap. 3.2), die durch dieses Coenzym neutralisiert werden, bevor sie Zellschäden hervorrufen.

Des Weiteren lagert sich Q10 als lipophiles Molekül in die Lipid-Doppelschicht der Zellmembranen ein und stabilisiert deren Struktur durch seine Beweglichkeit in der Membran.

Messungen des Q10-Gehalts in der Haut ergaben, dass dieser bei oxidativem Stress (z. B. UVA-Strahlen) stark absinkt. Aus diesem Grunde ist es sinnvoll, Ubichinon direkt auf die Haut zu applizieren, um die Defizite vor Ort auszugleichen. Als lipophiles Molekül kann es auch tiefere Hautschichten erreichen und wirkt hier gegen oxidativen Stress,

Lichtschäden und Hautalterung (Sebamed®, Spezial Nachtcreme/Aufbaucreme/Augencreme/Hautstraffende Lotion; Anti-Faltenmaske, Mandel Nachtcreme, Fette Köln).

Ubichinon wird in allen Zellen unseres Körpers benötigt und übt wichtige Schutzfunktionen aus. Seine Funktionen sind noch nicht vollständig geklärt, so dass weitere Forschungen womöglich noch andere Anwendungsmöglichkeiten mit sich bringen.

4.6.10   Polyphenole

Die Polyphenole gehören zu den sekundären Pflanzeninhaltsstoffen, die viele Jahre als unnützer Ballast in pflanzlicher Nahrung angesehen wurden, der getrost »weggezüchtet« werden konnte. Eine grobe Fehleinschätzung, die in den letzten Jahren komplett verworfen wurde! Es stellte sich heraus, dass sich in dieser Stoffklasse viele, teils noch unbekannte, pharmakologisch hochwirksame Substanzen (> 100 000) verstecken, die nicht nur arzneiliche Wirkungen besitzen, sondern auch für das Wohlbe-

finden und die Gesundheit des Menschen entscheidend sind.

Die Polyphenole, als Untergruppe der sekundären Pflanzeninhaltsstoffe, sind eine sehr heterogene Gruppe altbekannter, biogener Substanzen (◘ Tab. 4.9, ◘ Abb. 4.12), deren neuer »Stoffklassen-Name« sich erst in den letzten Jahren entwickelte. Gemeinsam ist ihnen eine oder mehrere phenolische Gruppen und eine ganz spezielle Palette von Wirkungen (► Übersicht 4.9).

Übersicht 4.9. Wirkungen der Polyphenole

antioxidativ
antikarzinogen
immunstimulierend
antiphlogistisch
antimikrobiell
antithrombotisch
blutzuckersenkend
antihypertonisch

◘ **Tabelle 4.9.** Unterteilung der Polyphenole

Stoffklasse	Substanzen	Vorkommen (Beispiele)
Phenylpropanderivate		
Hydroxyzimtsäuren	Kaffeesäure, Ferulasäure und p-Cumarsäure	Kaffee, Weizenvollkorn, Weintrauben, Citrussäfte
Lignane	Enterolacton, Matairesinol, Secoisolariciresinol	Roggen, Leinsamen, Kampherbaum, Lorbeer, Brennnesselwurzel
Benzoesäurederivate		
Hydroxybenzoesäuren	Ellagsäure, Vanillinsäure und Gallussäure	Rotwein, Weißwein, Walnüsse, Pekannüsse, Himbeere u. Erdbeere
Gallotannine	–	–
Flavonoide		
Catechine	Epigallocatechin-3	grüner u. schwarzer Tee
Proanthocyanidine	Procyanidin B1, B2	Rotwein
Anthocyanidine	Malvidin, Pelargonidin	blaue Trauben, Heidelbeere, Äpfel, Kirschen
Flavonole	Kämpferol, Quercetin und Myricetin	Eiche
Flavone	Luteolin, Apigenin	Sellerie
Flavanone	Naringenin, Hesperetin	Orange, Grapefruit
Dihydrochalkone	Phloridzin	Apfel, Erdbeere
Stilbene	Resveratrol	Rotwein, Weintrauben, Erdnüsse
	e-Viniferin	Rotwein, Weintrauben
	Piceatannol	Rotwein, Weintrauben

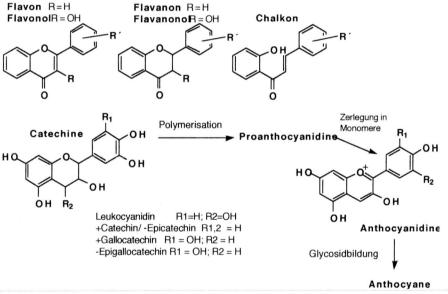

1. Phenylpropanderivate

Zimtsäurederivate

R1= verschiedene Alkohole

R 2,3,4 = H, OH oder/und OCH3

Dimerisierung → **Lignane**

2. Benzoesäuredrivate

Gallussäure

R1= H, verschiedene Alkohole

R2,3,4 = H, OH oder/und OCH3

Veresterung mit z.B. Zuckern, Alkoholen oder Polymerisierung → **Gallotannine** (Gerbstoffe)

3. Phenylchromanderivate und Flavonoide

Flavon R = H
Flavonol R = OH

Flavanon R = H
Flavanonol R = OH

Chalkon

Catechine

Polymerisation → **Proanthocyanidine**

Zerlegung in Monomere →

Leukocyanidin R1=H; R2=OH
+Catechin/ -Epicatechin R1,2 = H
+Gallocatechin R1 = OH; R2 = H
-Epigallocatechin R1 = OH; R2 = H

Anthocyanidine

Glycosidbildung ↓

Anthocyane

4. Stilbene

Piceatannol

Polymerisierung

Resveratrol → **ε-Viniferin**

☐ **Abb. 4.12.** Strukturen der Polyphenole

Vom heutigen Wissensstand aus gesehen, sind die Polyphenole eine sehr junge Stoffklasse. Immer wieder werden neue Berichte über polyphenolhaltige Pflanzen, Extrakte und Wirkstoffe veröffentlicht. Aufgrund der Geschwindigkeit der Neuentdeckungen konnten viele der positiven Effekte noch nicht für alle Stoffe eindeutig nachgewiesen werden. Auch die Kenntnis über die Wirkmechanismen, zusätzliche Funktionen und Risiken der Substanzen stehen bei vielen noch aus. Deshalb kann dies, was hier steht, noch lange nicht vollständig und unwiderlegbar sein, es ist nur eine Momentaufnahme und ein kleiner Ausschnitt dieses unendlichen Forschungsfeldes. Wie Sie sich schon denken können, ist die Wirkung der Polyphenole auf der Haut in Form einer topischen Applikation das jüngste Kind in diesen Studien!

Folgende Wirkungen können auf der Haut von Vorteil sein: die antioxidative, antikarzinogene, antiphlogistische, antimikrobielle und immunstimulierende.

Polyphenole werden meist in Form von Pflanzenextrakten in Kosmetika eingearbeitet, weniger in Form der isolierten Reinsubstanz. Sie weisen positive Effekte gegen Hautalterung und Faltenbildung auf. In Sonnenschutz- und After-Sun-Produkten können Lichtschäden verringert werden. Die Symptome der gereizten, entzündeten, strapazierten oder neurodermitischen Haut werden gelindert.

Zum Einsatz kommen zum Beispiel folgende Pflanzen, -extrakte, -öle und -auszüge:

- grüner Tee *(INCI:Camelia oleifera/-assamica/-sinensis)*, (► Kap. 4.5)
- Kaffee *(INCI: Coffea arabica)*, (► Kap. 4.5),
- Weintrauben *(INCI: Vitis vinifera)*, (z. B. Neutrogena® Anti-Aging-Handcreme),
- Arganöl *(INCI: Argania spinosa)*, (► Kap. 4.4.3),

- Olivenöl *(INCI: Olea europaea)*, (► Kap. 4.4.3),
- Erdnussöl *(INCI: Arachis hypogaea)*,
- Walnussöl *(INCI: Juglans regia)*.

Aber auch isolierte natürliche oder halbsynthetische Pflanzenwirkstoffe werden verwendet, z. B.:

- α-Glycosilrutin *(INCI: Glycosilrutin)*, aus den Blättern des Pagodenbaums mit anschließender Glykolisierung (Eucerin® HydroProtect, Sonnenallergieschutz Creme-Gel, After-Sun Gel, Age Protecting Gesichtscreme 25),
- Resveratrol *(INCI: Resveratrol)*, aus der roten Weintraube,
- ε-Viniferin *(INCI: ε-Viniferin)*, aus der roten Weintraube (Ladival® Sonnenschutzprodukte, STADA).

4.6.11 Phytoestrogene und Phytohormone

Phytoestrogene sind vor allem als Alternative zur Hormonersatztherapie zur Behandlung der Wechseljahresbeschwerden bekannt. Über die Wirkungen auf der Haut ist derzeit noch nicht viel veröffentlicht. Wird der Nachweis erbracht, dass natürliche Phytoestrogene ausreichend in die Haut aufgenommen werden, könnten sie zukünftig als effektiver Wirkstoff gegen hormonbedingte Hautalterung eingesetzt werden.

Phytoestrogene weisen einen Isoflavon-, Coumestan- oder Lignangrundkörper auf und zählen somit chemisch zu den Polyphenolen (◘ Abb. 4.13). Sie kommen im Blatt- und Fruchtanteil verschiedener Pflanzen vor und werden durch verschiedene Gemüse, Beeren, Samen und Hülsenfrüchte durch die Nahrung aufgenommen (◘ Tab. 4.10).

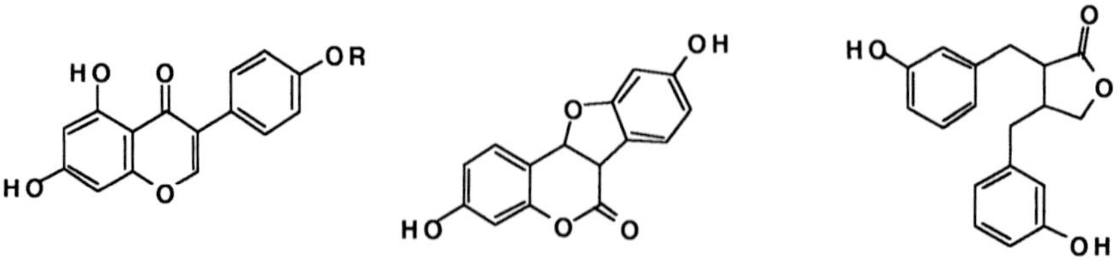

Isoflavone: Genestein   Coumestane: Coumestrol   Lignane: Enterolacton

◘ **Abb. 4.13.** Phytoestrogen-Strukturen

Tabelle 4.10. Vorkommen verschiedener Phytoestrogene		
Grundgerüst	**Wirkstoffe**	**Pflanzen**
Coumestane	Coumestrol	Alfalfa, Soja, Rotklee
Lignane	Enterolacton, Matairesinol, Secoisolariciresinol	Roggen, Leinsamen, Kampherbaum, Lorbeer, Brennnesselwurzel, Wasserfenchelfrüchte, Fichte, Eibe
Isoflavone	Genestein, Daidzein, Formononetin	Soja, Fabaceae-Arten, Leguminosen-Arten, Büschelbohne, Lupinen, Kleearten, Besenginsterkraut, Färberginsterkraut, Traubensilberkerze, Süßholz, Bockshornklee

Aufgrund ihrer Strukturähnlichkeit mit dem körpereigenen Hormon 17β-Estradiol binden sie vor allem an Estrogen-Rezeptoren, teilweise auch an Progesteron- und Testosteron-Rezeptoren. Zurzeit sind vom Estrogen-Rezeptor der α- und β-Subtyp bekannt. Die pflanzlichen Hormone haben eine erhöhte Affinität zum β-Rezeptor und beeinflussen, oral eingenommen, das Herzkreislaufsystem, das Knochengewebe und das Gehirn, weniger das Brustgewebe und den Uterus, die durch den α-Rezeptor gesteuert werden. Die Affinität zu den beiden Estrogen-Rezeptoren kann sich aber, abhängig von der endogenen Estrogenproduktion, verändern bzw. umkehren und auch verstärkt zu antagonistischen Effekten führen. In epidemiologischen und klinischen Studien konnten des Weiteren kanzeroprotektive und antioxidative Wirkungen nachgewiesen werden. Diese beruhen auf antagonistischen und agonistischen Effekten gegenüber verschiedenen Enzymsystemen. Die Hemmung der DNA-Topoisomerase und Tyrosinkinase beispielsweise, stoppt überwiegend die Proliferation von Krebszellen (z. B. Leukämie- und Melanomzellen), die Tumorentstehung und das -wachstum wird vermindert. Der antioxidative Effekt entsteht durch Hemmung der Radikalbildung. Die Zelle wird geschützt und ein programmierter Zelltod (Apoptose) verhindert. Unterstützt wird die antioxidative Wirkung durch Aktivierung der Superoxiddismutase und der Glutathionperoxidase, beides Enzyme, die ROS neutralisieren.

Die drastischen hormonellen Veränderungen im Klimakterium führen innerhalb weniger Wochen zu einer Veränderung des körperlichen Status und des Hautbildes. Der Kollagengehalt im Corium nimmt in den ersten fünf Jahren bis zu 30 % ab. Es wird weniger Hyaluronsäure produziert, die in der extrazellulären Gel-Matrix der Lederhaut das Wasser bindet und den Hautturgor aufrechterhält. In der Summe wird die Haut trockener, sie verliert ihre Festigkeit und die Kontur. Die Phytoestrogene könnten bei ausreichender Resorption den Hormonmangel in der Haut ausgleichen und durch die kanzeroprotektive und antioxidative Wirkung insgesamt zu einem Anti-aging Effekt führen. Die Haut bleibt straff und verliert weniger Feuchtigkeit und sie ist gegen ein gewisses Maß an oxidativem Stress gefeit.

4.7 Exfoliation und Peelingsubstanzen

Ein Peeling oder eine *Exfoliation* ist das Abtragen der obersten Hornschichten. Danach soll die Haut glatter und jünger aussehen und durch die Entfernung überschüssiger Hornschüppchen ihr stumpfes Aussehen verlieren.

Bei einem Peeling müssen drei verschiedene Wirkprinzipien unterschieden werden:
- die physikalische Entfernung durch Abrasiva,
- die chemische Entfernung vor allem durch AHAs (► Kap. 4.3),
- die biologische Schälkur mit Enzymen.

Bei einer **physikalischen Entfernung** der Hornschüppchen kommen meist O/W-Cremes oder Emulsionen zum Einsatz, die feine, abgerundete Schleifpartikel, sogenannte *Abrasiva*, enthalten. Durch kreisende Bewegungen wird die Peelingcreme auf dem Gesicht oder Körper einmassiert und trägt dadurch ähnlich einem Schleifpapier die oberen losen, toten Schüppchen ab. Follikelöffnungen werden dadurch geöffnet und einer Verstopfung der Ausgänge vorgebeugt, empfehlenswert bei einer Prä-Akne. Die Schleifpartikel müssen sehr fein und ohne scharfe Kanten sein um eine Verlet-

◘ Tabelle 4.11. Peelingsubstanzen, Abrasiva

Deutsche Bezeichnung	INCI o. »Linné«-Bezeichnung	Wirkweise
Abrasiva, Peelingsubstanzen, Schleifmittel		
Aluminiumsilicat	Aluminium Silicate	Abr, Abs, TM
Aluminiumsilikatnatrium	Sodium Silicoaluminate	Abr, GB
Aprikosenkerne, pulverisiert	Prunus Armeniaca	Abr, Abs
Diatomeen Erde	Diatomaceous Earth	Abr, Abs
Kaolin	Kaolin	Abr, Abs
Kieselerde	Hydrated Silica	Ab, PG, Vst
Kieselgur	Silica	PG, Vst
Mandelkleie	Prunus dulcis	Abr
Mikrokristalline Cellulose	Microcristalline Cellulose	Est, Vst, PG
Montmorillonit	Montmorillonite	Est, Vst
Natriumdiatomer	Sodium Diatomere	Abr
Polyethylengranula	Polyethylene	Abr, ASt, FB
Talkum	Talc	Abs
Walnussschalen, pulverisiert	Juglans regia	Abr
Enzympeelingsubstanzen		
Ananas	Ananas sativa	AHA, Pee
Papaya	Carica Papaya	AHA, Pee
Subtilisin	Subtilisin	Enz, Ker, Pee
a-Hydroxysäuren, Fruchtsäuren		
vgl. ◘ Tab. 4.11 AHA und sonstige Säuren		

◘ Tabelle 4.12. Komedogene, aknegene Stoffe

Deutsche Bezeichnung	INCI
Fette, Wachse	
Erdnussöl	Arachis Hypogaea
Kakaobutter	Theobroma cacao
Kokosöl	Cocos nucifera
Maiskeimöl	Zea mays
Olivenöl	Olea europaea
Safloröl, Distelöl	Carthamus tinctorius
Sesamöl	Sesamum indicum
Wollwachs	Lanolin
»zersetzte« Salbengrundlagen	–
Lösungsmittel- und vermittler	
Butylstearat	Butyl Stearate
Hexylenglycol	Hexylene Glycol
Macrogol 300	PEG-6
Macrogol-2-myristylpropionat	PEG-2Myristyl Propionate
Stearinsäure	Stearic Acid
Waschsubstanzen, Tenside	
Isopropylmyristat	Isopropyl Myristate
Natriumlaurylsulfat	Sodium Laurylsulfate
Ölsäure	Oleic Acid
Wirkstoffe	
Schwefel	Sulfur

zung der Haut zu vermeiden. Als Abrasiva werden teilweise natürliche Erden, Seesand oder Silikate eingesetzt. Als pflanzliche Abrasiva gibt es Mandelmehl, pulverisierte Walnussschalen, Aprikosen- oder Olivenkerne, Jojobawachskügelchen, verschiedene Cellulosederivate und aus dem synthetischen Bereich zu kleinen Kugeln geformte Polyethylene (❏ Tab. 4.11). Geeignet sind Peelingcremes für jeden Hautzustand, nur sollte sich der empfindlich trockene Typ nicht zu oft dieser Prozedur unterwerfen.

Bei einem **chemischen Peeling** werden Salicylsäure oder α-Hydroxysäuren eingesetzt (▶ Kap. 4.3). Sie können je nach Produkt und Hersteller nur die obersten toten Schüppchen, die oberen Hornschichten bis zur Epidermis »abschälen«.

Bei einer **Enzymschälkur** werden eiweiß- und fettspaltende Enzyme verwendet, die pflanzlicher oder tierischer Herkunft sein können. Sie lösen relativ schonend den Zellkitt, wodurch einzelne Hornzellen leicht entfernt werden können. Diese Methode ist auch für empfindlichere Hauttypen geeignet. Eiweißspaltende Enzyme sind z. B.:

- Subtilisin *(INCI: Subtilisin)* aus *Bacillus licheniformis* (Eucerin® Enzym S)
- Bromelain aus der Ananas *(INCI: Ananas sativa)*
- Papain aus Papaya *(INCI: Carica Papaya)*

4.8   Komedogene Stoffe

Diese Stoffklasse ist in diesem Kapitel ein Spezialfall, denn es handelt sich nicht um Wirkstoffe, sondern um Substanzen mit einer unerwünschten Wirkung, der Verursachung von Mitessern.

Es ist eine sehr heterogene Gruppe mit Substanzen aus unterschiedlichen Bereichen, die vor allem von Personen mit der Neigung zu unreiner Haut und Akne oder solchen, die schon darunter leiden, möglichst gemieden werden sollte (❏ Tab. 4.12). Diese Substanzen begünstigen unterschiedlich stark die Entstehung von Komedonen (Mitessern). Leider sieht man den Substanzen anhand ihrer Chemie und Pharmakologie die komedogene oder aknegene Wirkung nicht an. Deshalb wird am Kaninchenohr die komedogene Wirkung jedes einzelnen Stoffes getestet, da noch keine besseren Testmethoden zur Verfügung stehen.

5 Reinigung der Haut und der Haare

◻ Tabelle 5.1. Wichtige Begriffe und ihre Übersetzung

Fachbegriff	vereinfachte Übersetzung
hydrophil	wasserliebend
hydrophob	wasserabstoßend
lipophil	fettliebend
lipophob	fettabstoßend
Lipid	Fette und fettähnliche Stoffe

Wasser ist das einfachste Reinigungsmittel. Es löst sehr gut Salze, Schweiß und Staub von unserer Haut ab. Um die wasserunlöslichen Verschmutzungen und Rückstände auf der Haut wie Talg, Cremereste, Schminke und öligen Dreck zu entfernen, benötigen wir *Vermittler* zwischen Wasser und Lipiden, **die Tenside** oder **Waschsubstanzen** (◻ Tab. 5.1).

Der »Waschkult« ist noch gar nicht so alt und auch heute unterzieht sich ein Teil der Bevölkerung nur einmal in der Woche einer Ganzkörperreinigung. Bei sehr trockener Haut kann dies durchaus sinnvoll sein; denn zuviel waschen ist schädlich. Die Haut trocknet aus und ihr Eigenschutz wird zerstört. Eindrucksvoll ist dieses Übermaß an Wasser und Reinigungsprodukten beim Hausfrauenekzem an den Händen zu sehen; sie sind stark gerötet, rau, spröde und entzündet, sie neigen zu Abschuppungen und Hauteinrissen.

Die Wahl des Waschmittels trägt entscheidend dazu bei, den Hautzustand nicht nachteilig zu beeinflussen. Viele der neuen Waschsubstanzen sind gut haut- und schleimhautverträglich und brennen nicht einmal mehr in den Augen, trotz hoher Reinigungskraft. Ihr Vermögen Schaum zu bilden ist zwar oft sehr gering, doch sagt dies nichts über ihre Waschkraft aus! Schaum ist nur eine schöne Begleiterscheinung, kein Indiz für die Reinigungskraft!

5.1   Das Prinzip des Reinigens

Für die Entfernung der fettartigen Verunreinigungen von der Haut müssen dem Waschwasser Tenside zugemischt werden. Im chemischen Aufbau sind die Tenside mit den Emulgatoren in Cremes und Emulsionen verwandt.

Tenside und Emulgatoren sind oberflächenaktive Substanzen. Sie bilden eine Brücke zwischen Wasser und Lipiden, damit Letztere gemischt werden können (Emulgatoren: ▶ Kap. 6). Um diese Aufgabe zu erfüllen, besitzt das Tensidmolekül einen lipophilen und einen hydrophilen Teil, das Tensid ist **amphiphil** (◻ Abb. 5.1). Eine lange Kohlenwasserstoffkette ist in der Regel die lipophile Komponente. Je länger die Kette ist, um so stärker ist die Lipophilie ausgeprägt. Der hydrophile Kopfteil des Moleküls trägt oft eine positive oder negative Ladung oder sauerstoffhaltige (hydrophile), neutrale Strukturen.

Während des Waschvorgangs dringen die lipophilen Teile der Tenside in die fettartigen Schmutzpartikel ein und umschließen ihn. Es bildet sich eine Tensidhülle um den Partikel.

An die hydrophilen nach außen abstehenden »Tensidköpfe« lagert sich das Wasser an. Durch mechanische Bewegungen wie reiben oder schrubben wird dieser Vorgang beschleunigt, der Schmutz löst sich dadurch schneller von der Haut. Die »Schmutz-Tensidkugeln«, sog. Kugelmizellen, liegen anschließend gelöst im Wasser vor (◻ Abb. 5.1). Sie sind mit dem bloßen Auge nicht zu erkennen.

Tenside werden in großen Mengen Waschwasser gelöst und wirken, im Gegensatz zu Emulgatoren, schon in geringer Konzentration fettlöslich. Würde die Tensidkonzentration im Wasser eines Duschvorgangs gemesssen, erhielte man Werte zwischen 0,1–0,5 %. Emulgatorkonzentrationen in Cremes liegen zwischen 5–20 %. Daraus folgt, dass Tenside wesentlich aggressiver in ihrer Wirkung sind! Sie müssen nach dem Einseifen immer gründlich von der Haut abgewaschen werden, damit sie nicht zu Reizungen führen.

5.2   Waschsubstanzen

Erst in diesem Jahrhundert wurden neue Waschrohstoffe erfunden. Bis zu dieser Zeit wurde auf einfache Weise Seife gekocht, das älteste Tensid in der Geschichte der Waschrohstoffe. Heute ist die Tensidchemie ein eigener Forschungs- und Industriezweig. Es werden immer wieder Substanzklassen mit immer besseren Eigenschaften entwickelt, um den Ansprüchen unserer Haut und Umwelt gerecht zu werden.

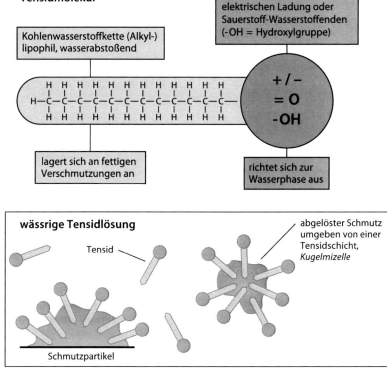

□ Abb. 5.1. Aufbau eines Tensidmoleküls und Ablösung eines Schmutzpartikels

5.2.1 Seife oder Fettsäurealkalisalze

Die älteste Waschsubstanz wurde schon vor einigen Jahrtausenden von den Ägyptern aus Asche und Schweinefett hergestellt, **die Seife** (□ Form. 5.1). Das Herstellungsprinzip hat sich bis heute nicht groß verändert. Die Ausgangsmaterialien sind pflanzliche oder tierische Fette (▶ Übersicht 5.1) und Kali- oder Natronlauge (statt Asche), die unter Zusatz von Wasser und Ethanol gekocht werden (vgl. Kaliseife DAC, Seifenspiritus DAC).

Die Fette (Glycerinfettsäureester) werden bei diesem Vorgang gespalten und es entsteht das Kalium- oder Natriumsalz einer Fettsäure, »die Seife«. – Ein

Übersicht 5.1. Ausgangsfette der Seifenherstellung

Rindertalg(-Tallowate)
Kokosöl(-Cocoate)
Palmkernöl(-Palmiate)
Palmöl(-Palmiate)

anionisches Tensid (□ Abb. 5.2). Diese chemische Reaktion (eine Esterspaltung) wird in Anlehnung an das entstandene Produkt auch heute noch *Verseifung* genannt.

Je nach Ausgangsfett variieren die Kettenlängen der Fettsäuren zwischen acht bis achtzehn Kohlenstoffatomen. Besonders günstig wird die Laurinsäure (C12) wegen ihres guten Schaumvermögens beurteilt. Sie kommt vor allem in Kokos- und Palmkernöl vor.

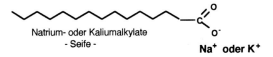

Natrium- oder Kaliumalkylate
- Seife -

Na⁺ oder K⁺

□ Form. 5.1. Natrium- oder Kaliumalkylate, Seife

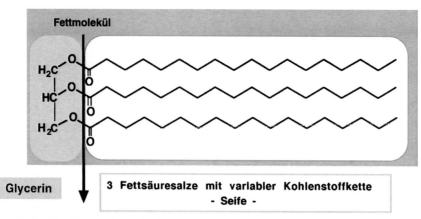

□ **Abb. 5.2.** Die Spaltung eines Fettmoleküls in Glycerin und Seife

Die Natriumfettsäuresalze werden zu festen Seifenstücken unterschiedlicher Qualitäten verarbeitet (▶ Kap. 5.3.1), die Kaliumfettsäuresalze zu pastösen oder flüssigen Seifen.

Wie oben gezeigt ist Seife kein Naturprodukt. Sie wird halbsynthetisch gewonnen, wie die meisten der Tenside und Emulgatoren. Auch die häufig angebotenen Pflanzenseifen entstehen auf diese Weise, als Ausgangsfette werden in diesem Fall Pflanzenöle verwendet!

(In der Natur gibt es auch natürliche Seifenstoffe, die Saponine. Für den Einsatz in Kosmetika sind sie zu teuer, weil die Gewinnung aus den Pflanzen sehr aufwändig wäre. Zudem zeichnen sie sich nur durch eine geringe Hautverträglichkeit aus. Sie sind in großen Mengen schädlich für Umwelt und Gewässer, da sie sehr wirksame Fischgifte sind.)

Seife ist nach den heutigen dermatologischen Erkenntnissen nicht zu empfehlen, auch wenn sie aus natürlichen Ausgangsstoffen hergestellt wird.

Die Alkalische Seifenlösung (pH 8–12) lässt die Haut sehr stark aufquellen und zerstört den Hydrolipidfilm und Säureschutzmantel. Der pH-Wert der Haut wird dadurch leicht alkalisch (7–8) und benötigt je nach Hauttyp 0,5–3 Stunden, um den physiologischen, leicht sauren Wert von 4,5–6 wieder zu erreichen. Die Haut ist in dieser Zeit anfälliger für Bakterien, Reizstoffe können leichter die Hautbarriere überwinden. Auch rückfettende Zusätze und Kräuterextrakte lindern kaum diese nachteiligen

Effekte. Freie Fettsäuren in der Seife wirken zudem komedogen (Mitesser auslösend). Die Seife kann nur bei normalen, robusten Hauttypen kurzzeitig, ohne größere Schädigung der Haut, verwendet werden. In älterer Literatur wird Seife oft für den trockenen Hautzustand empfohlen. Dies ist heute dermatologisch nicht mehr vertretbar. Die neuen synthetischen Tenside sind wesentlich hautfreundlicher als Seife. Ein weiterer Nachteil der Seife ist die Bildung von schwerlöslichen Kalkseifen mit den Calciumionen des harten Leitungswassers, wodurch sie ihre Reinigungskraft verlieren. Die Haut wird durch Kalkseifen aufgeraut und fühlt sich trocken und stumpf an. Für den gleichen Reinigungseffekt wie bei weichem Leitungswasser muss mehr Seife verwendet werden, die unnötigerweise im Abwasser landet und die Umwelt dadurch belastet. Vorteile sind der geringe Preis und die biologische Abbaubarkeit der Seife.

5.2.2 Moderne Tenside

Die ersten Tenside wurden Anfang des Jahrhunderts entwickelt und hergestellt. Zunächst wurden sie nur zur Wäschereinigung angewandt. Später, in den sechziger Jahren, kamen die ersten Syndets für die Haut auf den Markt. Die Tenside der ersten Stunde waren in ihrer Hautverträglichkeit auch nicht viel besser zu bewerten als die Seife. Sie entwickelten ihre Waschkraft aber unabhängig von der Härte (Kalkgehalt) des Wassers im Gegensatz zur Seife. Heute ist man in der Tensidchemie vor allem auf der Suche nach sehr hautverträglichen, untoxischen und biologisch abbaubaren Tensiden mit großer Reinigungskraft und einem sehr geringen Irritationspotenzial für die Haut.

Die ersten Tenside entfetteten die Haut sehr stark, so dass sie nur für den fett-feuchten und unreinen Hautzustand empfohlen wurden. Diese alte Empfehlung hält sich in weiten Kreisen bis heute, auch wenn die Tenside der neueren Generation die Seife in ihrer Hautfreundlichkeit bei Weitem übertreffen. Die meisten Tenside wirken pH-unabhängig. Es können deshalb Waschprodukte mit hautfreundlichen leicht sauren pH-Werten hergestellt werden. Diese Möglichkeit der sauren pH-Regulation wirkt sich besonders günstig bei trockenen, empfindlichen Hauttypen aus.

Im Folgenden sollen die heute üblichen Tensidgruppen kurz beschrieben werden. Sie werden nach den in wässriger Lösung gebildeten Ionen in:

- anionische (negative Ladung),
- kationische (positive Ladung),
- amphotere (positive und negative Ladung) und
- neutrale (ohne Ladung) Tenside eingeteilt.

Anionische Tenside

Diese Tenside besitzen durch eine Sulfat- (SO_4), Carboxyl- (COO) oder Phosphatgruppe (PO_4) eine negative Ladung, diese bestimmt die hydrophile Komponente des Moleküls. Sie kommen vor allem als Salze mit Natrium (*INCI: Sodium*), Kalium (*INCI: Potassium*), Magnesium (*INCI: Magnesium*), Monoethanolamin (*INCI: MEA*), Diethanolamin (*INCI: DEA*), Triethanolamin (*INCI: TEA*) oder Ammonium (*INCI: Ammonium*) in den Handel. Eine Kohlenwasserstoffkette ab einer Länge von zehn C-Atomen charakterisiert den lipophilen Molekülteil. Ein Großteil der Aniontenside gelten als Basis-oder Haupttenside in Waschpräparaten (▶ Übersicht 5.2). Sie bestreiten der Menge nach den größten industriellen Produktionsanteil an synthetischen Tensiden.

Übersicht 5.2. Typische Basistenside

Fettalkoholsulfate
Fettalkoholethersulfate
Olefinsulfonate

Fettalkoholsulfate oder Alkylsulfate

Sie zeichnen sich durch eine starke Reinigungskraft, hervorragende Schaumbildung und leichte Verdickung mit Kochsalz aus (◘ Form. 5.2). Sie sind preiswert, weisen jedoch leider ein hohes Irritationspotenzial auf. Vor allem das Natriumlaurylsulfat (*INCI: Sodium Lauryl Sulfate*) wird als stark irritierend beurteilt. Es wird im Übrigen als »Negativstandard« für Verträglichkeitstests von Tensiden auf der Haut verwendet. Es findet sich sehr häufig in Waschprodukten minderer Qualität. Durch Eiweißderivate, amphotere und neutrale Tenside kann die irritierende Wirkung etwas abgeschwächt werden. Durch Prof. Tronnier wurde eine Verringerung der irritativen Wirkung aufgewiesen, wenn der lipophile Molekülteil verlängert wird oder Ethergruppen ($-CH_2-O-CH_2-$) zwischen lipophilen und hydrophilen Teil eingehängt werden. Es entsteht dabei eine neue verträglichere Tensidgruppe, die Fettalkoholethersulfate.

Fettalkoholsulfate o. Alkylsulfate

◘ **Form. 5.2.** Fettalkoholsulfate o. Alkylsulfate

Fettalkoholethersulfate, Alkylpolyglycolethersulfate

Diese Tensidgruppe wird in Europa in großen Mengen produziert und verarbeitet (◘ Form. 5.3). Aufgrund längerer lipophiler Gruppen und durch den Einbau von Ethylenoxidketten sind sie hautfreundlich – im Gegensatz zu den entsprechenden Fettalkoholsulfaten. Sie schäumen gut und sind sogar in kaltem Wasser hervorragend löslich.

Fettalkoholethersulfat
Alkylpolyglycolethersulfat

◘ **Form. 5.3.** Fettalkoholethersulfat o. Alkylpolyglycolethersulfat

Form. 5.4. Fettalkoholethercarboxylat

Fettalkoholethercarboxylat

$O-[CH_2-CH_2-O]_n-COO^-\,Na^+$

Ethylenoxid

Form. 5.5. Sulfosuccinate

Sulfosuccinate

Form. 5.6. Eiweiß-Fettsäure-Kondensate

Fett-Anteil

Eiweiß-Fettsäure-Kondensate

Eiweiß-Anteil

Fettalkoholethercarboxylate

Ihr chemischer Aufbau und ihr physiologisches Verhalten sind vergleichbar mit den Fettalkoholethersulfaten (**Form. 5.4**). Sie tragen statt der Sulfatgruppe eine Carboxylgruppe.

Sulfosuccinate

Sulfatierte Bernsteinsäure bestimmt den hydrophilen Charakter des Moleküls (**Form. 5.5**). Sie ist mit einer lipophilen Kohlenstoffkette einfach verestert. Als weitere Bausteine werden Ethylenoxid und Amide eingesetzt. Sie schäumen gut, sind aber hydrolyseempfindlich (Zersetzung). Sie gelten als milde, hautfreundliche Tenside, die biologisch abbaubar sind.

Eiweiß-Fettsäure-Kondensate

Diese Substanzen sind Kondensationsprodukte aus Fettsäuren und Eiweißhydrolysaten (▶ Übersicht 5.3) unterschiedlichsten Ursprungs (**Form. 5.6**). Sie werden als Co-Tenside eingesetzt und zeichnen sich durch gutes Schaum- und Waschvermögen aus. Sie sind sehr haut- und schleimhautverträglich. Durch eine hohe Substantivität und Filmbildung auf der Haut schwächen sie die Irritation anderer Tenside ab.

Weitere anionische Tensidgruppen

Zu den Aniontensiden zählen außerdem die Fettsäuretauride, Amidethersulfate, Fettsäureisethionate,

Übersicht 5.3. Ursprung von Eiweißhydrolysaten

- Kollagen
- Sojaprotein
- Milcheiweiß
- Weizeneiweiß
- Keratin

Olefinsulfonate, Alkylphosphate und Alkylsarkosinate. Sie kommen nur in wenigen Produkten vor, sind aber alle als hautfreundlich einzustufen (**Abb. 5.3**).

Kationische Tenside

Kationtenside tragen eine positive Ladung im hydrophilen Molekülteil. Normalerweise kommt diese Ladung durch ein quartäres Ammoniumion zustande. Als salzbildendes Ion sind Chlorid und Bromid üblich (**Form. 5.7**). Diese Substanzen werden

allgemeine Struktur der Kationtenside

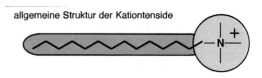

Form. 5.7. Allgemeine Struktur der Kationtenside

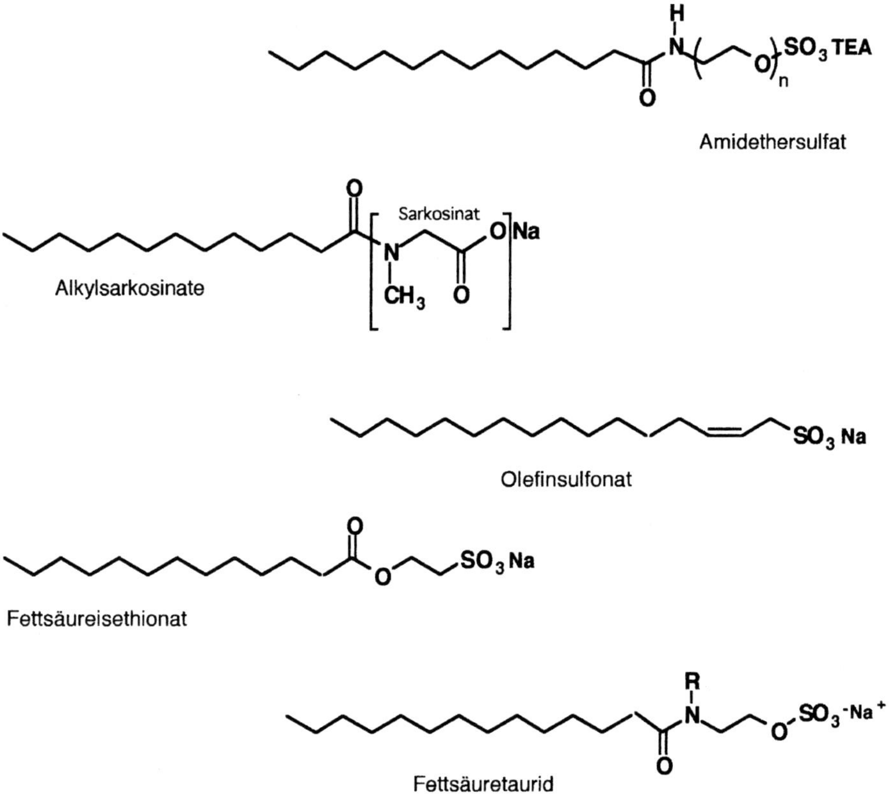
H
N
SO3 TEA
O
n
O
Amidethersulfat
O
Sarkosinat
O Na
N
Alkylsarkosinate
CH3
O
SO3 Na
Olefinsulfonat
O
SO3 Na
O
Fettsäureisethionat
R
N
SO3-Na+
O
O
Fettsäuretaurid

Abb. 5.3. Anionische Tensidgruppen

nicht als Waschrohstoffe genutzt, obwohl sie oberflächenaktiv sind. Durch ihre positive Ladung haften sie sehr gut auf der eher negativ geladenen Hautoberfläche. Der Schmutz kann nicht abgewaschen werden.

In Haarschampoos und -spülungen wirkt sich dieser Effekt jedoch vorteilhaft aus. Die Tenside haften an den negativ aufgeladenen Haaren und verhindern somit ein »Fliegen« der Haare. Sie lassen sich besser kämmen und sehen fülliger aus (▶ Kap. 9.1.2). Kationtenside haben außerdem eine ausgeprägte bakterizide Wirkung und einige werden als Konservierungstoffe nach KVO, § 3 Anlage 6 eingesetzt (z. B. *INCI: Cetrimimonium Chloride/ Bromide*).

Amphotere Tenside: Alkylbetaine, Alkylamidobetaine, Alkylsulfobetaine

Die Hydrophilie der Amphotenside wird durch eine positive und gleichzeitig negative Ladung im Kopfteil des Moleküls bestimmt. Es liegt ein Zwitterion vor, welches nach außen neutral wirkt. In wässriger Lösung kann es je nach pH-Wert anion-oder kationaktiv sein. Häufig sind Aminosäurederivate als Träger der zwitterionischen Struktur in das Molekül integriert.

Betaine

Die größte Stoffgruppe bilden die Betaine. Das Wort »*Betaine*« leitet sich von einer Substanz (*das Betain*) in der Zuckerrübe (Beta vulgaris) ab (**Abb. 5.4**). Die Betaine sind in ihrer Grundstruktur dieser Substanz nachempfunden. Die Betaine sind haut-und schleimhautverträglich, bilden stabilen Schaum und sind biologisch abbaubar. Sie besitzen eine gute Reinigungskraft und eine leichte bakterizide und viskositätserhöhende Wirkung. Sie schwächen die irritierende Wirkung anionischer Tenside ab. Wegen ihrer guten Schleimhautverträglichkeit brennen sie nicht in den Augen und eignen sich sehr gut für Babyshampoos und -bäder.

5

Trimethylglycin in der Zuckerrübe 'Betain'

Alkylbetain

Alkylamidobetain

Alkylsulfobetain

☐ Abb. 5.4. Betaine

Imidazoline

Imidazolinderivate gehören ebenfalls zu den Amphotensiden (☐ Form. 5.8). Die Substanznamen enthalten den Wortstamm -ampho- (☐ Tab. 5.2). Sie sind wie die gesamte Gruppe als mild zu beurteilen.

Amphoacetate /Imidazoline

☐ Form. 5.8. Amphoacetate/Imidazoline

Neutrale Tenside

Neutrale Tenside tragen keine Ladung (☐ Abb. 5.5). Sie sind mild und hautfreundlich, besitzen eine leichte Hautsubstantivität, wodurch die Haut geschmeidiger und glatter wirkt. Sie schäumen kaum, abgesehen von Fettsäureethanolamiden. Wichtige hydrophile Bausteine dieser Tensidgruppe sind

Fettalkoholethoxylat, Polyethylenglykolether
Alkylpolyglykolether, PEG-Fettalkoholether
Macrogolfettalkoholether

Macrogolfettsäureester, PEG-Fettsäureester
Fettsäureethoxylate

Fettsäureethanolamide, Alkylolamide
Fettsäurealkanolamide

Glucose   Ethylenoxid

Alkylpolyglycoside   x = 0 - 1,5   y = 0 - 10

☐ Abb. 5.5. Neutrale Tenside

Alkylpolyglycoside

◘ Tabelle 5.2. Waschsubstanzen in Kosmetika Teil 1

INCI-Bezeichnungen	Funktion	Hautverträglichkeit
ANIONISCHE TENSIDE		
Fettalkoholsulfate	**BT**	
Magnesium Lauryl Sulfate	T	–
MEA-Lauryl Sulfate	T	–
Potassium Lauryl Sulfate	E, T	–
Sodium C_{12-15} Alkyl Sulfate	E, T	–
Sodium Cetearyl Sulfate	T	0
Sodium Coco Sulfate	T	–
Sodium Lauryl Sulfate	E, T	–
TEA-Lauryl Sulfate	E, T	–
Fettalkoholethersulfat	**BT**	0/+
Magnesium Laureth Sulfate	T	/
Magnesium Laureth-8 Sulfate	T	/
Magnesium Oleth Sulfate	T	/
MEA-Laureth Sulfate	T	/
MIPA-Laureth Sulfate	T	/
Sodium Laureth Sulfate	T	/
Sodium Laureth-8 Sulfate	T	/
Sodium Myreth Sulfate	E, T	/
Amidethersulfat		
Magnesium PEG-3 Cocamide Sulfate	T	/
TEA-PEG-3 Cocamide Sulfate	E, T	/
Sulfosuccinate	**CoT**	
Dioctyl Sodium Sulfosuccinate	E, T	+
Disodium Laneth-5 Sulfosuccinate	Sst, T	+
Disodium Lauramido MEA-Sulfosuccinate	T	+
Disodium Laureth Sulfosuccinate	Sst, T	+
Disodium Lauryl Sulfosuccinate	T	+
Disodium PEG-4 Cocamide MIPA-Sulfosuccinate	T	+
Disodium PEG-10 Laurylcitrate Sulfosuccinate	T	+
Disodium Ricinolamido MEA-Sulfosuccinate	Sst, T	+
Fettsäuretaurid		
Sodium Methyl Cocoyl Taurate	T	/
Fettsäuren, Fettsäuresalze		
Coconut Acid	E, HP, T	–
Sodium Cocoate	E, T	–
Sodium Oleate	E, T, Vst	–
Sodium Olivate	E, T	–
Sodium Palmate	E, T, Vst	–
Sodium Palmitate	E, T, Vst	–
Sodium Tallowate	E, T	–
Eiweiß-Fettsäure-Kondensate	**CoT**	+
Lauroyl Collagen Amino Acids	ASt, T	+
Palmitoyl Collagen Amino Acids	ASt, T	+
Palmitoyl Hydrolyzed Milk Protein	ASt, T	+
Palmitoyl Oligopeptide	T	+
Potassium Abietoyl Hydrolyzed Collagen	T	+
Potassium Cocoyl Hydrolyzed Collagen	ASt, T	+
Potassium Lauroyl Wheat Amino Acids	ASt, T	+
Potassium Undecylenoyl Hydrolyzed Collagen	ASt, ASch, T	+
Sodium Cocoyl Hydrolyzed Soy Protein	ASt, T	+
TEA-Cocoyl Hydrolyzed Collagen	ASt, T	+

◘ **Tabelle 5.2** (Fortsetzung)

INCI-Bezeichnungen	Funktion	Hautverträglichkeit
ANIONISCHE TENSIDE		
Fettsäureisethionate	**CoT**	
Sodium Cocoyl Isethionate	T	/
Sonstige		
Potassium Cetyl Phosphate	T	/
Sodium Lauroyl Sarcosinate	ASt, T, VSt	+
Sodium PEG-6 Cocamide Carboxylate	T	/
AMPHOTERE TENSIDE		
Alkylbetain	**CoT**	
Coco Betaine	Sst, T	+
Lauryl Betain	ASt, T	+
Oleyl Betain	ASt, T	+
Alkylamidobetaine	**C/A**	
Cocamidoethylbetain	ASt, Kon, Sst, T	+
Cocamidopropylbetain	T	+
Alkylsulfobetain	**CoT**	
Cocamidepropylhydroxysultaine	Sst, T	+
Imidazolinderivate		
Disodium Cocoamphodiacetate	Sst, T	++
Disodium Lauroamphodiacetate	ASt, T, VSt	++
Sodium Cocoamphodipropionate	Sst, T	++
Sonstige		
Oleinamphoglycinate	T	+
NEUTRALE TENSIDE		
Fettalkoholethoxylate		
Ceteth-20	E, T	+
Ceteth-24	E, T	+
Laureth-2	E, T	+
Laureth-3	E, T	+
Laureth-4	E, T	+
Laureth-7	E, T	+
Laureth-10	E, T	+
Steareth-2	E, T	+
Steareth-10	E, T	+
Steareth-21	E, T	+
Macrogolfettsäureester		
Olive Oil PEG-10 Esters	E, HP, T	+
PEG-40 Castor Oil	E, T	+
PEG-7 Hydrogenated Castor Oil	E, T	+
PEG-75 Lanolin	E, HP, T	+
PEG-32 Stearate	E, T	+
ethoxylierte Glycerinester		
PEG-7 Glyceryl Cocoate	E, T	+
PEG-5 Glyceryl Stearate	E, T	+
Fettsäureethanolamide	**CoT**	
Cocamide DEA	E, Sst, T, Vst	

◘ Tabelle 5.2 (Fortsetzung)

INCI-Bezeichnungen	Funktion	Hautverträglichkeit
Alkylpolyglycoside u. -monoglucoside	**CoT**	
Caprylyl/Capryl Glucoside	T	++
Coco Glucoside	T	++
Decyl Glucoside	T	++
Lauryl Glucoside	T	++
Decyl Polyglycoside	Sst, T	++
Lauryl Polyglucose	Sst, T	++

– sehr irritierend; 0 wenig irritierend; + hautfreundlich; ++ mild; / keine Angaben.

Glycerin, Milchsäure, Glucose, Polyethylenoxidketten und Ethanol. Lange Kohlenwasserstoffketten sind die lipophilen Komponenten.

Zu den neutralen Tensiden zählen die **Fettsäureethanolamide, Fettalkoholethoxylate, Macrogolfettsäureester und Alkylpolyglucoside (APG).**

Die APG (Zuckertenside) sind die verträglichsten Tenside. Es sind Verbindungen aus einer 1–2,5 gliedrigen Glucosekette und einem C_8–C_{18} Kohlenstoffrest, zwischen die eine 1–10-fach polymerisierte Ethylenoxid- oder Propylenoxidgruppe eingefügt sein kann.

Sie sind äußerst haut- und schleimhautverträglich, beeinflussen kaum die Hautbarriere und setzen in besonderem Maße das Irritationspotenzial anderer Tenside herab. Sie besitzen eine hohe Substantivität und in Haarshampoos verbessern sie die Trockenkämmbarkeit, Sprungkraft und Reißfestigkeit der Haare. Technologisch von Vorteil ist die positive Beeinflussung der Schaumbildung und -stabilität und die Erhöhung der Viskosität durch APG.

Sie werden leicht und vollständig biologisch abgebaut. Ihre Synthese erfolgt aus nachwachsenden Rohstoffen, wodurch die Belastung für die Umwelt auf ein Minimum sinkt. Seit 1995 werden sie großtechnisch hergestellt und auf den Markt gebracht. Durch ihre günstigen Eigenschaften für die Haut, die Haare und die Umwelt und ihre leichte Verarbeitung, werden die APG sicher sehr schnell den Kosmetikmarkt erobern.

5.3 Waschpräparate

Das Waschverhalten hat sich in den letzten Jahrzehnten stark gewandelt (◘ Abb. 5.6). Waschprodukte werden nicht mehr nur zum Reinigen eingesetzt. Vollbäder dienen eher der Entspannung, der Erholung oder werden für therapeutische Zwecke (gegen Erkältung) genutzt. Die Ganzkörperreinigung erfolgt täglich und schnell in der Dusche, die nach sportlichen Aktivitäten zudem erfrischend wirkt.

◘ Abb. 5.6. Waschverhalten und bevorzugte Produktformen

		Waschverhalten		
		Waschen	Duschen	Baden
Effekt:		– reinigen	– reinigen – erfrischen	– reinigen – entspannen – therapieren – regenerieren
Produkt-form		Seife Waschlotionen Reinigungsmilch	Duschgel Duschöl Waschlotionen Flüssigseife	Schaumbad Cremebad Badeöl Badesalz Badeperlen Indikationsbäder

Die Körperreinigung am Waschbecken tritt immer mehr in den Hintergrund, da in privaten Haushalten Bäder mit Dusche oder Badewanne Standard sind. In der Regel werden am Waschbecken schnell das Gesicht oder die Hände gewaschen oder die Zähne geputzt. Dementsprechend hat sich auch die Wahl der Reinigungspräparate etwas von festen Seifenstücken hin zu flüssigen Zubereitungen verlagert.

Bei der anschließenden Besprechung der Waschpräparate wird der Begriff »Seife« nur auf solche Produkte angewandt, die auf der Basis der »echten« Seife (Kalium- oder Natriumsalze der Fettsäuren) aufgebaut sind. In der Umgangssprache und auch von vielen Herstellern werden viele Reinigungsprodukte allgemein als *Seife* bezeichnet, auch wenn ausschließlich moderne Tenside hierin verarbeitet wurden. Es gibt keine verbindliche Definition, was als Seife bezeichnet werden darf; aber über die Kontrolle der *Ingredients* kann eine Zuordnung erfolgen.

Weitere besondere Reinigungsformulierungen, die keine waschaktiven Substanzen enthalten und die auf einem Emulsionssystem basieren, wie Reinigungsmilchen oder Peelings, finden Sie in ▶ Kap. 6.

5.3.1 Seife

Die Stückseife gibt es in unterschiedlichen Ausführungen. Natriumsalze unterschiedlich langer Fettsäuren sind die verarbeiteten Waschrohstoffe. Eine pH-Wert-Einstellung der Seife in den sauren, hautfreundlichen Bereich ist aus chemischen Gründen nicht möglich. Die unterschiedlichen auf dem Markt befindlichen Seifen (▶ Übersicht 5.4) unterscheiden sich nicht wie die anderen Produkte in ihrer Tensidkombination, sondern allein in den Zusätzen (◘ Übersicht 5.5). Somit muss bei jeder Seife, egal wie pflegend die Zusätze sind, mit den typischen Nachteilen einer Seife gerechnet werden (▶ Kap. 5.2.1). Flüssigseife und Schmierseife als pastöse Zubereitungen enthalten statt der Natriumsalze Kaliumsalze, welche die gleichen Wirkungen ausüben.

5.3.2 Syndet

Syndet ist aus den Wörtern synthetische Detergentien entstanden. Analog zur Seife ist das Syndet die feste, quaderförmige Ausführung der synthetischen Tenside. Die Qualität und Hautverträglichkeit hängt von der vom Hersteller gewählten Tensidmischung ab. Weitere Faktoren sind der pH-Wert und die Auswahl der Syndetzusätze (▶ Kap. 5.2). Durch unterschiedliche Substanzen können ideale Kombinationen für unterschiedliche Hautzustände zusammengestellt werden. Einen sauren pH-Wert, keine Rückfetter und einen hohen Anteil an bakteriziden amphoteren Tensiden eignen sich bei fettiger, unreiner Haut. Schwach saure pH-Werte, Rückfetter, Feuchtigkeitsspender, Eiweißhydrolysate und sehr milde Tenside wie APG eignen sich für den fettarmtrockenen Hautzustand. Syndets neigen zur Versumpfung (Erweichung), wenn sie in der Seifenschale liegen, da die Tenside leicht wasserlöslich sind. Syndets sind teurer als Seife.

Übersicht 5.4. Seifenarten

Abrasivseife	Medizinseife
Babyseife	Parfumseife
Cremeseife	Rasierseife
Deoseife	Schmierseife
Feinseife	Schwimmseife
Flüssigseife	Toilettseife
Kernseife	Transparentseife
Luxusseife	

Übersicht 5.5. Zusätze in Seifen

Antioxidantien	Fette, Öle
Komplexbildner	Wachse, Lanolin
Farbstoffe	Peelingsubstanzen
Parfum	Kräuterextrakte
Feuchthaltemittel	Wirkstoffe
Deodorantien	

□ Tabelle 5.3. Hilfsstoffe und Rückfetter in Waschpräparaten

INCI	dt. Bezeichnung	Funktionen
Verdicker, Konsistenzverbesserer (Auswahl, vgl. Kap. 6.5)		
Ammoniumchlorid	Ammonium Chloride	Pu, VD
Cetylalkohol	Cetyl Alcohol	E, HP, Kg, TM
Cetylstearylalkohol	Cetearyl Alcohol	RF, PG, Sst
Glycerinmonokokosfettsäureester ethoxylierte	PEG-7 Glyceryl Cocoate	E, VD
Glycerinmonostearat	Glyceryl Stearate	E, RF, GerB
Maisstärke	Zea mays	BM
Natriumchlorid	Sodium Chloride	VD
PEG-12 Distearat	PEG-12 Distearate	E, VD
PEG-150 Distearat	PEG-150 Distearate	E, VD
PEG-200 Hydriertes Glycerylpalmitat	PEG-200 Hydrogenated Glyceryl Palmitate	E, VD
Laureth- 2	PEG-2 Laurylether	E, VD
Laureth-4	PEG-4 Laurylether	E, VD
PEG-120 Methylglucosedioleat	PEG-120 Methylglucose Dioleate	E, VD
PEG-55 Propylenglycolooleat	PEG-55 Propylene Glycol Oleate	Kg
Polyglyceryl-2-Laurat	Polyglyceryl-2 Laurate	E, VD
PPG-10 Methylglucoseether	PPG-10 Methyl Glucose Ether	FS, ASt, VD
Titandioxid	Titanium Dioxide	Pig, TM, VD
Weizenstärke	Triticum vulgare	Abs, VD
Schaumstabilisatoren		
Kokosfettsäurediethanolamid	Cocamide DEA	Vst, E, RF, Sst
Kokosfettsäuremonoethanolamid	Cocamide MEA	Vst, E, Sst
Kokosfettsäuremonoisopropanolamid	Cocamide MIPA	Vst, E, Sst
Laurinsäurediethanolamid	Lauramide DEA	ASt, Sst, Vst
Laurylpyrrolidone	Lauryl Pyrrolidone	T, VD, Sst
Linolsäurediethanolamid	Linoleamide DEA	ASt, Sst, Vst
Macrogol 6000	PEG-150	E, Sst
	Trideceth-2 Carboxamide MEA	Sst, Vst
außerdem: Amidobetaine, APG, Sulfosuccinate	*vgl. Tab. 5.2*	
Perlglanz- und Trübungsmittel		
Aluminiumsiliat	Aluminium Silicate	Abr, TM
Ethylenglycoldistearat	Glycol Distearate	E, HP, PG, VD
Ethylenglycolstearat	Glycol Stearate	E, HP, Tm
PEG-3 Distearat	PEG-3 Distearate	E, PG
Stearamide MEA-Stearat	Stearamide MEA-Stearate	Sst, TM, VD
Rückfetter (Auswahl)		
Cetylpalmitat	Cetyl Palmitate	HP, RF
Ethyllinoleat	Ethyl Linoleate	HP, Rf
Glycerinmonolaurat	Glyceryl Laurate	E, RF
Glycerinminostearat	Glyceryl Steararte	E, Rf
Kokosfettsäuren	Coconut Acid	E, HP, RF
Octyldodecanol	Octyldodecanol	LV, RF
Paraffin	Paraffin	GerB, RF
Paraffinöl	Paraffinum Liquidum	LM, RF

◘ Tabelle 5.3 (Fortsetzung)

INCI	dt. Bezeichnung	Funktionen
Rückfetter (Auswahl)		
PEG-6 Glycerinmonocaprylic/Capricester	PEG-6 Caprylic/Capric Glycerides	E, RF
PEG-9 Glycerinmonokokosfettsäureester	PEG-7 Glyceryl Cocoate	LV, RF
PEG-15 Glycerinisostearat	PEG-15 Glyceryl Isostearate	E, RF
PEG-200 Glycerinmonotallowate	PEG-200 Glyceryl Tallowate	E, Rf
PEG-10 Olivenfettsäureester	Olive Oil PEG-10 Esters	E, RF
Polyglyceryl-3 Dicaprate	Polyglyceryl-3 Dicaprate	E, RF
PEG-40 Hydrogenated Castor Oil	ethoxyliertes, hydriertes Ricinusöl	E, RF
Stearinsäure	Stearic Acid	E, Est, RF
Wollwachsalkohol	Lanolin Alcohol	Emo, RF
außerdem: **fette Öle, natürliche Wachse**	*vgl. Tab. 6.8, 6.9*	

5.3.3 Duschzusätze

Einige Produkte werden einfach als »*Waschlotion*« bezeichnet. Sie sind den Duschgelen zuzuordnen und können, wie auch Duschgele, zum Händewaschen am Waschbecken oder Duschen eingesetzt werden. Sehr hilfreich sind in diesem Fall Spendergefäße.

Duschgel, Duschbad

Zum Duschen wird am liebsten ein gut riechendes, dickflüssiges Duschgel oder -bad mit hohem Schaumvermögen verwendet. Für die Zusammensetzung der Duschgele gilt Ähnliches, wie für die Syndets. Sie bestehen in der Regel aus synthetischen Tensiden und einer größeren Menge Wasser. Je nach Qualität können unterschiedliche Wirkstoffkomponenten zugesetzt sein. Auch wenn die Körperhaut als recht robust eingestuft wird, sollte sie mit milden, leicht sauren Produkten gereinigt werden, damit sie nicht unnötig geschädigt wird.

Besondere Zusätze in Duschgelen sind: Verdicker, Konsistenzverbesserer, Gelbildner, Schaumstabilisatoren, Parfum, Perlglanz- und Trübungsmittel (◘ Tab. 5.3, ► Kap. 5.4.3).

Duschöle

Für empfindliche, sehr trockene oder neurodermitische Hauttypen gibt es Cremeduschen und Duschöle (► Übersicht 5.6), die sich durch hohe bis sehr hohe Fettanteile auszeichnen. Sie schützen die Haut weitgehend vor der Entfettung durch die Tenside, säubern sie aber bei geringem Verschmutzungsgrad genauso gut. Auf der Haut bleibt nach dem Duschen ein feiner Fettfilm, der jedoch nicht das nachfolgende Eincremen ersetzt. Gerade bei sehr trockener, zu Juckreiz neigender Haut muss anschließend eine Körperlotion aufgetragen werden.

Übersicht 5.6. Dusch- und Badeöle

Cold Cream Rückfettendes Duschgel ETA	Aroma Badeöle, Primavera
Mangobutter Duschöl, Fette Köln	Body Spa Badeöle (versch. Sorten), Lavera
Remederm Duschöl, L. Widmer	Creme Ölbad, Eubos
Rosenblüten Duschöl, Fette Köln	Lipikar Badeöl, LaRoche-Posay
Sebamed Duschöl	Olivenölbad, Fette Köln
Eucerin sensitive Duschöl F	Eucerin Ölbader
	Remederm Ölbad, L. Widmer

5.3.4 Badezusätze

Badezusätze werden in etwa 80 l Wasser gelöst. Badezusätze mit ätherischen Ölen, z. B. medizinische Bäder, werden am besten erst nach dem Einlassen dem Bad zugesetzt, damit die Öle nicht währendessen zum Großteil verdunsten. Einfache Badezusätze, bei denen viel Schaum gewünscht wird, kommen schon von Anfang an in das Badewasser.

Schaumbäder, Cremebäder

Diese Art der Badezusätze gleicht in ihrer Grundzusammensetzung den Duschgelen (▶ Kap. 5.3.3). Sie müssen eine höhere Tensidkonzentration als Duschprodukte aufweisen, da sie durch das Badewasser stark verdünnt werden. Badezusätze dürfen deshalb nicht unverdünnt ersatzweise zum Duschen oder Waschen verwendet werden. Sie könnten die Haut reizen.

Der Anwender wünscht beim Baden in der Regel viel feinen, beständigen Schaum, so dass hier in verstärktem Maße Schaumstabilisatoren und -bildner zugesetzt werden. Die Geruchskomponenten sind eher entspannend und beruhigend.

Badeöle

Badeöle zeichnen sich durch sehr hohe Lipidanteile aus, teilweise bis zu 100 %. Damit sich diese Öle im Wasser verteilen können, sind ihnen Emulgatoren zugesetzt. Badeöle werden bei sehr trockenen Hauttypen empfohlen (▶ Übersicht 5.6). Sie haben durch die Emulgatoren einen leichten Reinigungseffekt.

Badeöle ohne Emulgatoren sind sogenannte *Spreitbäder*. Bei ihrer Anwendung entsteht ein Fettfilm auf dem Badewasser, der beim Verlassen des Badewassers auf der Haut haftet. Spreitbäder sind als medizinische Ölbäder für sehr trockene Hauttypen im Handel. Sie wirken nicht reinigend! In der Badewanne bleibt ein Fettrand zurück.

Badeöle und Spreitbäder schäumen nicht!

Indikationsbäder, medizinische Badezusätze, Wellnessbäder

Bäder mit hohen Anteilen an ätherischen Ölen werden beispielsweise gegen Erkältung, Rheuma, Muskelschmerzen oder Stress oder zur Entspannung oder Belebung verkauft. Sie kommen zum Teil nicht als Kosmetika auf den Markt und es müssen deshalb nur die wirksamen Bestandteile nach Art und Menge auf der Packung angegeben werden. In der Regel sind neutrale oder amphotere Tenside in geringen Konzentrationen zugesetzt, um die homogene Verteilung der lipophilen ätherischen Öle im Badewasser zu ermöglichen.

Badeperlen

Badeperlen sind eine phantasievolle Variation der Badezusätze. Es sind Kugeln oder Fantasieformen, die mit einer öligen, wasserfreien Flüssigkeit gefüllt sind. Diese Flüssigkeit enthält Emulgatoren, Lipide, Parfum- und Farbstoffe. Die Hülle besteht aus wasserlöslicher Gelatine und Glycerin. Die Flüssigkeit im Innern ist lipophil und kann die lipophobe Gelatine nicht angreifen. Wenn die Badeperle ins Badewasser fällt, löst sich die hydrophile Gelatinehülle langsam auf und gibt die Lipidlösung frei, die sich durch die darin enthaltenen Emulgatoren im Wasser verteilen kann.

Badebeutel

Badebeutel sind überdimensionale »Teebeutel« für die Badewanne (z. B. Badekräuter-Beutel, Sensena). Fein geschnittene, getrocknete Kräuter werden zusammen mit anderen Wirkstoffen wie Meersalz, Öle, Pflanzenwirkstoffe, Parfum und Farbstoffe zu einem trockenen, grobem Pulver verarbeitet und portionsweise in feine Vliesbeutel eingeschlossen. Diese werden nach Bedarf in das heiße Badewasser gelegt und immer wieder ausgedrückt. Mit einigen Badebeuteln kann man sich während des Badens zusätzlich die Haut massieren. In eine Seifenschale gelegt, können sie im trockenen wie im feuchten Zustand auch als Raumbedufter verwendet werden.

5.3.5 Haarshampoo

Haarshampoos unterscheiden sich in der Grundzusammensetzung nicht von Duschbädern. Sie werden in ▶ Kap. 9 besprochen.

5.4 Zusammensetzung der Waschpräparate

In Reinigungspräparaten finden wir ein komplexes Gemisch unterschiedlicher Substanzklassen (◙ Abb. 5.7).

- Die Grundsubstanzen sind Tenside, die für die Reinigungswirkung verantwortlich sind. Ausnahme sind Badeöle und Duschöle, die keine Tenside, sondern Emulgatoren enthalten. Sie werden häufig als »tensidfrei« gekennzeichnet.
- Zusatzstoffe verbessern die chemische und mikrobiologische Stabiltät und verleihen der Zubereitung eine ansprechende Farbe und einen angenehmen Geruch (▶ Kap. 3).
- Hilfsstoffe wie Verdickungsmittel und Schaumbildner verbessern nur subjektiv die Qualität der Zubereitung, sie haben keinen Einfluss auf die Reinigungswirkung.
- Wirkstoffe (▶ Kap. 4) sollen schädigende Wirkungen der Tenside vermindern und das Hautgefühl verbessern.

5.4.1 Waschsubstanzen

Die Konzentration an waschaktiven Substanzen (WAS) in den Reinigungspräparaten wird in Prozent angegeben. Wasch- und Duschgele enthalten üblicherweise eine WAS von 10–15 %, milde Formulierungen und Produkte für Kinder eher 10 %. Bade-

zusätze erreichen eine WAS von 20–35 %. Industriell gefertigte Konzentrate können bis zu 80 % WAS aufweisen.

Durch Mischen von verschiedenen Tensiden können günstige galenische Effekte (Schaumbildung, Viskosität) mit einer ausreichenden Hautverträglichkeit kombiniert werden. Tenside, die den Hauptanteil eines solchen Gemisches ausmachen, werden als *Basistenside* bezeichnet. Es sind in der Regel Aniontenside, die preiswert und einfach produziert werden können. *Co-Tenside* verbessern die Hautverträglichkeit der anionischen Basistenside und werden in kleinen Mengen beigemischt. In neuen, extrem hautfreundlichen Produkten kann die klassische Benennung, »Basis- oder Co-Tensid« nicht mehr aufrechterhalten werden. Sie sind oft nur aus den milden »Co-Tensiden« zusammengesetzt. Somit macht diese Bezeichnung keinen Sinn mehr.

5.4.2 Zusatzstoffe

Reinigungspräparate enthalten die üblichen Zusatzstoffe wie Konservierungsstoffe, Antioxidantien, Komplexierungsmittel, pH-Regulatoren, Farbstoffe und Duftstoffe (▶ Kap. 3).

Konservierungsstoffe werden hauptsächlich in flüssigen, pastösen Zubereitungen mit Wasser benötigt. In Stückseifen, Syndets und echten Ölbädern ohne Wasserphase kann darauf verzichtet werden.

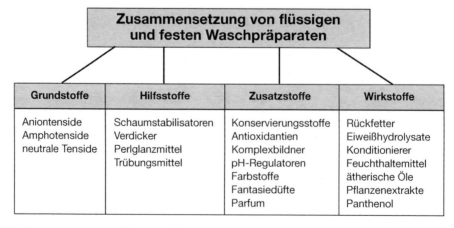

Grundstoffe	Hilfsstoffe	Zusatzstoffe	Wirkstoffe
Aniontenside Amphotenside neutrale Tenside	Schaumstabilisatoren Verdicker Perlglanzmittel Trübungsmittel	Konservierungsstoffe Antioxidantien Komplexbildner pH-Regulatoren Farbstoffe Fantasiedüfte Parfum	Rückfetter Eiweißhydrolysate Konditionierer Feuchthaltemittel ätherische Öle Pflanzenextrakte Panthenol

Zusammensetzung von flüssigen und festen Waschpräparaten

◙ **Abb. 5.7.** Zusammensetzung von flüssigen und festen Waschpräparaten

In vielen Tensiden ist der lipophile Molekülteil eine ungesättigte Fettsäure oder es sind Öle als Rückfetter enthalten, so dass **Antioxidantien** und **Komplexierungsmittel** die Oxidation der Doppelbindungen verhindern sollen. In Ölbädern und -duschen mit hohen Anteilen an pflanzlichen Ölen ist der Zusatz dieser Substanzen besonders wichtig, damit sie nicht ranzig werden.

Wegen einer besseren Hautverträglichkeit werden seifenfreie Präparate mittels **Puffersubstanzen** und **pH-Regulatoren** auf einen leicht sauren bis neutralen pH-Wert eingestellt. (Die echte Seife kann nicht als hautfreundliches, leicht saures Produkt entwickelt werden, da sie im Sauren keine Waschaktivität besitzt!)

Farbstoffe geben Seifen ihre exotische und oftmals markentypische Prägung (Erkennungsmerkmal).

Duftstoffe sind im Bereich der Reinigungsprodukte nicht wegzudenken. Sie gehen von Fantasiedüften, die dem Wechsel der Mode unterliegen, bis hin zu reinen ätherischen Ölen, die über eine Inhalation therapeutische Zwecke ausüben sollen. Unparfümierte Badezusätze sind fast nicht denkbar, außer bei speziellen therapeutischen Bademaßnahmen wie Öl- oder Salzbädern.

5.4.3 Hilfsstoffe

In fast allen Zubereitungen sind *Verdickungsmittel, Gelbildner, Konsistenzgeber, Schaumstabilisatoren, Perlglanz-und Trübungsmittel.* Die Substanzeigenschaften der Hilfsstoffgruppen überschneiden sich oftmals, so dass eine Substanz häufig für mehrere Zwecke eingesetzt werden kann.

Erleichtert wird die Herstellung von Reinigungsprodukten durch Tensidgruppen, wie z. B. Betaine, Amphodiacetate und APG, welche zusätzlich zur Waschaktivität noch Hilfsstofffunktionen wie Schaumbildung und Verdickung besitzen. Die Gesamtzahl der Einzelkomponenten in unserem fertigen Produkt wird dadurch drastisch reduziert.

- **Verdickungsmittel, Gelbildner und Konsistenzgeber** (▶ Kap. 6) sollen durch eine höhere Viskosität (Verdickung) der Produkte die Anwendung erleichtern. Diese sind dann leichter auf der Körperoberfläche zu verteilen (❏ Tab. 5.3).

- **Schaumstabilisatoren** verbessern die Schaumbildung und -beständigkeit. Die Meinung, dass die Quantität des Schaums ein Zeichen für die Reinigungskraft ist, ist weit verbreitet. Die Schaumbildung hängt jedoch nicht mit der Waschkraft zusammen (❏ Tab. 5.3).

- **Perlglanz- oder Trübungsmittel** geben den Produkten eine irisierende, perlmuttene oder opake Oberflächenerscheinung, häufig günstig kombiniert mit entsprechenden Farbstoffen (❏ Tab. 5.3).

5.4.4 Wirkstoffe

Einige Wirkstoffe sind als Zusatz in Waschprodukten als durchaus sinnvoll zu beurteilen, da sie die Aggressivität der Tenside herabsetzen (z. B. Rückfetter, Eiweißhydrolysate, Panthenol). Doch darf nicht vergessen werden, dass die Reinigungspräparate wieder abgespült werden und deshalb die meisten Wirkstoffe nur sehr kurz auf der Haut verweilen. Ein Langzeiteffekt kann nicht erwartet werden. Die Zufuhr von kosmetischen Wirkstoffen erfolgt nach der Reinigung durch die Pflegeprodukte (▶ Kap. 6).

Rückfetter

Bei rückfettenden Substanzen handelt es sich, wie der Name schon sagt, um lipophile Stoffe. Es können pflanzliche oder tierische Fette, isolierte Fettfraktionen, Fettsäuren, Fettsäureester, Wachse, Glyceride, Paraffine oder PEG-Verbindungen sein (❏ Tab. 5.3). Sie sind vor allem für den trockenen, empfindlichen Hauttyp geeignet, um eine zu starke Entfettung der Haut während des Waschens zu verhindern. Sie ersetzen aber keineswegs das Eincremen der Haut nach dem Duschen oder Baden. In Ölbadern oder-duschen sind sie häufig der Hauptbestandteil.

Feuchtigkeitsspendende Wirkstoffe

Diese Stoffklasse ist eher eine galenische Maßnahme und soll die Zubereitung, vor allem feste Seifenstücke und Syndets vor dem Austrocknen schützen und so eine unschöne Rissbildung und ein Brüchigwerden verhindern. Der Nutzen für die Haut ist fragwürdig, da diese Substanzen aufgrund ihrer hervorragenden Wasserlöslichkeit sicher abgespült werden und somit keine nachhaltigen Wirkungen ausüben können.

Panthenol

Panthenol dringt in die Haut ein. Es schützt die Haut, glättet die Haare und gleicht kleine Haarschäden aus, so dass sie wieder glänzen (▶ Kap. 4.1.3).

Eiweißhydrolysate

Sie legen sich als Film auf die Haut- und Haaroberfläche, ohne die reinigende Wirkung der Tenside zu beeinträchtigen, und schützen die Haut vor einer zu starken Entfettung und Aufrauung.

Deodorantien, Gerbstoffe, antibakterielle Wirkstoffe

Sie sind für fettige, unreine und Akne-Haut im Handel. Die Bakterien auf der Hautoberfläche werden teilweise abgetötet und abgespült. Diese Substanzen können auch bei einer übermäßigen Schweißbildung eingesetzt werden, um die Zersetzung des Schweißes durch Bakterien zu verhindern.

Kräuterextrakte, ätherische Öle

Beliebt sind Kräuterextrakte und ätherische Öle in Badezusätzen. Über die Effekte, die sie ausüben, finden Sie in ▶ Kap. 4.5 eine ausführliche Tabelle. Medizinische Bäder weisen eine hohe Konzentration an ätherischen Ölen auf, welche diese Präparate in einen Grenzbereich zwischen Kosmetik und Medizin stellen. Einige Hersteller lassen ihre Bäder als Arzneimittel auf den Markt bringen, andere als Kosmetika. Häufige Indikationen für diese Bäder sind Erkältungen, Rheumatische Erkrankungen, Muskelverspannungen, Schlafstörungen, Nervosität und Stress.

6 Pflegesysteme: ihr Aufbau und ihre Inhaltsstoffe

In diesem Kapitel werden pflegende Zubereitungen, die nach einer Reinigung auf die Haut aufgetragen werden, und ihre Grundlagensysteme vorgestellt.

Durch Pflegeprodukte will man folgende Wirkungen und Effekte erzielen:

- Pflege und Erhaltung des normalen Hautzustands.
- Zufuhr physiologisch identischer Pflegesubstanzen, die durch eine Reinigung mit Wasser oder Waschsubstanzen entfernt werden.
- Schutz der Haut vor äußeren Einflüssen.
- Verringerung der umweltbedingten Hautalterung.
- Ausgleich eines gestörten Hautzustands durch geeignete Stoffe.
- Entfernung kleiner kosmetischer Unregelmäßigkeiten (Rötungen, Komedonen, Schüppchen…), um das Hautgefühl zu verbessern.
- Regeneration des Hydrolipidmantels und Normalisierung der Hautfunktionen.
- Verbesserung der Widerstandskraft und Belastbarkeit der Haut.

Die oben genannten Wirkungen müssen nicht alle durch ein Produkt erzielt werden. Die Wirkstoffkombinationen müssen dem Anwendungsort und dem gewünschten Effekt angepasst werden. Eine Sonnencreme enthält beispielsweise UV-Filtersubstanzen, um die Haut vor UV-Strahlen zu schützen. Diese wären in einer Nachtcreme überflüssig. Sie enthält eher regenerierende und beruhigende Inhaltsstoffe. Zuviel Wirkstoffe sind, wie in der Medizin, übertrieben und eher schädlich. Das richtige Maß muss eingehalten werden. Ein anderes Beispiel: Viele Tagespflegeprodukte enthalten geringe Mengen an UV-Filter (max. LSF 4). Diese kleinen Mengen schützen vor starker Sonneneinstrahlung nicht ausreichend und im Winter werden in unseren Höhen und Breiten keine UV-Filter benötigt. Es könnte durch ständig kleine unnütze Mengen zu Allergien kommen, so dass die sehr eingeschränkte, gesetzliche Positivliste an Filtersubstanzen bald ausgeschöpft ist und uns gegen das Sonnenlicht im Extremfall nichts mehr zur Verfügung steht.

Zur Pflege unserer Haut steht uns eine große Zahl verschiedener Produktformen zur Verfügung; für die tägliche Pflege z. B. Gesichtswasser, Tages- und Nachtcreme; im Bedarfsfall Spezialpflegepro-

dukte, wie Masken oder Ampullenkuren (▶ Übersicht 6.1).

Übersicht 6.1. Produktgruppen

Ampullen	Milch
Balsam	Öl
Creme	Packung
Fluid	Peeling
Gele	Salbe
Lotio	Sera
Maske	Wässer

In vielen Fällen kann allein die wirkstofffreie Grundlage der Cremes und Gele pflegend und regenerierend für unsere Haut sein. Verbessert wird dies noch durch Wirkstoffe, die gezielt eingesetzt werden.

Bei Betrachtung der pharmazeutisch technologischen Seite finden wir vor allem fünf Grundlagensysteme, die die Charakteristika der Präparate prägen:

- Emulsionen: Creme, Salbe, Milch, Lotion,
- Öle,
- wässrige Lösungen,
- Gele,
- Hydrodispersionsgele oder emulgatorfreie Emulsionen.

In den folgenden Abschnitten sollen diese Systeme besprochen werden und die darin häufig verwendeten Grundstoffe, die der Formulierung zugrunde liegen. Im Anschluss daran, die Zusatz- und Wirkstoffe und die verschiedenen Präparategruppen und ihre unterschiedlichen Anwendungsmöglichkeiten.

6.1 Das Emulsionssystem

Auf unserer Haut verbinden sich der ölige Talg und der wässrige Schweiß zum Hydrolipidfilm, als Schutz vor äußeren Einflüssen. In Emulsionen wird diese Verbindung aus öligen und wässrigen Komponenten nachempfunden. Damit diese Verbindung physiologisch wie auch technologisch funktioniert, benötigen wir *Vermittler* zwischen Ölphase und Wasserphase, die **Emulgatoren**. Es ist das gleiche Prinzip wie bei den Waschsubstanzen, auch sie sind Vermittler zwischen einer wässrigen Phase und fetthaltiger Verschmutzung (▶ Kap. 5.1).

6.1.1 Aufbau einer Emulsion

Eine Emulsion besteht aus zwei nicht miteinander mischbaren Flüssigkeiten, der lipophilen Phase und der hydrophilen Phase. Der Einfachheit halber wird den lipophilen, unpolaren Komponenten bzw. der Phase der Begriff »Öl oder Fett = O« zugeordnet, auch wenn es sich physikalisch-chemisch nicht um ein Öl handelt; analog wird Wasser und den wasserlöslichen Komponenten der Begriff »Wasser = W« zugeordnet, selbst wenn es sich im Ausnahmefall nicht um Wasser handeln sollte, um die beiden Phasen einfach zu definieren. Um diese beiden Phasen mischen zu können, wird eine dritte Komponente benötigt, *die Emulgatoren* (◘ Abb. 6.1). Es gibt zwei allgemeine Aufbauprinzipien, diese drei Komponenten miteinander in Verbindung zu bringen: Die Bildung einer O/W-Emulsion oder einer W/O-Emulsion (◘ Abb. 6.2). Der Emulgator bildet immer eine Hülle, den *Emulgatorfilm*, um die Tröpfchen der sogenannten *inneren Phase*, wodurch die innere Phase gleichmäßig im Lösungsmittel dispergiert wird. Die Tröpfchengröße der inneren Phase wird in der Regel mit 0,5–100 μm angegeben. Emulsionen sind Mehrphasensysteme, die zu den grobdispersen Systemen gerechnet werden.

O/W bedeutet »*Öl in Wasser*«. Die Lipidtröpfchen sind im Wasser eingebettet. Die Lipidkomponenten bilden die *innere oder disperse Phase*, das Wasser die *äußere Phase oder das Dispersionsmittel*. Diese Zubereitungen sind mit Wasser abwaschbar oder verdünnbar. Sie ziehen schnell in die Haut ein und hinterlassen keinen *Fettfilm* auf der Haut. Die Wirkung ist schnell festzustellen, aber nicht nachhaltig. In kürzeren Abständen muss nachgecremt werden.

W/O bedeutet »*Wasser in Öl*«. Die Wassertröpfchen sind von der Lipidphase umgeben. Wasser ist die innere Phase, Lipide die äußere. Diese Zubereitungen fühlen sich »*reich*« auf der Haut an. Sie hinterlassen einen Fettglanz auf der Haut, ziehen langsam ein und sind mit Wasser nur schwer entfernbar. Sie besitzen einen leichten Okklusiveffekt, das heißt, dass die Abdunstung von Wasser aus der Haut verhindert wird. Sie eignen sich eher für langfristige Wirkungen. W/O-Cremes werden von den meisten Kunden nicht als Tagespflege akzeptiert, wegen ihres nachhaltig verbleibenden Fettfilms auf der Haut.

6.1.2 Spezielle Emulsionssysteme

Mittlerweile gibt es in der modernen Galenik viele Zwischenformen und Varianten der zwei Emulsions-

Dreikomponenten-Emulsions-Aufbau und seine Bestandteile:

ölige oder lipophile Phase:	Emulgatorfilm	wässrige oder hydrophile Phase:
Salbengrundlagen Emollentien Spreitmittel ätherische Öle fettlösliche Vitamine lipophile Wirkstoffe lipophile Hilfsstoffe Antioxidantien	Emulgatoren Konsistenzgeber Ko-Emulgatoren Hydrodispersions- Polymere Pickering-Feststoffe	Wasser Pflanzenextrakte wasserlösliche Vitamine hydrophile Wirkstoffe Humectants Salze Eiweißderivate Konservierungsstoffe Puffersubstanzen pH-Regulatoren

◘ **Abb. 6.1.** Dreikomponenten-Emulsions-Aufbau und seine Bestandteile

◘ Abb. 6.2. Aufbau einer W/O-
oder O/W-Emulsion

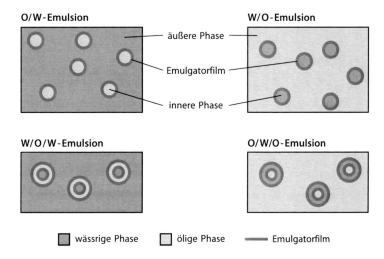

Grundsysteme: *Misch-* oder *amphiphile Emulsionen* sind Emulsionen, deren Phasenverteilung weder eindeutig O/W noch W/O sind (vgl. Basiscreme DAC), sie lassen sich mit Wasser oder Ölen kalt weiterverarbeiten; Emulsionen, in denen die innere Phase noch einen Einschluss der äußeren Phase besitzt, sind sogenannte *Doppelemulsionssysteme* oder *multiple Emulsionen* (◘ Abb. 6.2); in *Mikroemulsionen* oder *Nanoemulsionen* werden durch die moderne Technik extrem feine Tröpfchen, die unter der üblichen Größe von 0,5–100 µm liegen, erreicht und stabile Emulsionen gebildet; *Liposomen* und *Nanopartikel* sind ein Spezialfall der Emulsionen, die aber wegen ihrer besonderen Eigenschaften als Wirkstoffe extra besprochen werden (▶ Kap. 4.4.2); *Hydrodispersionsgele* sind emulgatorfreie Emulsionen (▶ Kap. 6.5.1), welche eine Zwischenstellung zwischen Gelen und Emulsionen einnehmen.

Zubereitungen, die keine Emulgatoren enthalten und die nur durch den Zusatz von viskositätserhöhenden Stoffen stabilisiert sind, werden *Quasiemulsionen* genannt. Sie gehören nicht zu den Emulsionen, sondern in der Regel zu den Gelen und werden dort genauer vorgestellt (▶ Kap. 6.5).

6.1.3 Oberflächenaktivität

Werden Wasser und Öl zusammen verquirlt, ist die Mischung nicht lange von Bestand. Durch ihre verschiedenen physikochemischen Eigenschaften kön-

nen sie keine Wechselwirkungen miteinander eingehen. Es entsteht eine Spannung an der Oberfläche der einzelnen Tröpfchen oder an der Grenzfläche der beiden unterschiedlichen Substanzen. Die Oberflächen- oder Grenzflächenspannung ist eine in das Phaseninnere gerichtete Kraft. Damit diese Kraft an der Oberfläche möglichst gering ist, bilden sich kugelförmige Gebilde. Sie zeigen das Bestreben zu immer größeren Kugeln zusammenzufließen (koaleszieren), da sich die Oberfläche zum Volumen umgekehrt proportional verhält. Je größer die Kugel, um so kleiner ist im Verhältnis dazu die Oberfläche und somit die Oberflächenspannung. Vereinfacht ausgedrückt: Die Mischung trennt sich sehr schnell und deutlich in eine »Wasserpfütze mit einem Ölfilm«.

Damit diese gegensätzlichen Substanzen in Beziehung zueinander treten können, werden oberflächenaktive Stoffe, **die Emulgatoren**, eingesetzt. Sie besitzen in ihrem Molekül einen unpolaren Teil, der mit der Lipidphase Wechselwirkungen eingeht und einen polaren Teil, der sich zur Wasserphase ausrichtet. Die beiden Substanzen treten nun indirekt über den Emulgator in Kontakt, die Oberflächenspannung sinkt drastisch ab. Es bildet sich ein Emulgatorfilm um die innere Phase.

Die Emulgatoren gehören aufgrund ihres Aufbauprinzips zu den oberflächenaktiven oder amphiphilen Substanzen. In diesem Buch gelten folgende Definitionen, um die Begriffsverwirrung im Bereich der oberflächenaktiven Stoffe auf ein Minimum zu reduzieren:

- *Waschrohstoffe* oder *waschaktive Substanzen* werden als **Tenside** bezeichnet.
- Stoffe, die die Herstellung eines *Emulsionssystem* – ohne nennenswerte Waschaktivität ermöglichen – sind **Emulgatoren.**
- **Lösungsvermittler** oder **Solubilisatoren** ermöglichen die Bildung kolloidaler wässriger Lösungen.
- **Netzmittel** werden eingesetzt, um Suspensionen zu stabilisieren.

Einige oberflächenaktive Stoffe gehören durchaus in mehrere dieser oben genannten Gruppen. Dies ist in den Stoff-Tabellen unter »Funktionen« nachzulesen.

6.1.4 Amphiphiler Charakter der Emulgatoren

Im Gegensatz zu den waschaktiven Tensiden ist es für die Herstellung einer Emulsion wichtig, die Gewichtung zwischen den lipophilen und den hydrophilen Eigenschaften des Emulgators zu kennen. Überwiegt der lipophile Anteil, wird der Emulgator sich eher in der Ölphase lösen, die dadurch als äußere Phase festgelegt ist. Es ist ein **W/O-Emulgator.** Ist der überwiegende Teil hydrophil, wird der Emulgator sich in Wasser lösen und die äußere Phase der Emulsion wird Wasser sein. Es ist ein **O/W-Emulgator.** Diese Gesetzmäßigkeit entspricht der **Bancroft-Regel.**

◻ Tabelle 6.1. Klassifizierung der Emulgutoren nach ihrem HLB-Wert

HLB-Werte	Funktion
1 – 5	W/O-Emulgator, nicht in Wasser dispergierbar
5 – 8	W/O-Emulgator, in Wasser dispergierbar
8 – 12	O/W-Emulgator, Netzmittel
12 – 15	O/W-Emulgator, Tensid, Lösungsvermittler
15 – 20	O/W-Emulgator, Tensid, Lösungsvermittler, klare wässrige Lösungen

Um das Verhältnis des hydrophilen zum lipophilen Molekülteil zu ermitteln, wurde für neutrale Emulgatoren eine Formel zur Berechnung des HLB-Werts (hydrophilic-lipophilic-balance) entwickelt. Anhand dieser Formel werden für die einzelnen Emulgatoren Werte zwischen 1–20 ermittelt. Je hydrophiler ein Emulgator ist, um so größer ist der Wert. Ionische Emulgatoren werden mit dieser Formel nicht ausreichend erfasst, da der ionische, hydrophile Charakter sehr dominant ist. Ihnen wurden später durch Variation der Formel, Werte von 20–40 zugeordnet (◻ Tab. 6.1).

6.1.5 Physikalische Instabilitäten in Emulsionssystemen

Eine unliebsame, häufige auftretende Instabilität in Emulsionen ist die Trennung der lipophilen und der hydrophilen Phase. Diese kann verschiedene Ursachen haben:
- Emulgatorzusatz zu gering,
- Emulgatorgemisch entspricht nicht den Anforderungen,
- Emulgator passt nicht zum gewählten Massenverhältnis von lipophiler zu hydrophiler Phase,
- Herstellungsbedingungen wurden falsch gewählt,
- Wechselwirkungen zwischen Wirk- und Hilfstoffen und den Emulgatoren,
- Zersetzungsprodukte von Wirkstoffen stören den Emulgatorfilm,
- Verunreinigungen,
- starke Temperaturschwankungen.

Ein Zusammenfließen der inneren Phase bedeutet, dass die Oberflächenspannung der inneren Phase zu hoch ist. Die Tröpfchen fließen bei einem Zusammenstoß zusammen, sie *koaleszieren*. Bei einer O/W-Emulsion wird dies *Aufrahmen* genannt. Die Lipidphase steigt nach oben. Bei einer W/O-Emulsion sinkt die wässrige Phase ab, sie *sedimentiert*. Durch verschiedene Zusätze wie Coemulgatoren, Konsistenzgeber, Emulsionsförderer oder Emulsionsstabilisatoren kann dieser Vorgang größtenteils gebremst werden (▶ Kap. 6.2.5–8).

6.2 Einteilung der Emulgatoren

Ebenso wie die Tenside werden auch die Emulgatoren aufgrund der Ladung des Emulgatormoleküls in folgende Gruppen eingeteilt:
- anionische,
- kationische,
- amphotere,
- neutrale Emulgatoren.

Nicht durch ihre Chemie, sondern durch ihre Funktion unterteilte Gruppen sind:
- O/W oder W/O-Emulgatoren,
- Koemulgatoren,
- Komplexemulgatoren.

Weitere wichtige, die Emulsionsbildung unterstützende Stoffklassen sind:
- Quasiemulgatoren,
- Konsistenzgeber,
- Pickering-Feststoffe (▶ S. 147),
- Hydrodispersionspolymere (▶ S. 145).

6.2.1 Anionische Emulgatoren

Diese Emulgatoren besitzen eine negative Ladung und kommen vor allem als Salze mit Natrium (*Sodium*), Kalium (*Potassium*), Magnesium (*Magnesium*), Monoethanolamin (*MEA*), Diethanolamin (*DEA*), Triethanolamin (*TEA*) oder Ammonium (*Ammonium*) vor. Meistens ist eine Sulfat-, Carboxyl- oder Phosphatgruppe der Träger der negativen Ladung. Eine Alkylkette mit mindestens 12 Kohlenstoffatomen ist der unpolare Teil. Diese Substanzen sind in der Gruppe der Emulgatoren nur schwach vertreten. Sie sind fast alle stark waschaktiv (▶ Kap. 5.2) und somit für einen dauerhaften Verbleib auf der Haut über den Tag nicht geeignet; andererseits reichen schon kleinste Mengen dieser Substanzen aus, um eine stabile Emulsion herzustellen. Die bekannteste Substanz ist Lanette E® (Natriumcetylstearylsulfat, ◘ Tab. 6.3) in Unguentum emulsificans aquosum (◘ Tab. 6.2).

Eine Gruppe anionischer Emulgatoren, die sich aufgrund ihrer eher niedrigen HLB-Werte weniger als Tenside eignen, sind die sehr milden, biologisch abbaubaren Glycerin-Fettsäureverbindungen, verestert mit α-Hydroxysäuren, wie Milchsäure (*INCI:*

◘ **Tabelle 6.2.** Rezeptur	
Wasserhaltige hydrophile Salbe DAB Unguentum emulsificans aquosum	
Natriumcetylstearylsulfat	0,9 T
Cetylstearylalkohol	8,1 T
Dickflüssiges Paraffin<	10,5 T
Weißes Vaselin	10,5 T
Wasser	70 T

-Lactate-) oder Zitronensäure (*INCI: -Citrate-*), deren einzelne Komponenten aus nachwachsenden Rohstoffen gewonnen werden können. Die kurzkettigen weisen zusätzlich eine antimikrobielle Wirkung auf, die längerkettigen besitzen dagegen eine gute gelbildende Komponente. Auch mit Aminosäuren (*z. B. INCI: -Glutamate-*) können in dieser Form Emulgatoren gebildet werden.

6.2.2 Kationische Emulgatoren

Kationische Emulgatoren tragen eine positive Ladung im hydrophilen Molekülteil. Normalerweise wird diese Ladung durch ein quartäres Ammoniumion verursacht. Als salzbildendes Ion kommen meistens Chlorid und Bromid vor. Diese Stoffgruppe findet kaum Einsatz als Emulgatoren. Sie haben eine ausgeprägte bakterizide Wirkung und zählen zu den Konservierungsstoffen und Desinfektionsmitteln. Teilweise werden sie auch als Konditionierungsmittel eingesetzt (▶ S. 100).

6.2.3 Amphotere Emulgatoren

Hier finden sich im polaren Emulgatorteil eine positive und negative Ladung. Es liegt ein Zwitterion vor, welches nach außen neutral wirkt. In wässriger Lösung kann es je nach pH-Wert anion-oder kationaktiv bzw. neutral sein. Bei den waschaktiven Substanzen haben wir schon die Betaine kennengelernt (▶ S. 101), die teilweise auch als Emulgatoren genutzt werden. Hinzu kommen hier noch die natürlichen Emulgatoren, die Lecithine oder Phospholipide und Eiweiße und deren Hydrolysate (◘ Abb. 6.4, ◘ Tab. 6.3).

◘ Tabelle 6.3. Emulgatoren

INCI-Bezeichnung	Emulsionstyp	Funktionen
ANIONISCHE EMULGATOREN		
Seifen	**O/W**	E, T
Potassium Cocoate	O/W	E, T
Potassium Oleate	O/W	E, T
Potassium Olivate	O/W	E, T
Potassium Peanutate	O/W	E, T
Potassium Stearate	O/W	E, T, Vst
Sodium Oleate	O/W	E, T
Sodium Olivate	O/W	E, T, Vst
Sodium Palmate	O/W	E, T, Vst
Sodium Palmitate	O/W	E, T
Sodium Ricinoleate	O/W	E, T, Vst
Sodium Stearate	O/W	E, T
Sodium Tallowate	O/W	
Alkylsulfate, Alkylethersulfate	**O/W**	
Potassium Lauryl Sulfate	O/W	E, T
Sodium Cetearyl sulfate	O/W	E, T
Sodium Myreth Sulfate	O/W	E, T
Sodium Trideceth Sulfate	O/W	E, T
Alkylphosphate	**O/W**	
Cetyl Phosphate	O/W	E, T
Potassium Cetyl Phosphate	O/W	T
natürliche anionische Emulgatoren		
Gummi arabicum	O/W	E, GB
AMPHOTERE EMULGATOREN		
Phospholipide		
Hydrogenated Lecithin	W/O	E
Lecithin	W/O	ASt, E, Emo
Phosphatidylcholin	W/O	ASt, E, Emo
NEUTRALE EMULGATOREN		
Phosphorsäurealkylester		
DEA-Cetyl Phosphate		E, T
Dicetyl Phosphate		E
Dimyristyl Phosphate		E
Oleth-3 Phosphate		E, T
Fettsäuren		
Lauric Acid		E
Myristic Acid		E
Stearic Acid		E
Ester mehrwertiger Alkohole mit freien Hydroxylgruppen		
Glyceryl Behenate	W/O	E, Emo
Glyceryl Caprate	W/O	E, Emo
Glyceryl Caprylate	W/O	E, Emo
Glyceryl Cocoate	W/O	E, Emo
Glyceryl Hydroxystearate	W/O	E, Emo
Glyceryl Isostearate	W/O	E, Emo
Glyceryl Lanolate	W/O	E, Emo
Glyceryl Laurate	W/O	E, Emo
Glyceryl Linoleate	W/O	E, Emo

◻ **Tabelle 6.3** (Fortsetzung)

INCI-Bezeichnung	Emulsionstyp	Funktionen
NEUTRALE EMULGATOREN		
Ester mehrwertiger Alkohole mit freien Hydroxylgruppen		
Glyceryl Linolenate	W/O	E, Emo
Glyceryl Oleate	W/O	E, Emo
Glyceryl Ricinoleate	W/O	E, Emo
Glyceryl Myristate	W/O	E, Emo
Glyceryl Stearate	W/O	E, Emo, Kg
Hydrogenated Tallow Glyceride	W/O	E, Emo
Octoxyglyceryl Behenate	W/O	E
Octoxyglyceryl Palmitate	W/O	E
Propyleneglycol Stearate SE	W/O	E
Propylene Glycol Stearate	W/O	E, Emo
Polyglycerinester u. - ether	**W/O**	
Polyglyceryl-3 Diisostearate	W/O	E
Polyglyceryl-4 Isostearate	W/O	E
Polyglyceryl Methyl Glucose Distearate	W/O	E
Polyglyceryl-3 Oleate	W/O	E
Polyglyceryl-3 Ricinoleate	W/O	E
Mono- u. Diglyceride, ethoxyliert	**O/W**	
PEG-6 Caprylic/Capric Glycerides	O/W	E, RF
PEG-60 Evening Primrose Glycerides	O/W	E, RF
PEG-7, 30 Glyceryl Cocoate	O/W	E, T, RF
PEG-15 Glyceryl Isostearate	O/W	E. RF
PEG-12 Glyceryl Laurate	O/W	E, RF
PEG-75 Glyceryl Pelargonate	O/W	E, RF
PEG-20 Glyceryl Ricinoleate	O/W	E, RF
PEG- 5, 8, 30 Glyceryl Stearate	O/W	E, T, RF
PEG-20 Glyceryl Stearate	O/W	E, RF
PEG-200 Glyceryl Tallowate	O/W	E, T, RF
PEG-20 Methyl Glucose Sesquistearate	O/W	E, RF
PEG-10 Olive Glycerides	O/W	E, RF
PEG-3/PPG-2 Glyceryl/Sorbitol/Hydroxystearate/ Isostearate	O/W	E, RF
Macrogolfettalkoholether*	**O/W**	
Ceteareth-3, 6. 12, 15, 20, 25, 30, 33		E, LV, T
Ceteth-16		E, LV, T
Choleth-24		E, LV
Coceth-20		E, LV
C_{12-13} Pareth-3, 7		E, LV, T
Hydrogenated Talloweth-60 Myristyl Glycol		E, LV
Isosteareth-10 Stearate		E, LV
Isosteareth-2		E, LV
Laureth-2, 3, 4, 5, 6, 7, 10		E, LV, T
Laureth-8, 9, 11, 12, 13		E, LV
Myreth-4		E, LV
Myreth-3 Myristate		E, Emo, LV, T
Oleth-10, 15,		E, LV, T
PPG-2 Ceteareth-9		E, LV
PPG-5 Ceteth-20		E, LV
PPG-25 Laureth-25		E, LV, Vr
PPG-1 PEG-9 Lauryl Glycol Ether		E, LV

◻ Tabelle 6.3 (Fortsetzung)

INCI-Bezeichnung	Emulsionstyp	Funktionen
NEUTRALE EMULGATOREN		
Macrogolfettalkoholether*	**O/W**	
Steareth-2, 10, 20, 21, 25		E, LV, T
Steareth-7		E, LV
Trideceth-7, 9		E, LV
Trideceth-12		E, LV, T
Macrogolfettsäureester*	**O/W u. W/O**	
C$_{12-20}$ Acid PEG-8 Ester		E, LV
Olive Oil PEG-10 Ester		E, Emo, LV, T
PEG-8 Beeswax		E, LV
PEG-7, 35, 36 Castor Oil	O/W u. W/O	E, LV, T
PEG-40 Castor Oil	O/W	E, LV
PEG-10 Cocoate		E, LV
PEG-4, 8 Dilaurate		E, LV
PEG-3, 8 Distearate		E, LV
PEG-2, 7, 20, 25, 40 Hydrogenated Castor Oil	O/W u. W/O	E, LV, T
PEG-20 Hydrogenated Palm Oil Glycerides		E, Emo, LV
PEG-15 Hydroxystearate		E, LV
PEG-26 Jojoba Acid		E, LV
PEG-5 Lanolate		E, LV
PEG-27, 30 Lanolin		E, LV
PEG-5 Octanoate		E, LV
PEG-5, 10 Soy Sterol		E, LV
PEG-2, 6, 8, 9, 20, 30, 32 Stearate		E, LV, PG
Partialfettsäureester von Zuckern	**W/O**	
Cetearyl Glucoside		E
Methyl Glucose Sesquistearate		E, Emo
Sucrose Distearate		E, Emo
Sucrose Stearate		E
Sorbitanfettsäureester	**W/O**	
Glyceryl Sorbitan Oleostearate		E
Glyceryl Sorbitol/Oleate/Hydroxystearate		E, Emo
Sorbitan Isostearate		E
Sorbitan Oleate		E
Sorbitan Sesquioleate		E
Sorbitan Stearate		CoE
Macrogol-Sorbitan-Fettsäureester/Polysorbate	**O/W**	
PEG-1, 3 Glyceryl Sorbitan Isostearate		E, LV
PEG-20 Sorbitan Oleate		E, LV
PEG-40 Sorbitan Peroleate		E, LV, T
PEG-40 Sorbitol Hexaoleate		E, LV, T
Polysorbat 20, 40, 60, 65, 80, 85		E, LV, T
Natürliche Fettgemische mit höher molekularen Alkoholen		
C$_{20-40}$ Cholesterol/Lanosterol Esters	W/O	E
Cholesterol	W/O	E, Emo
Hydrogenated Tallow Glycerides	W/O	E, Emo
Lanolin	W/O	E, Emo, ASt
Lanolin Alcohol	W/O	E, Emo, ASt
Silikonderivate	**O/W**	
Cetyl Dimethicone Copolyol		E
Laurylmethicone Copolyol		E, Emo

INCI-Bezeichnung	Emulsionstyp	Funktionen
KOEMULGATOREN		**W/O**
Steareth-5 Stearate		Li, CoE
Fettalkohole	**W/O**	
Cetearyl Alcohol		CoE, Emo, Li, TM
Cetyl Alcohol		CoE, Emo, Li, TM
Myristyl Alcohol		Li, Emo, Kg
Stearyl Alcohol		Li, Emo, Kg, TM

◙Tabelle 6.3 (Fortsetzung)

(*) Die Zahlen nach dem Bindestrich geben die unterschiedliche Anzahl von Molen polymerisierten Ethylenoxids an. Mit Komma getrennte Zahlen beziehen sich jeweils auf eine neue Substanz. z.B.: Oleth-10, 15, 20 sind drei Substanzen: Oleth-10, Oleth-15, Oleth-20.

6.2.4 Neutrale Emulgatoren

Dies ist die größte Gruppe der Emulgatoren. Sie tragen keine Ladung. Wichtige polare Bausteine dieser Emulgatoren sind Glycerin, mehrwertige kurzkettige Alkohole, Pentaerythrit, Glucose, Saccharose, Sorbitol und Polymerisate von Ethylen, Propylen- oder Glycerol. Lange Kohlenstoffketten sind wiederum die unpolaren Komponenten. Verbunden sind diese Bestandteile in der Regel als Ether, Ester oder Glycoside (◙ Abb. 6.3, ◙ Tab. 6.3).

6.2.5 Koemulgatoren

Der Begriff Koemulgatoren ist nicht eindeutig definiert. Je nach Literatur oder Anwender werden Substanzen als Emulgatoren, Koemulgatoren oder nur Konsistenzgeber bezeichnet. Die Übergänge sind fließend. Es handelt sich i.d.R. um schwache W/O-Emulgatoren mit stark ausgeprägtem lipophilem Charakter, wie Fettalkohole oder Glycerindialkylate. Eine alkoholische oder Estergruppe ist der Träger der polaren Eigenschaften (◙ Abb. 6.3). Die Hydrophilie dieser Moleküle ist dadurch sehr gering, so dass sie nur noch als schwache Emulgatoren angesehen werden können. Sie lagern sich aber unterstützend in den Emulgatorfilm ein, stabilisieren ihn und verhindern dadurch ein Koaleszieren der inneren Phase.

Wegen ihres chemischen Aufbaus sind es zumeist feste Substanzen, die zusätzlich die Viskosität der Emulsion erhöhen, wodurch streichbare Produkte hergestellt werden können. Durch diese Festigkeit werden wiederum die Tröpfchen der inneren Phase in der Emulsion fixiert, was einer Koaleszenz der inneren Phase entgegenwirkt. Diese Stoffgruppe übt noch weitere Funktionen aus, begründet durch ihren lipophilen Charakter (▶ Übersicht 6.2).

> **Übersicht 6.2.** Weitere Funktionen von Koemulgatoren
>
> Emollentien
> Hautpflegesubstanz
> Konsistenzgeber
> Konsistenzverbesserer
> Viskositätsstabilisierend

6.2.6 Komplexemulgatoren

Komplexemulgatoren stellen Emulgatorgemische dar, die in einem festgelegten Massenverhältnis der Einzelkomponenten von verschiedenen Firmen angeboten werden. Bekanntestes pharmazeutisches Beispiel ist die Lanette N®, die aus 9 Teilen Cetylstearylalkohol und 1 Teil Natriumcetylstearylsulfat besteht. Es sind in der Regel Kompositionen, die aus einem Koemulgator (Fettalkoholen oder Glycerinmono- oder -dialkylaten) und einem anionischen Emulgator zusammengesetzt sind.

6.2.7 Quasiemulgatoren

Quasiemulgatoren sind Gelbildner (▶ Kap. 6.5.2), welche die Viskosität einer Zubereitung stark erhöhen.

6

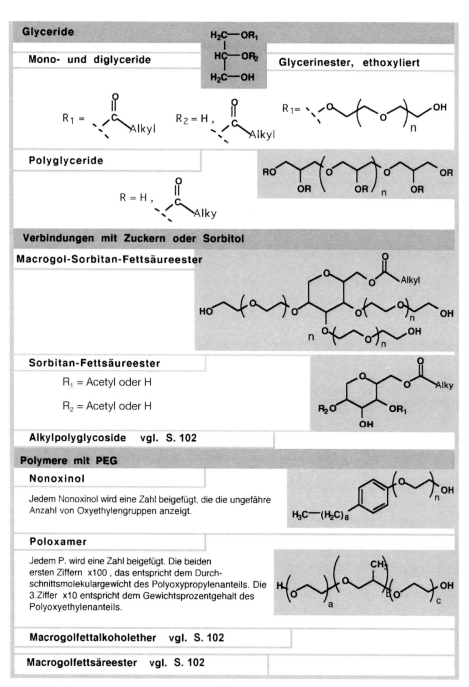

◻ Abb. 6.3. Strukturen der neutralen Emulgatortypen

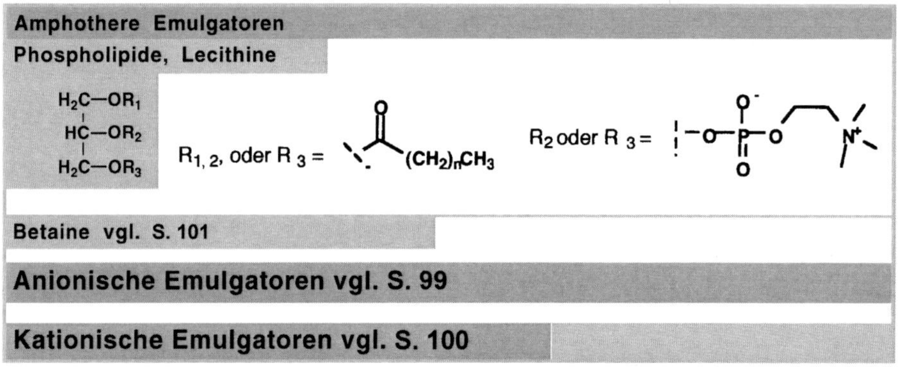

Abb. 6.4. Strukturen der amphoteren Emulgatoren

Sie besitzen im Gegensatz zu den echten Emulgatoren keine amphiphilen Eigenschaften. Einige Gelbildner vereinen jedoch den gelbildenden Charakter mit amphiphilen chemischen Strukturen, wie Gummi arabicum, so dass sie beiden Gruppen zugeordnet werden können.

6.2.8 Konsistenzgeber

Konsistenzgeber zählen genauso wie die Quasiemulgatoren nicht zu den Emulgatoren. Sie geben Emulsionen nur eine gewisse Stabilität durch Erhöhung der Viskosität. Es sind durchweg halbfeste oder feste Lipidkomponenten, die die Viskosität einer Zubereitungen mit einer Lipidphase erhöhen. Es erfolgt eine Schmelzpunkterhöhung des entstandenen Gemisches aus flüssigen und festen Lipiden. Koemulgatoren sind ebenfalls feste Substanzen mit schwach ausgeprägtem Emulgatorcharakter. Sie werden oftmals auch als Konsistenzgeber definiert. Beispiele von konsistenzgebenden Substanzen finden Sie im folgenden ► Kap. 6.3.

6.3 Die Lipidkomponenten

Die lipophile Phase einer Emulsion und rein lipophile Zubereitungen können aus verschiedenen Lipidkomponenten bestehen, die sich chemisch stark unterscheiden. Es können natürliche Lipide (Wachse, Triglyceride), halbsynthetische Lipide (Wachse, Triglyceride, gehärtete Fette), synthetische Wachse oder Fette, freie Fettsäuren und Fettalkohole, Terpene, Sterole, Kohlenwasserstoffe oder Silikone eingesetzt werden. Natürlich gewonnene Lipide besitzen einen hohe Anteil an Begleitstoffen, die in ihrer Zusammensetzung stark variieren. Diese können wiederum weitere positive oder negative Effekte auf der Haut auslösen. Gemeinsam ist allen Lipidkomponenten ihre hautpflegenden und weichmachenden Eigenschaften, weshalb sie auch als *Emollentien* bezeichnet werden. Einige besitzen noch weitere, wichtige physiologische oder technologische Eigenschaften, welche den Tabellen entnommen werden können.

Nomenklatur

Ein Großteil der natürlich gewonnenen Lipide stammt aus Pflanzen oder ist tierischen Ursprungs. Deshalb soll an dieser Stelle nochmals kurz die INCI-Bezeichnung für Pflanzen und Trivialnamen erklärt werden. Die Pflanzenfette werden nach einer EU-Sondernomenklatur mit ihrem botanischen Namen nach Linné benannt, im Gegensatz zu der in USA gebräuchlichen INCI-Bezeichnung. Dies führt dazu, dass anhand der »*Bestandteile*«, die auf der Verpackung abgedruckt sein müssen, nicht eindeutig zu ermitteln ist, ob es sich um das fette Öl oder andere Extrakte oder Bestandteile dieser Pflanze handelt (**Tab. 6.4**). Die INCI-Bezeichnungen, die in USA verwendet werden, geben genauere Auskünfte über die verwendeten Pflanzeninhaltsstoffe. Wird aber ein Pflanzeninhaltsstoff chemisch weiterverarbeitet, finden sich in den Namen der neuen Substanzen die INCI-Namen der USA wieder:

◘ Tabelle 6.4. Vergleich der INCI-Bezeichnungen der EU und der USA

dt. Bezeichnung	INCI-Bezeichnung nach Linné	Bezeichnung in USA
Weizenkeim	Triticum vulgare	Wheat Germ
Weizenkeimextrakt	Triticum vulgare	Wheat Germ Extract
Weizenkeimöl	Triticum vulgare	Wheat Germ Oil
Weizenkeimeiweiße	Triticum vulgare	Wheat Germ Protein
Weizeneiweiß	Triticum vulgare	Wheat Protein
Weizenmehl	Triticum vulgare	Wheat Flour
Weizenstärke	Triticum vulgare	Wheat Starch
Klebereiweiß d. Weizens	Triticum vulgare	Wheat Gluten

z. B. Weizenkeimöl = *Triticum vulgare (EU-Sonder-nomenklatur nach Linné)*
Hydriertes Weizenkeimöl = *Hydrogenated Wheat Germ Oil.*

Wheat Germ ist die US-amerikanische Bezeichnung für Weizenkeim, anhand des Wortes *Oil* ist genau zu erkennen, dass es sich um ein fettes Öl handelt, und nicht um die Eiweiße, das Mehl oder die Weizenstärke.

Besondere, in Europa eingebürgerte pharmazeutisch/chemische Trivialnamen bleiben erhalten, wie z. B. Schweineschmalz = *Adeps suillus*, hier folgt man nicht der US-amerikanischen Vorlage. In der ◘ Tabelle 6.8 sind die in Europa geltenden INCI-Bezeichnungen gemeinsam mit den in USA gebräuchlichen Namen aufgelistet.

Einteilung der Lipide

Die Lipide werden nach ihrer Chemie und ihrem Ursprung in folgende Gruppen unterteilt:
- Neutralfette, Triglyceride,
  - tierische Fette,
  - pflanzliche Fette und Öle,
  - gehärtete Fette,
  - synthetische Triglyceride,
- Wachse und wachsähnliche Substanzen,
  - feste Wachse,
  - flüssige Wachse,
  - wachsähnliche Verbindungen,
- Fettalkohole,
- Sterole,
- gesättigte und ungesättigte Kohlenwasserstoffe,
- Silikone.

6.3.1 Neutralfette

Neutralfette sind Triester des Glycerols mit drei unterschiedlichen Fettsäuren (◘ Form. 6.1). Die Kettenlängen der Fettsäuren liegen üblicherweise zwischen acht bis zwanzig C-Atomen. Glycerin kann mit drei gleichen oder üblicherweise mit verschiedenen Fettsäuren verestert sein. Triglyceride sind unpolare Moleküle, die je nach Kettenlänge, Verzweigung der C-Kette und Anzahl der Doppelbindungen in den Fettsäuren flüssig, halbfest oder fest sind. Meistens werden sie aus Pflanzensamen und -früchten oder

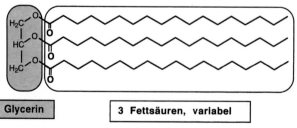

◘ Form. 6.1. Aufbau eines Triglycerids (Neutralfett)

◘ Tabelle 6.5. Klassifizierung der Carbonsäuren

Kettenlänge	Bezeichnung
C1–7	kurzkettige Carbonsäure
C8–12	mittelkettige Fettsäure
über C12	höhere Fettsäure
über C18 auch	Wachssäuren

◘ Tabelle 6.7. Nomenklatur wichtiger ungesättigter Säuren und Alkohole

Kettenlänge	Säure ungesättigt	Alkohol ungesättigt
C11	Undecen	Undecylenyl
C16	Palmitolein	Palmitoleyl
C18 (1)	Olien	Oleyl
C18 (2)	Linol	Linoleyl
C18 (3)	Linolen	Linolenyl
C20 (4)	Arachidon	Arachidonyl
C22	Cetolein	Cetoleyl
C22	Eruca	Erucyl

aus tierischem Fettgewebe gewonnen. Sie werden aber auch als definierte Gemische synthetisch aus Glycerol und Fettsäuren hergestellt. Verbleiben am Glycerin eine oder zwei Hydroxylgruppen unverestert, erhält man die Mono- oder Diglyceride. Sie besitzen durch die freie OH-Gruppe eine gewisse Hydrophilie und zählen zu den W/O-Emulgatoren (▶ Kap. 6.2.4).

Tierische Fette werden meistens *Schmalz* oder *Talg* genannt. Pflanzliche, flüssige Fette werden als *fette Öle* oder nur als *Öle* bezeichnet. Feste Pflanzenfette bekommen den Zusatz *-butter* oder *-fett*.

◘ Tabelle 6.6. Nomenklatur der geradkettigen Carbonsäuren und Alkohole

Kettenlänge	Säure* gesättigt	Alkohol* gesättigt
C6	Capron	Hexyl
C7	Heptyl	Heptyl
C8	Capryl	Capryl
C9	Pelargon	Nonyl
C10	Caprin	Decyl
C11	Undecan	Undecyl
C12	Laurin	Lauryl
C13	Tridecan	Tridecyl
C14	Myristan	Myristil
C15	Pentadecan	Pentadecyl
C16	Palmitin	Cetyl
C17	Margarin	Heptadecyl
C18	Stearin	Stearyl
C20	Arachin	Arachidyl
C22	Behen	Behenyl

* Bei verzweigtkettigen Säuren und Alkoholen kommt die Silbe -iso- dazu.

Fettsäuren

Fettsäuren als Bausteine der natürlichen Triglyceride bestehen aus einer geraden, seltener einer ungeraden Anzahl von C-Atomen. Die Kohlenstoffkette kann nur Einfachbindungen enthalten (*gesättigte Fettsäure*) oder eine bis mehrere Doppelbindungen besitzen (*ungesättigte Fettsäure*). Je länger die Kohlenstoffkette der Fettsäure ist, desto fester wird das entsprechende Fett. Ein Fett wird flüssig, je mehr Doppelbindungen in den Fettsäuren vorhanden sind, oder die C-Kette verzweigt ist. Sehr lange Fettsäuren mit mehr als achtzehn C-Atomen, welche die typischen Bestandteile von Wachsen sind, werden auch als Wachssäuren bezeichnet (◘ Tab. 6.5).

Freie Fettsäuren mit langen Kohlenstoffketten können als Konsistenzgeber oder Perlglanzmittel eingesetzt werden. Kombiniert mit einer Base entsteht eine Seife, ein O/W-Emulgator.

Die chemische Nomenklatur der Fettsäuren und langkettigen Alkohole ist ◘ Tab. 6.6 und 6.7 zu entnehmen.

Essenzielle Fettsäuren

Zwei der natürlich vorkommenden Fettsäuren werden als essenziell angesehen, die Linolsäure und α-Linolensäure (◘ Form. 6.2). Sie werden für den Aufbau wichtiger Substanzen, Hormone und Zellstrukturen im Körper benötigt. Unser Körper kann gesättigte Fettsäuren und einfach ungesättigte Fettsäuren synthetisieren, aber für den Einbau der wichtigen zweiten Doppelbindung (Linolsäure) fehlen ihm die nötigen Enzymsysteme. Erst wenn

Linolsäure

Linolensäure
(α-Linolensäure)

γ-Linolensäure

□ Form. 6.2. Essentielle Fettsäuren

in den Fettsäuren schon zwei bzw. drei Doppelbindungen enthalten sind, kann er die weiteren selber einfügen. Wir müssen uns – wegen des Unvermögens unseres Stoffwechsels – durch entsprechend zusammengesetzte Fette Linolsäure oder α-Linolensäure von außen zuführen. Sie werden fälschlicherweise häufig auch als Vitamin F bezeichnet, auch wenn sie nicht der üblichen Definition der Vitamine entsprechen.

Ein Mangel dieser Fettsäuren führt an der Haut zu einer Störung der Barrierefunktion. Der transepidermale Wasserverlust ist stark erhöht. Sie wird trocken und welk, erhält ein fahles ungesundes Aussehen, Nägel und Haare werden brüchig und stumpf. Die Bildung von Komedonen ist begünstigt und die Wundheilung verzögert. Durch eine Applikation auf der Haut erreichen wir eine Verbesserung der oben genannten Hautsymptome, die Elastizität der Haut erhöht sich, die Talgproduktion normalisiert sich, die Faltenbildung reduziert sich und die UV-Toleranz wird verbessert. Die Fettsäuren werden in Form ihrer Ester in Kosmetika eingearbeitet oder als freie Säuren (deren Einsatz aber aufgrund ihrer schlechten Verträglichkeit vermieden werden sollte). Sehr günstig ist die Verarbeitung von Keimölen in Emulsionen, die natürlicherweise sehr hohe Konzentrationen an Fetten mit mehrfach ungesättigten Fettsäuren enthalten.

Besondere Bedeutung haben in den letzten Jahren Öle mit hohen Gehalten an γ-Linolensäure erlangt (□ Form. 6.2). Sie ist eine ω6-Fettsäure, α-Linolensäure dagegen ist eine ω3-Fettsäure (»ω« ist eine chemische Zählweise, die von der entgegengesetzten Seite zur höchsten funktionellen Gruppe ausgeht). Sie ist wichtig für die Therapie der Neurodermitis. Es wird vermutet, dass diese Personen nicht genügend oder gar keine D_6-Dehydrogenase bilden können,

ein Enzym, welches im Normalfall aus Linolsäure γ-Linolensäure bildet (▶ S. 35). γ-Linolensäure ist wiederum Ausgangsstoff für Prostaglandine, die am Zellstoffwechsel beteiligt sind. Durch diesen Mangel wird die Haut rau, trocken, rissig und fängt an zu jucken. Die Öle sollten oral oder dermal verwendet werden. Öle, die in diesem Fall eingesetzt werden könnten, sind Borretschöl (*INCI: Borago officinalis*), Nachtkerzenöl (*INCI: Oenothera biennis*) und schwarzes Johannisbeerenöl (*INCI: Ribes nigrum*).

Tierische Fette

Tierische Fette werden durch Ausschmelzen von Fettgewebe gewonnen. Als Begleitstoffe sind Cholesterin, Vitamin A und D enthalten.

Sie besitzen kein natürliches Antioxidans wie die meisten pflanzlichen Öle, weshalb sie schnell ranzig werden. Ihr Anteil an essenziellen Fettsäuren ist eher gering. Durch diese Nachteile und aufgrund von tierschützerischen und gesundheitlichen Aspekten (BSE-Problematik) ist die Verwendung tierischer Fette stark zurückgegangen.

Sie spielen bei der Herstellung von Kosmetika keine große Rolle mehr, auch wenn zum Beispiel das Schweineschmalz sehr gute physiologische Eigenschaften besitzt, weil sein Fettsäuremuster dem des menschlichen Hautfetts verwandt ist (□ Tab. 6.8).

Pflanzliche Öle

Pflanzliche Öle zeichnen sich durch einen hohen Anteil mehrfach ungesättigter Fettsäuren aus, die charakteristisch für die flüssige Konsistenz sind. Als Begleitstoffe kommen vor allem Vit. E, Phytosterole, Fettalkohole, Chlorophyll, Carotinoide und freie Fettsäuren vor (□ Tab. 6.8). Einige Öle zeichnen sich durch eine besondere Zusammensetzung der unverseifbaren Anteile aus; sie enthalten z. B. Polyphenole,

◻ **Tabelle 6.8.** Natürliche Fette und Wachse

Dt. Bezeichnung	INCI-Bez. n. Linné	Bez. in USA	Funktionen
Natürliche Fette und Wachse			
Aprikosenkernöl	Prunus armeniaca	Apricot Kernel Oil	Li, Emo
Arganöl	Argania spinosa		Li, Emo, Aa, HP
Avocadoöl	Persea gratissima	Avocado Oil	Li, Emo
Babassuöl	Orbignya oleifera	Babassu Oil	Li, Emo
Baumwollsaatöl	Gossypium	Cottonseed Oil	Li, Emo
Bienenwachs	Cera Alba	Beeswax	Li, Emo, E, FB, Kg
Borretschöl	Borago officinalis	Borage Seed Oil	Li, Emo, Nd
Butter	Butyrum		Li, Emo
Candelillawachs	Candelilla cera	Candelilla Wax	Li, Emo, FB, Kg
Carnaubawachs	Carnauba	Carnauba	Li, Emo, FB, Kg
Cashewkernöl	Anacardium occidentale	Cashew Nut Oil	Li, Emo
Erdnussöl	Arachis Hypogaea	Peanut Oil	Li, Emo
Färberdistelöl	Carthamus tinctorius	Safflower Oil	Li, Emo
Haferöl	Avena sativa		Li, Emo, Vr
Haselnussöl	Corylus avellana	Hazelnut Oil	Li, Emo
Jojobaöl	Buxus chinensis	Jojoba Oil / Wax	Li, Emo
Kakaobutter	Theobroma cacao	Cocoa Butter	Li, Emo, Kg
Kokosöl	Cocos nucifera	Coconut Oil	Li, Emo
Kürbiskernöl	Cucurbita pepo	Pumpkin seed oil	Li, Emo, Aa, HP
Kuhmilchfett	Lactis lipida	Milk Lipids	Li, Emo
Leinsamenöl	Linum usitatissimum	Linseed Oil	Li, Emo
Macadamianussöl	Macadamia ternifolia	Macadamia Nut Oil	Li, Emo
Maiskeimöl	Zea mays	Corn Germ Oil, Corn Oil	Li, Emo, LM, Vr
Mandelöl, süß	Prunus dulcis	Sweet Almond Oil	Li, Emo
Nachtkerzenöl	Oenothera biennis	Evening Primrose Oil	Li, Emo, Nd
Nerzöl	Mustela	Mink Oil / Wax	Li, Emo
Olivenöl	Olea europaea	Olive Oil	Li, Emo, LM
Palmkernöl	Elaeis guineensis	Palm Kernel Oil	Li, Emo
Palmöl	Elaeis guineensis	Palm Oil	Li, Emo
Pfirsichkernöl	Prunus persica	Peach Kernel Oil	Li, Emo
Pflanzenöle	Olus	Vegetable Oil	Li, Emo
Rapsöl	Canola	Canola Oil	Li, Emo
Reisöl	Oryza sativa	Rice Bran Oil	Li, Emo, Vr
Ricinusöl	Ricinus communis	Castor Oil	Li, Emo, LM
Rinderfüße, Öl	Bubulum	Neatsfoot Oil	Li, Emo, LM
Rindertalg	Adeps bovis	Tallow	Li, Emo
Schmalz, Schweinefett	Adeps suillus	Lard	Li, Emo
Schwarzes Johanniskernöl	Ribes nigrum	Black Currant Oil	Li, Emo, Nd

◘ Tabelle 6.8 (Fortsetzung)

Dt. Bezeichnung	INCI-Bez. n. Linné	Bez. in USA	Funktionen
Natürliche Fette und Wachse			
Sesamöl	Sesamum indicum	Sesame Oil	Li, Emo
Sheabutter	Butyrospermum parkii	Shea Butter	Li, Emo, Kg
Sojaöl	Glycine soja	Soybean Oil	Li, Emo
Sonnenblumenöl	Helianthus annus	Sunflower Seed Oil	Li, Emo
Walnussöl	Juglans regia	Walnut Oil	Li, Emo
Weizenkeimöl	Triticum vulgare	Wheat Germ Oil	Li, Emo, Vr
Wollwachs	Lanolin	Lanolin Wax	Li, Emo, RF, E, FS
Wollwachsalkohole	Lanolin Alcohol		Li, ASt, Emo, E, RF
Hydrierte, gehärtete oder acetylierte Fette/Wachse			
Baumwollsamenöl, acetyliert, gehärtet	Acetylated Hydrogenated	Cottonseed <Glyceride	Li, Emo, E
Erdnussöl, hydriert	Hydrogenated Peanut Oil	–	Li, Emo, E
Jojobaöl, hydriert	Hydrogenated Jojoba Oil	–	Li, Emo, Abr
Jojobaöl, künstlich	Oleyl Erucate	–	Li, Emo
Kokosnussöl, hydriert	Hydrogenated Coconut Oil	–	Li, Emo,Kg
Kokosfett, hydriert	Hydrogenated Coco-Glycerides	–	Li, Emo, Kg
Palmkernöl, gehärtet	Hydrogenated Palm Oil	–	Li, Emo, E, Kg
Pflanzenöl, gehärtet	Hydrogenated Vegetable Oil	–	Li, Emo
Ricinusöl, gehärtet	Hydrogenated Castor Oil/-castorate-	–	Li, Emo, Kg
Sojaöl, hydriert	Hydrogenated Soybean Oil	–	Li, Emo
Wollwachs, hydriert	Hydrogenated Lanolin	–	Li, Emo, ASt

Squalen, γ-Tocopherol, γ-Linolensäure, spezielle Carotinoide und andere sekundäre Pflanzeninhaltsstoffe, wodurch diese Öle einen Wirkstoffcharakter erhalten. Einige dieser Öle (Arganöl, Olivenöl, Nachtkerzenöl, Borretschöl) werden in ▶ Kap. 4.4.3 besprochen.

Avocadoöl (*INCI: Persea gratissima*) ist das fette Öl aus den Früchten. Es enthält Triglyceride, die mit 85 % ungesättigten Fettsäuren verestert sind. Von den Fettsäuren entfallen 6–65 % auf Ölsäure und 6–10 % auf Linolsäure. Als weitere Bestandteile sind Vitamin A und E zu finden, Phytosterole, Squalen,

Lecithin und gesättigte langkettige Kohlenwasserstoffe. Das Öl zeichnet sich durch ein gutes Spreitvermögen, ein gutes Eindringen in die Haut und eine hydratisierende Wirkung aus.

Mandelöl (*INCI: Prunus dulcis*) wird aus den Mandelsamen kaltgepresst gewonnen. Die Triglyceride sind mit 60–90 % Ölsäure und ca. 17 % Linolsäure verestert. Es wirkt reizlindernd und vermittelt ein weiches Hautgefühl.

Macadamianussöl (*INCI: Macadamia ternifolia*) wird aus den Nüssen der Pflanze gewonnen. Die veresterten Fettsäuren sind vor allem Ölsäure bis zu

67 % und Palmitoleinsäure bis zu 24 %. Letztere soll für die guten hautpflegenden Eigenschaften verantwortlich sein, da sie auch in größeren Anteilen im Talg der Haut vorkommt.

Keimöle, wie Weizenkeimöl (*INCI: Triticum vulgare*) und Maiskeimöl (*INCI: Zea mays*) enthalten extrem hohe Konzentrationen an essenziellen Fettsäuren (50–60 %), die mit Glycerin verestert sind. Sie enthalten hohe Vitamin-E-Mengen (0,25–0,3 %) als Autoxidationsschutz, der für eine längere Stabilisierung jedoch nicht ausreicht; außerdem Carotine, Vitamin D_2, Lecithine und Phytosterole. Sie liefern der Haut fehlende essenzielle Fettsäuren. Die Haut wird glatt, weich und sieht gesünder aus.

Sojaöl (*INCI: Glycine soya*) wird aus Sojabohnen gewonnen. Die Glycerolester enthalten 51 % Linolsäure, 25 % Ölsäure, 9 % Linolensäure und 11 % Palmitinsäure, außerdem 1–4 % Lecithine und bis zu 1 % Phytosterole. Durch seinen hohen Anteil an essenziellen Fettsäuren ist es für die Kosmetik sehr wertvoll. Sojaöl wird oft als starkes Rückfettungsmittel in Ölbädern und Duschölen verwendet.

Rizinusöl (*INCI: Ricinus communis*) wird aus den Samen kaltgepresst. Es zeichnet sich durch einen sehr hohen Gehalt einer besonderen Fettsäure aus, der Ricinolsäure. Eine C_{18}-Fettsäure, die an C_{12} eine Hydroxylgruppe und an C_9 eine Doppelbindung besitzt. Das Öl wird als Lösungsmittel für lipophile Wirkstoffe verwendet und vielfach halbsynthetisch zu Lösungsvermittlern, Tensiden, Emulgatoren und Konsistenzgebern verarbeitet. Es erzeugt einen feinen Glanz auf der Haut, wodurch es für Lipgloss- und Lippenstiftzubereitungen unerlässlich ist.

Pflanzliche, feste Fette

Pflanzliche feste Fette sind eher die Ausnahme. Sie enthalten nur einen geringen Anteil ungesättigter Fettsäuren in den Triglyceriden. Dies macht sie unempfindlicher gegenüber Sauerstoff, so dass sie nicht so leicht ranzig werden. Sie werden als Konsistenzgeber eingesetzt (◘ Tab. 6.8).

Kokosfett (*INCI: Cocos nucifera*) enthält einen großen Anteil an mittelkettigen gesättigten Fettsäuren (50–60 %), vor allem Lauryl-, Capryl- und Myristylsäure. Es ist dadurch chemisch sehr stabil und hoch erhitzbar. Es wird als Konsistenzgeber verwendet und zu verschiedenen anderen Stoffgruppen aufgearbeitet.

Aus der **Ölpalme** werden zwei verschiedene Öle gewonnen:

Palmöl (*INCI: Elaeis guineensis*), eine gelbrote, butterähnliche Masse aus dem Fruchtfleisch der Ölpalme. Sie enthält Ester folgender Fettsäuren: Palmitinsäure bis 47 %, Ölsäure bis 48 % und Linolsäure bis 10 %. Die Farbe wird durch den hohen Gehalt an Carotinoiden erreicht.

Palmkernöl (*INCI: Elaeis guineensis*) wird aus den Fruchtkernen gewonnen. Es ist butterähnlich, aber nicht gefärbt. Das Fettsäuremuster unterscheidet sich stark vom Fett des Fruchtfleisches und gleicht eher dem Kokosfett. Bis 55 % Laurinsäure, etwa 12 % Myristinsäure, bis 18 % Ölsäure, etwa 7 % Palmitinsäure, Caprinsäure und Linolsäure, es wird wie Kokosöl zur Herstellung von Seifenrohstoffen und Tensiden verwendet.

Kakaobutter (*INCI: Theobroma cacao*) wird durch Auspressen der Kakaobohnen erhalten. Es ist fest, spröde und hellgelb. Es wird als Konsistenzgeber vor allem für Lippenstifte verwendet. Es fettet gut und zieht leicht ein, hinterlässt aber einen Glanz auf der Haut, weshalb es für die Tagespflege eher ungeeignet ist. Es verdirbt leicht durch Oxidation.

Sheabutter (*INCI: Butyrospermum parkii*) wird aus dem Fruchtfleisch der Nüsse gewonnen. Die erhaltene Masse ist schmalz- oder talgähnlich. Sheabutter enthält einen sehr hohen Anteil an Unverseifbarem (8–10 %). Unverseifbares bedeutet, dass in diesen Substanzen keine Ester vorhanden sind, die chemisch durch eine *Verseifung* nachgewiesen werden können (vgl. DAB, *Verseifungszahl*). Dazu zählen in diesem Fall, Triterpene (75 % des Unverseifbaren), langkettige Alkohole, freie Fettsäuren, Phytosterole, Vitamine und Carotinoide. Die Sheabutter ist hautpflegend, glättend und schützend. Sie zieht gut ein und bindet Wasser in der Haut. Technologisch gilt sie als Konsistenzgeber. Diese für Kosmetikprodukte günstigen Eigenschaften werden zum großen Teil den unverseifbaren Stoffen zugesprochen.

Synthetische Triglyceride und verwandte Verbindungen

Triglyceride können auch synthetisch aus Glycerin und Fettsäuren hergestellt werden. Es kann das gewünschte Fett ohne natürliche Begleitstoffe hergestellt werden (◘ Tab. 6.9). Durch die Wahl der

Tabelle 6.9. Lipide (synthetisch, halbsynthetisch)

INCI-Bezeichnung (andere Bez.)	Funktionen
Ester mehrwertiger Alkohole ohne freie Hydroxylgruppen	
C_{18-36} Acid Glycol Ester	Li, Emo
C_{18-36} Acid Triglyceride	Li, Emo
Caprylic/Capric/Linoleic Triglyceride	Li, Emo
Caprylic/Capric/Stearic Triglyceride	Li, Emo, LM
Caprylic/Capric Triglyceride (Neutralöl)	Li, Emo, LM
Caprylyl Glycol	Li, Emo
Cocoglycerides	Li, Emo, E, Kg
C_{10-18} Triglyceride	Li, Emo
Dicocoyl Pentaerythrityl Distearyl Citrate	Li, Emo
Glycol Distearate	Li, Emo, E, PG
Pentaerythrityl Tetracocoate	Li, Emo
Pentaerythrityl Tetraoctanoate	Li, Emo
Pentaerythrityl Tetraoleate	Li, Emo
Propylene Glycol Dicaprate	Li, Emo
Propylene Glycol Dicaprylate/Dicaprate	Li, Emo
Propylene Glycol Dioctanoate	Li, Emo
Propylene Glycol Dipelargonate	Li, Emo, Vr
Triarachidin	Li, Emo, E
Tribehenin	Li, Emo
Triheptanoin	Li, Emo
Trihydroxymethoxystearin	Li, Emo
Trihydroxystearin	Li, Emo, LM, Vr
Triisostearin	Li, Emo, LM, Vr
Trilaurin	Li, Emo, LM, Vr
Trilinolein	Li, Emo, LM, Vr
Trilinolenin	Li, Emo
Triolein	Li, Emo, LM, Vr
Tripalmitin	Li, Emo, LM, Vr
Tristearin	Li, Emo, LM, Vr
Wachsester, wachsähnliche Verbindungen	
Acetylated Lanolin (acetyliertes Wollwachs)	Li, ASt, E, Emo
Acetylated Lanolin Alcohol	Li, ASt, E, Emo
Arachidyl Propionate	Li, Emo
Behenyl Beeswax	Li, Vr
C_{12-15} Alkyl Benzoate	Li, Emo
C_{20-40} Alkyl Stearate	Li, Emo
Cetearyl Heptanoate	Li, Emi
Cetearyl Isononanoate	Li, Emo
Cetearyl Octanoate	Li, Emo
Cetearyl Palmitate	Li, Emo
Cetyl Acetate	Li, Emo
Cetyl Esters	Li, Emo
Cetyl Laurate	Li, Emo, Vr
Cetyl Octanoate	Li, Emo
Cetyl Palmitate	Li, Emo
Cetyl Ricinoleate	Li, Emo
Coco-Caprylate/Caprate	Li, Emo
Decyl Oleate	Li, Emo
Dibutyl Adipate	Li, Emo, FB
Di-C_{12-13} Alkyl Malate	Li, Emo
Dioctyl Succinat	Li, Emo, FB
Ethyl Linoleate	Li, Emo
Hexyldecyl Laurate	Li, Emo
Hexyl Laurate	Li, Emo

Tabelle 6.9 (Fortsetzung)

INCI-Bezeichnung (andere Bez.)	Funktionen
Wachsester, wachsähnliche Verbindungen	
Isodecyl Laurate	Li, Emo
Isononyl Isononanoate	Li, ASt, Emo
Isopropyl Isostearate	Li, Emo
Isopropyl Lanolate	Li, ASt, E, Emo
Isopropyl Myristate	Li, BM, Emo, LM
Isopropyl Palmitate	Li, ASt, BM, Emo, LM
Isopropyl Stearate	Li, BM, Emo
Isotridecyl Myristate	Li, Emo
Myristyl Myristate	Li, Emo, PG
Octyldodecyl Myristate	Li, Emo
Octyl Octanoate	Li, Emo
Octyl Palmitate	Li, Emo
Octyl Stearate	Li, Emo
Oleyl Erucate	Li, Emo
Oleyl Oleate	Li, Emo
Stearyl Caprylate	Li, Emo
Stearyl Heptanoate	Li, Emo
Stearyl Octanoate	Li, Emo
Alkohole/Fettsäuren	
Batyl Alcohol (Batilol)	Li, Emo
Octyldodecanol	Li, Emo, LM
Palm Kernel Acid	Li, Emo
Silikone, Polysiloxane	
Bisphenylhexamethicone	Li, ASt, BM, Emo
Cetyl Dimethicone	Li, Emo
Cyclomethicone	Li, ASt, Emo, FS, LM
Dimethicone	Li, AS, Emo
Dimethicone Copolyol	Li, ASt, Emo
Dimethicone Copolyol Stearate	Li, Emo, FS
Methicone	Li, AS, Emo
Phenyl Dimethicone	Li, Emo
Phenyl Trimethicone	Li, AS, ASt, Emo
Simethicone	Li, Emo
Stearyl Dimethicone	Li, Emo
Trimethylsiloxysilicate	Li, ASt, Emo
Kohlenwasserstoffe, gesättigt und ungesättigt	
Cera Microcristallina	Li, Kg, TM
Ceresin	Li, ASt, BM, Kg, TM
C_{13-14} Isoparaffin	Li, Emo, LM
Dioctylcyclohexane	Li, Emo
Isohexadecane	Li, Emo, LM
Ozokerit	Li, BM, Kg, TM
Paraffin	Li, Vr
Paraffinum Liquidum	Li, ASt, Emo, Lm
Petrolatum	Li, ASt, Emo, Kg
Polybutene	Li, BM, Kg
Polyethylene	Li, ASt, FB, Kg
Polyisoprene	Li, Emo
Squalene	Li, Emo
PEG-Alkylether o. Alkylester	
Avocado Oil PEG-11 Esters	Li, Emo
Hydrogenated Palm/Palm Kernel Oil PEG-6 Ester	Li, Emo

Fettsäuren können auch die Härte und die Schmelzpunkte der künstlichen Fette je nach gewünschtem Verwendungszweck beeinflusst werden. Da für diese Synthesen in der Regel gesättigte Fettsäuren verwendet werden, sind diese Fette in der chemischen Stabilität den natürlichen überlegen. Die physiologischen Eigenschaften der künstlichen Triglyceride sind mit denen der puren, natürlichen Fette vergleichbar. Die zusätzlichen Wirkungen der Begleitstoffe entfallen natürlich. Bei Verwendung mittelkettiger Fettsäuren zur Synthese werden flüssige Öle erhalten (z. B. Neutralöl), die als Lösungsmittel für lipophile Wirkstoffe verwendet werden können. Werden langkettigere Fettsäuren eingesetzt, entstehen halbfeste bis feste Fette, die zur Stoffklasse der *Konsistenzgeber* gehören.

Eine den Triglyceriden ähnliche Verbindung ist der Ethylenglycoldiester. Ein Diester zwischen 1,2-Ethandiol und mittel- bis langkettigen Fettsäuren. Sie werden als Perlglanz- und Trübungsmittel sowie als Konsistenzregler verarbeitet. Ähnliche Ester gibt es noch von Propylenglycol und dem vierwertigen Alkohol Pentaerythrit mit Fettsäuren (❏ Form. 6.3).

❏ **Form. 6.3.** Mehrwertige Alkohole für die Veresterung zu Lipiden

Chemisch aufgearbeitete Fette und hydrierte, gehärtete Fette

Viele der pflanzlichen Fette können durch teilweise Hydrierung der Doppelbindungen gehärtet werden. Dabei findet eine teilweise Sättigung der Doppelbindungen statt. Einige Doppelbindungen werden bei dieser Reaktion in die trans-Verbindungen umgelagert. Je nach Sättigungsgrad werden mehr oder weniger sauerstoffunempfindliche Fette unterschiedlicher Viskosität erhalten. Sie werden zur Einstellung der gewünschten Konsistenz der Zubereitung verwendet. Bei hohem Sättigungsgrad sind sie chemisch wesentlich stabiler als die natürlichen Ausgangsprodukte (❏ Tab. 6.8).

In der Deklaration auf den Verpackungen erkennt man sie durch den Begriff »*Hydrogenated*«.

Ethoxylierte Fette

Werden Triglyceride einfach oder mehrfach mit Ethylenoxid umgesetzt, erhält man sogenannte »wasserlösliche Öle« (❏ Tab. 6.9). Sie werden als Lösungsmittel für ätherische Öle, als Emulgatoren und Rückfetter eingesetzt (z. B. INCI: *PEG-10 Olive Oil, PEG-40 Castor Oil*).

6.3.2 Wachse und wachsähnliche Verbindungen

Chemisch sind Wachse Ester aus einem langkettigen, einwertigen Alkohol (*Fettalkohol* oder *Wachsalkohol*) mit einer Fettsäure (*Wachssäure*) (❏ Form. 6.4). Die Kettenlängen der beiden Subs-

❏ **Form. 6.4.** Aufbau echter Wachse

tanzgruppen liegen üblicherweise zwischen C_{18}–C_{34} und höher.

Die Deutsche Gesellschaft für Fettwissenschaft definiert Wachse nicht nach ihrer Chemie, sondern nach ihren physikalischen Eigenschaften folgendermaßen: bei 20°C knetbar, fest bis brüchig hart, grob bis feinkristallin, durchscheinend bis opak, nicht glasartig, polierbar, schmelzen bei über 40°C ohne Zersetzung, sind dann sehr dünnflüssig und nicht fadenziehend. Unter diese Definition fallen auch die Hartparaffine, feste Macrogole und Silikone. Viele flüssige Substanzen wie Jojobaöl und Ölsäureoleylester (beide: chemisch Wachse) werden von dieser Definition nicht erfasst. Diese verschiedenen Stoffgruppen unterscheiden sich nicht nur chemisch stark voneinander. Auch physiologisch sind sie unterschiedlich zu bewerten. Deshalb gelten in diesem Buch als »Wachse« nur die Wachsester aus langkettigen Alkoholen und Fettsäuren.

Wachsähnliche Verbindungen sind Ester aus kurzkettigen, einfachen Alkoholen (z. B. Isopropanol) mit Fettsäuren. Die Wachse werden im Folgenden nach Konsistenz und Herkunft eingeteilt.

Feste natürliche Wachse

Feste Wachse sind Verbindungen aus langen, gesättigten Fettalkoholen und Fettsäuren (◯ Tab. 6.8). Sie sind hart und spröde (*Ausnahme: Wollwachs*). Sie können aufgrund ihrer Härte nicht als Salbengrundlagen verwendet werden. Es sind Konsistenzgeber, die zur Formgebung vor allem in Lippenstiften verwendet werden. In kleinen Mengen dienen sie der Regulierung der Festigkeit von Cremes und Salben. Teilweise schreibt man ihnen Emulgatorcharakter zu, der aber eher durch eine Bildung eines lipophilen Gelgerüstes in der Emulsion zustandekommt, als durch die einem Emulgator entsprechenden amphiphilen Eigenschaften. Eine gewisse emulgierende Wirkung können aber die in natürlichen Wachsen vorkommenden freien Fettalkohole und Fettsäuren besitzen (▶ Übersicht 6.3).

Carnaubawachs (*INCI: Carnauba*) ist eine Absonderung der Blätter einer speziellen Palmenart mit hochmolekularen Estern. Bestandteile der Ester sind Cerotinsäure (C_{26}), ω-Hydroxysäuren, Myricyl

Übersicht 6.3. Natürliche, feste Wachse

Carnaubawachs
Candellilawachs
Bienenwachs, weiß
Bienenwachs gelb
Wollwachs
Walrat, heute nur noch künstlich

(C_{31}) – und Melissylsäure (C_{30}). Als besonderes Merkmal enthält es langkettige Ester zweiwertiger Alkanole, deren 2. OH-Gruppe mit ω-Hydroxyzimtsäure verestert ist. Es ist sehr hart (Smp. 84–85°C), und dient der Schmelzpunkterhöhung geformter Zubereitungen, wie Lippenstifte und Schminkstifte. Dadurch werden sie wärmeresistent. Es eignet sich auch als Nagelpoliermittel.

Candellilawachs (*INCI: Candellila cera*) ist ein braunes, brüchiges Hartwachs aus 50 % gesättigten Kohlenwasserstoffen, Wachsestern, langkettigen Alkoholen, Fettsäuren und Harzen geeignet für die Herstellung von Lippenstiften und als Konsistenzgeber einsetzbar.

Bienenwachs (*INCI: Cera alba/flava*), von den Bienen produziertes Wachs zum Bau ihrer Waben besteht aus 10–15 % Paraffinkohlenwasserstoffen (Heptacosan, C_{27}), 35–75 % Estern aus C_{16}–C_{36} Fettsäuren und C_{24}–C_{36} Wachsalkoholen, die wichtigsten sind das Myricylpalmitat, 15 % Cerotinsäure (C_{25}) und Melissinsr. (C_{31}). Es ist als Salbengrundlage zu hart, aber ein wichtiger Konsistenzgeber in Salben, Cremes, Lippenstiften und Make-up. Durch eventuelle Pollenrückstände können bei empfindlichen Personen sogar bei gereinigtem weißen Bienenwachs allergische Reaktionen ausgelöst werden.

Wollwachs, Lanolin: Es ist das Fett der Schafwolle, welches kein Fett, sondern chemisch ein Wachs ist. Es ist halbfest. Es enthält 95 % Ester höherer Fettsäuren (Wollwachsfettsäuren) mit Wollwachsalkoholen und etwa 3 % freie Alkohole (Wollwachsalkohole), 1–2 % Kohlenwasserstoffe und freie Säuren. Die Wollwachsalkohole sind folgendermaßen zusammengesetzt: Sterole, aliphatische Alkohole, etwa 30 % Cholesterin, 27 % Lanosterol,

◘ Tabelle 6.10. Rezeptur

Wollwachsalkoholsalbe	DAB
Cetylstearylalkohol	0,5 T
Wollwachsalkohole	6,0 T
Weißes Vaselin	93,5 T

◘ Tabelle 6.11. Rezeptur

Lanolin	DAB
Dickflüssiges Paraffin	15 T
Wollwachs	65 T
Wasser	20 T

20 % Alkohole (C_{18}–C_{30} n-Alkohole und C_{16}–C_{26} iso-Alkohole). Durch den großen Anteil freier Alkohole, Cholesterinester und Sterole besitzt Wollwachs eine gewisse Hydrophilie, so dass es eine starke Selbstemulgierung aufweist. Es kann nach DAB Qualität 200–300 % Wasser aufnehmen und bildet dabei eine stabile W/O-Emulsion. Die Alkohole des Wollwachses werden auch isoliert als W/O-Emulgatoren verwendet. Eine wichtige Salbengrundlage des DAB ist *Wollwachsalkoholsalbe* (◘ Tab. 6.10), die aus Wollwachsalkoholen, Vaselin und Paraffin hergestellt wird. Wollwachs wird nach der INCI-Nomenklatur *Lanolin* genannt. Dies darf nicht mit dem Lanolin nach DAB (◘ Tab. 6.11) verwechselt werden, welches eine zusammengesetzte Salbengrundlage ist. Das Wollwachs gibt Cremes und Salben eine weiche, geschmeidige Konsistenz. Auf der Haut hat es einen glättenden, erweichenden Effekt. Wollwachs war einige Zeit in Verruf geraten, da häufig Allergien beobachtet wurden. Es ließ sich feststellen, dass dies durch unzureichende Reinigung oder durch Rückstände, die während der Aufarbeitung in das Wollwachs gelangten, ausgelöst wurde. Bei hochwertigen, gut gereinigten Chargen ist die Gefahr einer Sensibilisierung heute sehr gering. Die guten hautpflegenden und technologischen Eigenschaften überwiegen bei Weitem. Es wird in verschiedensten Produkten eingesetzt. Von der Babycreme bis zum rückfettenden Duschbad und auch in dekorativer Kosmetik wird es als pflegendes Lipid eingesetzt und werbewirksam vermarktet.

Aus dem sehr komplex zusammengesetzten Wollwachs können verschiedene Fraktionen isoliert werden, wie die oben erwähnten Wollwachsalkohole (*INCI: Lanolin Alcohol*) als W/O-Emulgatoren oder ein flüssiges Wollwachsöl (*INCI: Lanolin Oil*). Es können auch verschiedene Folgeprodukte aus Wollwachs synthetisiert werden.

Wird Lanolin zum Beispiel acetyliert, entsteht ein besser öllösliches Produkt mit hypoallergener Wirkung und nur noch geringer Emulgatorwirkung, aber guten pflegenden Eigenschaften.

Wollwachs kann auch hydriert werden, wodurch die Klebrigkeit verloren geht. Alle sonstigen Eigenschaften bleiben jedoch erhalten, auch die Oxidationsempfindlichkeit.

Ethoxyliertes Wollwachs wird als nichtionogener O/W-Emulgator, Lösungsvermittler, Rückfetter, Feuchtigkeitsspender und Konditionierungsmittel eingesetzt.

Propoxyliertes Wollwachs ist eher hydrophob und kann als Lösungsmittel für öllösliche Substanzen und Pigmente in Make-up-Präparaten verwendet werden. Wollwachsfettsäureisopropylester zeigen ein gutes Spreitvermögen, sind hautpflegend und dienen als Dispersionsmittel für Pigmente.

Feste synthetische Wachse

Feste Wachse werden aus Fettsäuren und Fettalkoholen in einer genau definierten Zusammensetzung synthetisch hergestellt. Sie können als Konsistenzgeber und formgebende Substanzen eingesetzt werden (◘ Tab. 6.9).

Künstliches Walrat

Früher wurde als feste Wachskomponente häufig Walrat verarbeitet. Dieser Rohstoff verbietet sich heute von selbst, da die Wale dem Artenschutz unterliegen. Eine dem Walrat ähnliche Variante wäre synthetisch hergestelltes Cetylpalmitat (*INCI: Cetyl Palmitate*), der Hauptbestandteil des natürlichen Wachses.

Flüssige natürliche und synthetische Wachse

Flüssige Wachse sind Ester aus ungesättigten Carbonsäuren und/oder ungesättigten Alkoholen (z. B. Ölsäureoleylester). Sie zeichnen sich alle durch ein sehr gutes Spreitvermögen aus; lassen sich leicht und schnell auf der Haut verteilen; ziehen schnell in die Haut ein; bewirken ein angenehmes Hautgefühl und können auch als Lösungsmittel für lipophile Stoffe eingesetzt werden.

Jojobaöl (*INCI: Buxus chinensis*) ist ein flüssiges Wachs aus den olivenähnlichen Früchte des Jojobastrauches. Es besteht aus geradkettigen Wachsestern, mit einer Doppelbindung, welche den flüssigen Charakter bestimmt. Jojobaöl wird nicht ranzig; ist sehr hautfreundlich; zieht leicht in die Haut ein; gibt ihr ein feines glattes Aussehen und kann in vielen kosmetischen Zubereitungen als flüssige, pflegende Lipidkomponente verarbeitet werden.

Künstliches Jojobaöl (*INCI: Oleyl Erucate*) wird aus dem einfach ungesättigten C18-Alkohol und der einfach ungesättigten C_{22}-Wachssäure synthetisiert. Es dürfte sich von der Originalsubstanz im Wesentlichen durch den Mangel an Begleitstoffen unterscheiden.

Wachsähnliche Verbindungen

Es handelt sich hier um Ester von langkettigen Carbonsäuren mit kurzkettigen, einfachen Alkoholen. Es sind lipophile Flüssigkeiten, die ein gutes Spreitvermögen aufzeigen, hautpflegend sind und auch als Lösungsmittel dienen. In Emulsionen können die fetten Öle ganz oder teilweise durch diese wachsähnlichen Verbindungen ausgetauscht werden (◘ Tab. 6.9).

Isopropylmyristat als häufiger Vertreter dieser Stoffgruppe erhöht das Eindringvermögen der Emulsion in die Haut. Es zeichnet sich durch eine verbesserte Gleitfähigkeit aus. Es ist nicht klebrig und besitzt ein gutes Spreitvermögen. Zu berücksichtigen ist, dass es die Viskosität des Produktes erniedrigt. Es ist komedogen und sollte in Produkten für unreine, fette und Aknehaut vermieden werden.

Das **Bürzeldrüsenfett** ist das ölige Sekret der Bürzeldrüse der Wasservögel, mit dem das Gefieder eingefettet ist, damit es wasserabweisend wird. Es enthält als Besonderheit einen hohen Gehalt an Estern mit verzweigtkettigen Fettsäuren. Dieses Öl wird nicht natürlich gewonnen. Es wurde ein synthetisches Substitut entwickelt: das PCL. In der Wirkung ist dieser Rohstoff dem menschlichen Hautfett sehr ähnlich. Es besitzt ein hohes Spreitvermögen und blockiert nicht die natürliche Wasserverdunstung der Haut. Es werden verschiedene PCL-Rohstoffe unterschieden.

PCL-liquid ist ein flüssiges Gemisch verzweigter Fettsäureester (*INCI: Cetearyl Octanoate und Isopropyl Myristate*), es zeichnet sich durch ein hohes Spreitvermögen aus und verhindert die natürliche Wasserverdunstung der Haut nicht. Es ist außerdem antiallergisch wirksam und chemisch und biologisch stabil.

PCL-solid, eine wachsartige Substanz, bestehend aus langkettigen Fettsäureestern (*INCI: Stearyl Heptanoate*); verbessert als Konsistenzgeber in wasserfreien Zubereitungen die Applikationseigenschaften. Es bildet einen nicht fettenden Film auf der Haut und ist stark wasserabweisend.

PCL-siccum ist pulverförmig. Es setzt sich aus PCL-solid und PCL-liquid, aufgezogen auf Siliciumdioxid, zusammen und verbessert die Haftung kosmetischer Puder.

PCL-liquid, wasserlöslich ist ethoxylierte Ethylhexansäure. Sie kann als Überfettungsmittel in Bädern, Shampoos und Rasierwässer angewendet werden.

6.3.3 Fettalkohole

Die üblicherweise in Kosmetika eingesetzten Fettalkohole enthalten eine Kette von 14–20 Kohlenstoffatomen. Ohne Doppelbindungen sind sie fest bis spröde und werden als Konsistenzgeber oder Koemulgatoren zur Emulsionsstabilisierung herangezogen.

Besitzt das Molekül eine oder mehrere Doppelbindungen, ist die Substanz flüssig. Sie gilt als Emollent, Koemulgator und lipophiles Lösungsmittel. Fettalkohole kommen in der Natur in den unverseifbaren Anteilen der Fette und Wachse vor.

6.3.4 Sterole

Die Sterole bestehen aus 4 miteinander verknüpften Ringen und einer Hydroxylgruppe, die unter Umständen auch mit einer Fettsäure verestert sein kann (◘ Form. 6.5, ◘ Tab. 6.9). Sterole werden vom Tier, wie auch von der Pflanze synthetisiert. Der typische Vertreter aus dem Tierreich ist das Cholesterin. Im Pflanzenreich nennt sich diese Gruppe Phytosterole oder Sterine. Sie unterscheiden sich vom tierischen Cholesterin nur in ihrer Seitenkette an C_{17}. Sterole sind lipophil mit leichtem W/O-Emulgatorcharakter und wirken hautpflegend und -erweichend.

Phytosterole üben jedoch einige spezielle Wirkungen auf der Haut aus, weshalb sie in Kosmetika immer beliebter werden. Sie sind Bestandteil vieler fetter Öle, doch ist ihr Gehalt hier sehr niedrig, deshalb werden Sie für den Einsatz als Kosmetikwirkstoff konzentriert. Sie vermindern vor allem bei trockener Haut und Neurodermitis den Juckreiz, das Spannungsgefühl der Haut und die Schuppenbildung, Rötungen lassen nach und die Barrierefunktion wird stabilisiert. Hochkonzentriert weisen sie sogar eine antientzündliche Wirkung auf, wodurch sie auch gegen Sonnenbrand wirksam sind. Die Wirkungen können genutzt werden bei: Baby- und Kinderhaut, trockener, sensibler, schuppiger und Altershaut, strapazierten Händen, Neurodermitis, Psoriasis und in After-Sun-Produkten.

6.3.5 Gesättigte und ungesättigte Kohlenwasserstoffe, Paraffine

Paraffine sind gesättigte, verzweigte oder unverzweigte, aliphatische Kohlenwasserstoffe (◘ Form. 6.6, ◘ Tab. 6.9); diese sind lipophil, wasserabweisend und chemisch sehr stabil. Paraffine unterliegen keiner Oxidation durch Sauerstoff und sind auch inert gegenüber mikrobiologischem Befall. Paraffine können aus Erdöl gewonnen werden oder sie werden synthetisch hergestellt. Gereinigte Paraffine verursachen keine Hautreizungen. Sie werden nicht resorbiert und führen durch den wasserabstoßenden Effekt zu einer Wärmestauung und zu einer verminderten Wasserverdunstung durch die Haut. Reine Paraffinsalben zur täglichen Pflege sind nicht empfehlenswert. Sie weisen kaum Ähnlichkeiten mit dem Hautfett auf. Sie würden einen fettigen Film auf der Haut bilden, der nicht einzieht und der entstehende Wärmestau würde als unangenehm empfunden werden. Täglich in hohen Konzentrationen angewendet, führen Paraffine auf Dauer zu einer stärkeren Trockenheit der Haut, da sie sich an die Hilfe der Vaseline oder Paraffine gegen Austrocknung gewöhnt. Sie vermindert als Antwort darauf die körpereigenen Schutzmechanismen und die DNA-Aktivitäten, im Gegenzug steigt der TEWL. Dagegen eignen sie sich gut als Arbeitsschutzsalben, um die Haut vor Wasser und Chemikalien zu schützen. Sie können aber in kleinen Mengen die Konsistenz und Applikationseigenschaften der

Tier, Mensch: Pflanzen:

◘ **Form. 6.5.** Aufbau von Sterolen

◘ **Form. 6.6.** Paraffine

Emulsionen verbessern. Auf der Grundlage ihrer Konsistenz und Herkunft werden folgende Paraffine unterschieden:

Flüssiges Paraffin, *Paraffinöl*, *Mineralöl*, (*INCI: Paraffinum Liquidum*) enthält viele verzweigte und auch cyclische Kohlenwasserstoffe.

Hartparaffin (*INCI: Paraffinum*) ist ein festes Gemisch gesättigter Kohlenwasserstoffe.

Mikrokristallines Wachs (*INCI: Cera Microcristallina*) darf nicht mit den Wachsestern verwechselt werden. Es handelt sich um gereinigtes festes Paraffin mit kristallinen Strukturen.

Ozokerit (*INCI: Ozokerit*) ist natürlich vorkommendes festes Paraffin (*Erdwachs*) mit festen, gesättigten, hochmolekularen Kohlenwasserstoffen mit Beimengungen von Isoparaffinen und Aromaten. Es kann als Konsistenzgeber eingesetzt werden.

Ceresin (*INCI: Ceresin*) ist von den Beimengungen gereinigtes Ozokerit und wird wie dieses eingesetzt.

Vaselin (*INCI: Petrolatum*) ist der gereinigte Rückstand der Erdöldestillation. Bestehend aus n-Paraffinen und iso-Paraffinen. Die Paraffinfraktionen sind fest und flüssig und bilden ein beständiges Lipogel. Es wird als Salbengrundlage für den Hautschutz angewendet und ist Bestandteil vieler wirkstofffreier Salben des DAB und DAC. Es eignet sich außerdem zum Abschminken und zur Herstellung von Brillantinen. Hohe Anteile von Vaselin oder Paraffinen in der Gesichtspflege sind aber nicht zu empfehlen, da sie einen Film hinterlassen, schlecht einziehen und einen Wärmestau verursachen.

6.3.6 Silikone

Silicium steht in der vierten Hauptgruppe des Periodensystems direkt unterhalb des Kohlenstoffs. Es bildet durch diese »Verwandtschaft« dem Kohlenstoff ähnliche, vierwertige Verbindungen. Die Silikone (■ Tab. 6.9) sind synthetische, polymere, siliciumorganische Verbindungen, die organische und anorganische Stoffcharakteristika miteinander vereinen. Das Grundgerüst der Silikone ist eine alternierende Folge von Sauerstoff- und Siliciumatomen (■ Abb. 6.5). Die Siliciumatome besitzen jeweils noch zwei freie Valenzen, die mit Alkylresten abgesättigt sind. Diese Verbindungen werden allgemein auch als *Polydialkylsiloxane* bezeichnet. Sehr kurzkettige Silikone sind leicht flüchtig. Längere Polymere sind von flüssiger (*Silikonöle*) bis wachsartiger (*Silikonwachse*, *Silikonkautschuk*) Konsistenz. Die Silikone können linear, cyclisiert oder dreidimensional verzweigt sein. Verzweigte Silikone (*Silikonharze*) sind von harziger Natur, sie werden in der Kosmetik nicht verwendet.

Die einfachste und häufigste Variante der Silikone ist das Polydimethylsiloxan oder kurz **Dimethicon** (*INCI: Dimethicone*), mit je zwei Methyl-Gruppen an jedem Siliciumatom. Anhand dieser wichtigen Grundsubstanz betrachten wir die viel-

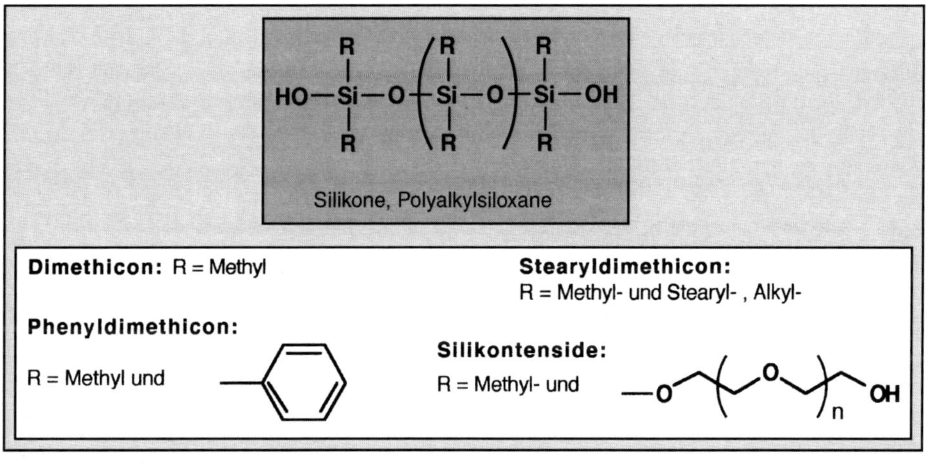

■ **Abb. 6.5.** Strukturen der Silikone

fältigen und günstigen Eigenschaften für kosmetische Präparate.

Eigenschaften der Dimethicone:
- besonders gutes Spreitvermögen durch eine geringe Oberflächenspannung,
- gute Verteilbarkeit auf der Haut,
- gute Hautverträglichkeit,
- nicht fettend,
- verbessern die Nasskämmbarkeit,
- verhindern eine Schaumbildung,
- bilden gasdurchlässige Filme auf der Haut, keine Wärmestauung,
- sind in einem besonders großen Temperaturbereich stabil,
- kaum Änderung ihrer Viskosität über einen Bereich von −70°C bis 250°C,
- chemisch stabil,
- gut emulgierbar,
- wasserunlöslich,
- schlecht löslich in Ölen.

Die Anwendungsbereiche der Polymethylsiloxane ergeben sich aus den oben genannten Eigenschaften. Die leicht flüchtigen Öle, wie Hexamethyldisiloxan und Cyclotetra- und Cyclopentasiloxan (*INCI: Cyclomethicone*) werden zum Beispiel Lidschatten, Maskara und Pudern zur besseren Verteilbarkeit zugesetzt.

Silikonöle finden als wasserabweisende, schützende Komponente Verwendung in Babycremes, Sonnenschutzmitteln und Hautpflegeprodukten, für die eine Konzentration von 2–5 % ausreichend ist. Für spezielle Arbeitsschutzsalben, um die Haut vor Wasser, Säuren, Laugen und einigen organischen Lösungsmitteln zu schützen, werden Silikonsalben mit etwa 25 % Silikonanteil hergestellt.

Bei bettlägerigen Patienten werden sie gegen das Wundliegen auf großen Flächen aufgetragen, ihr Vorteil ist hier, dass sie gasdurchlässig sind und keine Wärmestauung, wie zum Beispiel Vaseline, verursachen.

Um die Eigenschaften vor allem in Bezug auf die Löslichkeit zu variieren, wurden einige Methylgruppen der Silikone durch Phenylreste ausgetauscht. Es entstehen ethanollösliche und auch in verschiedensten organischen Lösungsmitteln lösliche Polyphenylmethylsiloxane (*INCI: Phenyl Dimethicone*), unter Erhalt aller anderen Eigenschaften.

Genauso verhält es sich beim Austausch einiger Methylgruppen durch einen Stearylrest. Die entstandenen Polystearylmethylsiloxane (*INCI: Stearyl Dimethicone*) sind von wachsartiger Konsistenz und finden vor allem Einzug in die dekorative Kosmetik und in Schutzsalben.

Bei dem Versuch wasserlösliche Silikone zu entwickeln gelangte man zur Gruppe der *Polyethoxymethylsiloxane* und *Polypropoxymethylsiloxane*, hier wird an das Silikon eine Polyethylen- oder Polypropylenkette angehängt. Dadurch wurden oberflächenaktive Silikontenside entwickelt.

Durch die Verbindung der Silikone mit ionischen Molekülen, wie Betainen, entstehen ebenfalls tensidartige Substanzen, die sich durch eine hohe Substantivität auszeichnen. Sie finden deshalb vor allem in Haarshampoos und -spülungen und Fönlotionen als Konditionierungsmittel einen breiten Anwendungsbereich.

6.4 Hydrophile Phase und wässrige Lösungen

Wasser ist der wichtigste physiologische Grundstoff unseres Körpers. Er ist ungiftig und gut verträglich. Doch auch bei der Verwendung von Wasser müssen einige Dinge beachtet werden, damit keine Hautschäden ausgelöst werden. Grundsätzlich sollte unser Körper regelmäßig mit Wasser gereinigt werden. Doch was heißt regelmäßig? Dreimal täglich oder einmal die Woche?

Beim Waschen mit Wasser werden aus unserer Haut wasserlösliche Bestandteile sehr leicht herausgewaschen. Es sind in der Regel die Feuchthaltefaktoren der Haut. Fehlen sie, kann unsere Haut nicht mehr ausreichend Wasser binden und trocknet aus. Die Folgen dieses Auswaschungsprozesses sind um so ausgeprägter, je trocken-fettärmer der Ausgangszustand der Haut ist. Daraus ergibt sich: Je trockener die Haut, um so sparsamer sollte mit Wasser umgegangen werden. Für die Praxis bedeutet dies: Maximal einmal täglich kurz duschen, eventuell sogar nur die Zonen reinigen, die durch Schweißabsonderungen betroffen sind. Ein Vollbad ist nur einmal wöchentlich kurz und nicht über 36 °C zu empfehlen. Nach jeder Reinigung sollte der mit Wasser in Berührung gekommene Körperbereich mit entsprechenden Cremes gepflegt werden, die die ausgewaschenen Stoffe wieder ersetzen.

Ein ähnlicher Austrocknungseffekt könnte durch O/W-Emulsionen entstehen, die in der wässrigen Phase keine Feuchthaltesubstanzen oder feuchtigkeitsspendenden Stoffe (▶ Kap. 4.2) enthielten, weil das Wasser nicht ausreichend in der Haut gebunden werden kann.

Wasser ist somit gleichzeitig ein Hilfsstoff, der hydrophile Stoffe in Lösung bringt und ein Wirkstoff, der unserer Haut die nötige Feuchtigkeit liefert.

Hydrophile Creme-Phase

Wasser (*INCI: Aqua*) ist das am häufigsten verwendete Lösungsmittel in der Kosmetik. In O/W-Cremes bildet es die äußere Phase, in W/O-Cremes die innere. In Hydrogelen ist es der Träger des Gelgerüstes. Durch Wasserzusatz erhalten Cremes ein geschmeidiges, weiches Aussehen und lassen sich in der Regel besser auftragen als die wasserfreien Salben, die auch als zu stark fettend empfunden werden.

Wässrige Lösungen

Wässrige Lösungen bestehen hauptsächlich aus dem Lösungsmittel Wasser, teilweise mit einem Zusatz von bis zu 40 % Alkoholen. Sie kommen vor allem als Gesichts-, Mund-, Rasier- und Haarwässer auf den Markt. Teilweise gibt es noch alkoholisch-wässrige Fluide zum Einreiben des Körpers, gegen schwere Beine, Muskelverspannungen und Wundliegen. Haarsprays, Deodorantien und Insektenschutzmittel besitzen teilweise auch ein wässriges System als Grundlage.

6.4.1 Wasserqualitäten

Wasser gibt es in unterschiedlichsten Qualitäten und Reinheitsstufen. Für die Verarbeitung in Kosmetika sollte das Wasser möglichst frei von Keimen, Salzen und anderen Begleitstoffen sein. Dies kann durch eine gute Destillationsanlage erreicht werden. Unten werden verschiedene Wasserarten aufgeführt, die uns in der Pharmazie und Medizin begegnen.

Leitungswasser, Trinkwasser

Leitungswasser muss bestimmten gesetzlichen Anforderungen gerecht werden. Es gibt jedoch einen großen Spielraum im nicht toxischen Mineralstoffgehalt, der je nach Ort starken Schwankungen unterliegt. Für die Kosmetik sind vor allem die zweiwertigen Kationen von Interesse, wie Calcium und Magnesium. Diese verbinden sich mit einigen Kosmetikwirkstoffen oder Hilfsstoffen zu schwerlöslichen Verbindungen, die entweder in den Abfluss gespült werden oder auf der Haut einen stumpfen Film hinterlassen. Als typisches Beispiel wären hier die Seifen zu nennen, die zusammen mit kalkhaltigem Wasser zu schwerlöslichen Fettsäuresalzen reagieren, die nicht mehr ausreichend schäumen und kaum noch Reinigungskraft besitzen. Soll Leitungswasser für die Herstellung von Kosmetika verwendet werden, wäre dies nur bei sehr weichem, kalkfreiem Wasser und vorherigem Abkochen, zu empfehlen.

Demineralisiertes Wasser

Um die oben genannten Mineralsalze des Wassers zu entfernen, können sie durch Ionenaustauscheranlagen zurückgehalten werden. Dieses Wasser besitzt einen entscheidenden Nachteil, es kommt mit sehr hohen Keimzahlen aus diesen Anlagen heraus, da auf den feuchten Austauscherharzen ein Bakterienwachstum begünstigt wird, selbst wenn die Anlage einmal wöchentlich desinfiziert wird. Das Wasser müsste vor einer Verarbeitung in Kosmetika zunächst fünf Minuten gekocht werden, um einen Großteil der Keime abzutöten, besser wäre eine Sterilisation.

Destilliertes Wasser

Destilliertes Wasser ist unmittelbar nach der Herstellung so gut wie frei von Ionen und Keimen. Es ist zur Herstellung von Kosmetika besser geeignet als demineralisiertes Wasser. Wird destilliertes Wasser längere Zeit gelagert, muss es vor Verwendung erneut aufgekocht werden.

Gereinigtes Wasser DAB

Gereinigtes Wasser nach DAB kann destilliertes oder demineralisiertes Leitungswasser sein, welches vor der Verwendung fünf Minuten abgekocht werden muss.

Tabelle 6.12. Quell- und Heilwässer

Quelle	Firma
Thermalwasser aus Vichy	Vichy
Cauterets-Wasser	Galénic
Eau Thermale Avène	Pierre Fabre
La Roche-Posay	La Roche-Posay

Wasser für Injektionszwecke DAB

Diese besondere Wasserqualität ist frei von Ionen, Keimen, Schwebstoffen und Pyrogenen. Sie wird für Infusions- und Injektionslösungen und für Zubereitungen am Auge verwendet. Für die Verarbeitung in Kosmetika ist dieses Wasser nicht notwendig.

Quellwässer

Einige Firmen verwenden für ihre Produkte spezielle Quell- oder Heilwässer (❏ Tab. 6.12), die aber vor einer Aufarbeitung von Keimen befreit werden müssen.

6.4.2 Hydrophile Lösungsmittel

Für viele Substanzen besitzt Wasser nur eine mäßige Löslichkeit. In diesen Fällen wird auf andere Lösungsmittel ausgewichen (❏ Tab. 6.13). Bevorzugt werden kurzkettige ein- bis dreiwertige Alkohole, die in bestimmten Konzentrationen einen zusätzlichen konservierenden Effekt ausüben und somit einen Zusatz von Konservierungsstoffen, die für wässrige Lösungen sonst unerlässlich sind, ersparen helfen. Diese Lösungsmittel können aber alle nicht unverdünnt auf die Haut aufgetragen werden, da sie ausnahmslos zu Reizungen oder einer Austrocknung führen würden.

Alkohol, Ethylalkohol, Ethanol (*INCI: Alcohol*), vergällt: (*INCI: Alcohol denaturated*). Die Mischungsverhältnisse von Wasser mit Ethanol werden in Volumenprozent angegeben (%V/V). Ethanol >20 % wirkt konservierend, Ethanol >70 % wirkt desinfizierend. Für Anwendungen im kosmetischen Bereich werden Konzentrationen bis zu 30 % z. B. in Gesichtswässern für fettige, unreine Haut verwendet. Da der Alkohol in Deutschland besteuert ist, gibt es verschiedene Qualitäten und auch Preiskategorien bei Alkohol. Für kosmetische Produkte, die nur auf der Haut aufgetragen werden, reicht ein einfach vergällter Alkohol aus. Das Vergällungsmittel ist nicht hautschädigend, verhindert aber den Genuss dieses Alkohols, wegen des extremen Geschmacks des Vergällungsmittels und ist somit auch billiger als der Unvergällte.

❏ **Tabelle 6.13.** Hydrophile Lösungsmittel

andere Bezeichnung	INCI-Bezeichnung	Funktionen
Lösungsmittel hydrophil		
Butylenglykol	Butylene Glycol	Hu, LM
Dipropylenglykol	Dipropylene Glycol	LM
Ethanol, Alkohol	Alcohol	LM
Ethoxydiglycol	Ethoxydiglycol	Hu, LM
Ethylacetat	Ethylacetat	LM
Glycerol	Glycerin	Hu, LM
Isopropanol	Isopropyl Alcohol	AS, LM
Macrogole	PEG-4, 6, 8, 12, 32, 75, 90,150	Hu, LM
Polypropylenglycol(2)methylether	PPG-2 Methyl Ether	LM
Polypropylenglycol(3)methylether	PPG-3 Methyl Ether	LM
Propylencarbonat	Propylene Carbonate	LM
Propylenglycol	Propylene Glycol	Hu, LM
Triethylenglykol	Triethylene Glycol	LM
Terpentin (aus Pinus palustris)	Turpentine	LM

◻ Form. 6.7. Polyethylenglycole

In vielen Produkten, in denen das Lösungsmittel verdunsten soll, wie Haargel und -spray, wird häufig Ethanol durch den billigeren **Isopropanol** (*INCI: Isopropyl Alcohol*) ausgetauscht, auch wenn sein Geruch intensiver, alkoholischer ist. Hier reichen schon 50 % zur Desinfektion aus.

Glycerin (*INCI: Glycerin*) und **Propylenglycol** (*INCI: Propylene Glycol*) sind die drei- und zweiwertigen Alkohole des Propans. Sie sind in mehr als 20 %igen Verdünnungen konservierend. Ihre Einsatzkonzentrationen sollten aber 30 % nicht übersteigen, da sie stark hygroskopisch sind und der Haut Wasser entziehen, was zu starken Reizungen führen könnte. Andererseits kann dieser Effekt in niedrigen Konzentrationen positiv als Feuchthaltemittel oder Weichmacher von Emulsionen und Hydrogelen, genutzt werden (▶ Kap. 4.2.2).

Polymere des Ethylenglycols (*INCI: PEG*) werden ebenfalls in der kurzkettigen Form als Lösungsmittel benutzt. Hier werden die hydrophilen Eigenschaften durch die Etherbrücken begründet (◻ Form. 6.7). Auch sie besitzen hygroskopische Eigenschaften, so dass nur geringe Konzentrationen verarbeitet werden sollten.

Zur Nomenklatur der Kettenlängen: Polyethylenglycole (PEG) oder nach DAB Macrogole sind Polymerisationprodukte, deren Polymerisationsgrad und Verbindungen in unterschiedlicher Art und Weise angegeben werden kann.

1. Die durchschnittliche Anzahl von Molen für die Ethoxylierung entspricht in etwa der polymerisierten Molekülanzahl, z. B. PEG 2.
2. Die durchschnittliche Molekularmasse der Kette, die zur Unterscheidung von der oberen Variante in Klammern gesetzt wird, z. B. PEG (100).
3. Werden PEG-Ketten an Alkohole angehängt (z. B. Emulgatoren, ▶ Kap. 5) wird an die Stammbezeichnung des Alkohols die Endung *-eth* angehängt und mit Bindestrich die Anzahl der Mole des Ethylenoxids angegeben, z. B. Laureth-3 (Laurylalkohol verethert mit PEG 3).

6.4.3 Lösungsvermittlung

Viele kosmetische Wirk- und Hilfsstoffe sind nicht wasserlöslich. Damit sie trotzdem in wässrigen Systemen verarbeitet werden können, gibt es einige technologische Tricks, um dies zu bewerkstelligen. Analoges gilt auch für lipophile Lösungsmittel und lipophobe Wirk- und Hilfsstoffe, auf die hier aber nicht weiter eingegangen wird.

Möglichkeiten der Lösungsvermittlung:
- Bildung von Salzen,
- Komplexbildung,
- Ausnutzung des Hydrotropie-Effektes,
- Solubilisation.

Eine einfache, elegante Methode, Substanzen in eine wasserlösliche Form zu überführen, ist die **Bildung eines Salzes**. Dies ist aber nur möglich, wenn das Molekül basisch oder sauer reagierende Bereiche aufweist (◻ Abb. 6.6). Es entstehen Anionen oder Kationen, die leicht von Wasser hydratisiert werden können.

Einige Substanzen reagieren mit speziellen **Komplexbildnern** zu wasserlöslichen Verbindungen, wie z. B. Salicylsäure mit Benzoesäure. Diese Art der Lösungsvermittlung wird eher in der Medizin als der Kosmetik eingesetzt. Da es nur bei einigen wenigen Stoffen gesundheitlich unbedenkliche Komplexe gibt.

Mit kurzkettigen, hydrophilen, organischen Verbindungen, wie ein- bis dreiwertigen Alkoholen und ihren Estern und Polymeren, kann – durch Lösen der Wasserstoffbrücken – die innere Struktur des Wassers gestört werden. Die Oberflächenspannung wird geringer und hydrophobe Wirkstoffe können im Wasser gelöst werden. Es verliert etwas von seiner Hydrophilie. Dieses Stoffphänomen wird als **Hydrotropie** bezeichnet, dazu geeignet sind z. B. Ethanol, PEG und Isopropanol. Diese Lösungsvermittlung kann z. B. zur Lösung von ätherischen Ölen in Haar- oder Gesichtswässern angewandt werden.

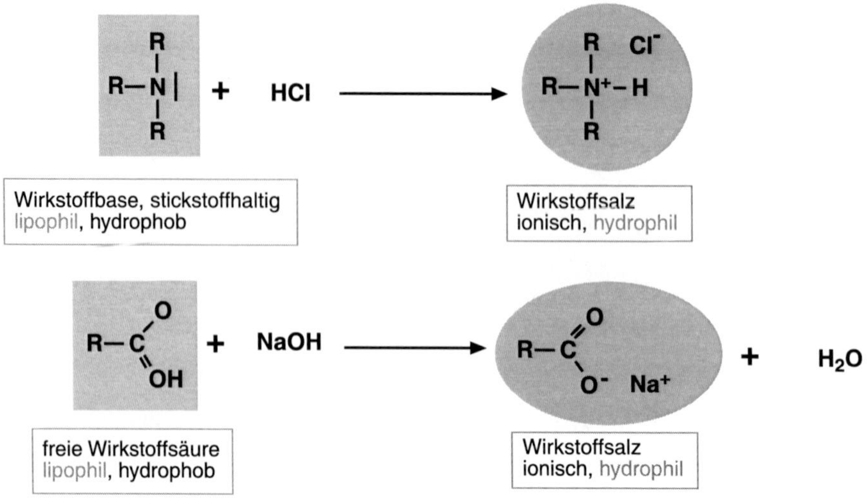

Wirkstoffbase, stickstoffhaltig
lipophil, **hydrophob**

Wirkstoffsalz
ionisch, hydrophil

freie Wirkstoffsäure
lipophil, **hydrophob**

Wirkstoffsalz
ionisch, hydrophil

◻ **Abb. 6.6.** Lösungsvermittlung durch Salzbildung

Soll die Verwendung von Alkoholen vermieden werden, gibt es noch die Möglichkeit der **Solubilisation**. Hierzu werden Tenside – in diesem Fall Solubilisatoren – mit hohen HLB-Werten benötigt, die selbst gut wasserlöslich sind. Sie schließen die Substanz in Form von Mizellen ein. Dies sind kugelförmige Gebilde aus Tensidmolekülen, in deren Mitte das lipophile Molekül sitzt, nach außen sind die hydrophilen Enden des Tensidmoleküls orientiert und diese werden von Wasser hydratisiert. Die Mizellen sollten nur so groß sein, dass eine klare oder maximal opaleszierende (kolloidale) Lösung entsteht. Als Solubilisatoren eignen sich alle Tenside, die gut wasserlöslich und flüssig sind, und bei längerem Verbleib auf der Haut nicht reizend wirken. Zur Anwendung kommen vor allem neutrale Emulgatoren (▶ Übersicht 6.4).

Übersicht 6.4. Solubilisatoren

Macrogol-Sorbitan-Fettsäureester
Macrogolfettsäureester
Macrogolfettalkoholether

6.5 Gele, Gelbildner und andere Viskositätserhöher

6.5.1 Aufbau eines Geles

Gele sind disperse Systeme. Sie bestehen aus einem Lösungsmittel (Dispersionsmittel) und einer Feststoffphase (disperse Phase). Die Feststoffe (Gelbildner) sind lyophil (lösungsmittelfreundlich), werden durch das Lösungsmittel solvatisiert und bilden in ihm ein zusammenhängendes dreidimensionales Netzwerk. Diese Struktur der inneren Phase entsteht durch Nebenvalenzen, wie Wasserstoffbrücken und van der Waals-Kräfte zwischen den einzelnen Feststoffmolekülen. Das Lösungsmittel ist in dieses Netz eingebettet und je nach Festigkeit der Nebenvalenzen des Gelbildners, mehr oder weniger stark fixiert. Ein Gel kommt in der Vorstellung einem mit Wasser voll gesaugtem Schwamm sehr nahe, wobei der Schwamm das Gelgerüst darstellt. Solche dispersen Systeme, in denen beide Phasen ein zusammenhängendes, ineinander verwobenes Netz bilden, sind *bikohärent*.

Ein Gel besteht nach DAB aus einem Lösungsmittel und einem Gerüst- oder Gelbildner. Für die kosmetische und dermatologische Anwendung ist es wichtig, dass ein Gel streichfähig ist und sich leicht auftragen lässt. Das bedeutet, dass die Bindungen zwischen den Molekülen des Gelbildners nicht zu fest sein dürfen, so dass sie durch mechanische Einwirkung (z. B. einmassieren) zerstört werden können. Genauso darf die Lyophilie des Gerüstbildners zum Lösungsmittel nicht zu groß sein, damit die eingeschlossene Flüssigkeit noch in bestimmten Bereichen beweglich bleibt und ein Verstreichen auf der Haut ermöglicht. Ein Beispiel für ein sehr festes Gel, das nicht mehr streichfähig ist und auch durch mechanische Einwirkung nicht flüssiger wird, ist Kautschuk.

Ideale Gele werden durch Schütteln, Rühren oder Verreiben flüssiger und können einfach entnommen und angewendet werden. Sie gehen vom Gel in den Solzustand über. In Ruhe sollte sich das Gel zügig wieder verfestigen, um eine Fixierung der Wirkstoffe im Gelgerüst zu sichern und einer Trennung der Phasen entgegenzuwirken. Dieses Phänomen: »Gel-Sol-Gel-Zustand durch mechanische Kraftwirkung« wird *Thixotropie* genannt.

Steht ein Gel sehr lange, kann es zu einer extremen Verdichtung des Gelgerüstes kommen und die Flüssigkeitsphase tritt teilweise aus. Dieser Vorgang nennt sich *Synärese*, häufig zu beobachten bei Joghurt. Durch Rühren, Schütteln oder Erwärmen lässt sich dieser Vorgang teilweise wieder beheben.

Hydrogel

Die meisten in der Kosmetik und Dermatologie verwendeten Gele sind sogenannte **Hydrogele** und enthalten Wasser als Dispersionsmittel und einen oder mehrere Gelbildner. Sie sind meistens klar und durchsichtig. Gele neigen zu schnellem Austrocknen, durch Verdunstung des Wassers, weshalb es sich empfiehlt, sie in Tuben abzufüllen. Damit die Austrocknung verzögert wird und das Gel weich bleibt, werden ihm Feuchthaltemittel, wie Glycerin und Sorbit zugesetzt. Da Hydrogele zu einem großen Prozentsatz aus Wasser bestehen, müssen sie auch vor einer Verkeimung geschützt werden. Es werden deshalb Konservierungsstoffe, Alkohole oder andere antimikrobielle Substanzen eingearbeitet. Hydrogele besitzen auf der Haut einen erfrischenden, kühlenden Effekt, aufgrund der Verdunstungskälte des Wassers. Ein beliebter Einsatzbereich ist somit die Sonnenkosmetik (Sonnenschutzgele, After-Sun-Gele). Sonnenschutzgele können lipid- und emulgatorfrei hergestellt werden, was bei einer Mallorca-Akne von Vorteil ist (▶ Kap. 8).

Weitere Einsatzbereiche für Hydrogele sind Dusch- und Badegele, Haargele und Gesichtsmasken.

Hydrodispersionsgele oder emulgatorfreie Emulsionen

In den letzten Jahren wurde verstärkt nach Möglichkeiten gesucht, emulgatorfreie Emulsionen herzustellen, da das vermehrte Auftreten von Irritationen gegen echte Emulgatoren beobachtet wurde. Bevorzugt tritt dies in Kombination mit bestimmten Lipiden und Sonnenlicht auf. Es wurden sogenannte Hydrodispersionsgele oder Pickering-Emulsionen entwickelt.

Zur Bildung eines Hydrodispersionsgels werden Polymere eingesetzt (▶ Übersicht 6.5), die sowohl lipophile als auch hydrophile Bereiche enthalten. Sie lagern sich als Film an die Grenzfläche zwischen Wasser- und Ölphase an. Die lipophilen und hydrophilen Gruppen richten sich dabei zur jeweiligen Phase hin aus, was einige Zeit benötigt. Durch die räumliche Anordnung der Polymere an der Phasengrenze entsteht eine sterische Stabilisierung, die eine Koaleszenz verhindert. Es entstehen sehr stabile Wasser-in-Öl-Gele. Die Polymere stammen aus der Gruppe der Gelbildner (◘ Tab. 6.14). Werden den

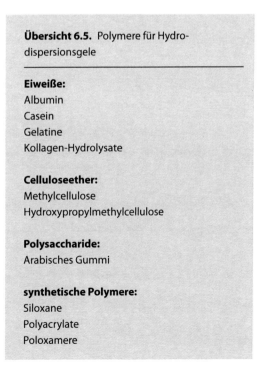

Übersicht 6.5. Polymere für Hydrodispersionsgele

Eiweiße:
Albumin
Casein
Gelatine
Kollagen-Hydrolysate

Celluloseether:
Methylcellulose
Hydroxypropylmethylcellulose

Polysaccharide:
Arabisches Gummi

synthetische Polymere:
Siloxane
Polyacrylate
Poloxamere

6

☐ **Tabelle 6.14.** Gelbildner

andere Bezeichnungen	INCI-Bezeichnung	Funktionen
organische, native Gelbildner		
Polypeptide		
Gelatine	Gelatin	GB
Kollagenhydrolysat	Hydrolyzed Collagen	ASt, FB, FS, GB, HP
Polysaccharidderivate		
Alginsäure	Alginic Acid	BM, GB
Carrageen	Carrageenan	BM, Est, GB
Hyaluronsäure	Hyaluronic acid	FS, GB
mikrokristalline Cellulose	Microcrystalline Cellulose	Abs, Est, GB, TM
Algin	Natriumalginat	BM, GB
Pektin	Pectin	BM, Est, GB
Tragacantha	Astragalus gummifer	GB
Xanthan Gummi	Xanthan Gum	BM, Est, GB
Stärken		
Kartoffelstärke	Solanum tuberosum	GB
Maisstärke	Zea mays	GB
Reisstärke	Oryza sativa	GB
Weizenstärke	Triticum vulgare	GB
organische, halbsynthetische Gelbildner		
Celluloseether		
Carboxymethylcellulose	Cellulose gum	BM, Est, FB, GB
Cetyl Hydroxyethylcellulose	Cetyl Hydroxyethylcellulose	FB
Ethylcellulose	Ethylcellulose	BM, Est, FB, GB
Hydroxyethylcellulose	Hydroxyethylcellulose	BM, Est, FB, GB
Hydroxypropylcellulose	Hydroxypropylcellulose	BM, Est, FB, GB
Hydroxypropyl Methylcellulose	Hydroxypropyl Methylcellulose	BM, Est,FB, GB
Methylcellulose	Methylcellulose	BM, Est, GB
Methyl Hydroxyethylcellulose	Methyl Hydroxyethylcellulose	GB
Sonstige		
Desamidokollagen	Desamido Collagen	FB
Dextransulfate	Dextran Sulfate	FB
Dextrin	Dextrin	Abs, BM, GB
Hydroxypropyl Guar	Hydroxypropyl Guar	ASt, BM, FB, GB
Propylenglycolalginat	Propylen Glycol Alginate	BM, GB
Sodium Carboxymethyl Betaglucan	Sodium Carboxymethyl Betaglucan	BM, GB
synthetische Gelbildner		
Polyacrylate		
Acrylates/C$_{10-30}$ Alkyl-Acrylat Copolymer	Acrylates/C$_{10-30}$ Alkyl-Acrylate Crosspolymer	FB
Acrylat Copolymer	Acrylates Copolymer	ASt, BM, FB
Acrylat Crosspolymer	Sodium Polyacrylate	GB
Carbomer	Polyacrylsäure	Est, GB
Carbomer 910	Polyacrylicacid	BM, Est, FB, GB
Glycerylpolyacrylate	Glyceryl Polyacrylate	FB
Natriumpolyacrylat	Sodium Carbomer	GB
Natriumpolymethacrylat	Sodium Polymethacrylate	BM, Est, FB, GB
Polyacrylsäureamid	Polyacrylamide	ASt, BM, FB

Tabelle 6.14 (Fortsetzung)

andere Bezeichnungen	INCI-Bezeichnung	Funktionen
Polyvinylpyrrolidone/PVP		
Polyvinylpyrrolidon	PVP	ASt, BM, Est, FB
PVP/Eicosene Copolymer	PVP/Eicosene Copolymer	ASt, BM, FB, GB(O)
PVP/Hexadecen Copolymer	PVP/Hexadecene Copolymer	ASt, BM, FB, GB
PVP/VA Copolymer	PVP/VA Copolymer	ASt, BM, FB
Tricontanyl PVP	Tricontanyl PVP	FB, FS
Sonstige		
Elfacos e 200	Methoxy PEG-22/Dodecyl-Glycol Copolymer	Est, GB
Polybuten	Polybutene	BM, GB(O)
Polyethylen	Polyethylene	Abr, BM, FB, GB(O)
Polyquarternium div. Nr.	Polyquaternium div. No.	ASt, FB
Polyvinylacetat	Polyvinyl Acetat	ASt, BM, Est, FB
Polyvinylalkohol	Polyvinyl Alcohol	FB, GB
PVM/MA Copolymer	PVM/MA Copolymer	ASt, BM, Est, FB, Mpf
PVM/MA Decadiene Crosspolymer	PVM/MA Decadiene Crosspolymer	BM, GB(O)
Stearalkonium Hectorite	Stearalkonium Hectorite	GB
Vinylcaprolactam/PVP/Dimethylamino-ethyl Methacrylate Copolymer	Vinylcaprolactam/PVP/Dimethyl-aminoethyl Methacrylate Copolymer	FB
anorganische Gelbildner		
Bentonit	Bentonite	Abs, Est, GB
Hektorit	Hectorite	Abs, GB
Kieselgur	Silica	Abr, Abs, GB, TM
Kieselsäure	Hydrated Silica	Abr, Abs, GB, TM
Montmorillonit	Montmorillonite	Abs, Est, GB
Veegum	Magnesium Aluminium Silikat	Abs, GB, TM

oben beschriebenen Hydrodispersionsgelen echte Emulgatoren zugesetzt, verdrängen diese aufgrund der großen Affinität zur Grenzfläche die Polymere, die in diesem Fall nur noch als Viskositätserhöher der wässrigen Phase fungieren.

Eine andere Möglichkeit, die Grenzflächenspannung zu verringern, ist der Einsatz von hochdispersen Feststoffen (▶ Übersicht 6.6), die sowohl eine Affinität zur Lipidphase als auch zur Wasserphase besitzen. Die Affinitäten sollten dabei unterschiedlich gewichtet sein. Die Phase mit der größeren Affinität wird die äußere Phase analog zur Bancroft-Regel. Die Feststoffpartikel bilden eine dichte Packung um jeden Tropfen der inneren Phase und verhindern dadurch ein Koaleszieren. Es konnte bei der Herstellung beobachtet werden, dass die Feststoffe eine Korngröße von $1/100 < \times < 1/10$ der gewünschten Tropfengröße der inneren Phase besitzen. Dieses Phänomen wurde schon vor längerer Zeit von Pickering entdeckt, ohne technologisch weiter genutzt zu werden, weshalb diese Emulsionstypen auch *Pickering-Emulsionen* genannt werden.

Übersicht 6.6. Feststoffe für Hydrodispersionsgele

O/W dirigierend:
hochdisperses Siliciumdioxid
Bentonit
Veegum

W/O dirigierend:
Aluminiumoxid
Magnesiumoxid
Magnesiumtrisilikat
Kohle
kristalline Fettalkohole

Hydrodispersionsgele oder Pickering-Emulsionen können den Ansprüchen entsprechend für jeden Hautzustand zusammengestellt werden, nicht nur für den fett-feuchten Hautzustand wie die reinen Hydrogele. Es ist auch möglich ausreichende Mengen an Lipiden einzuarbeiten oder sogar Lipide als äußere Phase zu bestimmen, was das Anwendungsspektrum beliebig erweitert.

Oleogel

Ein **Oleogel** besteht analog zum Hydrogel aus einem lipophilen Lösungsmittel und entsprechenden Gelbildnern. Als Gelbildner eignen sich hierfür hauptsächlich Silikate in hohen Konzentrationen von 5–10 %. Diese Gele fühlen sich auf der Haut aber eher rau und unangenehm an. Sie haben in der Kosmetik keine Bedeutung. Um flüssige Lipide in ihrer Viskosität zu erhöhen, werden Konsistenzgeber der gleichen Stoffklasse, wie das flüssige Lipid, eingesetzt (z. B. Jojobaöl und Cetylpalmitat; Sonnenblumenöl und Sheabutter/Kakaobutter). In den galenischen Lehrbüchern zählen diese Zubereitungen ebenfalls zu den Gelen aufgrund ihres rheologischen Verhaltens und ihres inneren Aufbaus. Sie entsprechen aber nicht der DAB-Definition für Gele.

6.5.2 Gelbildner

Gelbildner, auch *Quellstoffe* genannt, sind Substanzen, die vom Lösungsmittel solvatisierbar sein müssen und quellen können. Zwischen den Molekülen des Gelbildners müssen sich leichte Bindungen aufbauen lassen, wie Wasserstoffbrücken und Van-der-Waals-Wechselwirkungen. Nur dadurch kann sich ein möglichst bewegliches dreidimensionales Gerüst aufbauen. Es handelt sich meistens um lineare oder verzweigte Makromoleküle in kolloidalen Dimensionen, die Molekülkolloide bilden. Eine Ausnahme sind bestimmte Silikate, wie Aerosil und Bentonit, die teilweise auch als Quelltone bezeichnet werden. Eine Einteilung der Gelbildner ist in ▶ Übersicht 6.7 zu finden. Viele Gelbildner können auch als Antistatika, Absorbentien, Bindemittel und Filmbildner eingesetzt werden (◘ Tab. 6.14).

Übersicht 6.7. Systematik der Gelbildner

organische Makromoleküle
Schleimstoffe
Eiweiße
Polysaccharide
Polysaccharidderivate
organische halbsynthetische Polymere
Celluloseether
Celluloseester
organische synthetische Polymere
Polyacrylate
PVP
Polyvinylalkohole
anorganische Verbindungen
Silikate
Magnesium/Aluminium-Silikate

Organische, natürliche Quellstoffe

Gelatine (*INCI: Gelatina*): Das aus Knochen, Knorpel, Haut, Sehnen und Bindegewebe gewonnene Kollagen wird Gelatine genannt. Sie bildet schon in geringen Konzentrationen sehr formbeständige, elastische Gele, die sich nur noch sehr schwer auf der Haut verteilen lassen. Sie wird vor allem als Hüllenmaterial für Badeperlen – ähnlich den Weichgelatinekapseln – verwendet.

Hyaluronsäure (*INCI: Hyaluronic acid*) ist ein physiologischer Bestandteil der Gelmatrix in der Lederhaut und bewahrt der Haut ihre Elastizität. Es handelt sich um ein Mucopolysaccharid, welches schon in Konzentrationen von 1 % elastische Gele mit Wasser bildet. Es wird aber aufgrund seines hohen Preises nur als feuchtigkeitsbindender Wirkstoff in Konzentrationen ab 0,1 % verarbeitet.

Alginate (*INCI: Algin, Alginic acid*): Der Schleimstoff Alginsäure wird aus Braunalgen gewonnen. Es ist ein saures Polysaccharid aus Mannuron- und Galuronsäure. Zur Anwendung kommen vor allem die Natrium-, Kalium- und Ammoniumsalze der Alginsäure in einer Konzentration von 3–6 %. Durch den Säurecharakter und die negativen Ladungen im Makromolekül reagieren Alginate auf Elektrolytzugabe empfindlich.

Traganth (*INCI: Astragalus gummifer*) ist ein Gummi, der aus der Rinde von Astragalusarten erhalten wird. Es ist keine einheitliche, standardisierte Substanz. Sie besteht aus einem Gemisch von Tragacanthin, Bassorin und wenig Stärke und Cellulose. Tragacanthin und Bassorin sind gemischte Polysaccharide, Stärke und Cellulose sind homologe Polysaccharide. Tragacanthin enthält den Baustein Galacturonsäure, wodurch das Gemisch elektrolytempfindlich reagiert. In einem Massenverhältnis von 1 Teil Traganth und 10 Teilen Wasser bilden sich streichfähige Zubereitungen.

Xanthan Gummi (*INCI: Xanthan gum*) ist ein anionisches, gemischtes Polysaccharid, welches durch Fermentation von Kohlenhydraten durch *Xanthomonas compestris* (Keime) entsteht. Das Polysaccharid besteht aus einer Glucosekette mit Trisaccharidseitenketten, die alternierend aus Anhydroglucose, Glucuronsäure und Mannose zusammengesetzt sind. Als endständige Zucker sind Pyruvatketale zu finden. Letztere sind eine chemische Besonderheit, die zur Qualitätsbestimmung und Identitätsprüfung des Xanthan Gummis herangezogen werden.

Pektin (*INCI: Pectin*): In säurehaltigen Früchten wie Äpfeln und den Schalen der Citrusfrüchte ist Pektin enthalten. Es ist ein saures Polysaccharid, bestehend aus Galakturonsäure, die teilweise mit Methylgruppen verestert ist. Es besitzt ein ausgeprägtes Geliervermögen.

Stärke ist ein Polysaccharid, welches aus α-verknüpften Glucosebausteinen besteht. Es gibt eine lineare Variante, die *Amylose*, und eine verzweigte, das *Amylopektin*. Da die Stärken aus Pflanzen isoliert werden, wird unter »*Bestandteile*« auf den Kosmetika wiederum nur der botanische Name nach Linné zu finden sein, ohne Angabe des Pflanzenbestandteils. Nur durch Erfahrung und das Erscheinungs-

bild der Zubereitung kann man erkennen, dass Stärke verarbeitet wurde (◘ Tab. 6.14).

Cellulose ist ebenfalls ein Polysaccharid aus Glucose, doch sind diese im Gegensatz zur Stärke β-verknüpft. Sie wird als Gelbildner eher selten in der mikrokristallinen Form verwendet, da ihre Quellfähigkeit gering ist. Sie wird vielmehr zu Celluloseethern weiterverarbeitet.

Organische, halbsynthetische Gelbildner

Hier handelt es sich um natürliche Makromoleküle, die durch Veresterung oder Veretherung in ihrer Gelbildungsfähigkeit verbessert werden (◘ Tab. 6.14).

Celluloseether

Die Celluloseether entstehen durch Veretherung der freien OH-Gruppen der verknüpften Glucosebausteine mit Methyl-, Propyl-, Ethyl-, Hydroxypropyl-, Hydroxymethyl- oder Hydroxyethylgruppen. Je nachdem welche Substituenten eingebaut werden und je nachdem wie viele der drei freien OH-Gruppen einer Glucose verethert werden, werden unterschiedliche Qualitäten von Celluloseethern synthetisiert. Diese verschiedenen Produkttypen sind nur für die Entwicklung und Herstellung von Gelen interessant. In der Deklaration der Kosmetika werden keine weiteren Qualitätsangaben gemacht.

Organische, synthetische Gelbildner

Es sind synthetisch hergestellte Makromoleküle (◘ Form. 6.8, ◘ Tab. 6.14), die durch Polymerisation von Acrylsäure, Acrylsäureestern, Acrylsäureamiden, Vinylpyrrolidon und Vinylalkohol hergestellt werden. Es entstehen hautverträgliche, ungiftige Zubereitungen. Durch die Größe der Moleküle besteht auch nicht die Gefahr einer Resorption.

R = H, Alkyl-, Amino-

Polyacrylsäure, Carbopol
Polyacrylate

Polyvinylalkohol

Polyvinylpyrrolidon, PVP

◘ **Form. 6.8.** Synthetische, organische Gelbildner

■ Tabelle 6.15. Viskositätserhöhende Stoffgruppen

Dt. Bezeichnung	INCI-Bezeichnung	Funktion
VERDICKUNGSMITTEL		
Seifen		
Aluminium/Magnesiumhydroxid, Stearat	Aluminium/Magnesium Hydroxid, Stearat	Est
Magnesiumstearat	Magnesium Stearate	Fa, PG, VD
Zinkricinoleate	Zinc Ricinoleate	TM, Deo
Salze		
Aluminiumoxid	Alumina	GB, Sfm, TM
Ammoniumchlorid	Ammonium Chloride	Pu, VD
Magnesiumsulfat	Magnesium Sulfate	VD
Kaliumchlorid	Potassium Chloride	VD
Natriumchlorid	Sodium Chloride	VD
Macrogolderivate		
PEG-120 Methyl Glucose Dioleate	Macrogol-120 Methylglucosedioleat	E, VD
Konsistenzgeber (Beispiele)		
weißes Bienenwachs	Cera alba	E, Emo, FB, Kg
Candellilawachs	Candelilla cera	E, Emo, FB, Kg
Carnaubawachs	Carnauba	E, Emo, FB, Kg
Cetylpalmitat	Cetyl palmitate	Emo, Kg
Kakaobutter	Theobroma cacao	Emo,
Palmkernfett	Elaeis guineensis	Emo, Kg
hydriertes Ricinusöl	Hydrogenated Castor Oil	Emo, E, Kg
Sheabutter	Butyrospermum parkii	Emo, Kg

Eine eigene große Gruppe sind die Poloxamere (■ Abb. 6.3). Sie sind Gelbildner, Emulgator und Hydrodispersionspolymere. Jedem Poloxamer wird eine dreistellige Zahl zugefügt. Die beiden ersten Ziffern mit 100 multipliziert, drücken das durchschnittliche Molekulargewicht des Polypropylenanteils des Poloxamers aus. Die dritte Ziffer mit 10 multipliziert, entspricht dem Gewichtsprozentgehalt des Polyoxyethylenanteils des Moleküls.

Anorganische Gelbildner

Zu dieser Gruppe zählen das hochdisperse Siliciumdioxid und das Bentonit, ein Aluminiumsilikat. Ein Gelgerüst bildet sich durch Wasserstoffbrückenbildung zwischen dem Lösungsmittel und den Silanolgruppen der beiden Mineralien. Zur Herstellung von Hydrogelen werden große Mengen der beiden Substanzen benötigt. Durch den hohen Feststoffanteil der Gele fühlen sie sich rau an, weshalb andere Gelbildner bevorzugt werden (■ Tab. 6.14).

6.5.3 Weitere viskositätserhöhende Stoffe

In einigen Büchern und Nachschlagewerken werden alle Substanzen, die die Viskosität erhöhen, als *Viskositätserhöhende Stoffe* oder *Verdickungsmittel* bezeichnet. Wer sich nicht festlegen will, nennt sie einfach Stabilisatoren oder Viskositätsregulatoren. Diese umfangreiche, chemisch wie physikalisch sehr heterogene Gruppe kann zum leichteren Verständnis der Zusammenhänge in unterschiedliche Stoffklassen eingeteilt werden (■ Tab. 6.15).

Viskositätserhöhende Stoffgruppen:

Gelbildner, Quellstoffe sind quellfähige Makromoleküle oder Silikate natürlichen, halbsynthetischen oder synthetischen Ursprungs, die ein Gelgerüst in einer Flüssigkeit durch Solvatisierung derselben bilden (► Kap. 6.5.2).

Konsistenzgeber werden halbfeste oder feste Lipidkomponenten genannt, die die Viskosität einer Lipidphase erhöhen. Es erfolgt eine Schmelzpunkterhöhung des entstandenen Gemisches aus flüssigen und festen Lipiden (▶ Kap. 6.2.8).

Koemulgatoren sind schwache bis sehr schwache W/O-Emulgatoren aus der Gruppe der Glyceride, der Macrogolverbindungen oder der Fettalkohole. Es sind Stoffe mit einer wachsartigen oder halbfesten Konsistenz. Deshalb wirken sie einerseits wie ein schwacher Emulgator und andererseits wie ein Konsistenzgeber (▶ Kap. 6.2.5).

Neutrale Emulgatoren, sind häufig pulvrig oder fest, dadurch bekommen sie eine zweite wichtige Funktion. Sie erhöhen gleichzeitig die Konsistenz der Emulsion.

Verdickungsmittel sind meistens Stoffe, die normalerweise eine andere Funktion besitzen, günstigerweise aber gleichzeitig noch eine Viskositätserhöhung erzeugen. In einigen Fällen zeigt sich diese Eigenschaft auch nur bei ganz bestimmten Stoffkombinationen (z. B. Natriumlaurylsulfat (Tensid) verdickt mit Kochsalz). Zum besseren Überblick werden die Verdickungsmittel nochmals in chemisch unterschiedliche Stoffgruppen unterteilt.

- Seifen, Salze der Fettsäuren mit Alkalikationen bilden zusammen mit Alkohol oder Ölen glasige Gele, sie zählen zu den eher hautunverträglichen Waschrohstoffen. Salze mit zweiwertigen Kationen bilden schwerlösliche Metallseifen, die zur Verdickung, als Pudergrundlage, zur Farbgebung oder als Trübungsmittel eingesetzt werden.
- Waschrohstoffe, Tenside sind teilweise dickflüssig, wodurch sich die Zugabe eines Gelbildners zur Herstellung eines Duschgels erübrigt.
- Salze, wie Natriumchlorid oder Kaliumchlorid, die normalerweise zur Regulation des osmotischen Drucks in wässrigen Zubereitungen eingesetzt werden, können in Kombination mit einigen Tensiden (z. B. Natriumlaurylsulfat) als Verdickungsmittel wirken.
- Macrogole (Polyethylenglykole, PEG) und einige ihrer Derivate werden zur Verdickung wässriger Systeme eingesetzt. PEG ändern ihre Viskosität mit der Kettenlänge; Kurzkettige sind flüssig, Mittelkettige halbfest und Langkettige fest bis spröde. Sie können untereinander so kombiniert werden, dass streichfähige, hydrophile Zubereitungen erhalten werden. PEG-Grundlagen müssen immer mit Wasser verarbeitet werden, da sie stark hygroskopisch reagieren und pur auf der Haut durch den Wasserentzug zu einer starken Reizung führen. Reine PEG-Wasser-Grundlagen werden nur in der Medizin verwendet. In der Kosmetik werden PEG immer in Kombination mit anderen Stoffen verarbeitet. Sie können je nach Kettenlänge zur Viskositätserhöhung oder -erniedrigung herangezogen werden.

6.6 Zusatzstoffe und Wirkstoffe in Hautpflegeprodukten

6.6.1 Zusatzstoffe

In Hautpflegeprodukten wird die gesamte Bandbreite der stabilisierenden, parfümierenden und färbenden Zusatzstoffe, die im Einzelnen genau in ▶ Kap. 3 beschrieben sind, genutzt. Im Folgenden sollen die Probleme der Emulsionen, Salben, Gele und Lösungen und deren Beeinflussung kurz zusammengefasst werden.

- In den meisten oben genannten Zubereitungen ist mehr oder weniger Wasser enthalten. Es ist ein idealer Nährboden für Mikroorganismen, deshalb müssen alle Zubereitungen, die Wasser enthalten, ausreichend konserviert oder anderweitig stabilisiert sein (▶ Kap. 3.1), z. B. durch Konservierungsstoffe, 20–30 % Alkohol oder Glycerinzusatz.
- Lipidhaltige Präparate, deren Alkylkomponenten viele ungesättigte Bindungen enthalten, müssen vor einer Oxidation durch Sauerstoff mit Antioxidantien geschützt werden, damit das Lipid nicht ranzig wird. Für den gleichen Zweck werden Komplexbildner eingesetzt, um Metallkationen effektiv zu binden, die eine Autoxidation der Fette beschleunigen.
- Puffer und pH-Regulatoren stellen den physiologischen pH-Wert von 5,0–6,5 ein.
- Getönten Tagescremes werden Farbstoffe, für einen frischen gleichmäßigen Teint zugesetzt.
- Parfumstoffe kommen nur des Wohlgeruchs wegen hinzu, als Wiedererkennungsmerkmal oder um einen unangenehmen Geruch zu überspielen. In der Apothekenkosmetik wird immer häufiger darauf verzichtet, um eine potente Allergenquelle auszuschließen.

6.6.2 Wirkstoffe

Die kosmetische Wirkstoffpalette ist heutzutage sehr groß. Alle in ▶ Kap. 4 besprochenen Substanzklassen können in den verschiedenen Pflegeprodukten dem Zweck und Hautzustand entsprechend kombiniert und eingesetzt werden. Zu berücksichtigen ist als allgemeine Regel, dass alle wässrigen Zubereitungen Humectants (Feuchthaltesubstanzen) oder Feuchtigkeitsspender enthalten sollten, damit die Haut nicht unnötig ausgetrocknet wird. Weitere Empfehlungen dem Hautzustand entsprechend finden sich in ▶ Kap. 7.

6.7 Pflegepräparate

6.7.1 Bezeichnungen der Präparationen

Durch die Wahl der Lipidkomponenten, Emulgatoren, Konsistenzgeber, Gelbildner und dem Mengenverhältnis von flüssigen (z. B. Wasser, Öle) zu festen Bestandteilen (z. B. Wachse, feste Fette) wird die Phasenverteilung und die Charakteristika der unterschiedlichen Formulierungen festgelegt. Cremes, Salben und Gele sind streichfähig, fest. Lotionen, Milchen und Fluide dickflüssig, gießfähig.

Nach dem DAB sind **Salben** im engeren Sinne wasserfreie Zubereitungen, die nur aus einer Fettphase bestehen, die Emulgatoren enthalten kann.

Eine **Creme** besteht nach dem DAB aus einer Wasser- und Fettphase mit den entsprechenden Emulgatoren. Bildet Wasser dabei die äußere Phase, entspricht dies einer hydrophilen oder **O/W-Creme**, bildet Wasser die innere Phase, einer hydrophoben oder **W/O- Creme**. (Im Kundengespräch und bei Firmen wird eine »fetthaltige« Creme (W/O-Creme) häufig *Salbe* genannt, eine O/W-Creme wird als *Creme* bezeichnet.) **Lotionen** oder **Milchen** sind in der Regel O/W-Emulsionen. Doch kann sich hinter der Bezeichnung Lotion auch eine wässrige Lösung verbergen, genauso wie *Fluid* für Emulsionen und wässrige Lösungen gleichermaßen verwendet wird. Der Begriff *Öl* ist ebenfalls nicht treffend definiert, auch hierunter verbirgt sich oft eine Emulsion und kein reines fettes Öl mit lipophilen Wirkstoffen. Zubereitungen, die Öl in der äußeren Phase enthalten,

erhalten oft auch Phantasienamen wie *Balsame*, nicht zu verwechseln mit den botanisch definierten Balsamen. Hinzu kommen heutzutage noch neue technologische Errungenschaften, wie Hydrodispersionsgele, Liposomengele oder Nanoemulsionen. Um die ganze Sache noch geheimnisvoller und exklusiver klingen zu lassen, werden gerade bei teuren Kosmetiklinien noch französische oder englische Bezeichnungen verwendet (◖Tab. 6.16).

Es existiert keine einheitliche, bindende Definition, wie die Grundlagensysteme der Kosmetika zu benennen sind. Wir müssen uns bei einer Beratung auf unsere Fremdsprachenkenntnisse, technologischen Grundkenntnisse, die Deklaration der Kosmetika und unser Einfühlungsvermögen den Wünschen des Kunden gegenüber verlassen.

6.7.2 Pflegeprodukte

Gesichtspflege

Im Folgenden ist zu beachten, dass die Gesichtspflege den Hals und das Dekolleté mit einschließt, auch wenn sie nicht gesondert erwähnt werden, die Augenpflege aber einen eigenen Bereich darstellt.

Reinigungsmilchen oder -gele sind milde Reinigungsprodukte auf Gel- oder O/W-Emulsionsbasis. Sie werden pur oder mit wenig Wasser mit kreisenden Bewegungen im Gesicht verteilt und anschließend mit einem Wattebausch abgenommen und eventuell mit Wasser nachgespült. Besonders geeignet für empfindliche, trockene Hautzustände, bei fettiger Haut nicht notwendigerweise angebracht.

Reinigungscreme oder -öl sind wasserarme Cremes oder freie Öle, die einen hohen Emulgatoranteil besitzen. Sie lösen – aufgetragen auf dem Gesicht – die Lipidbestandteile von Talg und Schminke und werden beim Abwaschen durch Wasser emulgiert. Sie eignen sich für trockene, empfindliche Haut.

Peelingcremes sind O/W-Emulsionen mit einem Abrasivum. Je nach Hautzustand gibt es unterschiedliche Schleifkörper. Sie werden nach einer Gesichtsreinigung mit kreisenden Bewegungen einmassiert, um Hautschüppchen zu entfernen, anschließend werden sie mit Wasser abgewaschen. Danach folgt die normale Pflege.

Masken sind Kurbehandlungen, die nicht täglich verwendet werden. Sie regenerieren die Haut sehr effektiv und sind besonders zu empfehlen, wenn man sehr schnell schön und strahlend aussehen will. Es gibt verschiedenste Präparationen: Gele, die trocknen und als Film abgezogen werden, zum Entfernen von Hautschüppchen, Emulsionen oder auch Nachtcremes, die einige Minuten dick aufgetragen auf der Haut verweilen und danach wieder entfernt werden, und fettbindende Tonerdemasken, um nur einige Variationen zu nennen. Bei fast allen Maskentypen sollen immer die Augen- und Mundpartie großzügig ausgespart werden. Danach erfolgt die normale Pflege.

Gesichtswasser sind wässrige oder wässrig-alkoholische Lösungen, dem Hauttyp entsprechend. Sie werden nach einer Reinigung mit einem Wattebausch über dem Gesicht verteilt. Die Haut wird dadurch erfrischt, belebt, Reste des Reinigungsproduktes werden entfernt, der pH der Haut wird wieder hergestellt, bei fettiger, unreiner und aknegener Haut erfolgt eine Desinfizierung. Anschließend wird das Pflegepräparat aufgetragen.

Tagescremes sind Emulsionen, die als Pflege tagsüber aufgetragen werden, und als Make-up-unterlage. Sie enthalten verschiedenste kosmetische Wirkstoffe und häufig UV-Filtersubstanzen. Teilweise gibt es sie in verschiedenen Nuancen getönt. Sie schützen die Haut vor Umwelteinflüssen, geben ihr Feuchtigkeit und hinterlassen keinen fettigen Glanz.

Nachtcremes sind eine Ergänzung zur Tagespflege und werden nach einer gründlichen Reinigung über Nacht aufgetragen. Sie sind in der Regel fettreicher als die Tagescreme und enthalten reichlich regenerierende Wirkstoffe aber keine UV-Filter. Sie wirken straffend und belebend und sollten vor allem ab vierzig in das tägliche Pflegeprogramm aufgenommen werden. Einige Nachtcremes können auch messerdick auf dem Gesicht verteilt, etwa 20 Minuten als revitalisierende Maske angewendet werden.

Feuchtigkeitscremes sollen der Haut viele feuchtigkeitsspendende Wirkstoffe liefern. Diese Produkte sind als Tagescremes oder auch als Unterlagen für ein Tagespflegeprodukt zu erhalten. Es ist auf die Hinweise des Herstellers zu achten.

Intensivcreme, Nährcreme, Repair-Creme, hinter diesen Produktbezeichnungen verbergen sich meist sehr lipidreiche Cremes, die vor allem bei reifer oder Altershaut verwendet werden, oder bei stress- und umweltbedingten Hautreizungen, zur Revitalisierung. Sie können ebenso wie die Nachtcreme auch in einer dicken Schicht als Maske verwendet werden.

Sera, Konzentrate, Ampullen sind Spezialpräparate meistens gegen Fältchen, Hautalterung oder extrem trockene Haut. Es sind in der Regel Einzeldosisabpackungen ohne Konservierung. Sie werden kurmäßig über einige Wochen täglich aufgetragen, um die Haut wieder zu regenerieren und ihr in konzentrierter Form die nötigen Wirkstoffe zu liefern. Sie enthalten oftmals teure Substanzen, wie Ceramide, Liposomen, Hyaluronsäure etc. Über diese Präparate muss immer noch die normale Tagespflege aufgetragen werden.

Augenpflege

Augenfaltencremes oder -gele sind spezielle Cremes, die nicht ins Auge spreiten und – auch wenn sie ins Auge gelangen – nicht reizend sein dürfen. Die Grundlagen sind für die eher trockene Augenpartie entwickelt und können bei jedem Hautzustand verwendet werden.

Augenkompressen werden als einmalige Kur bei geröteten, geschwollenen, überanstrengten Augen zur Entspannung eingesetzt.

Make-up-Entferner sind meist ölige, emulgatorhaltige Lösungen, die das Augenmake-up ohne viel reiben mit einem Wattepad entfernen. Sie sind ebenfalls nicht spreitend oder reizend am Auge.

Körperpflege

Ein **Körperpeeling** kann am ganzen Körper zur Verbesserung der Durchblutung und zur Entfernung der Hautschüppchen mit kreisenden Bewegungen auf dem Körper verteilt werden oder nur an besonders beanspruchten Stellen, wie Ellenbogen und Knie. Besonders zu empfehlen ist ein Peeling, wenn eine Selbstbräunungscreme zum Einsatz kommen soll, damit die Bräunung gleichmäßig wird.

Körpercremes, -lotionen oder Bodylotions sind dünnflüssige O/W-Emulsionen, die sich leicht verteilen lassen und schnell einziehen. Sie geben der Haut Feuchtigkeitsfaktoren zurück und stabilisieren den Haut-pH.

Körpersalben sind fettreich und sollen an besonders beanspruchten Stellen aufgetragen werden.

Hautöle sind im Gegensatz zur Körperlotion flüssige Lipidgemische, die für die trockene, sehr trockene und juckende Haut entwickelt wurden.

Gegen **Cellulitis** und **Schwangerschaftsstreifen** werden häufig die gleichen Präparationen angeboten. Es sind unterschiedlichste Grundlagen dafür auf dem Markt. Sie werden meistens auf Po, Hüfte, Bauch und Oberschenkel anstelle einer Körperlotion einmassiert. Die Wirkstoffzusätze sind teilweise fragwürdig in ihrer Wirkung.

Sonstige Körperbereiche

Hand- und Nagelpflegeprodukte sind O/W oder W/O-Cremes. Bei leichter Austrocknung werden mehrmals täglich oder nach jedem Händewaschen schnell einziehende O/W-Emulsionen aufgetragen. W/O-Cremes oder sehr fetthaltige Salben können auch über Nacht als Kur dick aufgetragen und durch einen Baumwollhandschuh abgedeckt, eingesetzt werden.

Fußpflegeprodukte sind häufig O/W-Cremes mit desodorierenden Zusätzen oder durchblutungsfördernden, belebenden oder kühlenden Wirkstoffen.

Lippenpflegeprodukte sind als Stifte, Cremes und Gele auf dem Markt. In der Regel werden wasserfreie Stifte bevorzugt, die entweder auf Fett- und Wachs- oder Paraffinbasis aufgebaut sind. Zum Schutz der Lippen sind Panthenol, Vitamin A und E, Aloe vera, Kamille und UV-Filter beliebt. Aufgetragen werden sie nach Bedarf.

6.8 Vokabeltabelle kosmetischer Beschriftungen in französisch, englisch, deutsch

Viele Kosmetika erhalten französische oder englische Bezeichnungen auf den Verpackungen oder Gefäßen. Das Einsatzgebiet muss mühsam auf der Rückseite oder im Kleingedruckten gesucht werden. Zum Teil trägt der Verbraucher selbst dazu bei, denn viele Firmen konnten ihre Absatzzahlen steigern, indem sie die einfachen deutschen Bezeichnungen ins Französische oder Englische übersetzt haben, um so zu versuchen den Produkten einen Hauch von Exklusivität überzustreifen. Die nachstehende Tabelle übersetzt wichtige Begriffe in die kosmetische deutsche Entsprechung (◘ Tab. 6.16).

◘ Tabelle 6.16. Vokabeltabelle

französisch	deutsch	englisch
acide des fruits	Fruchtsäuren	fruit acids
acnéique	Akne	acne
adultes	Erwachsene	adult
age	alters…	-aging
age defense	gegen Hautalterung	anti-aging
anti-	gegen	anti-
antirides	gegen Falten	anti-wrinkle
apaisante	beruhigend	soothing
après	nach, danach	after
après solaire	nach der Sonne	after sun
autobronzante	Selbstbräuner	self tan
avec	mit	with
bain	Bad	bath
bain d'huile	Badeöl	bath oil
baume	Balsam	balm
baume mains	Handbalsam	hand balm

◻ Tabelle 6.16 (Fortsetzung)

französisch	deutsch	englisch
bebé	Babys	baby
bouton	Pickel	pimples
bronzage protégé	Bräunungsschutz	protected tanning
cellules	Zellen	cells
cheveux	Haare	hair
concentré	Konzentrat	concentrate
contour des yeux	Augenbereich	eye contour
corporel, corps	Körper	body
cou	Hals	neck, throat
créme	Creme	cream
créme a raser	Rasiercreme	cream shave
créme de jour	Tagescreme	day cream
créme mains	Handcreme	hand cream
creme solaire pour le corps	Sonnenkörpercreme	body sun cream
créme solaire visage	Sonnengesichtscreme	facial sun cream
démaquillant yeux	Augenmake-up Entferner	eye make-up remover
démaquille, démaquillants	abschminken	remove s. o. make-up
déodorant	Deodorant	deodorant
douche	Dusche	shower
doux	sanft, zart, weich	gentle
eau	Wasser	water
écran total	Sonnenblocker	sun block
élasticité	Elastizität, Spannkraft	elasticity
éloigner	Entferner	remover
emulsion corps	Körperemulsion	body emulsion
enfants	Kinder	children
équilibrant	regulierend	balancing
états	Zustand	condition
exfoliante	peelen, abblättern	exfoliating
exfoliation	Peeling	exfoliation
femme	Frauen	woman, female
fréquent	häufig, regelmäßig	frequently
filtre	Filter	filter
fluid	Fluid	fluid
fluide hydratant	Feuchtigkeitsfluid	moisturizing fluid
gel	Gel	gel
gel aqueux	Hydrogel	Hydrogel
gel solaire	Sonnengel	sun gel
grasse, gras	fettig	greasy
homme	Männer	man, male

◘ Tabelle 6.16 (Fortsetzung)

französisch	deutsch	englisch
huile	Öl	oil
hydratant	befeuchtend, feuchtigkeitsspendend	moisturizing, hydrating
impure	unrein	blemished
jambe	Beine	leg
joue	Wangen	cheek
jour	Tag, tags	day
lait	Milch	milk
lait corporel	Körpermilch	body milk
lait démaquillant	Reinigungsmilch	cleansing milk
lait solaire	Sonnenmilch	sun milk
le, la, les	der, die, das	the
lèvre	Lippen	lips
liposomes	Liposomen	liposoms
liposomal	liposomenhaltig	liposomal
lotion	Lotion	lotion
lotion après-rasage	After-shave-Lotion	post-shave lotion
mains	Hände	hands
maquiller	schminken	makeup
masque	Maske	mask
masqueré hydratant	Feuchtigkeitsmaske	rehydrating mask
matin	Morgen, morgens	morning
moiteur	Feuchtigkeit	moisture
nettoyant, nettoié	reinigen, reinigend	clean, purify
normale	normal	normal
nuit, soir	Nacht, abends	night, evening
nutri-réparateur	aufbauend	restructuring
ongle	Nägel	nail
onguent	Salbe	ointment
peau, derme	Haut	skin
peau mixte	Mischhaut	combination skin
pH neutre	pH neutral	pH neutral
photo-induit	tageslichtbedingt	photo-induced
pied	Fuß, Füße	foot, feet
pour	für	for
protection	Schutz	protection
protection solaire	Sonnenschutz	sun protection
prurit	Hautjucken	itching
purifiant	reinigend, klärend	purifying, clarifying
rajeunissant	Verjüngung	rejuvenation
refraichssant	erfrischend	refreshing

◘ **Tabelle 6.16** (Fortsetzung)

französisch	deutsch	englisch
reparer	reparieren, wieder herstellen	repair
resistant a l'eau	wasserabweisend	water resistant
ride	Falte, faltig	wrinkle
sal de bain	Badesalz	bath salts
sans	ohne	without
sans alcohol	alkoholfrei	alcohol-free
sans conservateur	ohne Konservierungsmittel	preservative-free
sans huile	ölfrei	oil-free
sans parfum	ohne Parfum	without perfum
savon	Seife	soap
savon liquide	Flüssigseife	soap liquid
sèche, secs	trocken	dry
sensible	empfindlich	sensitive
shampooing	Schampoo	shampoo
shampooing-crème	Creme-Shampoo	shampoo cream
soin	Pflege	care
soin contour des yeux	Augenpflegecreme	eye contour cream
soin des peaux	Hautpflege	skin care
soin filtre	Lichtschutzfilter	sun protection filter
soins teintes hydratants	Feuchtigkeitspflege getönt	moisture cream
soin visage	Gesichtspflege	skin care
soleil	Sonne	sun
squameux, pelliculaire	schuppig	scaly
teintes	gefärbt	coloured
tonifiant	tonisierend	toning
toutes	alle	all
tout jours	jeder Tag	all day
très	sehr	very
tres sèche	sehr trocken	very dry
usage	Benutzung, Anwendung	usage
usage fréquent	regelmäßige, häufige Benutzung	frequent usage
velours	Samt, Zartheit	velvet, softness, gentleness
visage	Gesicht	face, facial
vivifiante	belebend	vivifying
yeux	Augen	eye

7 Pflegeanleitungen und Hautschutz für den ganzen Körper

In weiten Teilen der Bevölkerung ist die Vorstellung verbreitet, dass man in kurzer Zeit mit teurer Kosmetik die Haut »aufpeppt«, anschließend jegliche Pflege vergessen kann; »man hat ja mal was für sie getan«! Die Haut benötigt jeden Tag eine gutverträgliche, ausgewogene Pflege, den jeweiligen Bedürfnissen der Haut und den äußeren Umständen angepasst. Es ist wie mit unserem Körper, dem wir täglich eine ausgewogene Ernährung zukommen lassen müssen. Ohne Nahrung verhungern wir, bei schlechter Ernährung werden wir krank. Dieses Selbstverständnis sollten wir auch auf den kosmetischen Bereich übertragen. Eine dauerhaft gepflegte, schöne Haut erreicht man nur durch eine fortwährende, angepasste Pflege.

An dieser Stelle soll das in den vorangegangenen Kapiteln erworbene Wissen in die Praxis umgesetzt werden. Was können wir dem einzelnen Kunden empfehlen? Welche Wirkstoffe sind im Kosmetikum wünschenswert? Welche Stoffe sollten eher gemieden werden?

Zunächst wird die alltägliche Gesichts- und Körperpflege für die verschiedenen Hautzustände, häufig vorkommende Hautstörungen (Akne, Neurodermitis) und die Altershaut behandelt. Es folgt die Pflege der jungen Haut vom Säuglings- bis zum Teenageralter und die besonderen Veränderungen der Hautpflege während der Schwangerschaft. Der Augen-, Lippen-, Hand- und Fußpflege und der Cellulitis wird je ein eigenes Kapitel gewidmet, da gerade für diese Bereiche in der Apotheke häufig Spezialprodukte verlangt werden. Die Pflege der Haare, Nägel und der Kopfhaut wird des Zusammenhang wegen im ▶ Kap. 9 besprochen. Dem Sonnenschutz und der Bräunung wird das ganze ▶ Kap. 8 gewidmet.

(Die in diesem und auch in anderen Kapiteln als Beispiele genannten Produktlisten erheben keinen Anspruch auf Vollständigkeit. Sie sind nur eine beispielhafte Auswahl der auf dem Markt befindlichen Produkte ohne Wertung und ohne Garantie für ihre Wirksamkeit und Verträglichkeit. Es wurden nur die Produkte berücksichtigt, von denen auf Anfrage Informationen vom Hersteller zur Verfügung gestellt wurden. Die Zuordnung der Produkte zu den einzelnen Pflegebereichen erfolgt, soweit möglich, nach den Angaben der Hersteller.)

7.1   Pflege in Abhängigkeit vom Hautzustand

7.1.1   Normaler Hautzustand

Charakteristika: Eher selten anzutreffen, vertreten vom Kindesalter bis zum Alter von etwa 40 Jahren. Das Aussehen der Haut ist frisch, matt, ohne Unreinheiten und mit nur wenigen Falten.

Ziele der kosmetischen Anwendungen: Erhaltung des ausgeglichenen Hydrolipidmantels, keine unnötige Reizung, Schutz der Haut vor negativen äußeren Einflüssen. Vermeidung der Änderung des Hautzustands durch inadäquate Reinigung und Pflege (Produkte: ❏ Tab. 7.1).

Reinigen

Gesicht: Die Reinigung erfolgt mit O/W-Reinigungsmilchen, die sanft in die Haut einmassiert und anschließend mit einem Wattebausch oder Wasser wieder entfernt werden. Syndets oder Waschlotionen, die sanfte Tenside und bevorzugt leicht saure pH-Werte aufweisen, können ebenfalls zur Reinigung herangezogen werden. Als Tensidgruppen kommen in Frage: anionische Tenside (außer den Alkylsulfaten und Seifen), Betaine und neutrale Tenside. Die tensidhaltigen Waschlotionen sind sparsam zu dosieren und anschließend gründlich abzuspülen, um eine Irritation der Haut zu verhindern. Seifen sind als Waschrohstoffe nicht geeignet.

Ein einmaliges Peeling pro Woche ist angenehm auf der Haut, wird aber häufiger nicht notwendig sein, da dieser Hauttyp wenig zu Abschuppungen und Unreinheiten neigt.

Körper: Eine Reinigung erfolgt mit einem milden Syndet oder einem Duschgel, bevorzugt mit einem sauren pH-Wert. Ein Körperpeeling oder ein Massagehandschuh können verwendet werden (vgl. Gesichtsreinigung). Gegen ein Vollbad ist nichts einzuwenden. Ein Badezusatz mit leichten Rückfettern wäre vorzuziehen. Die Haut sollte anschließend eingecremt werden.

Tonisieren

Gesicht: Nach einer Reinigung wird mit einem Wattebausch ein Gesichtswasser-gleichmäßig über die Haut verteilt. Es entfernt Reste von Make-up oder Rückstände des Reinigungsproduktes. Es normali-

◻ Tabelle 7.1. Pflegeprodukte für die normale Haut

REINIGUNG DES GESICHTS

Waschlotionen, Reinigungsmilchen Frei Reinigungsmilch AWBo Flüssige Waschemulsion seb Gesichtswaschcreme DrH Iris Reinigungsmich Wel Reinigungsmilch LW Reinigungsmilch seb Reinigungsschaum m Aloe Vera CF Wasch Gel LW	**Gesichtswässer** Frei GesichtsWasser AWBo Gesichtswasser seb Gesichtstonikum DrH Iris Gesichtswasser Wel Tonique ohne Alkohol LW
	Masken Pfirsich & Honig Maske Fet Iris Erfrischungsmaske Wel
Peeling Feuchtigkeitsmaske+Peelingeffekt LW Gesichtspeeling LW Gesichtspeeling m. Jojoba CF	Iris Intensiv-Pflegemaske Wel

PFLEGE DES GESICHTS

Tagespflege Deridium 30+ leichte Creme Lir Frei Tagespflege Protect LSF15 AWBo Frei getönte TagesCreme AWBo Gesichtscreme Quitte DrH Hydra Chrono Fluide Fraicheur Lir Hydrance Optimale Legere ETA Physiane L.R-P. Tagescreme UV8 LW Tagesemulsion Ystheal + Emulsion <45J. ETA Iris Tag-/Nachtcreme Wel	**Nachtpflege** Creme Nutritive (< 30 J. Nacht) LW Spezial Nachtcreme seb
	Feuchtigkeitspflege, Sera, Kuren Frei FeuchtigkeitsCreme AWBo Getönte Feuchtigkeitspflege LW Aqua care Feuchtigkeitspflege Cf Hydra + Feuchtigkeitspflege RJJ Calendula Feuchtigkeitscreme Lav Iris Feuchtigkeitscreme Wel Deridium 30+ Straffendes Serum Lir

REINIGUNG DES KÖRPERS | **PFLEGE DES KÖRPERS**

Dusch- und Badeprodukte Aroma Duschbalsame Pri Body Spa Dusch- u. Badegel (versch. Sorten) Lav Duschöl seb Dusch-Creme seb Elancyl Duschgel G.P.F. Frische Dusche seb Herbaderm Bath & Shower Gel Rau Vital Schaumbad seb	Aloe vera Pflegemilch Wel Aroma Bodylotionen Pri Body Milk seb Body Spa Körperlotion (versch. Sorten) LAv Frei Pflegeöl AWBo Frei Soft CremeFluid AWBo Hautbalsam Eu Herbaderm body Fresh Rau Körperlotion (versch. Sorten) CF
Körperpeeling Elancyl Körperpeeling G.P.F. Peeling Gesicht & Körper Lir	Körpermilch Quitte DrH Lotion seb

siert den pH-Wert, wirkt erfrischend und belebend. Bei einer normalen Haut ist eines mit nur wenig Alkohol, aber feuchtigkeitsspendenden und beruhigenden Wirkstoffen zu bevorzugen.

Pflegen

Gesicht: Die Tagespflege erfolgt mit O/W-Cremes. Zu empfehlen sind einfache feuchtigkeitsspendende Wirkstoffe (*Aloe vera, Glycerin*) und Vitamin C und E als schützende Komponenten. Bei älterer Haut sollten auch Eiweißhydrolysate oder Hyaluronsäure und eventuell Vitamin A gegen Falten enthalten sein. Die Creme kann getönt sein, um die Haut vor allem in den sonnenarmen Monaten frischer aussehen zu lassen. Wer noch etwas mehr Farbe wünscht, wählt ein dem Hautzustand entsprechendes Make-up. Für die sonnenreichen Monate (April-September) ist ein hoher LSF ab 8 in der Tagespflege angeraten oder wenigstens ein Make-up, welches ebenfalls UV-Strahlen zurückhält.

Für die Nacht wird eine Creme verwendet, die reichlich Vitamine und feuchtigkeitsspendende Substanzen enthält, um der Haut die Möglichkeit zu geben, sich wieder zu regenerieren.

Spezielle Feuchtigkeits-Sera oder Konzentrate werden auch für die normale Haut angeboten. Sie empfehlen sich in der kalten Jahreszeit als zusätzliche Pflege oder wenn sich die Haut strapaziert anfühlt, z. B. nach einem ausgiebigem Sonnenbad.

Masken können jederzeit zwischendurch zum Einsatz kommen. Sie werden auf der gereinigten Haut nach den entsprechenden Herstellerempfehlungen angewendet. Wer schnell für eine besondere Gelegenheit frisch und schön aussehen oder sich nur etwas Gutes tun will, sollte eine Feuchtigkeits- oder Nährmaske ausprobieren; sie wirkt fast Wunder.

Körper: Der Körper wird nach jedem Wasserkontakt mit einer dünnflüssigen O/W-Körperlotion eingecremt, die spreitende Zusätze zur besseren Verteilung der Lotion enthält.

7.1.2 Fett-feuchter Hautzustand

Charakteristika: Fettige, glänzende, grobporige, weißliche Haut, eventuell mit Mitessern. Sie ist sehr widerstandsfähig gegen physikalische und chemische Einflüsse. Tritt ab der Pubertät bis etwa zum Ende des zweiten Lebensjahrzehnts auf, später eher selten.

Ziele der kosmetischen Anwendungen: Da die Haut sehr widerstandsfähig ist, wird weniger Augenmerk auf den Schutz gerichtet. Es gilt vielmehr, die übermäßige Talgproduktion zu bremsen, ein gleichmäßiges Abfließen des Talgs zu ermöglichen und überschüssiges Fett auf der Haut zu binden. Des Weiteren sollte eine Vermehrung der Mitesser verhindert werden, was bedeutet, dass vor allem komedogene Substanzen (▶ Kap. 4.8) streng gemieden werden müssen. Durch Einsatz antibakterieller Zusätze wird eine Besiedelung mit Bakterien eingedämmt und eine Entzündung der Mitesser verhindert (Produkte: ◘ Tab. 7.3).

Reinigen

Gesicht und Körper: Zum Reinigen sollten keine Seife und Alkylsulfate verwendet werden, da sie komedogen wirken (▶ Kap. 4.8). Ethersulfate, Sulfosuccinate, Betaine und ähnliche ionische Tenside eignen sich sehr gut. Sie besitzen einen austrocknenden Effekt und ein geringes Irritationspotenzial. Eine antibakterielle Wirkung wird durch einen leicht sauren pH-Wert von 5,5 und den Einsatz von Betainen erzielt. Zubereitungen mit Rückfettern und Bade- und Duschöle eignen sich weniger zur Körperreinigung.

Ein Peeling zum Öffnen der Komedonen und zur Absorption des Hautfetts ist mehrmals in der Woche zu empfehlen; es sollte die Haut nicht reizen oder verletzen. Ebenso wirksam sind fettfreie Masken, die austrocknend und fettadsorbierend wirken.

Tonisieren

Gesicht: Zum Tonisieren eignen sich Gesichtswässer mit bis zu 30 % Ethanolgehalt, antibakteriellen, keratolytischen, entzündungshemmenden und adstringierenden Wirkstoffen. Sie werden nach dem Reinigen mit einem Wattebausch gleichmäßig auf den betroffenen Hautstellen (z. B. auch Dekolleté) verteilt (▶ Übersicht 7.1).

Pflegen

Gesicht und Körper: Als Pflegeprodukt ist eine O/W-Creme mit hohem Emulgatoranteil und wenig Fett zur Aufnahme des überschüssigen Talgs oder ein Hydrogel geeignet. Wünschenswerte Wirkstoffe sind Antiseptika, Vitamin B_6 und entzündungshemmende Stoffe (*Allantoin*) oder auch keratolytisch wirkende Substanzen (*Salicylsäure, AHA*), die das Hautbild verfeinern. Besondere Nachtcremes sind nicht nötig; es kann das Präparat für den Tag verwendet werden.

Damit die Haut ihr fahles Aussehen verliert, können durchaus getönte Tagescremes verwendet werden, auch fettaufsaugende Puder oder Make-up mit hohem Pulveranteil und wenig Fett eignen sich für diesen Zweck.

Für die kalte Jahreszeit empfiehlt es sich, hin und wieder zusätzlich Feuchtigkeitskonzentrate aufzutragen, damit der transepidermale Wasserverlust durch die trockene Raumluft ausgeglichen wird.

Übersicht 7.1. Wirkstoffe bei fett-feuchter, unreiner Haut oder Akne

---

entzündungshemmend
Allantoin
Bisabolol, Kamille
antibakteriell, desinfizierend
Benzoylperoxid
Betaine
Chlorhexidin
Ethanol, Isopropanol
Harnstoff
Schwefel
Triclosan
Wacholderöl
Zink PCA
adstringierend
Aluminiumsalze
Gerbstoffe
Hamamelidisextrakt
keratolytisch
AHA
Benzoylperoxid
Salicylsäure
Schwefel (komedogen!)
Vitamin-A-Säure

antiseborrhoisch
Benzoylperoxid
Hydrolysiertes Sojaprotein
Vitamin-A-Säure
absorbierend
Bentonit
Kleie
Talkum
Tonerden
verhornungsregulierend
AHA, Fruchtsäuren
Vitamin-A
Vitamin-A-Säure
Lipaseinhibitor, verhindert die Entstehung freier Fettsäuren
Oleylacetat

7.1.3 Mischhaut

Charakteristika: Die Mischhaut vereint verschiedene Hautzustände im Gesicht. Die T-Zone (Stirn, Nase, Kinn) ist eher fett-feucht bis normal mit Mitessern, die Seitenpartien normal bis sehr trocken.

Ziel der kosmetischen Anwendung: Alle Gesichtspartien sollten ihrem Zustand entsprechend richtig gepflegt und geschützt werden. Keine Region sollte sich in ihrem Zustand verschlechtern, weil der »Mischzustand« nicht ausreichend berücksichtigt wurde. Ziel ist außerdem eine Angleichung der unterschiedlichen Hautzustände zum normalen Hauttyp hin (Produkte: ◘ Tab. 7.2).

Reinigung

(Es wird nur die Pflege des Gesichtes behandelt, da der Körper nicht von diesem Mischzustand betroffen ist.)

Zur Reinigung werden milde Tenside, die nicht komedogen wirken, eingesetzt. Der pH-Wert ist leicht sauer. Es können entzündungshemmende und beruhigende Wirkstoffe wie Allantoin, Bisabolol, Hamamelidisextrakt und Panthenol eingesetzt werden, sie wirken bei allen Hauttypen positiv. Rückfetter sollten vermieden werden. Ein Peeling oder austrocknende Masken werden ein- bis dreimal pro Woche verwendet, aber nur im Bereich des fett-feuchten Zustands. Die Seitenpartien werden extra – vor allem bei sehr trockener Haut – mit einer Feuchtigkeitsmaske behandelt.

Tonisieren

Es sollten zwei verschiedene Gesichtswässer verwendet werden und kein »Kombipräparat« für die Mischhaut. Eines mit den speziellen Zusätzen für den fett-feuchten Hauttyp für die T-Zone (▶ Kap. 7.1.2) und eines für die Seitenpartien. Der Aufwand ist zwar groß, aber empfehlenswert.

◘ Tabelle 7.2. Pflegeprodukte für die normale und Mischhaut

REINIGUNG DES GESICHTS

Waschprodukte	**Gesichtswässer**
Calendula Reinigungsgel Lav	Calendula Gesichtswasser Lav
Fest Blau/rot Eu	Gesichtstonikum Spezial DrH
Flüssig blau/rot Eu	Gesichtswasser RJJ
Flüssige Waschemulsion seb	Tonique ohne Alkohol LW
Gel & Lotion Fraicheur Lir	**Peeling, Maske**
Gesichtswaschcreme Drh	Calendula Peeling-Waschcreme Lav
Mildes Reinigungsgel ETA	Feuchtigkeitsmaske + Peelingeffekt LW
Pure Glow Reinigungskissen NJJ	Gesichtspeeling LW
Reinigungsmilch RJJ	Peelingmaske Frei & Klar Fet
Seifenfreies Waschstück seb	
Wasch Gel LW	

PFLEGE DES GESICHTS

Tagescreme	**Nachtcreme**
Active C Mischhaut L.R-P.	Karotten Nachtpflege CF
Ausgleichende, beruhigende Pflege ETA	Harmonie Nachtpflege CF
Calendula Balancecreme Lav	**Feuchtigkeitspflege**
Harmonie Tagespflege CF	Feuchtigkeitsfluid UV6 LW
Gesichtsöl DrH	Hydra+ Feuchtigkeitspflege RJJ
Gesichtsmilch DrH	Hydrance Optimale Legere ETA
Orangenblüten Tagespflege CF	
Pure Glow Sommer Haut NJJ	
Redermic Mischhaut L.R-P.	
Tagescreme UV8 LW	

Pflege

Auch hier ist die Verwendung von zwei verschiedenen Präparaten anzuraten, die dem jeweiligen Hauttyp entsprechen, vor allem dann, wenn die Eigenschaften der beiden Gesichtsbereiche stark divergieren. Präparate für die Mischhaut sind dann zu empfehlen, wenn kein großer Aufwand betrieben werden will oder nur geringe Unterschiede im Hautzustand zu verzeichnen sind. Ab dem vierten Lebensjahrzehnt sollte auf zwei verschiedene Präparate zurückgegriffen werden.

7.1.4 Unreine Haut, Präakne und Akne

Bei der Beratung der von Akne Betroffenen muss in jedem Fall auf das Alter geachtet werden. Ist die Akne erst ab 40 Jahren aufgetreten, sind keine Komedonen zu entdecken und entwickelt sich eine »Knollennase«, handelt es sich vermutlich um eine Akne rosacea. In diesem Fall sind nicht die üblichen Aknemittel einzusetzen. Die Akne rosacea darf, im Gegensatz zur jugendlichen Akne, nur mit sehr milden Mitteln und nicht alkoholischen Zubereitungen gepflegt werden. Selbst bei einer nur schwachen Ausprägung muss ein Arzt aufgesucht werden, da sie zu einer späteren Erblindung führen könnte. Sie finden an dieser Stelle keine weiteren Pflegehinweise, da diese Hauterkrankung unbedingt unter die Kontrolle eines Hautarztes gehört.

Die folgenden Abschnitte betreffen nur die jugendliche Akne, die in der Regel in der Pubertät beginnt.

Charakteristika: Die unreine Haut ist fettig, glänzend, grobporig, mit Komedonen an Stirn, Nase, Wangen und Kinnpartie, teilweise auch auf dem Rücken und im Brustbereich. Die Komedonen können geschlossen oder offen sein, teilweise entzündet. Verstärkt sich die Charakteristik, liegt eine Akne vor, die vermehrt Entzündungen der Komedonen aufweist. Die hieraus entstehenden eitrigen und entzündeten Papeln und Pusteln verheilen nur narbig. Die Akne kann sich ebenfalls über das ganze Gesicht, den Oberköper, die Oberarme und den Rücken ausbreiten, je nach Schweregrad. Die unreine oder aknegene Haut reagiert leicht auf komedogene Substanzen.

Ziele der kosmetischen Anwendungen: Das Pflegeprogramm für die unreine Haut oder Präakne sollte eine Verschlechterung zum Vollbild Akne verhindern. Das überschüssige Hautfett muss gebunden und geschlossene Follikel geöffnet werden, damit der Talg besser abfließen kann. Die Besiedelung der Follikel mit Bakterien, die ein entscheidender Auslöser der Akne sind, wird durch Antiseptika unterbunden, außerdem ist eine Vermeidung komedogener Substanzen (◘ Tab. 4.9) in den Kosmetika zu beachten.

Liegt eine Akne vor, ist frühzeitig eine dermatologische Behandlung durchzuführen. Therapieunterstützend sind Kosmetika mit Wirkstoffen, die beruhigend wirken, die übermäßige Talgproduktion stoppen, die Hyperkeratose der Follikel hemmen, den Abfluss des Talgs verbessern und Keime abtöten.

Nach einer erfolgreichen Aknebehandlung hat die Vermeidung eines Rückschlags durch eine sinnvolle Pflege einen besonderen Stellenwert.

Die meisten Kosmetika gegen eine unreine Haut und Akne eignen sich nicht für die empfindliche Augen- und Lippenpartie, diese müssen gut ausgespart werden (▶ Kap. 7.4.1, 2).

Reinigen, Tonisieren, Pflegen

Gesicht und betroffener Oberkörper: Die Pflegeanleitung für eine unreine Haut entspricht der des fett-feuchten Zustands. Es können noch verstärkt antiseptisch, keratolytisch und antiseborrhoisch wirkende Stoffe eingesetzt werden, wie Salicylsäure, AHA, Benzoylperoxid, Triclosan oder Chlorhexidin (▶ Übersicht 7.1).

Bei einer Akne sollte dieses Pflegeprogramm sehr streng durchgehalten werden (◘ Tab. 7.3); Reinigung und Pflege morgens und abends und die entsprechende Zusatzpflege, wie ein- bis dreimal wöchentlich ein Peeling oder eine Maske. Eine Akne kann aber durch reine Kosmetika nicht ausreichend eingedämmt werden. Es sollte möglichst frühzeitig eine dermatologische Behandlung vom Arzt durchgeführt werden, um die Akne möglichst schnell einzudämmen und eine spätere Narbenbildung zu verhindern. Die Behandlung erfolgt meist oral mit Vitamin-A-Säure-Derivaten gegen die Hyperkeratose und lokal mit Antiseptika und Antibiotika, um die Keimbesiedelung zu hemmen, außerdem mit keratolytischen und entzündungshemmenden Substanzen. Bei Frauen können auch oral Antiandrogene in Kombination mit Östrogenen eingesetzt werden.

Die Behandlung macht nur langsame Fortschritte, und häufig blüht eine Akne in den ersten drei Monaten der Behandlung erst richtig auf; dies sollte den jungen Kunden mitgeteilt werden, damit sie anfangs nicht entmutigt werden und die Therapie abbrechen. Vielfach ist die Haut durch eine Aknetherapie extrem gereizt und gerötet und neigt zu Abschuppungen. Für dieses Behandlungsstadium gibt es spezielle beruhigende, entzündungshemmende Ergänzungspräparate auf dem Kosmetikmarkt. Sie erhöhen die Compliance des Akne-Patienten erheblich.

Wenn man für besondere Gelegenheiten die Pickel verschwinden lassen möchte, sind besondere Abdeckstifte in einer hellgrünen, schmutzigen Farbe, sogenannte Camouflage-Stifte und Make-ups (von *Art Deco*) im Handel. Damit wird die Rötung abgedeckt und anschließend mit einem Puder oder Make-up in der eigenen Gesichtsfarbe überschminkt. Dadurch verschwinden die Rötungen besser als mit den üblichen braungetönten Abdeckstiften.

7.1.5 Trocken-fettarmer Hautzustand

Charakteristika: Die trocken-fettarme Haut sieht glanzlos und stumpf aus. Sie spannt, juckt und fühlt sich rau an. Der Schweregrad kann von leichtem Spannen nach dem Reinigen bis hin zu massiven neurodermitischen Zuständen mit kräftiger Abschuppung und quälendem Juckreiz gehen. Dementsprechend gibt es verschiedene Präparateserien für trockene, sehr trockene und sehr trockene Haut mit Juckreiz (◘ Tab. 7.5). Fast 30 % der Bevölkerung leiden unter diesem Hautzustand. Menschen über 60 Jahre sind fast grundsätzlich davon betroffen (▶ Kap. 7.1.7), oft auch Säuglinge und Kleinkinder.

Ziele der kosmetischen Anwendungen: In erster Linie müssen der Haut verstärkt Lipide und Feuchthaltefaktoren zugeführt werden. Juckreiz, Spannen und Rauigkeit werden dabei behoben. Schädigende Umweltfaktoren müssen sondiert und ausgeschaltet werden. Ist die trocken-fettarme Haut endogen bestimmt, ist eine richtige, intensive Pflege zwingend notwendig (◘ Tab. 7.4).

◘ Tabelle 7.3. Pflegeprodukte bei Akne, fett-feuchter und unreiner Haut

REINIGUNG DES GESICHTS

Waschprodukte
Anti-Mitesser Reinigungskissen NJJ
Cleanance Seifenfreies Reinigungsgel ETA
Clean-Ac Seifenfreie Reinigungscreme ETA
clearface Waschsyndet seb
Cleansing Foam DrG
clearface Reinigungsschaum seb
Effaclar-Serie L.R-P.
Gesichtswaschcreme DrH
Gesichtsdampfbad DrH
Hydroderm Gesichts-Reinigung HK
Lipo Sol Reinigungsschaum LW
Lipo Sol Lotion LW
Minze Reinigungsgel Lav
Papulex Waschlotion, Creaderm
Reinigungsmaske DrH
Sebum reduz. Reinigungsgel EcB
Wasch Gel LW
Seifenfreies Waschstück seb
Flüssige Waschemulsion seb

Gesichtswässer
Cleanance Gesichts-Tonic ETA
clearface Tiefreinigendes Gesichtswasser seb
Gesichtstonikum Spezial DrH

Gesichtswässer
Hydroderm Gesichts-Tonic HK
Klärendes Gesichtstonic EcB
Minze Gesichtswasser Lav
visibly clear Anti-Mitesser Gesichtswasser NJJ

Peeling
Effaclar Mikropeeling L.R-P.
Gesichtspeeling LW
Hydroderm Gesichtspeeling plus HK
Kit Micro-Abrasion 30+ Lir
Minze Peelinggel-Maske Lav
Peelingmaske Frei & Klar Fet
Peelingmaske Frei & Klar Fet
Peel-off Fet
visibly clear Anti-Mitesser Peeling NJJ

Masken
Active Fango Mask Ph
Anti-Pickel Maske CF
Dermabalance Mask DrG
Masque Clarte Lir
Mineralschlamm Maske Fet
Reinigungsmaske EcB
Sebocontrol Mask DrG

PFLEGE DES GESICHTS

Gesichtscremes Tag/Nacht
Acne Plus Creme LW
Cleanance K Kerato-u.talregulierende Pflege ETA
clearface Pflege-Gel seb
clearface Anti-Pickel-Gel seb
Diacneal Intensivpflege ETA
Effaclar-Serie L.R-P.
Feuchtigkeitsfluid UV6 LW
Gesichtsöl DrH
Hautregulierendes Creme-Gel EcB
Hydroderm Gesichts-Fluid HK
Hydroderm Gesichts Fluid plus HK
Minze Feuchtigkeitsfluid Lav
Oil Control Balance Ph
Papulex Gel Cr.
Secocontrol DrG
Skin normalizing Cream Ph

Feuchtigkeitspflege
Clean-Ac Beruhigende Feuchtigkeitspflege ETA
Clear Skin Gel LW
Sebo fluid LW

Tönungscremes
Cleanance Talregulierende, mattierende Emulsion ETA
Cleanance Korrekturstift(beige/grün) ETA
clearface getönte anti-Pickel-Creme seb
Excipial Pigmentcreme HK
Reizlindernde Abdeckcreme EcB

Spezialprodukte
Clear Skin Stick LW

❏ Tabelle 7.4. Pflegeprodukte für die trocken-fettarme Haut

REINIGUNG DES GESICHTS

Waschprodukte
Cold Cream Rückfettendes Syndet ETA
Frei Reinigungsmilch AWBo
Gesichtswaschcreme DrH
Hydraphase Gesichtswasser L.R-P.
Hydraphase Reinigungsmilch L.R-P.
Milch&Lotion Douceur Lir
Pure Glow Reinigungskissen NJJ
Re-balance Reinigungscreme
Reinigungsemulsion EcB
Reinigungsmilch LW
Reinigungsmich RJJ
Reinigungstücher NJJ
Wildrose Reinigungsmilch Lav

Gesichtswässer
Frei GesichtsWasser AWBo
Gesichtstonikum DrH
Gesichtswasser RJJ
Regulierendes Gesichtstonic EcB
Wildrose Gesichtswasser Lav

Masken und Peeling
Aqua sensation Mask Ph
Feuchtigkeitsmaske+Peelingeffekt LW
Feuchtigkeitsmaske Fet
Hydraphase Masque L.R-P
Revitalpackung DrH
Rosenpackung DrH
Wildrose Peeling-Waschcreme Lav
Wildrose Feuchtigkeitsmaske

PFLEGE DES GESICHTS

Tages-, Antifaltenpflege
Aroma Gesichtpflegeöl Rose Mandel Pri
Cold Cream Creme ETA
Cold Cream Naturel L.R-P.
Creaderm Creme
Deridium 30+ reichhaltige Creme Lir
Enydrial Extra-emollient Pflege RJJ
EnzymsActive EcB
Excipial U Lipolotio HK
Excipial Fettcreme HK
Frei Tagespflege Protect LSF15 AWBo
Frei UREA PLUS GesichtsCreme AWBo
Gesichtsmilch DrH
Harmonie Tagespflege CF
Hydra-Chrono Creme confort/-intense Lir
Hydranorme L.R-P.
Hydraphase-Serie L.R-P.
Hydrance Optimale Riche ETA
Ictyane Creme Du.P.F.
Joghurt&Karite Tagescreme Fet
Kamillen Tagespflege CF
Lipid care Intensivpflege CF
Lipo Balance EcB
Lipoderm Gesichtscreme HK
Lipoderm Gesichtscreme Repair HK
Nutritic L.R-P.
Nutritive Creme ETA
Optimale Feuchtigkeit Tagpflege NJJ
Optolind Creme (Aufbaupflege)
Optolind Lipid-Effekt-Creme (W/O-Tag)

Pure Glow Sommer Haut NJJ
Re-balance Pflegecreme EcB
Retin-Ox+ Intensiv Anti-Falten Pflege RJJ
Rosencreme DrH
Tagescreme LW
Tagescreme seb
5 % UREA Gesichtscreme Eu
Wildrose Liposomen Intensivpfl. Lav
Ystheal+Creme < 45 J. ETA

Nachtpflege
Creme Vitalisante (> 35 J. Nacht) LW
Frei IntensivCreme (Nacht) AWBo
Harmonie Nachtpflege CF
Mandel Nachtpflege CF
Nachtcreme seb
Optimale Feuchtigkeit Nachtpflege NJJ
5 % UREA Nachtcreme Eu

Feuchtigkeitspflege
Aqua sensation Gel/Cream/Fluid Ph
Beruhigendes Feuchtigkeitsserum E.T.A.
Enydrial Feuchtigkeitspflege RJJ
Excipial U Hydrolotion HK
Frei FeuchtigkeitsCreme AWBo
Getönte Feuchtigkeitspflege LW
Hydra+ Feuchtigkeitspflege RJJ
Hydro-Balance EcB
Hydro-Protect LSF 15 EcB
28-Tage Aufbaukur CF
Wildrose Feuchtigkeitscreme Lav

◨ **Tabelle 7.4** (Fortsetzung)

REINIGUNG DES KÖRPERS

Dusch- und Badeprodukte	Lipikar Reinigungsschaum L.R-P.
Aroma Badeöle Pri	Lipikar Badeöl L.R-P.
Bad DrH	Lipoderm Dusch-und Badegel HK
Body Spa Badeöle (versch.Sorten) LAv	Mangobutter Duschöl Fet
Creme Ölbad Eu	Olivenölbad Fet
Cold Cream Rückfettendes Duschgel ETA	Remederm Ölbad LW
Dusch-Creme seb	Remederm Duschöl LW
Duschcremes DrH	Sheabutter Duschmilch Fet
Duschöl seb	5 % UREA Waschlotion Eu
Frei CremeSeife AWBo	Waschemulsion seb
Frei HautpflegeBad AWBo	
Frei Wasch&DuschCreme AWBo	**Körperpeeling**
Frische Dusche seb	Algen & Malachit Körperpeeling Fet
Lipikar Duschcreme L.R-P.	Mangobutter Körperpeeling Fet
Lipikar Seifenstück/Syndet/Surgas L.R-P.	

PFLEGE DES KÖRPERS

Aroma Körperöle Pri	Körperöl/-creme (versch. Sorten) CF
Body Milk seb	Körperöl ETA
Body Spa Körperöle (versch. Sorten) Lav	Körperöl DrH
Calendula Pflegemilch Wel	Lipikar L.R-P.
Cold Cream Körperemulsion ETA	Lipikar Balsam L.R-P.
Creme Eu	Lipoderm Lotion HK
Enydrial Feuchtigkeitspflege RJJ	Lipoderm Omega/-light HK
Enydrial Extra-emollient Pflege RJJ	Malven Pflegemilch Wel
Frei Pflegeöl AWBo	Olivenkörpercreme extra emollient Fet
Frei Soft CremeFluid AWBo	Optolind Lotion
Frei UREA PLUS Körperlotion AWBo	Pflegelotion seb
Frei UREA PLUS Intensiv Körperlotion AWBo	Remederm Körperöl Spray LW
Ictyane Creme Du.P.F.	Remederm Creme Fluid LW
Hautbalsam F Eu	Salbe m. 3 %Panthenol Eu
Herbaderm Body Lotion Rau	Sheabutter Körpercreme Fet
Herbaderm Body Cream Rich Rau	Tangerine Körpercreme Fet
Körperemulsion/-milch LW	3/10 % UREA Körperlotion Eu
Körperlotion/-emulsion NJJ	Xeroderm L.R-P.

◨ **Tabelle 7.5.** Zuordnung verschiedener Hautzustände zu den Bezeichnungen: trocken, sehr trocken, sehr trocken mit Juckreiz

Serien für:	trockene Haut	sehr trockene Haut	sehr trocken m. Juckreiz
geeignet für:	trockene Haut	sehr trockene Haut	Neurodermitis (schwer)
	empfindliche Haut	Altershaut	Psoriasis
	Kinder	reife Haut	strapazierte Haut
		Neurodermitis (leicht)	
		Kinder	

Reinigen

Grundsätzlich gilt für den ganzen Körper:

- sparsam mit Wasser und Reinigungsprodukten umgehen,
- keine Fettsäuresalze (Seifen) als Tenside einsetzen, sie verbergen sich vor allem hinter dem Begriff »Pflanzenseifen«, keine Tenside der Alkylsulfatgruppe,
- nur milde Tenside, z. B. Betaine, Kollagentenside, Alkylpolyglycoside einsetzen,
- Zusätze von Fetten in Reinigungspräparaten wirken sich günstig aus,
- Reinigungsprodukte gründlich abspülen, damit keine Rückstände auf der Haut verbleiben,
- alle Reinigungs- und Pflegeprodukte müssen auf einen leicht sauren pH-Wert 5,9–5,5 (»hautneutral«) eingestellt sein,
- eine Parfümierung und, wenn möglich, Konservierungsstoffe sollten vermieden werden, da trockene Haut leicht irritierbar ist und oft auch allergisch reagiert.

Gesicht: Für das Gesicht eignen sich am besten Reinigungsmilchen oder -cremes. Sie können oft gleichzeitig zum Entfernen des Augenmake-up verwendet werden. Sie werden gleichmäßig im Gesicht verteilt und entweder mit einem Wattebausch abgenommen oder mit wenig Wasser abgespült.

Ein sanftes Cremepeeling kann einmal die Woche durchgeführt werden, um die Haut glatter und samtiger erscheinen zu lassen.

Körper: Am Tag sollte nur einmal kurz, nicht zu heiß (<36 °C) geduscht werden. Besser wäre es, nur jeden zweiten Tag zu duschen und nur entsprechende stark schwitzende Körperstellen jeden Tag punktuell zu waschen. In den letzten Jahren wurden für die trocken-fettarme Haut sehr hautverträgliche Duschöle entwickelt mit einem hohen Anteil an Lipiden (▸ Übersicht 7.2). Seifen oder normale Syndets und Duschgele sollten gemieden werden, da gerade das Waschen mit den falschen Substanzen die Haut am nachhaltigsten schädigt und die ausgewaschenen, verlorenen hauteigenen Stoffe unersetzlich sind.

Für das Baden gilt das Gleiche: maximal einmal die Woche in nicht zu heißem Wasser. Es sollten spezielle Badeöle eingesetzt werden (▸ Übersicht 7.3). Sie schäumen leider nicht, und bei sogenannten

Übersicht 7.2. Duschöle

Cold Cream Rückfettendes Duschgel ETA
Mangobutter Duschöl, Fette Köln
Remederm Duschöl, L. Widmer
Rosenblüten Duschöl, Fette Köln
Sebamed Duschöl
Eucerin sensitive Duschöl F

Übersicht 7.3. Ölbäder

Aroma Badeöle Primavera
Body Spa Badeöle (versch. Sorten), Lavera
Creme Ölbad, Eubos
Hobbythek Badeöl
Eucerin Lipid Duschöl
Lipikar Badeöl, LaRoche-Posay
Olivenölbad, Fette Köln
Eucerin Omega Ölbad
pH5 Eucerin Ölbad
Remederm Ölbad, L. Widmer
Aromabäder (verschiedene), Claire Fisher

spreitenden Ölbädern bleibt auch ein Fett/Schmutz-Rand in der Badewanne. Sie enthalten in der Regel nur neutrale Emulgatoren zur besseren Verteilung der Öle im Wasser, die aber nur geringe Reinigungskraft besitzen. Das Bad dient eher dem Wohlgefühl als der Säuberung. Anschließend sollte die Haut nur trockengetupft werden, damit das Öl auf der Haut verbleibt. Die Haut muss trotzdem nachgecremt werden! Wer keine Probleme mit Hautallergien hat und gern ein parfümiertes Bad nehmen will, kann sich nach einem besonderen Rezept der Hobbythek ein Badeöl zusammenmischen oder es in der Apotheke herstellen lassen (▸ Übersicht 7.4).

Übersicht 7.4. Badeöl nach J. Pütz

Fettes Öl 8 T
O/W Emulgator 1 T
Ätherische-Öl-Mischung 1 T
Fette Öle: alle Pflanzenöle geeignet
O/W-Emulgator: Mulsifan, Polysorbate

Tonisieren

Gesicht: Zur Nachreinigung wird ein alkoholfreies Gesichtswasser benutzt, mit beruhigenden, entzündungshemmenden und feuchtigkeitsspendenden Wirkstoffen und einem hautneutralen pH-Wert. Dies ist besonders wichtig, wenn kein Wasser zum Abspülen der Reinigungsmilch verwendet wurde.

Pflegen

Gesicht: Hierfür wird möglichst eine Creme auf W/O-Basis oder eine fettreiche O/W-Creme verwendet, ohne Parfum und Konservierungsstoffe. W/O-Cremes hinterlassen auf der Haut einen glänzenden Film. Dies ist der Grund, warum viele Kunden eine O/W-Creme für den Tag vorziehen. Auf alle Fälle sollte bei diesem Hautzustand als Ergänzung eine fettere Nachtcreme eingesetzt werden, die nach einer Reinigung im Gesicht verteilt wird.

Zur Komplettierung der Tages- und Nachtpflege sind Feuchtigkeitskonzentrate und Liposomengele, die unter die normale Creme aufgetragen werden, auf dem Markt.

Eine Feuchtigkeits- oder Nährmaske wirkt sich zwei- bis dreimal die Woche besonders positiv auf diesen Hautzustand aus.

Wichtige Inhaltsstoffe für alle Pflege-Produkte sind NMF, Glycerin und fette Öle, an zweiter Stelle liegen Eiweißhydrolysate, Hyaluronsäure, Ceramide, Linolensäure, Panthenol, Vitamin E und A und Aloe vera.

Körper: Für den Körper gilt das gleiche wie für das Gesicht: dünnflüssige Lotionen auf W/O-Basis, fettreiche O/W-Emulsionen oder Hautöle mit den oben genannten Wirkstoffgruppen, die immer nach einem Kontakt mit Wasser zu verwenden sind.

7.1.6 Reife Haut

Der Hauttyp »reife Haut« entbehrt jeder medizinischen Definition. Es kann die Haut ab vierzig mit einer vermehrten Faltenbildung hier eingeordnet werden, oder die Bezeichnung ist als beschönigender Ausdruck für »Altershaut« zu verstehen. Die Wirkstoffe sind mit denen für den trocken-fettarmen Hautzustand identisch, mit verstärktem Augenmerk auf Vitamin A und E, Ceramide, Liposomen und Wirkstoffe gegen oxidativen Stress (▶ Kap. 4.6).

7.1.7 Altershaut

Charakteristika: Die Altershaut ist in der Regel ein extrem trocken-fettarmer Zustand. Davon sind etwa die Hälfte aller 50- bis 70-Jährigen betroffen. Bei den über 70-Jährigen vergrößert sich der Anteil auf über siebzig Prozent.

Zusätzlich zeichnet sich die Haut durch viele Falten und Runzeln und kleine Einrisse aus. Sie ist dünner und unelastischer als in jungen Jahren. Die Lebensdauer der Epidermis ist doppelt so lang wie die von junger Haut, da das Wachstum der Zellen sich stark verlangsamt. Die Produktion und Anzahl der Talg- und Schweißdrüsen ist vermindert, dadurch ist der Hydrolipidmantel nur noch unzureichend zusammengesetzt. Die Haut ist leicht zu schädigen und irritierbar, neigt zu Entzündungen, Juckreiz und Rötungen.

Ziele der kosmetischen Anwendungen: Die Alterserscheinungen können nicht gebremst oder gar beseitigt werden, doch kann man erreichen, dass der Kunde sich wieder wohl in seiner Haut fühlt. Die Pflegeanleitung für den trocken-fettarmen Hautzustand wird mit einigen Zusatzpunkten übernommen. Es gilt noch mehr – wie bei jüngeren Menschen mit trockener Haut – irritative Einflüsse zu meiden, da die Abwehrkräfte der Altershaut verringert sind. Im Folgenden werden nur Ergänzungen zum trocken-fettarmen Pflegeprogramm besprochen, die speziell bei der Pflege der Altershaut hinzukommen (❑ Tab. 7.6).

Reinigen

Durch althergebrachte Traditionen und Gewohnheiten verwenden viele ältere Menschen die falschen Reinigungsprodukte. Seifen in jeglicher Form, im schlimmsten Fall Kernseife, werden den neueren Waschlotionen oder Dusch-und Badeölen vorgezogen. Teilweise werden auch Bürsten oder zu harte Massagematerialien eingesetzt, die die Schuppen entfernen und die Durchblutung fördern sollen, die aber vor allem die Hornhaut zu sehr strapazieren. Durch diese Prozeduren wird die Haut geschädigt, und das Eindringen für Keime ist ein Leichtes. Die Umstellung auf ein sanftes Körperpeeling zur Entfernung toter Hornschüppchen und die Anwendung durchblutungsfördernder Cremes ist ratsam und wesentlich schonender (▶ Übersicht 7.5).

◘ Tabelle 7.6. Anti-Aging-Produkte, Gesichtspflegeserien für anspruchsvolle, reife und Altershaut

REINIGUNG DES GESICHTS

Reinigungsprodukte
Hydraphase Gesichtswasser L.R-P.
Hydraphase Reinigungsmilch L.R-P.
Optolind Reinigungscreme
Reinigungsfluid Pri
Wildrose Reinigungsmilch Wel

Peeling
Kit Peeling 40+ Lir
Nightpeel Lir
Peelinglotion Pri

Tonisieren
Gesichtstonic Pri
Wildrose Gesichtswasser Wel

Maske, Peeling
Ananas & Papaya Fet
Anti-Falten Maske CF
Anti-Falten Maske Fet
Feuchtigkeitsmaske Pri
Masque Velours/-Lifting Lir
Regenerationsmaske Pri
Renewex RJJ
Rosenpackung DrH
Wildrose Intensiv Pflegemaske Wel

PFLEGE DES GESICHTS

Tagespflege
Active C trocken/Mischhaut L.R-P.
Actice C XL UV-Schutz L.R-P.
Anti-Falten Intensivpflege CF
AquaD+ Multivitamine Gel-/Creme/Fluid Lir
Arkeskin 50+ Creme/-Fluid Lir
Aroma Splash Osmanthus Pri
Aufbau-Creme seb
Coherence 40+ Tagescreme Lir
Correcteur anti-Taches Tagescreme LSF12 Lir
Eluage Anti-Aging Creme > 45 J. ETA
Extrait Liposomal LW
Fadiamone Cre
Feuchtigkeitspflege Pri
Frei AntiAge+ Tagespflege AWBo
Intensivpflege Pri
Lift 4 Tag RJJ
Optolind Intensivcreme (Aufbaupflege, sehr trocken)
Q10 Active FluidLSF15 Tag EcB
Remederm Gesichtscreme LW
Redermic trocken/Mischhaut L.R-P.
Retin-Ox+ Tagespflege RJJ
Rosencreme DrH
Rosen Tagescreme Fet
Structura CplusE LSF12 EcB
Vital Active Tag/Intensiv EcB
Vitamin C Tagespflege CF
Wildrose Tag-/Pflegecreme/-öl Wel
Ystheal+Creme trocken/normal < 45 J. ETA

Nachtpflege
Coherence 40+ Nachtcreme Lir
Creme Vitalisante (> 35 J. Nacht) LW
Frei AntiAge+ Nachtpflege
Frei IntensivCreme (Nacht) AWBo
Lift 4 Nacht RJJ
Mandelnachtcreme Fet
Modelliance Nacht EcB
Q10 Active Fluid Nacht EcB
Retin-Ox+ Nachtpflege RJJ
Retin-Ox+ Multi-Correxion TAG+Nacht RJJ
Seide&Olive Nachtcreme Fet
Vital Active Nacht EcB
Vitamin C Nachtpflege CF
Wildrose Nachtcreme Wel

Feuchtigkeits-, Spezialprodukte, Sera
Coherence 40+ Halspflege Lir
Coherence 40+ Lifting SerumLir
Concentre Mesolift Lir
Correcteur Anti-taches Intensiv Serum Lir
Correcteur anti-Taches Essenz Lir
Frei AntiAge+ Pflegekonzentrate
Hautkur DrH
Lift 4 Serum RJJ
Olio-Intensiv-Kapseln Pri
Optolind Aufbau-Serum
Retin-Ox+ Intensiv Anti-Falten Serum RJJ
Mela-D +UV gg. Pigmentflecken L.R-P.
Wildrose Feuchtigkeitscreme Wel

□ Tabelle 7.6 (Fortsetzung)

REINIGUNG DES KÖRPERS	PFLEGE DES KÖRPERS
Dusch- und Badeprodukte	**Körperlotion, -milch, -creme, -öl**
Bad DrH	Arkeskin 50+ Körpermilch Lir
Duschcremes DrH	Eluage Anti-Aging Körperpflege ETA
Frei HautpflegeBad AWBo	Frei UREA PLUS Intensiv Körperlotion AWBo
Frei Wasch & DuschCreme AWBo	Hautstraffende Lotion seb
Frei CremeSeife AWBo	Körperöl DrH
Olivenölbad Fet	Modelliance Körpercreme EcB
Oliven Duschmilch Fet	Remederm Körperöl Spray LW
Remederm Ölbad LW	Remederm Creme Fluid LW
Remederm Duschöl LW	Sanddorn Pflegemilch/-öl Wel
Rosenblüten Duschöl Fet	Straffende Körperpflege LW
	Vital Active Body
Körperpeeling	Wildrosenöl Wel
Ananas & Papaya Körperpeeling	

7

Übersicht 7.5. Reinigungsregeln bei Altershaut

seifenfreie, alkalifreie Produkte	nur einmal pro Tag duschen
keine Alkylsulfate	nicht zu oft baden
pH 5,5–5,9	keine Bürsten, Massagematerialien
für das Gesicht Reinigungsmilchen	kein zu langer Kontakt mit Wasser
nur Bade- oder Duschöle	Wassertemperatur <36 °C

Pflegen

Die Pflege erfolgt morgens und abends und nach jedem Wasserkontakt. Die Haut ist verstärkt fettarm, deshalb sollte W/O-Cremes oder wasserfreien Zubereitungen der Vorrang gegeben werden, durch deren Okklusionseffekte sich der Wasserverlust vermindert. Folgende Wirkstoffe sind besonders wichtig in der Pflegekosmetik: Harnstoff, Glycerin, Vitamin A und Ceramide. Liposomen werden sehr gut aufgenommen und tragen die Wirkstoffe auch in tiefere Schichten. Als sinnvolle Ergänzung gelten alle weiteren Feuchthaltefaktoren, Vitamin E, Panthenol und antioxidative Wirkstoffe (▶ Kap. 4.6).

Nähr- und Feuchtigkeitsmasken für das Gesicht oder spezielle Konzentrate für die Haut sollten so oft wie möglich genutzt werden.

Eine verbreitete Praxis bei älteren Menschen ist das Einreiben mit Franzbranntwein, Arnikatinkturen oder anderen alkoholischen Hausmitteln. Sie kommen gegen Muskelschmerzen, Rheumatismus, Juckreiz und zur Stimulierung der Durchblutung zum Einsatz. Sie sind wahres Gift für die Altershaut. Alkohol trocknet aus und die Inhaltsstoffe, vor allem der Arnika, sind extrem reizend. Hier sollte die Empfehlung hin zu entsprechenden Salben oder Cremes gehen. Wer trotzdem nicht zu überzeugen ist, sollte hinterher die Haut gut cremen, um das Schlimmste zu verhindern.

7.1.8 Empfindliche Haut

Charakteristika: Die Bezeichnung »empfindliche Haut« ist ein besonderer Fall. Es gibt keine medizinisch eindeutige Zuordnung. Jeder Hautzustand kann empfindlich reagieren, wobei prozentual die fett-feuchte Haut seltener und die trocken-fettarme am häufigsten betroffen ist. Die Haut reagiert sehr leicht mit Rötung, Jucken, Spannen, Kribbeln etc. auf äußere Einflüsse. Von diesen Symptomen ist die trocken-fettarme Haut wesentlich öfter betroffen als andere Hauttypen, so dass diese beiden Bezeich-

◻ Tabelle 7.7. Pflegeserien für die sensible, empfindliche Haut

REINIGUNG DES GESICHTS

Reinigungsprodukte
Aloe vera Reinigungsmilch Lav
Frei Reinigungsmilch AWBo
Gentle Foam Cleanser DrG
Mandel Reinigungsmilch Wel
Milde Reinigungsmilch ETA
Nano-Lotion + tonisieren ETA
Reinigungslotion f.überempfl. Haut ETA
Reinigungsmilch DrH
Rosaliac Reinigungsgel L.R-P.
sensitive Gesichtsreinigung Vitalschaum Eu
sensitive Lotion Eu

Toleriane Reinigungsfluid L.R-P.
Toleriane Reinigungsgel L.R-P.
Tolerance extreme Reinigungsmilch E.T.A.

Gesichtswässer
Aloe vera Gesichtswasser Lav
Frei GesichtsWasser AWBo
Gesichtstonikum DrH
Mildes Gesichtswasser ETA

Masken, Peeling
Beruhigende Feuchtigkeitsmaske ETA
Mandel Gesichtsmaske Wel
Mildes reinigendes Peeling ETA
Revitalpackung DrH

PFLEGE DES GESICHTS

Tagespflege
Aloe vera Pflegecreme Lav
Creaderm Creme, Creaderm
Creme f.überempfl. Haut ETA
Creme seb
Excipial Creme/Fettcreme HK
Excipial Mandelölsalbe HK
Frei Tagespflege Protect LSF 15 AWBo
Hydrance Optimale UV ETA
Mandel Feuchtigkeits-/Gesichtscreme Wel
Mandel Gesichtsöl Wel
Optolind Sensitiv Tagespflege
Repair Cream DrG
Rosaliac L.R-P.
Rosaliac XL LSF 15 L.R-P.
Rosencreme DrH

sensitive Feuchtigkeitscreme (Tag) Eu
sensitive Tagescreme plus LSF10 Eu
Toleriane Fluide/Riche L.R-P.
Tolerance extreme Creme ETA

Nachtpflege
Optolind Sensitiv Nachtpflege
sensitive Aufbaucreme (nacht) Eu

Feuchtigkeits-, Spezialprodukte, Sera
Aloe vera Feuchtigkeitsfluid Lav
Antirougeurs Creme gg.Rötungen ETA
Anti-Stress Fluid DrG
Beruhigendes Feuchtigkeitsserum ETA
Diroseal bei Couperose ETA
Hautkur sensitiv DrH
Moisture Spray DrG
Toleriane Make up Fluid/Kompakt L.R-P.

REINIGUNG DES KÖRPERS

Dusch- und Badeprodukte
Bad DrH
Dusch Gel LW
Duschcremes DrH
Frei HautpflegeBad AWBo
Frei Wasch & DuschCreme AWBo
Frei CremeSeife AWBo

Herbaderm Bath & Shower Cream
sensitive Fest Eu
sensitive dusch & Creme Eu
sensitive Duschöl F Eu
pH5Soft Dusche Duschcreme/-öl EcB
pH5 Ölbad EcB
Toleriane Reinigungsgel L.R-P.

PFLEGE DES KÖRPERS

Körperlotion, -milch, -creme
Calendula Massage-/Pflegeöl Wel
Frei Pflegeöl AWBo
Frei Soft CremeFluid AWBo
Frei UREA PLUS Körperlotion AWBo

Frei UREA PLUS Intensiv Körperlotion AWBo
Herbaderm Body Lotion Rau
Körperöl DrH
pH5 Creme/-F/Lotion/-Spray EcB
Toleriane Körperemulsion L.R-P.

nungen oft gleichgesetzt werden. Eine allergische Reaktion ist nicht mit empfindlicher Haut gleichzusetzen, wird aber vom Laien oftmals als solche eingeordnet.

Ziele der kosmetischen Anwendung: Wiederherstellen der Barriereschicht der Haut, Feuchtigkeit zuführen und die Lipidschicht regenerieren sowie das Meiden von Reizstoffen und Beseitigung des Juckreizes.

Reinigen

Für das Reinigen von Gesicht und Körper gelten die gleichen Regeln wie für die trocken-fettarme Haut (▶ Kap. 7.1.5), was dort nachgelesen werden kann.

Pflegen

Pflegeprodukte (◘ Tab. 7.7) sollten in erster Linie reich an NMF und Harnstoff *(INCI: Urea)* sein. Zwar sind auch andere Moisturizer empfehlenswert, doch beobachtet man bei den erst genannten die größten Effekte. Um die Lipidschicht zu regenerieren, werden neben Vitamin E *(INCI: Tocopherol)* und Ceramiden *(INCI: Ceramid)* auch Fette und Wachse, z. B. Oliven-, Sonnenblumen-, Jojoba-, Soja-, Mandel-, Nachtkerzen- und Borretschöl, eingesetzt. Emulgatoren, die sich unter Umständen in die liposomale Struktur des Hornzellkitts einfügen können, sind z. B. Phospholipide, Zucker-Fettsäureester, Sterole, Cholesterin und seine Ester.

Grundsätzlich kann auch hier gesagt werden, dass der Anwender nur über das Testen erfährt, was er verträgt, denn wie bei der Neurodermitis oder Psoriasis gibt es auch hier sehr starke individuelle Unterschiede in der Empfindlichkeit der Haut.

7.1.9 Neurodermitis

Charakteristika: Die Neurodermitis ist gekennzeichnet durch sehr trockene Haut mit kleineren oder größeren stark juckenden, geröteten, schuppigen Herden. Sie ist manchmal nur auf die Fingerkuppen und Fußsohlen beschränkt oder als Beugeekzem manifestiert, kann aber auch über größere Areale (Stamm, Extremitäten) ausgebreitet sein. Bei einigen Patienten beobachtet man auch eine ausgeprägte Lichenifikation (ausgeprägte Hautrillen). Durch Kratzen können auch Bereiche verschorft oder bakteriell entzündet sein. Die Hautsymptome werden leicht durch Allergene ausgelöst, hautreizende oder -schädigende Stoffe, Kleidungsstücke, starkes Schwitzen, hautaustrocknende Aktionen oder starke psychische Reaktionen.

Ziele der kosmetischen Anwendungen: Die Hautpflege ist vor allem im symptomfreien Intervall eine wichtige Prophylaxe, um den Ausbruch des nächsten Schubes herauszuzögern. Therapieren kann man diese Erkrankung noch nicht; es kann nur das Intervall bis zum nächsten Ausbruch verlängert werden. Dies muss dem Kunden deutlich klargemacht werden. Hilfreich ist hier in erster Linie die richtige Pflege, um die Haut gegenüber äußeren Einflüssen zu kräftigen. Die Haut ist auch in der symptomfreien Phase nicht gesund, was sich sehr gut am Harnstoffgehalt der Haut, der hauptverantwortlich für die Wasserbindungskapazität der Epidermis ist, verdeutlichen lässt. Beim Neurodermitiker ist in gesunden Hautarealen der Harnstoffgehalt um 70 % erniedrigt, in ekzematösen Bereichen um 85 %. Dies zeigt die unterschwellige Bereitschaft der Haut auf Noxen zu reagieren, da die Biochemie nicht im Gleichgewicht ist. Ähnliche Bedingungen herrschen auch in der Lipidzusammensetzung des Sebums und des Hornzellkitts. Dies bedeutet, dass eine adäquate, dem Mangelzustand der Haut angepasste Pflege ein Leben lang durchgeführt werden muss.

Was soll nun erreicht werden?

- Den Juckreiz mildern oder ihn zu ignorieren lernen.
- Der Haut fehlendes Fett, verursacht durch den gestörten Fettstoffwechsel, zuzuführen (▶ Kap. 2.7.9).
- Zufuhr von Harnstoff (NMF), um das extreme Defizit von 70–85 % in der Haut auszugleichen und dadurch die Wasserbindungskapazität zu verbessern.
- Meiden von Allergenen und hautreizenden, austrocknenden Substanzen.
- Keine Sportarten, die zu starkem Schwitzen führen.
- Sich nicht in feucht-heißem Klima aufhalten.

❏ Tabelle 7.8. Pflege bei Neurodermitis und Psoriasis

PFLEGE und REINIGUNG BEI NEURODERMITIS*

Gesichtsreinigung Neutral Reinigungsgel Lav	**Körperreinigung** Neutral Dusch-Shampoo Lav Olivenölbad Fet
Gesichtspflege Aroma Gesichtsölkapseln Nachtkerze Pri Aroma Gesichtsölkapseln Wildrose Pri Creaderm Creme, Creaderm (Linolsäure) Frei IntensivCreme (Tag+Nacht) AWBo Frei FeuchtigkeitsCreme AWBo Intensiv-Creme sensitive seb Neutral Gesichtscreme/-fluid Lav Optolind Lotion Pflege-Creme sensitive seb Phyto Therapy Cream Ph Super rich Treatment Ph Trixera Creme ETA 5% UREA Gesichtscreme/- Nacht EcB	Omega Ölbad EcB Totes Meer Magnesium Badesalz Fet Trixera Rückfettender Badezusatz E.T.A. 5% Urea Waschfluid Waschlotion sensitive seb **Pflegen Körper** Akerat Körpercreme E.T.A. Akutspray EcB Frei UREA PLUS Körperlotion AWBo Frei UREA PLUS Intensiv Körperlotion AWBo Körperöl ETA 3%/10% Lotion EcB Neutral Körperlotion Lav Neutral Intensiv-Lotion Lav Optolind Lotion 12% Omega Lotion/Creme EcB 20% Omega Fettsalbe EcB Pflegebalsam sensitive seb 5% UREA Creme EcB
Körperreinigung **Dusch- und Badeprodukte** Creme Ölbad Eu Frei HautpflegeBad AWBo Frei Wasch & DuschCreme AWBo Frei CremeSeife AWBo Lipid Duschöl EcB	

PFLEGE und REINIGUNG BEI PSORIASIS**

Reinigen Totes Meer Magnesium Badesalz Fet Kertyol S Creme+Shampoo	**Körper- und Gesichtscremes** Creaderm Creme, Creaderm Frei FeuchtigkeitsCreme AWBo Frei UREA PLUS Körperlotion AWBo
Körper- und Gesichtscremes Akerat Körpercreme E.T.A. Aqua-D+ Multivitamine Creme/Fluid Lir Aqua-D+ Multivitamine GelcremeLir	Frei UREA PLUS Intensiv Körperlotion AWBo Kertyol S Creme Optolind Lotion

* Vgl. auch ❏ Tab. 7.7.
** Vgl. auch Pflege bei Neurodermitis und ❏ Tab. 7.7.

Wenn atopische Schübe ausbrechen, sollte unverzüglich eine dermatologische Behandlung durch den Arzt eingeleitet werden (Produkte: ❏ Tab. 7.8 und 7.5).

Reinigen

Die neurodermitische Haut ist zunächst eine spezielle Form des trocken-fettarmen Hautzustands. Die Reinigungsregeln für die trockene Haut (▶ Kap. 7.1.5) können übernommen werden.

Der Neurodermitiker sollte ein spreitendes Ölbad vorziehen und auch ein Ölbad zum Duschen anwenden. Besonders wohltuend wirkt zwei- bis dreimal die Woche ein Vollbad von 37 °C mit 1–2 %

Totes-Meer-Salz, eventuell auch als Kurmaßnahme über einige Wochen.

Wer zum Duschen etwas nicht Öliges wünscht, wählt am besten extrem sanfte Tenside; vor allem Kollagenhydrolysate, amphotere und neutrale Tenside, kombiniert mit Eiweißen und Rückfettern, bieten hier gute Möglichkeiten. Ferner ist zu beachten, dass Produkte absolut gemieden werden, auf denen folgende Substanznamen zu finden sind: *Sodium Lauryl Sulfate, Sodium- oder Potassium- mit -stearate,- oleate, -tallowate, – alkylate*.

Nach dem Aufstehen gilt ein kurzes (5 s) Abbrausen mit kaltem Wasser, vor dem Waschen, als erfrischend und juckreizlindernd.

Pflegen

In der Pflege heißt es: viel Fett, aber nicht abdichten, damit der Schweiß abfließen kann und nicht ins Gewebe gelangt, wo ein Juckreiz entsteht. Für entzündete Bereiche gilt: Je entzündeter die Haut, umso feuchter muss die Grundlage sein!

Im Winter sind W/O-Cremes oder Cold Creams (▶ Übersicht 7.15) zu bevorzugen. Im Sommer wird eher zu O/W-Cremes übergegangen.

Die durch ein Defizit erforderlichen Wirkstoffe sind vor allem Harnstoff, γ-Linolensäure (GLS), essenzielle Fettsäuren und Ceramide. Die GLS kann auch als systemische Therapie oral eingenommen werden. Öle mit hohen Gehalten an gebundener Linolsäure sind Sonnenblumenöl *(INCI: Helianthus annuus)* und Sojaöl *(INCI: Glycine soja)*. γ-Linolensäure kommt in Nachtkerzenöl *(INCI: Oenothera biennis)* und Borretschöl *(INCI: Borago officinalis)* vor. Gegen den Juckreiz ist 2–3 % Polidocanol *(INCI: Laureth-8/-9)* und 2–12 % Harnstoff *(INCI: Urea)* hilfreich. Um den Feuchtigkeitsgehalt der Haut zu verbessern, können Aloe vera *(INCI: Aloe barbadensis)*, NMF und andere Moisturizer eingesetzt werden. Gegen die leichte Entzündlichkeit und schnelle Irritation der Epidermis eignen sich z. B. Vitamin E *(INCI: Tocopherol)* und ProB5 *(INCI: Panthenol)*.

Spezielle Pflegeserien, abgestimmt auf die Problematik sehr trockener oder neurodermitischer Haut, werden von einigen Firmen angeboten (❏ Tab. 7.8). Doch muss der Kunde selbst entscheiden, welche Produkte ihm am sympathischsten sind. Von den meisten pharmazeutischen Kosmetikfirmen gibt es Serien für trockene bis sehr trockene Haut, die ebenso gut helfen können.

Allgemeine Regeln für den Einsatz von Kosmetika bei Neurodermitis sind:
- Meidung von Allergenen wie: Pflanzenextrakte, Konservierungsstoffe, Farb- und Parfumstoffe.
- Meidung von Seifen und Natriumlaurylsulfat.
- Keine Verwendung abgelaufener Produkte.
- Paraffine meiden oder nur in geringer Konzentration und im Gemisch mit anderen Fetten und Feuchtigkeit.

Um das Pflegeprogramm abzurunden, gilt es auch, ein geruhsames, ausgeglichenes Leben zu führen;

eine gesunde, allergenarme Ernährung, Sportarten, die den Bedürfnissen angepasst sind wie Yoga, Tai Chi oder Wassersportarten im Meer (ohne isolierende Anzüge) sind ratsam. Eine zu intensive Auseinandersetzung mit der Erkrankung und Einschränkungen im täglichen Leben müssen aber vermieden werden. So eine Tyrannei durch die Neurodermitis kann auf der geistigen Ebene zu einer Abwehrhaltung und dadurch einer Verstärkung der Symptome führen.

7.1.10   Psoriasis, Schuppenflechte

Charakteristika: Typisch für die Psoriasis sind scharf begrenzte, leicht erhabene und gerötete, von silbrigen Schuppen bedeckte Hautareale, die sogenannten Plaques. Sie können prinzipiell überall am Körper auftreten und in Form und Größe sehr stark variieren. Sehr häufig zu finden sind sie an den Streckseiten der Ellenbogen und Knie, im Kreuzbeinbereich und auf der Kopfhaut. Doch können Psoriasisherde auch in Hautfalten, unter den Achselhöhlen, am Nagelbett, an Handflächen und Fußsohlen auftreten. Im Grenzfall kommt es sogar zu einer Psoriasis-Arthritis, bei der die Gelenke mit beteiligt sind. Schmerzen treten in der Regel nicht auf, doch leiden 60 % der Betroffenen unter Juckreiz in den betroffenen Arealen. Die Plaques zeichnen sich durch eine Entzündung und ein extrem beschleunigtes Wachstum der Keratinozyten aus. Teilweise sind die Plaques auch mit nichtinfektiösen Eiterpusteln durchsetzt oder es können in Hautfalten oder feuchten Körperstellen zusätzlich Pilzinfektionen auftreten.

Ziele der kosmetischen Anwendung: Die Schuppenflechte ist anders als die Neurodermitis als Sonderform der sehr trocken-fettarmen Haut nicht zwangsweise mit einem bestimmten Hautzustand verbunden. Dennoch beobachtet man eine Häufung des trocken-fettarmen Hautzustands. Aufgrund der leichten Reizbarkeit der Haut durch unterschiedlichste Provokationsfaktoren und der in Folge entstehende Plaques, liegt grundsätzlich eine empfindliche, sensible Haut vor.

Es kommt nun darauf an, bei der Pflege in den symptomfreien Intervallen alle individuellen und allgemeinen Auslöser zu meiden, die Haut so schonend wie möglich zu behandeln, um ja keinen Schub zu provozieren oder wenigstens den zeitlichen Abstand der Schübe zu vergrößern.

Reinigen

Beim Reinigen gelten die gleichen Regeln wie für die Neurodermitis (▶ Kap. 7.1.9).

Zusammengefasst:
- weniger ist mehr, sparsam mit Wasser und Reinigungsprodukten umgehen,
- keine echte Seife (Fettsäuresalze) verwenden,
- keine Tenside aus der Alkylsulfatgruppe – z. B. *Sodium Laurylsulfate*,
- bevorzugt mit milden Tensiden, z. B. Betaine, Eiweiß-Fettsäurehydrolysate, Alkylpolyglycoside reinigen,
- nur die nötigsten Stellen mit Waschprodukten reinigen (Achseln, Intimbereich, Fußsohlen),
- Reinigungsprodukte gründlich abspülen,
- bevorzugt Dusch- und Badeöle einsetzen,
- Wassertemperatur von max. 37 °C beim Duschen und Baden.

Als therapeutische Maßnahme sind Salzbäder anzusehen. Sie sind nicht zur Reinigung gedacht und sollten unabhängig davon erfolgen. Die Haut trocknet dabei sehr stark aus und wird lichtempfindlich, was allerdings durchaus erwünscht sein kann. Nach einem Salzbad muss der Haut über entsprechende Cremes unbedingt Feuchtigkeit und Fett zugeführt werden.

Von einer mechanischen Reinigung mittels Peeling, Schwämmen oder Ähnlichem wird dringend abgeraten, denn sie reizt die Haut und führt unter Umständen zu einer Plaqueentstehung sowie einer Verschlimmerung bestehender Psoriasisherde.

Pflegen

Bei der Pflege der Haut bei Schuppenflechte ist der jeweilige Hautzustand (fett-feucht, normal, trockenfettarm) zu beachten, was in den vorhergehenden Kapiteln nachzulesen ist. Hautareale, die medizinisch behandelt werden, sollten nicht zeitgleich mit einem Pflegeprodukt versehen werden, da hierdurch die Arzneistoffkonzentration verdünnt wird und der erhoffte Erfolg ausbleibt. In diesen Zeiten wird morgens nur die Pflege auf die gesäuberte Haut aufgetragen und zur Nacht das Therapeutikum auf den betroffenen Bereichen angewendet, zumal die Haut nachts aufnahmefähiger und durchlässiger ist.

Wirkstoffe, die sich als vorteilhaft erweisen, sind keratolytische Substanzen wie Harnstoff *(INCI: Urea)* oder Salicylsäure *(INCI: Salicylic Acid)*, die gleichzeitig auch feuchtigkeitsspendend sind. NMF, TMS *(INCI: Maris sal)* und entzündungshemmende Stoffe, wie Allantoin *(INCI: Allantoin)* sind hilfreich. Denkbar sind auch Substanzen, die antioxidativ wirken, wie z. B. Vitamin E *(INCI: Tocopherol)*, Vitamin A *(INCI: Retinol)* oder Squalen *(INCI: Squalene)*, da bei Immunreaktionen eine verstärkte Radikalbildung zu beobachten ist. Literatur liegt hierzu allerdings nicht vor. Um dem Juckreiz vorzubeugen, kann Harnstoff oder Polidocanol *(INCI: Laureth-8/-9)* aufgetragen werden, was aber auch durch ausreichende Feuchtigkeits- und Fettzufuhr erreicht wird. Es gilt: Erlaubt ist, was gut tut, und das muss nicht grundsätzlich das teuerste sein (Produkte: ◘ Tab. 7.8).

7.2 Pflege der Baby- und Kinderhaut

7.2.1 Babyhaut

Die Produkte für die Babypflege sind sehr kritisch zu beurteilen. Viele Stoffe führen erst dazu, dass Pflegeprodukte eingesetzt werden müssen, da die anfangs intakte, jedoch empfindliche Babyhaut durch sie austrocknet und anfälliger wird. Potenzielle Allergene und bekanntermaßen bedenkliche Stoffe sollten gemieden werden, ebenso Stoffe, die durch die feine Haut bis zu den Blutbahnen vordringen können und im gesamten Organismus zu toxischen Nebenwirkungen führen könnten (◘ Tab. 7.9).

Des Weiteren unterscheidet sich die Babyhaut in ihrem Aufbau und ihren Stoffwechselfunktionen deutlich von der Erwachsenenhaut (▶ Kap. 2.7.11), so dass das Reinigungs- und Pflegeverhalten sich wesentlich von dem eines Erwachsenen unterscheidet (Produkte: ◘ Tab. 7.10).

Reinigen

Die Schweiß- und Talgproduktion eines Säuglings ist noch sehr gering, und auch sein Bewegungsradius ist

◘ Tabelle 7.9. Substanzen, die in Babypflegeprodukten nicht enthalten sein sollten

Substanz	Nebenwirkung
Sodium Lauryl Sulfate	stark reizend
Sodium Tallowate	alkalisch
Sodium Cocoate	alkalisch
Sodium Stearate	alkalisch
Sodium Oleate	alkalisch
Konservierungsstoffe	allergen
Cetylpyridiniumchlorid	allergen
Parfum	allergen
Farbstoffe	allergen
Pflanzenextrakte	allergen
Chamomilla recutita	allergen

Übersicht 7.6. Babybadeöl

Selbstgemachtes Babybadeöl:
1 Esslöffel fettes Öl (Weizenkeim-, Mandel-...)
1 Esslöffel Honig
1 Esslöffel Sahne
(Ursula Hauer, PTA heute Nr. 7, 1994)

sehr begrenzt, dadurch verschmutzt er nicht sehr schnell. Wir müssen das Baby somit nicht den gleichen täglichen Waschungsritualen aussetzen wie uns selbst. Baden reicht ein- bis zweimal die Woche, möglichst nur mit klarem Wasser oder mit einem Babybadeöl (einfaches, mildes Spezialrezept: ▶ Übersicht 7.6). Hände und Gesicht oder Körperfalten, in denen sich Schmutz sammelt, werden besser zwischendurch mit einem feuchten Waschlappen oder speziellen Feucht- oder Öltüchern gereinigt. Genießt

ein Kind aber das Baden, darf es dies auch öfters; in diesem Fall muss ganz besonders auf die Milde des Badezusatzes geachtet werden, am besten verzichtet man ganz auf einen Zusatz. In keinem Fall darf in den Badezusätzen *Sodium Lauryl Sulfate* und *Sodium/Potassium -Stearate, -Tallowate, -Cocoate etc.* auftauchen. Ersteres ist extrem reizend und ist die klassische Kontrollsubstanz für maximale Hautirritation, die anderen sind Seifen, die keinen hautfreundlichen pH-Wert zulassen; in diesen Fällen nützen selbst die zugesetzten Rückfetter nicht viel. Lassen sie sich nicht durch Aufdrucke wie »*besonders mild*« oder »*sanft zur Babyhaut*« täuschen. (Das beste Negativ-Beispiel, das ich entdeckte, war ein Babybad, was nur aus *Sodium Lauryl Sulfate, Kochsalz* zum Verdicken, *Kamillenextrakt* (ein potenzielles Allergen), *Wasser* und *Konservierung* bestand.)

◘ Tabelle 7.10. Baby- und Kinderpflegeprodukte:

Bade/Waschprodukte	Körper/Gesicht
Babybasics Waschgel H. Karrer	Babybasicy Mandelöllotion H. Karrer
Pediatril Reinigungsschaum E.T.A. P. Fabre	Babybasics Mandelölsalbe H. Karrer
Baby seifenfreies Waschstück sebamed	Baby&Kinder Creme Lavera
Baby Pflege-Bad sebamed	Baby&Kinder Hautöl Lavera
Baby & Kinder Ölbad Lavera	Baby&Kinder Hautöl Lavera
Calendula Cremebad Weleda	Baby Pflege-Lotion sebamed
Calendula Bad Weleda	Calendula Gesichtscreme Weleda
Calendula Pflanzenseife Weleda	Calendula Babycreme Weleda
	Calendula Pflegecreme Weleda
Shampoos	Calendula Pflegemilch Weleda
Baby & Kinder Shampoo Lavera	Calendula Pflegeöl Weleda
	Excipial Mandelölsalbe H. Karrer
Windelbereich	Haut Ruhe Lotion Eubos
Baby Wundcreme sebamed	Haut Ruhe Creme Eubos
Baby & Kinder neutral Wundschutzcreme Lavera	Pediatril Pflegecreme E.T.A. P. Fabre
Creaderm Creme, Creaderm	
Pediatril Wundschutzpflege E.T.A. P. Fabre	
gegen Milchschorf	**Weitere Produkt-Serien oder Hersteller von Baby- u. Kinderkosmetik**
Pediatril Milchschorfgel E.T.A. P.F abre	Bübchen, Penaten, Fissan, Smild, bebe
Kelual Emulsion gg. Milchschorf Ducray P.F.	

Als Waschrohstoffe geeignet sind die Eiweiß-Fettsäure-Kondensate, amphotere oder neutrale Tenside (▶ Kap. 5.2).

Pflegen

Die Babyhaut sollte nach dem Baden mit einer W/O- oder O/W-Creme eingerieben werden. Es können auch fette Öle wie Jojobaöl, Weizenkeimöl oder Mandelöl zum Massieren verwendet werden. Reine Paraffine (z. B. Vaselin) sollten nur im Windelbereich zum Einsatz kommen, da sie zu einem Okklusiveffekt führen, durch den die feine Haut aufquillt, und sie verursachen eventuell Pickel. Sinnvolle Wirkstoffe in der Babypflege sind Allantoin, Bisabolol, Panthenol und eventuell Kamille und Ringelblume, die jedoch beide allergen wirken können. Glycerin, Sorbitol und Eiweißhydrolysate sind beliebte feuchtigkeitsspendende Substanzen. Auf Harnstoff sollte eher verzichtet werden, da er bei kleinen Hautläsionen zu einem Brennen führt und insbesondere die empfindliche Babyhaut reizen kann.

Bereiche mit Milchschorf werden mit O/W-Cremes, die z. B. Nachtkerzenöl enthalten, oder weicher Zinkpaste gepflegt. Am Kopf kann kurmäßig (ca. 1 Woche) über Nacht mit Olivenöl behandelt werden, welches am nächsten Morgen mit milden Haarshampoos ausgespült wird. Produkte ohne Parfum-, Farb- und Konservierungsstoffe sind anderen Zubereitungen vorzuziehen.

Windelregion

Die Windelregion benötigt ein besonderes Augenmerk beim Baby und Kleinkind. Dieser Bereich verschmutzt am häufigsten und braucht eine besondere Pflege, damit Kot und Urin die feine Kinderhaut nicht mazerieren und schädigen. Volle Windeln sollten möglichst sofort gewechselt werden. Kot und Urin werden mit einem feuchten Waschlappen, Ölen oder fertigen Öl- oder Feuchttüchern entfernt. Anschließend wird eine W/O-Creme oder ein Öl aufgetragen, um die Haut vor den aggressiven Exkrementen zu schützen. Ist der Po einmal leicht entzündet, wird nach der Säuberung zunächst Zinkpaste oder Zinksalbe dünn aufgetragen. Es empfiehlt sich, das Kind so weit wie möglich ohne Windel zu lassen, damit Luft an die entzündeten Bereiche kommt. Wenn die Entzündung nicht zurückgeht oder sich verstärkt, muss ein Arzt hinzugezogen werden, der dann fest-stellt, ob es sich um eine Windeldermatitis (Infektion mit Pilzen oder Bakterien) handelt. Die dominierenden Wirkstoffe in Zubereitungen für die Windelregion sind wiederum Allantoin, Bisabolol, Panthenol, Kamille und Ringelblume, ergänzt durch Zinkoxid.

7.2.2 Kinderhaut

Die Kinderhaut (bis zum Eintritt in die Pubertät) benötigt eine ähnlich milde, eher fettreiche Pflege wie die Babyhaut. Die Produkte der Babyserie können meist weiterverwendet werden oder es gibt von den gleichen Firmen Produkte für ältere Kinder. Das Kaufbewusstsein der Kinder ist heutzutage jedoch so hoch entwickelt, dass sie eine eigene Serie wünschen und sich nicht mehr mit einer Babyserie identifizieren wollen.

Durch die Hormonumstellungen in der Pubertät erhält die Haut die typischen Eigenschaften eines Erwachsenen, die Talg- und Schweißdrüsen nehmen ihre volle Funktion auf, so dass sich das Reinigungs- und Pflegeverhalten dementsprechend ändern muss – was dem Teenager oft erst beigebracht werden muss (*Pflegeanleitungen für die verschiedenen Hautzustände siehe vorangegangene Kapitel*).

7.3 Pflege der Haut während der Schwangerschaft

In der Schwangerschaft ist der Östrogen- und Progesteronspiegel der Frau stark erhöht. Dadurch ergibt sich oft eine zeitlich begrenzte Veränderung des Haut- und Haartyps. Die Schwangere sollte ihre gesamte Gesichts- und Körperkosmetik dementsprechend umstellen, z. B. kann eine sonst fettige Haut normal bis trocken werden oder umgekehrt. Die entsprechenden Pflegeanleitungen sind in ▶ Kap. 7.1 nachzulesen. Bei Hauterkrankungen in der Schwangerschaft muss »für zwei gedacht« werden! In diesem Fall können ansonsten unbedenkliche Stoffe problematisch werden, da sie über eine epidermale Resorption das Ungeborene erreichen und hier zu Schäden führen können. Der behandelnde Dermatologe sollte über eine bestehende Schwangerschaft unterrichtet werden, damit er unbedenkliche Arzneistoffe auswählen kann.

Spezielle kosmetische Probleme bei einer Schwangeren wirft die extreme Dehnung der Haut an Po, Bauch, Hüften und Busen oder des Damms auf; dieser reißt in einigen Fällen während der Geburt oder muss geschnitten werden. Es gibt einige vorbeugende Maßnahmen, um die Spätschäden wie Schwangerschaftsstreifen (Striae gravidarum) in ihrem Umfang einzuschränken, doch bei Frauen, die sehr schwaches Bindegewebe haben, wird ein Schaden nicht auszuschließen sein (► Übersicht 7.7).

Übersicht 7.7. Produkte zur Vorbeugung von Schwangerschaftsstreifen

---

gegen Schwangerschafts- und Dehnungsstreifen

Creastrian, Creaderm

Elancyl Dehnungsstreifen Creme G.P.F.

Fissan Stria Massagesalbe

Frei Massageöl f. Schwangere

Eucerin Körperpflegeöl

Phytolastil Lierac

Sonstige Pflege

Damm-Massageöl Weleda

Mama Pflege-Creme C. Fischer

Mama Büsten-Pflege C. Fischer

Mama Massage-Öl C.Fischer

Schwangerschafts Pflegeöl Weleda

Stillöl (Brust) Weleda

Bauch, Po, Oberschenkel und Hüften sollten täglich massiert und kalt abgeduscht werden, um die Durchblutung anzuregen und das Gewebe zu festigen. Anschließend sollte die Haut mit einem Öl (z. B. frei öl) massiert werden, auch hochdosierte Vitamin-E-Cremes (z. B. Optovit) machen die Haut elastischer und widerstandsfähiger. Bis heute konnte nur für wenige Substanzen ein prophylaktischer Effekt gegen Dehnungsstreifen nachgewiesen werden. Zum Beispiel konnte für den asiatischen Wassernabel *(INCI: Centella asiatica;* Creastrian®) in Tests mit Schwangeren ab der 13. Woche eine Verminderung der Bildung und Ausprägung von entstehenden Schwangerschaftsstreifen (Striae gravidarum) verzeichnet werden.

Für den Busen wird vielfach die gleiche Prozedur empfohlen, um auch die Brustwarzen auf das strapazierende Stillen vorzubereiten. Das Tragen eines BH wird dringend empfohlen, damit die Haut durch die extreme Gewichtszunahme nicht reißt. Gerade Frauen mit sehr großen Brüsten, deren Körbchengröße über Coup B liegt, sollten erwägen auch nachts mit BH zu schlafen um das Gewebe im Tragen der Last zu unterstützen.

Im Intimbereich sollten keine Intimdeos oder -sprays verwendet werden, welche die Bakterienflora schädigen und dadurch zu Infektionen führen könnten. Reinigen mit Wasser oder mit besonderen für diesen Bereich konzipierten Waschlotionen mit einem sehr sauren pH von 4,5 sind hier ratsam (z. B. Dercome femme auf Molkebasis). Um den Damm für die extreme Dehnung während des Geburtsvorgangs vorzubereiten, wird vielfach Weizenkeimöl oder Johanniskrautöl zur Massage dieser Stelle empfohlen, doch auch hier wäre überlegenswert es mit einer hochdosierten Vitamin-E-Creme zu versuchen. Bei mit Vitamin E vorbereiteter Haut wurde nach einer Operation eine schnellere und bessere Schnittheilung mit weniger Narbengewebe beobachtet. Vielfach empfehlen Hebammen auch durch spezielle Dehnungsübungen und Massagegriffe des Damms sich auf den Schmerz vorzubereiten. Dies kann in Vorbereitungskursen erlernt werden.

7.4   Besondere Körperregionen und ihre Pflege

7.4.1 Augenpartie

Die Hautbeschaffenheit der Augenpartie ist durch eine dünne Epidermis, lockeres Bindegewebe ohne Fettpolster und nur wenige Talgdrüsen charakterisiert. Deshalb neigt diese Region – unabhängig vom übrigen Hautzustand – schnell zu Trockenheit und Fältchenbildung. Durch das lockere Bindegewebe kann sich gut Wasser einlagern, was bei Überanstrengung, Allergien, Entzündungen oder Erkrankungen der Augen zu einer Schwellung führt. Einige Personen neigen auch zu dunklen Schatten unter den Augen, den »Augenringen«. Wir können somit kosmetisch einiges für die Augenpartie unternehmen, um die Augen strahlen zu lassen und gesund

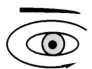

◘ Abb. 7.1. Massagebewegung beim Auftragen der Augen-pflegeprodukte

und ausgeruht auszusehen. Die Behandlung der empfindlichen Augenpartie geht unabhängig vom Produkt, immer in eine Strichrichtung, ohne unnötiges Zerren oder Reiben. (Die Faltenbildung soll nicht unnötig vorangetrieben werden!) Es wird eine Kreisbewegung beschrieben, die innen am Augenwinkel beginnt in Richtung Brauenbogen, zum äußeren Augenwinkel und abschließend unter dem Auge wieder zum inneren Augenwinkel zurückgeführt wird (◘ Abb. 7.1). Unterhalb des Auges können Pflegeprodukte auch mit leichten Klopfbewegungen mit dem Ringfinger zur Schonung der feinen Haut aufgetragen werden.

Reinigung

Das Auge muss gründlich vom Augenmake-up gereinigt werden. Dies geschieht mit speziellen Augen-make-up-Entfernern, Mineralölen, fetten Ölen oder präparierten Pads (▶ Übersicht 7.8). Es muss darauf geachtet werden, dass die Strichrichtung vom Auge wegführt, damit keine Partikel ins Auge gelangen.

Übersicht 7.8. Augenmake-up-Entferner

Augen Make-up Entferner Waterproof L. Widmer
Augen Make-up Entferner Lotion L. Widmer
Basis sensitive Reinigungsmilch 2 in 1 Lavera
Eau de Soin Lir
Eye Make-up Remover Dr. Grandel
Gel nettoyant Moussant Roc
Hydra+ 3 in 1 Reinigungslotion Roc
Milder Augen-Make-up Entferner E.T.A.P.Fabre
Phyris Eye Make up Remover Gel
Reinigungsmilch Dr. Hauschka
Respectissime Make-up-Entferner La Roche-Posay
Toleriane Reinigungslotion La Roche-Posay
Vichy Augenmake-up Entferner Lotion

Die Augenpartie wird anschließend der normalen Gesichtpflege unterzogen. Die Reinigungsprodukte für das Gesicht sollten so mild sein, dass ein Brennen und eine Reizung der Augen nicht auftritt. Eine Ausnahme bilden hier nur fruchtsäurehaltige Reinigungscremes, die nicht mit Schleimhäuten in Berührung kommen dürfen.

Pflege

Die Pflege der Augenpartie erfolgt mit speziellen Augencremes, die keine spreitenden Zusätze und auch keine starken Tenside oder Emulgatoren enthalten. Es werden verschiedene Produktvarianten angeboten: O/W-Emulsionen, die sich leicht verteilen lassen, schnell einziehen und meistens ein Augenmake-up ermöglichen; W/O-Emulsionen für die sehr trockene Augenpartie für den ganzen Tag oder nur als Nachtpflege. Durch den höheren Fettgehalt verschmiert ein anschließend aufgetragenes Augen-make-up sehr leicht, und die Pulverbestandteile sammeln sich in den Lidfalten. Als dritte Variante sind Zubereitungen zu nennen, die pflegen und den Halt des Augenmake-ups verbessern. Wichtige Wirkstoffe für Augenprodukte sind in ▶ Übersicht 7.9 aufgelistet.

Übersicht 7.9. Wirkstoffe in Augencremes

NMF	Humectants
Eiweiße/-hydrolysate	Hyaluronsäure
Vitamin A, E	Panthenol
Kamille	Aloe
grüner Tee, etc.	

Spezialprodukte

Gerade für den Sommer sind Augencremes mit Lichtschutzfaktor empfehlenswert. Die Augenpartie verfügt nur über eine geringe Lichtschwiele und UV-Strahlen fördern die Faltenbildung. Auf jeden Fall sollte eine Sonnenbrille getragen werden, damit das Auge selbst keinen Schaden erleidet und nicht über eine Reizung des Auges eine Schwellung oder Entzündung der Augenpartie entsteht.

Bei geschwollenen Augen sind kühle Augenkompressen (5 °C) sehr wohltuend oder eine Augenmaske; auch gegen dunkle Ringe, Tränensäcke, ge-

---

Übersicht 7.10. Produkte für die Augenpartie

Cremes

Aqua care Augen-Cremegel C. Fischer

Frei AugenCreme

Augenbalsam Dr. Hauschka

Augencreme Dr. Hauschka

Eye Cream Dr. Grandel

Gel f. d. Augenpartie L. Widmer

Sebamed Augencreme

Pure Glow belebende Augenpflege Neutrogena

Wildrose Augengel Lavera

Anti-Stress Eye Cream Phyris

Dioptilisse Lierac

abschwellend/beruhigend/Tränensäcke

Hydraphase Augenpflege La Roche-Posay

E.T. Avene Beruhigende Augencreme

Augefrische Pads Dr. Hauschka

Hydra+ destressant Augenpflege Roc

Golden Eye Gel Phyris

Dioptigel Lierac

Diopticerne gg. Augenringe Lierac

Diopticalm Lierac

Augenmasken

Augenmaske C.Fischer

Anti-Stress Eye Mask Phyris

Anti-aging-Repairprodukte

Active C La Roche-Posay

Augen-Creme ANTI AGE (Nacht) Eubos

Augen-Gel ANTI AGE (Tag) Eubos

Anti-Falten Augenpflege C. Fischer

Creme f. d. Augenpartie L. Widmer

E.T. Avene Eluage Anti-Aging Serum

Eucerin Q10 Actiove Augencreme LSF6

Eucerin Vital Active Augen

Gel f. d. Augenpartie L. Widmer

Intensiv Augenpfleg Primavera

Retin-Ox+ Augenpflege Roc

Retin-Ox+ Multicorrexion Roc

Vital Complex3 Repair-Augenpflege C. Fischer

Wildrose Intensiv Augencreme Weleda

Ystheal+ Augenkonturen E.T.Avene

Diopticreme

mit Sonnenschutz

Anthelios 50+ La Roche-Posay

E.T.Avene Sonnenschutzstift 40, 50+

Ladival UV-Schutzstift LSF 25

Sun Stick 30 Dr.Hauschka

Antherpos LSF 50 La Roche-Posay

Anthelios Stick LSF 50+ La Roche-Posay

---

reizte und überanstrengte Augen wurden von einigen Firmen Produkte entwickelt (► Übersicht 7.10).

7.4.2 Lippen

Die Hornschicht der Lippen ist nur sehr dünn, und in ihrer Epidermis wird kaum Melanin gebildet. Sie sind deshalb sehr anfällig gegenüber UV-Strahlung, da die beiden wichtigsten körpereigenen Schutzmechanismen fehlen (► Kap. 8). Durch die kaum ausgebildete Hornschicht und die fehlenden Talgdrüsen trocknen die Lippen leicht aus und werden spröde und rissig, dadurch sind sie leichter durch Bakterien, Viren oder Pilze infizierbar, was durch eine ständige Benetzung mit Speichel noch begünstigt wird. Im Winter setzt den Lippen die Kälte und die geringe Luftfeuchtigkeit zu, so dass viele im Winter über trockene Lippen klagen. Eine konsequente Lippenpflege

führt somit nicht nur zu glatten, weichen Lippen, sondern verhindert auch Infektionen, die von den Betroffenen als sehr einschränkend empfunden werden.

Zur Lippenpflege sind verschiedene Pflegestifte und -cremes im Handel (► Übersicht 7.11). Besonders solche mit natürlichen Fetten und Wachsen werden als sehr angenehm empfunden. Als bewährte Wirkstoffe erweisen sich Vitamin A und E, Panthenol, Bisabolol und Allantoin. Als Pflanzenextrakte werden vielfach Kamille, Ringelblume oder roter Sonnenhut zugesetzt, doch muss hier die mögliche Auslösung einer Allergie berücksichtigt werden. Für die Sonnenmonate (April-September) sollten Zubereitungen mit hohen UV-Faktoren bevorzugt werden. Frauen, die immer farbigen Lippenstift auftragen, sind durch die Farbstoffe und -pigmente sehr gut gegen UV-Strahlen geschützt, und die Grundlage des Lippenstiftes wirkt in den meisten Fällen zusätzlich pflegend und gegen eine Austrocknung.

Übersicht 7.11. Produkte zur Lippenpflege

Lippenpflege
Bepanthol Roche Lippencreme
Ceralip La Roche-Posay
Enydrial Lippenbalsam Roc
E.T. Avene Cold Cream Lippenpflegestift
Eucerin Lip Aktiv/Repair
Eucerin Acute Lip Balm
Everon Lippenpflege Weleda
Frei Lippenpflege
Kelyane HD Lippenbalsam Ducray P.F.
Lippenbalsam classic Lavera
Lippenbalsam Repair Lavera
Lippenkosmetikum Dr. Hauschka
Lippenpflegestift Dr. Hauschka
Coherence 40+ Lippenpflege Lierac

Lippenpflege Neutrogena
Sebamed schützende Lippenpflege
Time Repair Eye & Lip Phyris
Vichy Repair-Pflegestift

mit LSF
Antherpos LSF 50 La Roche-Posay
Anthelios Stick LSF 50+ La Roche-Posay
E.T.Avene Sonnenschutzstift LSF 40, 50+
Ladival UV-Schutzstift LSF 25
Lippenbalsam sensitiv LSF5 Lavera
Lippenpflege LSF20 Neutrogena
Lippenpflegestift UV10 L. Widmer
Sun Stick LSF 30 Dr. Hauschka
Ultrasun Ultralip 15

Für Lippenstiftanwenderinnen gibt es besondere Lippencremes als Unterlage, die ein Zerlaufen des Lippenstiftes verhindern. Einige Cremes verzögern auch eine Fältchenbildung um die Lippen durch geringe Mengen an Fruchtsäuren.

Als Besonderheit gibt es Lippenpeelings, die feine Hautschüppchen von den Lippen entfernen und die Talgdrüsen um das Lippenrot öffnen. Das gleichmäßige Auftragen eines Konturenstiftes und Lippenstiftes wird dadurch erleichtert.

7.4.3 Hände

»An den Händen erkennt man das wahre Alter einer Person«. Sie sind ungeschützt den Sonnenstrahlen ausgesetzt, durch welche die Haut faltig und unelastisch wird. Pigmentflecken und eine starke Äderung entstehen auf dem Handrücken. Sie kommen außerdem mehrmals täglich ungeschützt mit Wasser in Kontakt und müssen verschiedenen chemischen oder mechanischen Eingriffen standhalten. Dadurch trocknet die Haut auf dem Handrücken aus. Sie wird rau und rissig, wodurch sie noch anfälliger gegenüber äußeren Noxen wird. Am Ende kann es zu Entzündungen und Infektionen der Haut kommen. In solchen Fällen möchte man am liebsten seine Hände verstecken, die oft ein wichtiges subjektives Bewer-

tungskriterium einer Person sind. In einigen Berufsbereichen kommen noch zusätzliche Belastungen durch Arbeitschemikalien und Wasser hinzu.

Die Reinigung der Hände sollte mit hochwertigen Produkten erfolgen. Vielfach wird billigste Seife zum Händewaschen verwendet, die die Haut stark entfettet und den natürlichen pH-Wert der Haut für Stunden aus dem Gleichgewicht bringt. Es empfiehlt sich, für die Hände, genauso wie für den Körper (▶ Kap. 7.1.5), milde und leicht saure Waschlotionen zu verwenden. Anschließend die Hände gut abtrocknen und eincremen (▶ Übersicht 7.12). Das Eincremen sollte mehrmals täglich erfolgen, vor allem nach jedem Wasserkontakt. Tagsüber werden O/W-Cremes bevorzugt, die schnell einziehen. Bei sehr beanspruchten oder trockenen Händen empfiehlt es sich, auf alle Fälle nachts W/O-Cremes aufzutragen, in schlimmen Fällen sogar tagsüber, wenn kurzzeitig ein leicht fettiges Gefühl auf den Händen ohne Belang ist. Eine gut fettende Creme mit einem wichtigen NMF ist die Lipophile Harnstoff-Natriumchlorid-Salbe nach NRF, die sehr nachhaltig die Haut glättet.

Ein- bis zweimal in der Woche können die Hände mit einem speziellen Handpeeling (v. Sensena) oder auch Körperpeeling (v. Fette® Köln) behandelt werden. Auch eine Handmaske (v. Fette® Köln) oder eine dick aufgetragene Aufbaucreme als Maskenersatz über Nacht ist bei rauen Händen empfehlenswert. In

Übersicht 7.12. Handpflegeprodukte

trockene Hände	**Pigment- u. UV-schutz, Anti-aging-Pflege**
Avene Cold Cream Handcreme Pierre Fabre	Anti-aging Handcreme Neutrogena
Bepanthen Roche Handcreme	Eubos Antipigment Handcreme LSF10
Enydrial Handpflege Roc	Eucerin Q10 Anti-Age Handcreme
Eubos Handcreme	Fette Mandel Handcreme UV
Eubos 5 %Urea Handcreme	Fette Olive & Seide Handcreme UV
Frei HandCreme	Hand Balsam UV10 L. Widmer
Frei UREA PLUS HandCreme	Mela-D UV-Schutz La Roche-Posay
Hand Creme L. Widmer	**sehr strapazierte, rissige Hände**
Handcreme Neutrogena	Eubos sensitive Hand Repair & Schutz
Hand+Nagel Balsam sebamed	Herbaderm Hand Care Intensiv
Hand-Serum C. Fischer	Intensive Repair Handcreme Neutrogena
Herbaderm Handbalm basic	Lavera Neutral Handcreme-Intensiv
Lipikar Xerand La Roche-Posay	Intensiv Handpflege C. Fischer
Optolind Handcreme	Repair Mains Creme Lierac
Pfirsich & Honig Handcreme Fette	Sebamed Hand Repair Balsam
Pfirsich/Wasserlilien Handcreme C. Fischer	Vichy Repair-Handcreme
pH5 Eucerin Handcreme	**Peeling, Reinigung**
Rosenhandcreme Fette	Hand Wasch-Creme sebamed
Sanddorn Handcreme Weleda	Handpeeling Limone & Honig Sensena
Vichy Handpflegecreme	Handpeeling Kamille & Reislipide Sensena
Maske, Sera	Handpeeling Mango & Kokos Sensena
Fette Handmaske	Herbaderm Cream Soap sensitive
Lift Mains Serum Lierac	pH5 Eucerin Wasch-Öl

den Sonnenmonaten (April bis September) wird die einfache Handcreme am besten durch eine Sonnencreme mit hohem Lichtschutzfaktor ersetzt oder soweit erhältlich, durch eine Handcreme mit LSF.

Wirkstoffe, die in Handcremes sinnvoll eingesetzt werden können, sind sämtliche feuchtigkeitsspendenden Substanzen, allen voran Harnstoff und 10–20 % Glycerin; Vitamin E, das auch gegen UV-Strahlen und Altersflecken hilft; Allantoin, Bisabolol, Hamamelidisextrakt und Panthenol, die entzündungshemmend, heilend und hautpflegend wirken; Fruchtsäuren, die im leicht sauren Bereich vor allem extrem feuchtigkeitsspendend sind; UV-Filter, die schädigende Sonnenstrahlen abhalten; Triglyceride, Squalen, Phytosterine, hydriertes Lecithin, die in bestimmten Kombinationen, sogenannten DMS-Basiscremes (*Dr. H. Lautenschläger, PZ Nr. 13, 1999, S. 32*), die Haut sogar gegenüber starken beruflichen Belastungen mit Wasser und Kühlschmierstoffen widerstandsfähiger machen.

Paraffine und Silikone in Handcremes machen die Haut wasserabweisend. Sie führen in hohen Konzentrationen zu einem Okklusiveffekt, der die Haut zu stark quellen lässt und sie weniger aufnahmefähig für andere Stoffe macht. Im beruflichen Bereich, in dem die Hände extrem geschützt werden müssen, ist dies zu empfehlen, doch bei durchschnittlicher Belastung sind einfache, pflegende Handcremes vorzuziehen, die vor allem den Mangel an wichtigen Wirkstoffen ausgleichen.

Sind die Hände entzündet oder stark geschädigt, rissig und rau, sollten selbst bei einfachen Arbeiten im Haus, bei denen mit Wasser, Reinigungsmitteln und Chemikalien hantiert wird, Handschuhe getragen werden. Zunächst ist ein einfacher dünner Baumwollhandschuh überzuziehen, darüber ein undurchlässiger Gummihandschuh.

Im beruflichen Feld ist es empfehlenswert, sich nach den jeweiligen Empfehlungen der Berufsgenossenschaften zu richten. In schlimmen Fällen, wenn keine Besserung auftritt, muss auch ein Wechsel des Berufes in Erwägung gezogen werden.

7.4.4 Füße

Die Füße als unteres Ende unseres Körpers finden oft jahrelang sehr wenig Beachtung in der Körperpflege, und das obwohl sie über die Jahre hin Beachtliches leisten müssen. Sie stecken meistens in Schuhen und Strümpfen und sind damit einem direkten Anblick entzogen. Fußpflege ist in der Vorstellung häufig mit alten Menschen verbunden. Die Verkaufszahlen bestätigen auch, dass Fußpflegeprodukte hauptsächlich von älteren Menschen gekauft werden. Diese werden vor allem zur Beseitigung von Fußproblemen eingesetzt, die bei konsequenter, früh beginnender Pflege verhindert werden könnten (▶ Übersicht 7.13).

Übersicht 7.13. Fußpflegeserien
(Balsame, Lotionen, Sprays, Puder, Deo, Bad)

Produktserien
Saltrat
Allgäuer Latschenkiefer
Gehwol
Efasit
Weleda
Pflege, Erfrischung
Erfrischender Fußbalsam Neutrogena
Fußcreme Neutrogena
Fußbalsam Weleda
Fitness Fußcreme Dr. Hauschka
Rosmarin Beinlotion Dr. Hauschka
Rosmarin Fußbalsam Dr. Hauschka
Seidenpuder Dr. Hauschka
Venadoron f. leichte Beine Weleda
trockene, rissige, stark verhornte Füße
Compeed Creme f. trockene u. rissige Haut
Creaurea40, Creaderm
Eucerin 10 % Urea Fußcreme
Eucerin Urea Fußcreme
Frei UREA PLUS FußCreme
Fußcreme mit 10 % Urea Neutrogena
Fußcreme intense Repair Neutrogena

Das Wichtigste sind gut sitzende Schuhe, mit einer Absatzhöhe von 3,2–3,8 cm. Die Tragelast wird dabei am besten verteilt, der Fuß und die Wirbelsäule werden möglichst wenig geschädigt. Die Schuhe sollten aus Leder sein; Strümpfe aus Wolle und Baumwolle sind besser geeignet als solche aus Kunstfasern, da sie den Schweiß besser aufsaugen. Durch schlecht sitzendes Schuhwerk entstehen Hühneraugen und Hyperkeratosen. Durch punktuellen Druck an einer Stelle entstehen Hühneraugen, die einen nach innen gerichteten spitzen Kegel bilden, der in der Lederhaut Schmerz auslöst. Sie werden durch Hühneraugenpflaster und besondere hornhautaufweichende Tinkturen am besten durch Fachpersonal entfernt. Die durch Druckbelastung stark verdickte Hornhaut hingegen ist durch die fehlenden Talgdrüsen an den Fußsohlen sehr fettarm und wenig geschmeidig und wird ab einer gewissen Dicke spröde und rissig. Diese Läsionen sind ideale Eintrittspforten für Keime. Eine verdickte Hornhaut sollte deshalb regelmäßig entfernt werden durch Hobel oder Feilen, am besten von einer geschulten Fußpflegerin, um eine Verletzung des Fußes zu vermeiden. Dazu wird der Fuß vorher in einem nicht alkalischen Fußbad gebadet, um die Hornhaut etwas zu erweichen.

Die Füße sollten ebenfalls täglich gereinigt werden, um Fußschweiß zu entfernen. Anschließend werden sie gründlich abgetrocknet (auch in den Zehenzwischenräumen, um eine Ansiedlung von Pilzen zu vermeiden) und am besten mit belebenden oder schweißhemmenden Cremes oder Lotionen eingerieben.

Wenn jemand über Schweißfüße klagt, sind spezielle Puder oder Lotionen empfehlenswert, die wie ein Deodorant die Schweißbildung hemmen und eine Geruchsbildung durch eine bakterienabtötende Komponente verhindern (▶ Kap. 10).

Klagt jemand über Juckreiz, Entzündungen, offene Stellen, Gefühllosigkeit, Schmerzen und Ähnliches, liegt kein kosmetisches Problem mehr vor. Der Gang zum Orthopäden, Hautarzt oder Internisten ist angeraten. Fußbeschwerden können verschiedene Ursachen haben: falsches Schuhwerk, Infektionen mit Pilzen, Immunschwäche oder Diabetes, um nur einige zu nennen. Diese Symptome müssen in jedem Fall von einem Arzt abgeklärt werden. Die Fußbeschwerden selbst sind oft nur eine sichtbare Folge der Grunderkrankung.

7.4.5 Intimbereich

Die Intimpflege betrifft den Genital- und Analbereich der Frau und des Mannes. Der Genitalbereich der Frau ist empfindlicher als der des Mannes, weil große Bereiche aus sehr feiner Schleimhaut bestehen. Eine Milchsäure-Bakterienflora bewirkt einen pH-Wert von 4,5 im Scheidenmilieu, der die Widerstandsfähigkeit der Scheide gegenüber fremden Keimen begründet. Diese Gegebenheiten müssen besonders bei der Intimpflege der Frau berücksichtigt werden.

Im Genital- und Analbereich ist eine große Anzahl apokriner Schweißdrüsen lokalisiert, so dass eine einmal tägliche Reinigung mit Wasser und sehr milden Waschlotionen ratsam ist, um eine Geruchsentwicklung zu vermeiden, und um Entzündungen und Infektionen durch Reste der Ausscheidungen und ihrer Zersetzungsprodukte auf den feinen Schleimhäuten zu verhindern. Häufigeres Waschen ist normalerweise nicht nötig, nur in Ausnahmefällen (z. B. Menstruation) kann es auch öfter erfolgen, dann aber möglichst nur mit Wasser, um die empfindliche Scheidenflora und die Schleimhäute nicht zu schädigen. Die Pflege sollte bei Frauen mit speziellen sauren Waschlotionen ohne schleimhautreizende Substanzen erfolgen (z. B. Dercome Femme). Beim Mann können auch milde Körperwaschlotionen verwendet werden. Anschließend kann ein Intimspray (alkoholfrei!) oder -puder auf die äußeren Bereiche gesprüht oder aufgetragen werden. Die Anwendung der Sprays und des Puders ist nach wie vor umstritten und bei einer täglichen Reinigung sicher nur in Ausnahmefällen (Menstruation, nach der Entbindung) notwendig. Die Frage ist, ob sie die natürliche Bakterienflora zerstören und dadurch Infektionen und Geruchsbildung begünstigen. Ein einmaliges Waschen pro Tag, ohne anschließendes Übersprühen mit Sprays, reicht durchaus, um nicht zu riechen. Gerade in diesem Bereich reagieren Frauen sehr unsicher, verstärkt noch durch Werbung und Literatur. Auch Slipeinlagen sind in der Gynäkologie ein umstrittener Hygieneartikel, wenn er durch ein übertriebenes, verunsichertes Hygieneverhalten jeden Tag zur Anwendung kommt. Sie sind vielfach der Grundstein für ständige Pilzinfektionen, die durch ein dichtes feucht-warmes Milieu gefördert werden. Wenn eine Frau das Bedürfnis hat, den natürlichen täglichen Ausfluss abzufangen, sind luftdurchlässige Einlagen der neuen Generation angeraten, um das Infektionsrisiko zu senken.

Als Zusatzprodukt für unterwegs und für die Nachreinigung sind noch Feuchttücher zur Reinigung des Analbereichs zu erwähnen, die ähnlich zusammengesetzt sind wie diese für den Windelbereich bei Kleinkindern, um Reste von Exkrementen effektiv zu entfernen.

7.4.6 Cellulitis

Die Cellulitis ist in erster Linie ein kosmetisches Problem, weniger ein medizinisches, wie die Wortendung -itis- für Entzündung eventuell suggeriert. Diese Bezeichnung ist zudem unkorrekt, denn die Cellulitis ist keine Entzündung der Zellen oder des Gewebes.

Erst im letzten Drittel des letzten Jahrhunderts, in dem die Bekleidung spärlicher wurde, Frauen mehr Bein zeigen und es zur Selbstverständlichkeit gehört, Sport in zweckmäßiger Kleidung zu betreiben, wurde die Cellulitis zu einem Schönheitsproblem; verstärkt noch durch den in den sechziger Jahren entstandenen Twiggy-Kult. Dieses Schönheitsideal der langbeinigen, dünnen bis fast magersüchtigen Frau ist bis heute erhalten geblieben. Erst in den letzten Jahren kann wieder eine Tendenz zu weiblicheren, gesünderen Formen in der Modewelt beobachtet werden. In früheren Jahrhunderten und in anderen Kulturkreisen war die üppige, rundliche Frau mit der dazugehörigen Cellulitis ein Schönheitsideal, wie wir heute noch auf den Bildern einiger Maler sehen können.

Erscheinungsbild

Die Cellulitis, oder auch Cellulite (franz.), ist ein allgemein bekannter Begriff. Man versteht darunter eine unregelmäßige, wellige Hautstruktur mit mehr oder weniger ausgeprägten Dellen und Wölbungen. Betroffen von diesem Phänomen sind durch die geschlechtsspezifische Physiologie nur Frauen. Die Cellulitis wird in vier Schweregrade eingeteilt:

- Grad 0 keine Anzeichen, glatte, straffe Haut
- Grad 1 wenige erste Anzeichen einer Orangenhaut, vor allem im »Kneiftest« zu sehen

- Grad 2 ausgeprägte Anzeichen, unregelmäßiges, welliges Hautbild, vor allem im Stehen zu erkennen, nicht im Liegen
- Grad 3 sehr ausgeprägte Orangenhaut mit Dellen und Wölbungen, im Stehen und Liegen zu beobachten
- Grad 4 extrem ausgeprägte Matratzenhaut, starke Dellen, Vertiefungen und Wölbungen im Hautrelief, im Stehen und Liegen zu erkennen

Grad 1 und 2 werden auch als Orangenhaut bezeichnet, bei Grad 3 und 4 sieht die Oberfläche schon eher wie eine abgesteppte Matratze aus. In diesem Stadium kann auch eine Druckempfindlichkeit des Gewebes mit Schmerzen auftreten.

Mit einer Cellulitis sind bei vielen der Betroffenen noch folgende Beschwerden verbunden:
- Vergrößerung der Hautporen,
- bei Druck langanhaltende weißliche Flecken,
- Durchblutungsstörungen, Besenreißer,
- kalte Hautoberfläche (der betroffenen Bereiche),
- schnelles und häufiges Auftreten blauer Flecke.

Entstehung der Cellulitis und ihre Ursachen

Der Körper einer Frau ist genetisch für die körperliche Belastung während einer Schwangerschaft vorbereitet. In guten Zeiten werden Fettdepots im Bereich des Pos, der Hüften, der Oberschenkel und des Bauchs angelegt, die vor allem in der Schwangerschaft und Stillzeit zur Versorgung des Säuglings herangezogen werden. Diese Fettdepots und die damit verbundene Cellulitis durch eine Reduktionsdiät zu beseitigen, ist oft ein schwieriges Unterfangen.

Da die Haut der Frau um einiges dünner ist als beim Mann und auch das Bindegewebe wesentlich lockerer verbunden ist, schieben und wölben sich die palisadenartig angeordneten, oft vergrößerten Fettzellen durch das Bindegewebe nach oben, so dass sie die feine Cutis und Epidermis ausdellen. Beim Mann wirkt die feste Haut- und Bindegewebsstruktur wie ein Korsett. Die Fettzellen können sich übereinanderschieben, ohne durch die Cutis und Epidermis erkennbar zu werden. Die vergrößerten Fettzellen bei der Frau drücken zudem die kleinen Kapillaren und Gefäße ab, so dass es zusätzlich zu einem schlechteren Lymphabfluss und einer verminderten Durchblutung der betroffenen Körperregionen kommt.

Außer diesen genetisch und biologisch unveränderlichen Besonderheiten des weiblichen Fettgewebes, kann eine Cellulitis noch durch andere Faktoren begünstigt und verstärkt werden:
- Übergewicht,
- falsche, einseitige Ernährung,
- Bewegungsmangel,
- familiäre Disposition,
- Hypotonie,
- Bindegewebsschwäche,
- venöse Erkrankungen,
- Durchblutungsstörungen,
- veränderter Hormonspiegel.

Einige dieser Ursachen können wir beseitigen durch Gewichtsreduktion, Nahrungsumstellung und Sport. Diese Maßnahmen sind jedoch ein Leben lang einzuhalten, da die spezielle biologische Veranlagung der betroffenen Frauen sich sonst wieder durchsetzt. Da diese Maßnahmen aber nicht nur die Cellulitis eindämmen, sondern allgemein das Wohlbefinden, die Widerstandskraft und die Gesundheit des Körpers fördern, sind sie auf Dauer ratsam.

Fettabbau und -aufbau in den Fettzellen

In jüngerer Zeit wurden einige Fortschritte in der Cellulitisbehandlung erreicht, vor allem durch neue Erkenntnisse über den Fettstoffwechsel der Fettzellen (Adipocyten) und die daraus resultierenden Angriffspunkte.

Fettgewebe ist über den ganzen Körper verteilt und nimmt unterschiedliche Aufgaben wahr. Das Fettgewebe der Subcutis ist vor allem ein Energiespeicher. Die durch Hormone gesteuerte, oberflächennahe Fettverteilung führt außerdem zur typischen männlichen und weiblichen Körperausprägung.

Die Adipocyten sind von Bindegewebsfasern umgeben, und mehrere Fettzellen bilden unregelmäßige Fettläppchen, die von einer Bindegewebskapsel umschlossen sind. Die Fettzellen werden durch das umgebende Bindegewebe mit Blut versorgt, wodurch Stoffe zu und aus den Fettzellen hin- und abgeführt werden. Bei ausreichender Ernährung werden durch Lipoproteine Triglyceride zu den Fettzellen transportiert, aufgenommen und gespeichert. Es kann auch insulininduziert überschüssige Glucose aufgenommen werden, die in der Zelle zu Trigly-

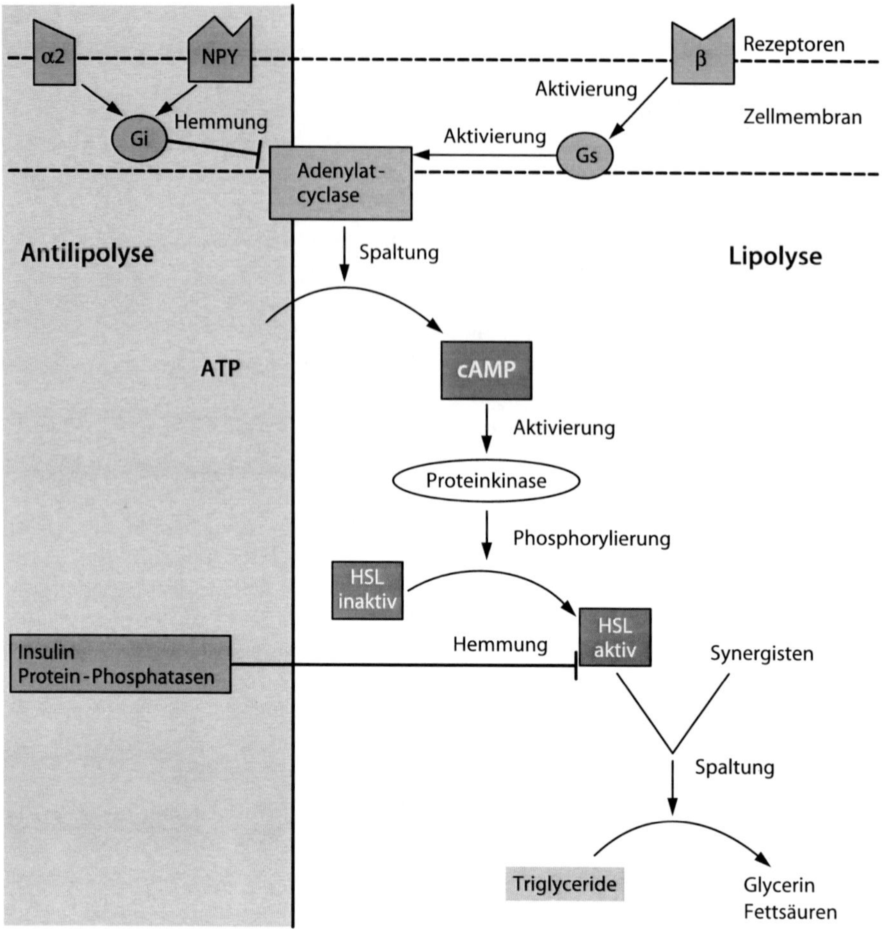

Abb. 7.2. Lipolyse und Antilipolyse

ceriden umgebaut und gespeichert wird. Dieser Aufbau von Fett nennt sich Lipogenese. Ein Fettabbau erfolgt vor allem dann, wenn Energie benötigt wird und über die Nahrung keine Energie zugeführt wurde. Der Fettabbau wird als Lipolyse bezeichnet. Ein weiterer Mechanismus, der in den Fettstoffwechsel eingreift, ist die Hemmung des Fettabbaus, die Antilipolyse, die eine Fettreduktion während einer kalorienreduzierten Diät oft fast unmöglich macht. Fettabbau, Fettaufbau und die Hemmung des Fettabbaus werden hormonell und nerval gesteuert.

Das zentrale Enzym des Fettabbaus ist die hormonsensitive Lipase (HSL) in den Fettzellen, die durch eine Kaskade verschiedener Einzelreaktionen aktiviert oder gehemmt wird, je nachdem, welche

Hormone ausgeschüttet und welche Rezeptoren aktiviert werden (Abb. 7.2).

Adrenalin und Noradrenalin wirken über die α-Rezeptoren der Adipocyten, durch sie aktiviert das mit dem Rezeptor gekoppelte stimulierende G_s-Protein die membranständige Adenylatcyclase. Dieses Enzym ist ein *second-messenger* und bewirkt eine cAMP-Bildung aus ATP. Der cAMP-Spiegel ist der zentrale Steuerpunkt in der Lipolyse. Erhöhte Spiegel in der Fettzelle aktivieren eine Proteinkinase A, die durch Phosphorylierung der HSL die Fettspaltung einleitet.

Als Gegensteuerung wird über α2-Rezeptoren und Adrenalin und NPY-Reptoren und den Neuropeptiden YY und Y ein inhibitorisches G_i-Protein zur Hemmung der Adenylatcyclase veranlasst. Als

Folge sinken die cAMP-Spiegel, und die Aktivierung der HSL unterbleibt; der Fettabbau ist gestoppt. Als weitere Bremse des Fettabbaus gelten auch Insulin und Protein-Phosphatasen, die phosphoryliertes aktives HSL spalten und dadurch inaktivieren; die Lipolyse ist unterbrochen.

Dieses Verhältnis zwischen Fettaufbau und -abbau ist, wie viele Frauen bei Reduktionsdiäten selbst erfahren konnten, stark zum Fettaufbau verschoben. Das Fett bleibt hartnäckig an Oberschenkeln, Po, Hüften, Bauch und Knien bestehen, nur während der Stillzeit sollen diese Fettdepots wirklich dahinschmelzen. Dies kann mikrophysiologisch erklärt werden. Die Dichte der die Lipolyse hemmenden Rezeptoren an den Adipocyten des Unterhautfettgewebes dieser Körperregionen ist wesentlich höher, als die den Abbau aktivierenden Rezeptoren. Bei männlichen Fettzellen und bei anderen Fettzellen des weiblichen Körpers ist die Dichte der α2- und NPY-Rezeptoren fünfmal geringer und der Fettabbau dadurch wesentlich einfacher.

Behandlungsvorschläge für eine Cellulitis

Eine Cellulitis kann nur durch eine Kombination verschiedener Maßnahmen eingedämmt und eventuell beseitigt werden.

Zunächst ist bestehendes Übergewicht zu beseitigen, am besten gekoppelt mit Sport.

Eine ausgewogene Zufuhr essenzieller Nährstoffe, Vitamine und Mineralstoffe trägt zur Gewichtsreduktion und zur Verminderung des Fettaufbaus bei.

Sport, der die betroffenen Körperregionen trainiert, wie Schwimmen oder Radfahren, fördert den Stoffwechsel und die Durchblutung des Gewebes.

Massagen, Lymphdrainage und Dermapunktur – mit speziellen Geräten oder manuell – unterstützen den Lymph- und Blutfluss und wirken entstauend. Das Gewebe wird wieder besser durchblutet, was auch hilfreich bei Bindegewebsschwäche und venösen Erkrankungen ist.

Die Anregung der Durchblutung durch Wechselduschen führt zu einer Straffung des Gewebes und der Haut.

Durchblutungsfördernde Dermatika führen zu einer Erwärmung und Stoffwechselerhöhung, wobei Betroffene mit Besenreisern und Krampfadern damit zurückhaltend sein müssen.

Mit verschiedenen Substanzen versucht man in den Fett- und Glucosestoffwechsel einzugreifen (◘ Tab. 7.11). Die Lipolyse wird erhöht, der Fettaufbau verringert, die Glucose- und Fettaufnahme der

◘ **Tabelle 7.11.** Lipolytische, entstauende, straffende, durchblutungsfördernde, stoffwechselanregende Stoffe gegen Cellulitis

Substanzen	INCI	in Produkte/Label
Aescin (Rosskastanie)	Escin	Lierac, L. Widmer
Algen	Algae	Lierac, Primavera
Ananas-Extrakt	Ananas sativa	Lierac
Aprikosenkernöl	Prunus armeniaca	Primavera, Weleda
Aspartam	Aspartame	Lierac
Birkenblätter-Extrakt	Betula alba	Weleda
Carnitin	Carnitin	Roc, L. Widmer
Coffein	Caffeine	Creaderm, Elancyl, Frei, Lierac, Roc, Vichy, L. Widmer
Coffeinderivat	Caffein Carboxylic Acid	Elancyl
Efeu-Extrakt	Hedera helix	Elancyl, Roc
Flavo-Lakritz, Süßholzblätter	Glycyrrhiza glabra (Blatt)	Lierac
Glaucin®	Glaucine	Lierac
Habichtskraut	Hieracium pilosella	Elancyl
Hesperidin-Methyl-Chalcon	Hesperidin-Methyl-Chalcon	Elancyl
Hibiskusblüten-Extrakt	Hibiscus sabdariffa	Lierac
Neoruscogenin (Mäusedorn)	Neoruscogenin	Roc, L. Widmer
Phloridzin® (Apfel)	Pyrus malus	Elancyl
Rosskastanie	Aesculus hippocastanum	Roc

⧉ Tabelle 7.11 (Fortsetzung)

Substanzen	INCI	in Produkte/Label
Rosmarin	Rosmarinus officinalis	Weleda
Rotalge	Corallina officinalis	Lierac
Ruscogenin (Mäusedorn)	Ruscogenin	Roc, Weleda, L. Widmer
Tang	Fucus vesiculosus	Roc
Vitamin A	Retinol	Frei, Roc
Vitamin B3	Niacin, Nicotinamide	Frei
Vitamin E	Tocopherol	Frei
Wacholderbeeröl	Juniperi virginiana	Primavera
Xanthoxyline® (Szechuan-Pfeffer-Extrakt)	Xanthoxylium bungeanum	Elancyl
Zitronenöl	Citrus Medica limonum	Dr. Hauschka, Frei

Zellen gebremst oder die Entleerung der Zellen verstärkt. Auch entwässernde und entstauende Substanzen und solche, die die venösen Gefäße stärken und die Mikrozirkulation verbessern, kommen zum Einsatz. Zum Beispiel fördert Coffein die Lipolyse und unterdrückt die Antilipolyse durch hohe cAMP-Spiegel; Rutin verhindert die Glucoseaufnahme in die Fettzelle; Aescin und Ginkgo biloba hemmen die α2-Rezeptoren. Auf dem Gebiet der Cellulitiscremes sind noch viele weitere pflanzliche wie synthetische Stoffe auf dem Markt, deren Wirkungen meist nicht eindeutig nachweisbar sind (Produkte: ► Übersicht 7.14). Eine entscheidende Frage ist auch, ob »tiefgehende (bis zum Unterhautfettgewebe)« Cellulitiszubereitungen wirklich noch Kosmetika sein können, da per gesetzlicher Definition diese nur auf der Haut und Schleimhaut wirken dürfen! Dringen die Wirkstoffe bis zum Entstehungsort der Cellulitis vor, kann dies aber auch bedeuten, dass diese Substanzen ins Blut aufgenommen werden und eine Verteilung im Körper möglich ist. Diese Frage wird in den Studien über diese Produkte nicht beantwortet! Wie Sie sehen, befinden wir uns mit den Cellulitisprodukten in einer Grauzone der Körperpflege. Die Meinungen über die Effektivität dieser Produkte geht weit auseinander, es bleibt zur Zeit jedem selbst überlassen, was er davon hält.

Entscheidend bei einer Cellulitisbehandlung ist Kontinuität und eine Kombination der vier Be-

---

Übersicht 7.14. Produkte zur Cellulitisbehandlung:

Pflege, Massage
Arnika Massageöl Weleda
Birken-Cellulite-Öl Weleda
Body Lift 10 ventre (Bauch) Lierac
BodyLine Aroma Bodylotion Primavera
BodyLine Aroma Massageöl Primavera
Body Modelling Patches Roc
Centimetric Gel Lierac
Citronen Körperöl Dr. Hauschka
Crealite plus, Creaderm
Elancyl Activ Massage Gel G.P.F.
Elancyl Cellu/reverse G.P.F.
Elancyl Concentre Lissant Silhouette G.P.F.
Eucerin pH5 Hautstraffende Lotion

Morpho-Slim Serum Lierac
Phytophyline Ampullen Lierac
Retinol Bady Modelling Gel Roc
Straffende Körperpflege L. Widmer
Ultra body Lift 10 Minceur Serum Lierac
Vichy Lipo.Metric
Peeling, Sonstige
Frei Cellulite DuschPeeling
BodyLine Aroma Badeöl Primavera
BodyLine Aroma Badesalz Primavera
BodyLine Aroma Duschpeeling Primavera
Elancyl Körperpeeling G.P.F.
Elancyl belebendes Duschgel G.P.F.

handlungsschritte: Ernährung, Bewegung, Massage und Dermatika.

7.5　Hautpflege im Winter

Der Winter mit niedrigen Temperaturen, geringer Luftfeuchtigkeit, kaltem Wind und beheizten Räumen belastet unsere Haut in besonderem Maß. Die Pflegekosmetik für das Gesicht und die Hände, die meistens unbedeckt sind, sollten den veränderten Gegebenheiten angepasst werden. Der Talg verteilt sich bei niedrigen Temperaturen nur schlecht auf der Haut und der transepidermale Wasserverlust ist durch die geringe Luftfeuchte sehr hoch. Im Winter benötigen die offenen Körperpartien zusätzlich Feuchtigkeit und Fett. Es kann deshalb unter Umständen notwendig sein, im Winter auf eine fettere, reichhaltigere Gesichtskosmetik zurückzugreifen. Bei Personen, die viel im Freien sind, sollten W/O-Emulsionen (▶ Übersicht 7.15) verwendet werden, bei sehr niedrigen Temperaturen sogar wasserfreie Kälteschutzprodukte. Lippen, Augenpartie und Hände sind dabei nicht zu vergessen. Die trockene Heizungsluft macht es außerdem erforderlich, den hohen transepidermalen Wasserverlust beständig auszugleichen. Am besten ist dies über Nacht möglich, indem die übliche Nachtpflege mit einer Feuchtigkeitspflege oder mit einer Ampullenkur kombiniert wird. Hält man sich im Winter den größten Teil des Tages in geheizten Räumen auf, sollte unter die normale Tagespflege (O/W-Emulsion) ein zusätzliches Feuchtigkeitspräparat aufgetragen werden. Es kann bei trockenen Hauttypen durchaus notwendig werden, das übliche Schema »zweimal täglich ein-cremen« auf häufigere Anwendungen auszuweiten. Auch die Lippen benötigen öfter einen fettreichen Pflege- oder Lippenstift.

7.6　Insektenschutz, Repellentien

Den Schutz vor Stichen von Insekten betreibt man mit Repellentien. Die Insekten werden nicht abgetötet, sondern nur vertrieben. Im Gegensatz dazu stehen die in der Landwirtschaft eingesetzten Insektizide, die als Kontaktgifte wirken. Die Insekten nehmen die chemische Substanz auf und sterben an der Giftwirkung. Als Repellents wären sie ungeeignet, da sie nicht den Stich vermeiden.

Repellents werden nicht nur eingesetzt, um dem lästigen Juckreiz der Stiche zu entgehen. Viele Insekten und vor allem Stechmücken und Moskitos sind Zwischenwirte für Mikroorganismen und somit Überträger von Infektionskrankheiten (◻ Tab. 7.12), die teilweise lebensbedrohlich oder tödlich verlaufen können.

Die meisten Insekten werden durch den Geruch unseres Schweißes, des Bluts oder dessen Bestandteilen angelockt. Durch Repellentien wird dieser Geruch überdeckt. Wir bilden eine abstoßende Geruchswolke um uns, die Insekten drehen vor ihr ab. Solch eine Geruchswolke kann durch verschiedene Substanzen entwickelt werden, und ihre Beständigkeit ist abhängig von äußeren und stoffgebundenen Faktoren (▶ Übersicht 7.16).

Stoffe, die als Insektenschutzmittel verwendet werden, sind seit altersher ätherische Öle (▶ Übersicht 7.17). Sie sind in den benötigten Konzentrationen oft genauso hautreizend wie die synthetischen

---

Übersicht 7.15. Kälteschutzsalben (W/O-Creme)

Avene Cold Cream Creme Pierre Fabre
Avene Cold Cream Körperemulsion Pierre Fabre
Cold Cream Naturel La Roche-Posay
Cold Cream Weleda
Excipial Fettcreme Hans Karrer
Ilrido Winter Creme LSF25

◻ **Tabelle 7.12.** Von Insekten übertragene Infektionskrankheiten

Insekt	Erkrankung
Zecke	FSME, Borreliose
Floh	Pest, Rickettsiose
Anopheles-Mücke	Malaria
Tse-tse-Fliege	Schlafkrankheit
Moskitoarten	Gelbfieber
Laus	Rickettsiose, Borreliose

7

Übersicht 7.16. Faktoren, welche die Wirkdauer von Repellentien beeinflussen

Windgeschwindigkeit
Luftfeuchtigkeit
Temperatur
Tageszeit, Helligkeit
Schweißmenge
Ernährung
Konzentration
Haftfähigkeit auf d. Haut
Abrieb durch z. B. Kleidung, Sand etc.

Übersicht 7.17. Ätherische Öle mit Repellents-Wirkung

Citronell
Nelke
Eukalyptus
Lavendel
Zimt
Zeder
Zitrone

Stoffe, und ihre Wirksamkeit ist gering. Der älteste synthetische Stoff ist das Diethyltoluamid (DEET) mit einer hohen Wirksamkeit gegenüber verschiedenen Insekten. Die Wirkung hält gegenüber Mücken 6–8 Stunden an, gegenüber Zecken nur 2 Stunden. Das DEET hat seit einigen Jahren eine Konkurrenz, das Icaridin, Bayrepel® oder 2-(2-Hydroxyethyl)-1-piperiden-carbonsäure-methylpropylester. Es ist in 20%iger Konzentration gegenüber Stechmücken, Moskitos und Zecken ebenso effektiv wirksam, ohne dabei Plastik (z. B. Fotoapparate, Handys, Handtaschen etc.) anzulösen wie DEET. Beide Substanzen sind wirksam gegen die Malaria übertragenden Stechmücken.

Weitere Substanzen mit Repellentwirkung sind z. B. IR3535, Phthalsäureester, Milchsäurebenzylester, Dibutylsuccinat (◘ Tab. 7.13), die jedoch alle nicht tropen- bzw. malariatauglich sind. Alle Stoffe sind für Babys und Kinder unter zwei Jahren ungeeignet, da sie abgeleckt, eingeatmet oder durch die Haut penetrieren können. Bis auf DEET liegen kaum Studien über die Verträglichkeit der Substanzen bei Kindern vor, unerwünschte oder toxische Reaktionen können nicht ausgeschlossen werden. (Richten Sie sich nach den Herstellerhinweisen!). Alle Stoffe dürfen nicht mit Schleimhäuten in Berührung kommen, und einige Substanzen lösen Kunststoffe an, so dass Kleidungsstücke, Sonnen-

◘ **Tabelle 7.13.** Repellentien und ihre wirksamen Inhaltsstoffe

Wirkstoff	INCI	Produkt	Wirkspektrum
DEET	Diethyl Toluamide	Antibumm® forte, Moskitox, No bite	Stechmücken, Bremsen, Zecken (2 h), Fliegen
Icaridin (Bayrepel®)	Hydroxyethyl Isobutyl Piperidine Carboxylate	Autan	Stechmücken, Bremsen, Zecken, Fliegen
Dimethylphthalat	Dimethyl Phthalate	Palatinol M	Stechmücken
Ethyl-Butylacetyl-amino-propionat, IR 3535TM	Ethyl Butylamino -propionate	ultrasun Myx Repellent, Perysan, Antibrumm sensitive	Stechmücken, Bremsen, Zecken, Fliegen, Bienen, Wespen
ätherische Öle	–	Dschungelmilch, Zedan	kein zuverlässiger Schutz
Citronellaöl	Citronella	Mükkafort Pad	s.o.

brillen, Fotoapparate etc. in Mitleidenschaft gezogen werden können.

Der Schutz gegenüber Stechmücken und Moskitos erhält in den feucht-tropischen, malariagefährdeten Gebieten einen ganz anderen Stellenwert als bei uns, deshalb sind einige wichtige Regeln für den Insektenschutz zu beachten, um eine Infektion zu vermeiden (▶ Übersicht 7.18): Alle unbedeckten Körperstellen mit Repellentien einreiben oder sprühen,

---

Übersicht 7.18. Bedingungen, die Insekten anziehen

Windstille
Dunkelheit
Luftfeuchte >85%
Temperatur 15–32 °C
Dunkle Kleidung
Schweiß
Körperwärme
Aminosäuren, Steroide

---

dies gilt vor allem während der Dämmerung und Nacht. Möglichst langärmelige Oberteile und lange Hosen aus festem Gewebe tragen, durch die die Moskitos nicht durchstechen können. Feinmaschige Gitter an den Fenstern oder Moskitonetze zum Schlafen verwenden.

In einer aktuellen britischen Studie ist man einem neuen Wirkprinzip auf der Spur. Die Wissenschaftler konnten im Schweiß der glücklichen Personen, die nicht von Stechmücken und anderem Getier attackiert werden, eine körpereigene Substanz nachweisen, die Stoffe in unserem Schweiß maskiert, durch die normalerweise Insekten angelockt werden. Die Chemie des gefundenen Stoffes wird von den Wissenschaftlern aus patentrechtlichen Gründen noch nicht verraten. Die Substanz soll in niedriger Konzentration geruchlos sein und in höherer leicht fruchtig riechen. Da sie von unserem Körper produziert wird, ist sie auch nicht mit den üblichen Risiken und Einschränkungen der Repellentien behaftet. Testreihen zur Wirksamkeit dieses neuen, körperverwandten Insektenschutzmittels laufen zurzeit mit Erfolg versprechenden Ergebnissen.

8 Sonne, Sonnenschutz und Selbstbräunung

8.1   Physikalische Grundlagen

8.1.1   Die Sonne

Die Sonne, als Fixstern unseres Planetensystems, wurde viele Jahrtausende als mystisches Wesen und Gottheit verehrt und gefürchtet. Sie erzeugte Leben, brachte aber auch den Tod durch Dürren und Hungersnöte. In den letzten beiden Jahrtausenden wurden die verschiedenen Sonnenkulte mehr und mehr durch das Christentum und den Islam verdrängt. In diesen Religionen ist die Sonne nur noch ein Werkzeug Gottes.

Heute ist die Sonne umfassend erforscht, und ihre einzelnen Phänomene können als physikalische und chemische Gesetzmäßigkeiten erklärt werden. Es bleibt kein Platz mehr für die Mystik der vorangegangenen Jahrtausende.

Die Sonne ähnelt einem Kernreaktor mit einer unvorstellbaren Energieemission, welche durch Verschmelzung von Wasserstoffkernen entsteht. Durch diese gewaltigen Energien, die im Inneren frei werden, entstehen Temperaturen von nahezu 20 Millionen Grad Celsius. An der Oberfläche der Sonne wäre noch eine Restwärme von 5500 °C zu messen; im Vergleich dazu: Lava hat eine Temperatur von etwa 1400–1500 °C. Nach etwa 8 Minuten oder einem Weg von 8 Lichtminuten (150 Millionen km) treffen die Sonnenstrahlen und ihre Restenergie auf die Erdatmosphäre.

8.1.2   Sonnenstrahlen, Sonnenenergie

Das Spektrum der Sonnenstrahlen reicht von ionisierender kosmischer Strahlung (γ- und Röntgenstrahlen) über ultraviolette (UV) Strahlen, sichtbares Licht (VIS) bis zu Infrarotstrahlen (Wärmestrahlung, IR) und Mikrowellen (◘ Abb. 8.1). Je kurzwelliger die Strahlen, desto energiereicher sind sie und desto leichter werden chemische Reaktionen von ihnen ausgelöst oder katalysiert, die zu Veränderungen biologischer Prozesse und Materialien führen und dadurch extrem schädlich wirken können (► Übersicht 8.1).

Zum Glück erreicht von diesem Spektrum nur noch ein Bruchteil des UVA- und UVB-Lichtes, das sichtbare Licht, die Infrarot- und Mikrowellen die

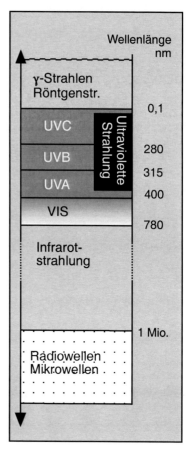

◘ **Abb. 8.1.** Spektrum der Sonnenstrahlen

Übersicht 8.1. Durch energiereiche Strahlung ausgelöste chemische Veränderungen:

Radikalbildung
DNA-Veränderungen
Mutationen
Spaltung von biochemischen Stoffen
Neukombination von Substanzen
Abtötung lebender Organismen
Entstehung von Antigenen

Erdoberfläche. Die ionisierende Strahlung und die sehr kurzwelligen UVC-Strahlen und große Anteile der UVB- und UVA-Strahlen werden von der Erdatmosphäre absorbiert oder in das Weltall reflektiert. Würden diese Strahlen im vollen Umfang auf der

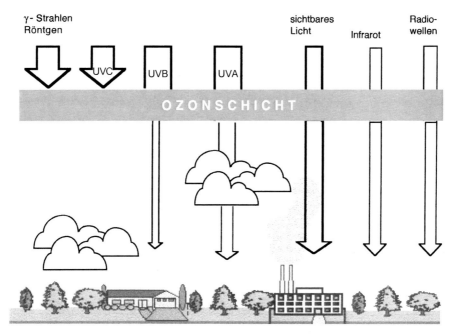

γ- Strahlen
Röntgen

sichtbares
Licht

Infrarot

Radio-
wellen

UVC   UVB   UVA

OZONSCHICHT

◘ Abb. 8.2. Filterwirkung der Ozonschicht und Erdatmosphäre

Erdoberfläche auftreffen, wäre ein Leben jeglicher Art auf der Erde nahezu unmöglich (◘ Abb. 8.2).

8.1.3 Beeinflussung der Sonnenenergie

Die Atmosphäre, der natürliche Sonnenfilter

Die Ozonschicht ist der wichtigste UV-Filterbereich der Erdatmosphäre. Ihre Erhaltung ist für das Leben auf der Erde unerlässlich. Sie hält die sehr aggressiven, kurzwelligen UVC-, einen Großteil der UVB- und Teile der UVA-Strahlen ab. Die Absorptionsfähigkeit der Ozonschicht nimmt mit der Länge der Lichtwellen ab. Sichtbares Licht, IR- und Mikrowellen können nicht absorbiert werden.

Die Länge des Weges der Sonnenstrahlen durch die Erdatmosphäre, die Ozonschicht, Staub und Wolken sind entscheidend für die Filterwirkung. Je dicker die Schicht oder je länger der Weg der Strahlen, um so weniger UV-Licht erreicht die Erdoberfläche. Bei langen Wegen oder sehr schrägem Einfall der Sonnenstrahlen wird ein Großteil der UVB- und UVA-Strahlung absorbiert oder gestreut.

Filterfaktoren wie Wolken und Staubpartikel (Umweltverschmutzung), die sehr oberflächennah noch weitere UV-Strahlen zurückhalten oder streuen, dürfen in ihrer Filterwirkung nicht überschätzt werden; am Äquator bekommt man selbst bei Bewölkung ungeschützt einen Sonnenbrand. Diese Filterfaktoren sind außerdem durch ihre Unbeständigkeit und schnelle Veränderung in ihrer möglichen Filterwirkung nur schlecht zu berechnen.

Sonnenstand und Jahreszeiten

Die Erde kreist in einer elliptischen Umlaufbahn einmal in 365,25 Tagen um die Sonne. Die Erde dreht sich einmal in 24 Stunden um ihre eigene Achse. Die Erdachse steht nicht senkrecht auf der Sonnenumlaufbahn, sondern ist leicht geneigt. Durch diese Neigung entstehen die wechselnden Jahreszeiten auf der Erde (◘ Abb. 8.3, 8.4).

Stellen Sie sich vor, Sie stehen am 21. Juni in Hong Kong oder Kuba auf dem nördlichen Wendekreis (23°27′ Breitengrad Nord). Zu diesem Zeitpunkt scheint die Sonne fast senkrecht über diesen Orten. Der Strahlenweg durch die Atmosphäre ist sehr kurz, die UV-Filterung am geringsten. Es ist

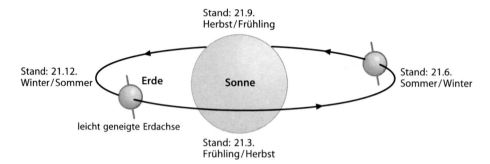

Abb. 8.3. Vereinfachtes Bild der elliptischen Umlaufbahn der Erde um die Sonne

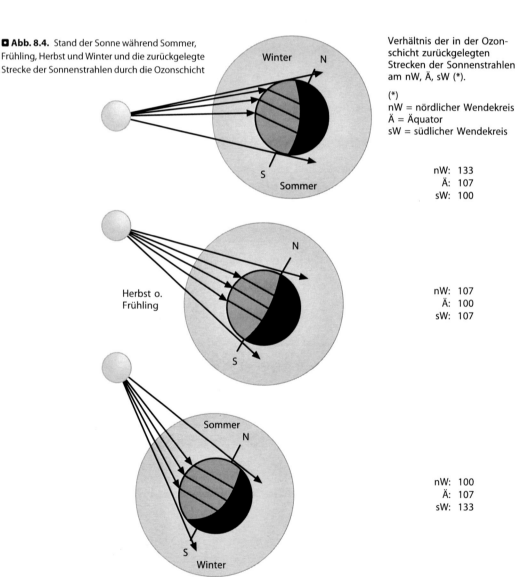

Abb. 8.4. Stand der Sonne während Sommer, Frühling, Herbst und Winter und die zurückgelegte Strecke der Sonnenstrahlen durch die Ozonschicht

Verhältnis der in der Ozonschicht zurückgelegten Strecken der Sonnenstrahlen am nW, Ä, sW (*).

(*)
nW = nördlicher Wendekreis
Ä = Äquator
sW = südlicher Wendekreis

nW: 133
Ä: 107
sW: 100

nW: 107
Ä: 100
sW: 107

nW: 100
Ä: 107
sW: 133

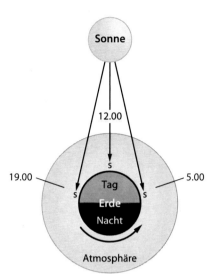

s = Standortverschiebung auf der Erdoberfläche im Laufe eines Tages

▣ Abb. 8.5. Veränderung der Strahlenlänge durch die Atmosphäre im Laufe eines Tages

hier Sommer mit höchster UV-Belastung. Ähnliches gilt für alle nördlich darüberliegenden Länder.

Wir stehen zum gleichen Zeitpunkt in Rio de Janeiro oder Alice Springs (Australien) auf dem süd-lichen Wendekreis (23°27' Breitengrad Süd). Die Sonnenstrahlen fallen sehr schräg ein. Sie müssen einen langen Weg durch die Atmosphäre zurück-legen mit maximaler UV-Filterung. Es herrscht geringe bis keine UV-Belastung. Es herrscht hier Winter. Ähnliches gilt wiederum für alle südlicher gelegenen Gebiete. Durch die elliptische Umlauf-bahn der Erde ist diese Situation am 21.12. genau umgekehrt; auf der Nordhalbkugel ist Winter, auf der Sübhalbkugel Sommer. Am 21.3. und 21.9. tref-fen die Sonnenstrahlen fast senkrecht auf den Äqua-tor. In Ländern oberhalb der beiden Wendekreise herrscht nun Frühling oder Herbst. In der Äquato-rialzone (zwischen dem 23. nördl. und 23. südl. Brei-tengrad) ändert sich der Stand der Sonne nur ge-ringfügig. Das ganze Jahr über ist mit einer hohen UV-Belastung zu rechnen. Dies bedeutet auch, dass die Jahreszeiten nicht sehr ausgeprägt sind.

Durch die Stellung der Sonne lassen sich noch andere Phänomene sehr leicht verdeutlichen. Um den 21.6. geht oberhalb des nördlichen Polarkreises (66°30') für einen begrenzten Zeitraum die Sonne

nicht mehr unter; andererseits herrscht zeitgleich oberhalb des südlichen Polarkreises (66°30') Dun-kelheit. Um den 21.12. verhält es sich genau umge-kehrt; oberhalb des nördlichen Polarkreises ist nur Nacht, oberhalb des südlichen Polarkreises nur Tag.

Während einer Erdumdrehung verändern sich die Weglängen der Strahlen durch die Ozonschicht auch innerhalb eines Tages. Die direkteste und kür-zeste Einstrahlung liegt zwischen 11.00–15.00 Uhr; es besteht eine erhöhte Sonnenbrandgefahr. Früh morgens und abends ist die UV-Belastung gering (▣ Abb. 8.5).

Eine Faustregel sagt: »Steht die Sonne mehr als drei Handbreit über dem Horizont besteht Sonnen-brandgefahr« (dazu den Arm ausstrecken und den Horizont fixieren).

Reflexion und Streuung

Die Intensität der UV-Strahlung wird nicht nur durch die »Dicke« der Atmosphäre und Ozonschicht beeinflusst. Streuung, vor allem die der kurzwelligen UVB-Strahlen durch die Atmosphäre, Wolken, Staubpartikel und Gase verstärkt die UVB-Dosis auf der Erdoberfläche. Die indirekte, durch Streuung verursachte Sonneneinstrahlung kann bei verschie-denen Witterungsbedingungen und Standorten durchaus die direkt auf die Erdoberfläche treffende Sonnenstrahlung überwiegen. Durch dieses Streu-licht wird man selbst im Schatten oder bei bewölktem Himmel braun. Die UVB-Streustrahlung kann bis zu 50 % des Wertes unter klarem Himmel betragen.

UVA-Strahlen werden kaum gestreut. Sie wer-den durch Wolken und Umweltverschmutzung zu-rückgehalten, und die UVA-Strahlung nimmt ab.

UV-Strahlen werden außerdem leicht durch Wasser, Schnee, hellen Sand, glatte Beton- und Spie-gelflächen reflektiert. Reflexionseffekte potenzieren die UV-Strahlung. Dies bedeutet, dass Aufenthalte auf Schnee-, Eis- und Wasserflächen mit einer hohen UV-Belastung einhergehen, es müssen extrem hohe LSF auf die Haut aufgetragen werden.

Begeben wir uns ins Gebirge, müssen wir auch mit einer erhöhten UVB-Belastung rechnen (▣ Tab. 8.1), durch weniger Streulicht und einen größeren Anteil an direkter Sonnenstrahlung erhöht sich die UVB-Belastung etwa um 15 % pro 1000m Höhe. Liegt zusätzlich noch Schnee oder Eis potenziert sich die Energiemenge nochmals.

◘ **Tabelle 8.1.** Verstärkung der Sonnenenergie in der Höhe (n. Raab)

Höhe [m]	UVB [%]	UVA [%]
1000	20	17
2000	25	27
3000	50	34
4000	62	40
5000	70	44

◘ **Tabelle 8.2.** Reststrahlungsmenge unter Wasser (n. Raab)

Tiefe [cm]	UVB [%]	UVA [%]
0	100	100
50	63	85
100	47	77
150	37	72

Befindet man sich unter Wasser, ist dies noch kein Schutz gegen UV-Licht. In 1 m Tiefe durchdringen noch 50 % der UVB- und 75 % der UVA-Wellen die Wasserfläche (◘ Tab. 8.2). Erst durch Gerätetauchen in Tiefen von 5–20 m sind wir vor Sonnenbrand und Lichtschäden geschützt. Schwimmer und Schnorchler müssen sehr genau auf ihren Sonnenschutz achten, da zusätzlich die Reflexion durch die Wasseroberfläche hinzukommt.

8.2　Physiologische Grundlagen

Von den Sonnenstrahlen, die durch die Atmosphäre gelangen und auf unseren Körper treffen, dringen die UVB-Strahlen bis etwa zur Basalschicht der Epidermis vor, die UVA-Strahlen dringen bis in das tiefe Corium. Sichtbares Licht und kurze Infrarotstrahlen gelangen noch weiter vor, so dass sie zu einer Erwärmung des Blutes in der Subcutis führen. Die kurzwelligen UVC und die langwelligen IR-Strahlen werden an der Hautoberfläche reflektiert.

8.2.1　Wirkungen der UV-Strahlen auf der Haut

Jeder kennt das Gefühl, wenn der Winter dem Ende zugeht und die ersten warmen, sonnigen Tage neuen Tatendrang und Lebensfreude wecken. Wer die Sonne aber in vollen Zügen genießen will, muss sich nicht nur über die positiven Wirkungen der Sonnenstrahlen im Klaren sein, sondern auch ihre Nachteile kennen (◘ Tab. 8.3).

UVB-Strahlen ermöglichen die Vitamin D-Synthese und sind außerdem keimabtötend. Etwa 70 % der Psoriatiker und Neurodermitiker berichten von einer Verbesserung der Hautsymptome durch Sonnenbestrahlung. Im Zusammenspiel mit UVA-Wellen, sichtbarem Licht und IR-Strahlung fühlt sich der Körper wohlig warm an, und die Psyche erlebt einen

◘ **Tabelle 8.3.** Positive und negative Einflüsse der Sonnenstrahlen auf den menschlichen Körper

Strahlung	negative Einflüsse	positive Einflüsse
VIS, IR	Überhitzung Altersflecken	Wärmegefühl
UVB	Sonnenbrand Immunsuppression Hautveränderungen Hautkrebs Augenschäden	Bräunung (beständig) Keimabtötung Vit. D-Synthese Lichtschwiele Immunmodulation
UVA	Sonnenallergie Mallorca-Akne Hautalterung, Fältchen Elastose Hautkrebs Altersflecken Photoallergische Reaktionen Phototoxische Reaktionen	Sofortbräunung (unbeständig) Immunmodulation Stimmungsaufhellung

Aufschwung. (In letzter Zeit gibt es vermehrt Forschungsprojekte zum Thema Licht-Depressionen, die in den sonnenarmen Wintermonaten auftreten). Wir fühlen uns leistungsfähiger; das Immunsystem erlebt eine Aktivierung, was sich in einem geringeren Infektrisiko im Sommer verdeutlicht.

Gleichzeitig induzieren UV-Strahlen eine Hautbräunung (UVB/A) und fördern die Verdickung der Epidermis und des Stratum corneum (UVB), als Schutz gegen Sonnenstrahlen.

Als akute Schädigung durch UVB-Strahlen tritt der Sonnenbrand auf; die chronischen Schäden sind Hautveränderungen und Hauttumoren.

UVA-Strahlen sind nur zu maximal 10 % an der Entstehung eines Sonnenbrands beteiligt. Sie verursachen akute Schäden wie eine Sonnenallergie oder Mallorca-Akne, phototoxische oder allergische Reaktionen. Von diesen Nebenwirkungen sind aber nur wenige empfindliche Personen betroffen.

UVA-Strahlen führen vor allem zu Langzeitschäden wie Hautalterung, Fältchenbildung, einem Elastizitätsverlust (Elastose) der Haut und sie begünstigen die Entstehung von Hauttumoren.

Schutzmechanismen der Haut gegen Sonnenstrahlen

UVB-Strahlen regen in der Epidermis die Melaninsynthese (Farbstoff) durch die Melanosomen (Organelle) in den Melanozyten (Zelltyp) an (▶ Kap. 2.1.1, 2.5.5). Das Melanin und auch die Melanosomen werden in umliegende Keratinozyten übertragen. Das entstandene Melanin legt sich als DNA-Schutz um die Zellkerne. Der Farbstoff reflektiert die UV-Strahlen oder wandelt sie in Wärme um. Je stärker die Melaninproduktion, also je dunkler der Hauttyp ist, umso besser ist der hauteigene Sonnenschutz. Bei Schwarzen durchdringen selbst sichtbares Licht und IR-Strahlen erst nach längerer Bestrahlungszeit die Haut, so dass sie besser vor einer Überhitzung geschützt sind als hellhäutige Personen. Die vollständige Bräunung entwickelt sich langsam und schützt so lange, bis das Melanin herausgewachsen ist (ca. 4 Wochen).

UVB-Licht fördert auch eine Verdickung der Epidermis (Lichtschwiele), insbesondere der Hornschicht, die auf das Doppelte anwächst. Die Lichtschwiele ist ein weiterer Schutzfaktor gegenüber UV-Licht. Körperbereiche mit dünner Epidermis,

fehlender Hornschicht oder seltener Sonnenbestrahlung besitzen deshalb ein höheres Sonnenbrand- und Krebsrisiko, z. B. Ohrmuschel, Fußrücken, Dekolleté, Nasenrücken und Lippen.

UVA-Strahlen führen zu einer Sofortpigmentierung, die aber nur kurz anhält und nur einen geringen Schutz bietet. Sie entsteht durch eine reversible Oxidation von Melaninvorstufen, das Melanin dunkelt nur nach. Die Reaktion ist reversibel, das bedeutet, dass die braune Farbe nach wenigen Tagen wieder verblasst.

Beide Prozesse – Bräunung und Lichtschwiele – erreichen nach etwa 2–3 Wochen bei **langsam gesteigerter** Bestrahlungsmenge/Tag ihr Maximum. (Das heißt, dass nie so lange gesonnt werden darf, dass ein Sonnenbrand entsteht.) Erst nach dieser Zeit ist der Eigenschutz unserer Haut voll wirksam. Bei hellen Hauttypen ist dieser Bräunungsschutz sehr gering (LSF 0–3), bei dunklen bis sehr dunklen Typen kann er einen LSF von 10 erreichen. Die Lichtschwiele ist bei fast allen Menschen gleich ausgeprägt und kann einen LSF von 4 erreichen. Dieser Aspekt ist später wichtig für die Beratung und Auswahl der Sonnenschutzpräparate. Des Weiteren verfügt unser Körper, insbesondere die Haut, über verschiedenste, ineinander greifende Repairsysteme, die sehr effektiv Radikale, DNA- und Zellschäden beseitigen können, wie z. B. Vitamin E, A, C, Ubichinon, Superoxiddismutase, Glutathion, Zinkionen und Selen, um nur einige zu nennen.

Sonnenbrand und UVB-Schäden

Ein Sonnenbrand (Sonnenerythem) entsteht durch eine Überlastung der hauteigenen Schutzmechanismen mit UVB-Strahlen. Die Zellen der Epidermis werden geschädigt oder erleiden einen Zelltod. Entzündungsmediatoren und Schmerzstoffe werden freigesetzt, die Haut rötet sich, brennt, und in schlimmen Fällen entstehen Blasen und ein generalisiertes Krankheitsgefühl, vergleichbar einer Verbrennung 1. bis 2. Grades. Das Erythem entwickelt sich verzögert erst einige Stunden nach einer Sonnenexposition. Wenn eine Rötung schon während eines Sonnenbades auftritt, liegt eine massive Verbrennung vor. Von einer weiteren Sonnenbestrahlung sollte für die Dauer des Sonnenbrandes unbedingt abgesehen werden.

Intensive UVB- und UVA-Strahlen überlasten aber auch die Immunfunktionen und Reparaturmechanismen in unserer Haut. In der Epidermis arbeiten verschiedene Reparatursysteme (Repairmechanismen). Sie »reparieren« kontinuierlich geschädigte Zellen oder DNA, und Radikale werden beseitigt. Durch UV-Strahlen wird die Menge der geschädigten Substanzen oder gebildeten Radikale extrem erhöht, so dass ab einer bestimmten Bestrahlungsmenge bzw. -zeit diese Repairmechanismen ausgelastet, später überlastet sind. Es kommt zu einer Zunahme von geschädigten Zellen (Erythem, vgl. oben), Fremdantigenen und geschädigter DNA, die langfristig zu Hautkrebs führen. Diese geschädigten Hautzellen senden Botenstoffe aus, die über das Blut im ganzen Körper verteilt werden, so dass auch mit einer systemischen Immunsuppression gerechnet werden muss, was auch einen Herpesausbruch begünstigt. Der Eintritt der Immunsuppression läuft nicht zeitgleich mit der Entstehung des Erythems. Sie verläuft unbemerkt und ohne akute Warnsignale. Es wird heute angenommen, dass schon nach 60 % der Besonnungszeit, nach der sich ein Sonnenbrand entwickelt, die Repairmechanismen überlastet sind und ein potenzielles Hautkrebsrisiko besteht.

Damit die Repairmechanismen sich wieder regenerieren können, muss eine Besonnungspause von etwa zwölf Stunden eingehalten werden. Diese Zeitspanne gilt nur, wenn kein Sonnenbrand aufgetreten ist!

Hautalterung und UVA-Schäden

Hautalterung und Lichtdermatosen werden durch UVA-Strahlen verursacht. Sie dringen bis zum Bindegewebe vor und schädigen die Fibroblasten. Es wird vermehrt Kollagen abgebaut, demgegenüber steht eine erhöhte Synthese der elastischen Fasern. Diese aber degenerieren und verklumpen sehr schnell, die Haut verliert ihre Elastizität, sie ist gelblich-fahl und verdickt. Erkennbar wird dies durch tiefe Falten und Runzeln und eine Haut, die wie gegerbtes Leder wirkt. Man nennt dies eine Elastose (pathologisch). Diese Falten durch »photo-ageing« sind pathophysiologisch anders geartet als die natürlich entstehenden Falten durch die genetisch festgelegte Hautalterung.

Dass die UVA-Strahlung bis zu den Blutgefäßen vorzudringen vermag, erklärt die Tatsache, dass sie in Verbindung mit photosensiblen Arzneistoffen und Körpersubstanzen in der Blutbahn reagieren

und akute **phototoxische Reaktionen** auslösen kann. Durch ähnliche Effekte entstehen andererseits Antigene in der Haut, die zu **photoallergischen Reaktionen** führen, die sich meist erst nach 2–3 Tagen manifestieren.

Die **Sonnenallergie** ist eine Sammelbezeichnung, die unter Nicht-Medizinern für verschiedenste Lichtdermatosen unterschiedlichster medizinischer Ursachen herangezogen wird, wenn Hautveränderungen durch Licht auftreten. (In der Dermatologie existiert keine Definition zur Sonnenallergie.)

Die häufigste Form ist die polymorphe Lichtdermatose (PLD), die sich durch minutenschnelle Quaddelbildung, Rötungen und Juckreiz nach Sonnenexposition auszeichnet. Sie tritt bei 10–20 % der eher hellhäutigen Bevölkerung der gemäßigten bis kühleren Klimazonen auf, wobei Frauen häufiger betroffen sind als Männer. Dies führt zu der Überlegung, ob Hormone das Entstehen der PLD beeinflussen; es konnte jedoch noch kein eindeutiger Zusammenhang nachgewiesen werden.

Als weitere Ursache vermutet man eine allergische Reaktion vom Spättyp, ausgelöst durch autologe Antigene, die durch UV-Licht induziert wurden. Doch auch verschiedene andere endogene und exogene Photosensibilisatoren werden in Betracht gezogen.

Als gesichert gilt, dass bei 75 % der Fälle allein UVA-Licht, gegenüber 10 % allein UVB- und 15 % UVB-und UVA-Licht, verantwortlich für den Ausbruch der PLD ist. Zur Vorbeugung werden wasser- und lichtfeste Sonnenpräparate mit hohen Lichtschutzfaktoren und UVA-Filtern eingesetzt, ergänzt durch eine hohe Konzentration an antioxidativ wirkenden Substanzen z. B. Vitamine, Polyphenole, Enzyme (▶ Kap. 4.6.10). Als Prophylaxe hat sich bei einigen Betroffenen die orale Aufnahme von β-Carotin oder Calcium 4–6 Wochen vor der Besonnung bewährt. Die Haut war widerstandsfähiger.

UVA-Wellen sind verantwortlich für eine Radikalbildung und eine folgende Lipidperoxidation der kosmetischen Inhaltsstoffe auf der Haut. Die entstandenen Lipidperoxide führen im Bereich der Haarfollikel zu Entzündungsreaktionen, die sich in Form von Rötungen, Juckreiz, Pusteln und Papeln äußern. Das Krankheitsbild ähnelt einer Akne, weshalb diese pathologische Hautreaktion fälschlicherweise als **Mallorca-Akne** bezeichnet wird. Diese Lichtdermatose wird durch die Meidung von Fetten, Wachsen und Emulgatoren in Sonnenprodukten und einer breiten Filterung von UVA-Licht sehr gut eingeschränkt. Der Zusatz von Antioxidantien ist auch hier empfehlenswert, um die Lipidperoxidation zu verhindern und die Radikalbildung der Haut zu minimieren. Besonders betroffen von der Mallorca-Akne sind Menschen mit Akne, früherer Akne, Akneneigung, unreiner oder fetter Haut.

Hautkrebsformen

Aufgrund der Brisanz des Themas und der verstärkten Inzidenz in den letzten Jahren, möchte ich an dieser Stelle die häufigsten, vermutlich lichtinduzierten Hauttumoren vorstellen.

Der bekannteste metastasenbildende Hauttumor ist das **maligne Melanom** oder **schwarzer Hautkrebs**. In Deutschland erkranken pro Jahr etwa 20 000 Menschen und mehr als 2000 sterben daran, wobei sich die Inzidenz bis heute alle zehn Jahre verdoppelt hat. Die Entstehung wird vor allem durch kurze, intensive UV-Bestrahlungen und häufige Sonnenbrände in der Kindheit begünstigt. Ein Risikofaktor sind die Gesamtzahl der Pigmentmale, die regelmäßig beobachtet und bei Veränderungen möglichst von einem Dermatologen untersucht werden sollten (nähere Informationen: www.unserehaut.de; www.krebshilfe.de).

Weitestgehend unbekannt in der Bevölkerung sind die hellen Hautkrebsarten, Spinaliom und Basaliom. Was aber nicht bedeutet, dass sie ungefährlich und selten sind.

Das **Spinaliom**, auch **Stachelzellkrebs** oder **Plattenepithelkarzinom** genannt, ist mit 22 000 Neuerkrankungen pro Jahr der zweithäufigste Hautkrebs. Er könnte frühzeitig erkannt sehr leicht verhindert werden. Das Spinaliom entsteht aus einer **aktinischen Keratose** (durch Licht bedingte Verhornungsstörung, »helle Lichtschwiele«). Die Veränderungen sind zunächst Schuppungen, Verkrustungen und ein sandpapierartiges Hautbild. Je nach Pigmentierungstyp geht die aktinische Keratose bei 10–30 % der Patienten in ein bösartiges Spinaliom über, welches durch Einbrechen in die Lederhaut, über die Lymphbahnen metastasieren kann. Die helle Lichtschwiele kann sehr einfach durch verschiedene Arzneistoffe oder mechanische Eingriffe, wie Verei

sung oder Lasertherapie, beseitigt und die Entwicklung zu einem Stachelzellkrebs verhindert werden.

Das **Basaliom** oder **Basalzellkrebs** ist mit 80 000 Neuerkrankungen in Deutschland pro Jahr der häufigste Hautkrebs. Er bildet keine Metastasen, aber die Krebszellen können in tiefere Hautschichten bis zum Knochen- und Knorpelgewebe wandern. Dies führt zu schweren Entstellungen bis hin zum Tod.

Beim Spinaliom und Basaliom ist im Gegensatz zum malignen Melanom die Gesamtdosis der UV-Strahlen über einen längeren Zeitraum entscheidend. Man konnte feststellen, dass bei Berufen, die mit regelmäßiger UV-Bestrahlung verbunden sind, wie bei Landwirten oder Bauarbeitern, besonders häufig eine aktinische Keratose auftritt, die Vorstufe des Stachelzellkrebses.

8.2.2 Haarschäden durch UV-Licht

Sicher ist jedem bekannt, dass das Haar durch starke Sonneneinstrahlung ausbleicht, heller wird. Dieser Effekt wird meist als trendy empfunden, vor allem bei Frauen. Doch leider muss dafür ein hoher Preis gezahlt werden. Durch die UV-Strahlen wird die Proteinstruktur der Haare zerstört, die Schuppenschicht wird beschädigt, und der Wassergehalt verringert sich, vorangetrieben häufig noch durch Wind, hohe Temperaturen und Salzwasser. Die Haare werden nach einem zweiwöchigen Urlaub zwar blond, aber auch spröde, trocken, glanzlos und schwer kämmbar, mit einer Tendenz zu Haarbruch und Spliss. Bei gefärbten oder dauergewellten Haaren sind diese Schädigungen wesentlich schneller und massiver zu beobachten.

Im Bereich des UV-Haarschutzes gibt es noch Forschungsbedarf, viel ist noch nicht bekannt. Als praktische Schutzmaßnahme kann eine Kopfbedeckung empfohlen werden, die gleichzeitig einen gewissen Schutz vor einem Sonnenstich gewährleistet. Außerdem können Haare durch ein Haarspray mit UV-Faktoren geschützt oder vorher mit einer UV-filterhaltigen Spülung oder einem Schaumfestiger behandelt werden, lange Haare werden am besten zu einem Knoten aufgewickelt und dieser dann eingesprüht oder mit einem Tuch umwickelt. Bei jeglichen Frisuren sollte möglichst ein Scheitel vermieden werden, denn auch hier kann ein sehr lästi ger, schmerzhafter Sonnenbrand auf der Kopfhaut entsteht, ebenso bei Personen mit starken Haarwirbeln.

8.2.3 Wirkungen der IR-Strahlung

Das Infrarot-Spektrum wird, wie die UV-Strahlung in verschiedene Wellenlängenbereiche unterteilt. An das sichtbare Licht schließt sich zunächst der kurzwellige IRA-Bereich (780–1400 nm) an, gefolgt vom IRB- (1400–3000 nm) und IRC-Bereich (3000 nm–1000 000 nm).

Kurzwelliges IR-Licht dringt bis zu den Blutgefäßen in der Subcutis vor. Sein Energiegehalt reicht nur noch zur Anregung der Brown'schen Molekularbewegung. Wir fühlen es in Form von einer Erwärmung, die in erster Linie als wohltuend und entspannend empfunden wird. Dieser Wärmeeffekt wird z. B. zur Bestrahlung von tieferliegenden Muskelschmerzen und Zerrungen genutzt (Infrarotlampe).

Setzen wir uns kurzzeitig warmer Sonnenbestrahlung aus, verliert nur die Epidermis Feuchtigkeit, die anschließend in Form von Après-Lotionen wieder zugeführt wird. Wird die IR-Bestrahlungsmenge bei einem ausgiebigen Sonnenbad oder anstrengenden Sportarten in der prallen Sonne übertrieben, verliert der Körper durch große Schweißabsonderungen Wasser und Salze. Das Blut in den oberflächennahen Gefäßen wird nicht mehr ausreichend gekühlt, erwärmt sich und trägt diese Wärme nach innen. Der Körper überhitzt, es entsteht ein Hitzekollaps oder Sonnenstich mit Muskelkrämpfen, Dehydratation, Fieber und Hirnödemen.

Schwarzhäutige Personen sind sehr lange vor einer Überhitzung gefeit, da die Melaninschicht das IR-Licht absorbiert, sich wie ein schwarzes Dach stark erwärmt und als Folge die Schweißproduktion intensiv ankurbelt. Eine Erwärmung des Blutes wird zunächst verhindert. In aktuellen photobiologischen Studien wurden für kurzwellige IRA-Strahlen einige schädigende Effekte nachgewiesen, die vor allem bei intensiver oder lang anhaltender, regelmäßiger Bestrahlung zu berücksichtigen sind. Kurzwelliges, intensives IRA kann zu Netzhautschäden oder Trübungen der Linse führen (Glasbläserstar). An Hautzellen konnte durch Bestrahlung mit IRA eine vermehrte Expression verschiedener Enzyme induziert

werden, z. B. Matrixmetalloproteinase-1 (MMP-1), welches Kollagen und Elastin abbaut. Dies wirkt sich physiologisch in einer Degeneration der Bindegewebsfasern, einem Elastizitätsverlust und Verlust der Wasserbindungsfähigkeit aus. Die Haut altert schneller. Dieser Signalweg wird durch das Eindringen der IRA-Strahlen in die Mitochondrien der Subcutiszellen, »den Kraftwerken« der Zelle, ausgelöst. Durch synergistische Effekte mit UV-Strahlen entstehen hier vermehrt freie Radikale, was eine Stressantwort im Gewebe hervorruft, mit den üblichen Spätfolgen, wie erhöhtes Tumorrisiko und beschleunigte Hautalterung.

8.3 Sonnenschutz

In medizinisch-dermatologischen Fachkreisen steht seit Langem fest, dass UV-Strahlen einen Großteil zur Inzidenz von Hautkrebs beitragen. Deshalb wird heute in verschiedenen nationalen und internationalen Arbeitsgruppen an verbesserten Sonnenschutzsystemen, aussagekräftigen Hautanalysen und validierbaren Mess- und Testmethoden geforscht.

8.3.1 Sonnenfilter

Der Eigenschutz der Haut reicht bei den heutigen Bräunungs- und Freizeitgewohnheiten bei Weitem nicht aus. Gebräunte Haut gilt nach wie vor als Schönheitsideal, auch wenn in der Werbefotografie durchaus ein Trend von der dunkelgebräunten Haut der 1960er bis 1970er Jahre zur fast weißen, porzellanartigen Haut des neuen Jahrtausends zu beobachten ist.

Die sportlichen Aktivitäten und Modetrends gewährleisten heute keinen ausreichenden Hautschutz mehr durch Textilien, wie zu früheren Zeiten Sonnenschirme, Hüte, lange, hochgeschlossene Kleider, Hosen und Jacken. Die Haut muss heute vor allem durch Kosmetika über lange Zeiträume geschützt werden. Es wurden deshalb Sonnenfiltersubstanzen entwickelt, die gegen UVB- und UVA-Strahlen wirken. Das Hautkrebsrisiko, die Hautalterung, Lichtdermatosen und natürlich der Sonnenbrand werden – zeitlich begrenzt – vermindert.

Sonnenschutzsubstanzen können in drei wichtige Gruppen eingeteilt werden:

- chemischer   UVB-Filter (280–320 nm)
  Sonnenschutz: UVA-Filter (320–400 nm)
                      Breitbandfilter (280–400 nm)
- physikalischer   Titandioxid (250–340 nm)
  Sonnenschutz: Zinkoxid (250–380 nm)
- biologischer Sonnenschutz
- IRA-Schutz

Sonnenfiltersubstanzen müssen folgenden Anforderungen genügen:
- gute Hautverträglichkeit,
- geringe allergene Potenz,
- keine Auslösung von phototoxischen Reaktionen,
- keine Bildung phototoxischer oder -allergischer Spaltprodukte,
- keine Resorption ins Blut,
- keine Toxizität,
- breites Filterspektrum,
- in geringen Konzentrationen hohe Filterwirkungen,
- hohe Lichtstabilität über mehrere Stunden,
- lange Wirkdauer,
- keine Wechselwirkungen mit anderen Stoffen der Zubereitung,
- gute Löslichkeit in lipophilen und hydrophilen Grundlagen,
- leichte galenische Verarbeitung.

Chemische Sonnenfilter

Diese Substanzklasse ist in der KVO §3b, Anlage 7, durch eine Positivliste festgelegt. Nur die hier erwähnten Stoffe dürfen bis zu einer festgelegten Höchstkonzentration verarbeitet werden.

Chemische Filter absorbieren durch mehrere alternierende Doppelbindungen Wellenlängen von 280–400nm. Das Absorptionsmaximum einer jeden Filtersubstanz ist eine Stoffkonstante, genauso wie die Breite des absorbierten Spektrums. Die Filtersubstanz ist nicht nur in ihrem Maximum wirksam.

Für eine ausreichende Filterung des UVB- und UVA-Lichtes in einem Sonnenschutzprodukt müssen verschiedene Stoffe mit unterschiedlichen Absorptionsbereichen gemischt werden, um die ganze Breite von 280–400nm abzudecken.

Was bedeutet chemisch »absorbieren«? Durch mehrere alternierende Doppelbindungen besitzt die Verbindung eine Art Elektronenüberschuss. Diese Elektronen können durch die energiereiche UV-Strahlung angeregt werden, und einzelne Elektronen »springen« dadurch auf eine höhere Elektronenschale, ein sogenanntes höheres Energieniveau. Die aufgenommene Energie kann in Form von harmloser Wärme oder Licht wieder abgegeben werden. Andererseits kann die Energie auch dazu verwendet werden, chemische Umsetzungen in Gang zu bringen, wie z. B. die Spaltung der Filtersubstanz oder deren Reaktionen mit anderen Stoffen. Diese Substanzen sind photoinstabil, was unerwünscht ist, da sich der Filter »verbraucht« und eventuell Bruchstücke entstehen, die hautschädigend oder toxisch für den Menschen sind. Eine Photoinstabilität von einzelnen UV-Filter-Substanzen wird durch in-vivo-Tests der Endprodukte automatisch miterfasst. Es muss jedoch der LSF (UVB), wie auch der PPD (UVA) getestet werden (▸ Kap. 8.3.2). Der australische Standard ist eine in-vitro-Methode, die in Bezug auf die Photostabilität in vivo keine sicheren Ergebnisse liefert.

Der oben beschriebene chemische Wirkungsmechanismus verhindert, dass die UV-Strahlen mit körpereigenen chemischen Strukturen reagieren oder Radikale gebildet werden. Aber auch die Melaninbildung wird dadurch verringert, da diese durch UV-Strahlung angeregt wird. Eine Neuerung unter den chemischen Filtern ist ein organisches Pigment (INCI: *Methylene Bis-Benzotriazolyl Tetramethylbutylphenol; Tinosorb M*®). Es hat eine Teilchengröße von 100–200 nm und ist wasser- und lipidunlöslich. Der Absorptionsbereich liegt bei fast gleichbleibender Höhe zwischen 290–385 nm. Die Absorptionsmaxima liegen bei 305 nm und 360 nm. Es vereint die Wirkungen der anorganischen Pigmente (Streuung, Reflexion) mit denen der chemischen Filter (Absorption). Es gilt als sehr verträglich, da es aufgrund seiner Teilchengröße und schlechten Löslichkeit nicht in die Haut eindringt und deshalb keine photoallergischen oder -toxischen Reaktionen auslöst.

In ◘ Tab. 8.4 und ◘ Abb. 8.6 finden Sie die zurzeit gültigen UV-Filtersubstanzen und deren Nummerierung nach KVO, die Bezeichnungen nach KVO, INCI und Warennamen und Filterleistung.

Physikalische Filter, Pigmente

Der einfachste physikalische Schutz ist unsere Bekleidung: Hut, lange Hosen und Hemden, alles weit

▢ Tabelle 8.4. Positivliste der UVA- und UVB-Filtersubstanzen nach KVO/EU-Kosmetikrichtlinie 2007

KVO-Nr.	chem. Bezeichnung nach KVO	INCI-Bezeichnung	Handelsnamen	Filterart
1	4-Aminobenzoesäure	PABA	PABA (Merck)	UVB
2	3-(4'-Trimethylammonium)benzyliden-bornan-2-on-methylsulfat	CamphorBenzalkonium Methosulfate	Mexoryl SK	UVB
3	Homosalatum	Homosalate	Eusolex HMS	UVB
4	Oxybenzonum	Benzophenone-3	Eusolex 4360, Neo Heliopan BB	Breitband
6	2-Phenylbenzimidaol-5-sulfonsäuresalze	Phenylimidazole Sulfonic Acid	Eusolex 232, Parsol HS	UVB
7	3,3'-(1,4-Phenylendimethin)-bis(7,7-dimethyl-2-oxobicyclo-[2.2.1]heptan-1-methansulfonsäure)und seine Salze	Terephthalylidene Dicamphor Sulfonic Acid	Mexoryl SX	UVA
8	1-(4-tert-Butylphenyl)-3-(4-methoxy-phenyl)-propan-1,3-dion	Butyl Methoxydibenzoyl Methane	Eusolex 9020, Parsol 1789	UVA
9	3-(4'-Sulfo)-benzyliden-bornan-2-on und seine Salze	Benzylidene Camphor Sulfonic Acid	Mexoryl SL	UVB
10	Octocrilen	Octocrylene	Neo Heliopan 303, Uvinul N-539	UVB
11	Polymer von N-[2(und4)-(2-oxoborn-3-ylidenmethyl)benzyl]acrylamid	Polyacrylamidomethyl Benzylidene Camphor	Mexoryl SW	UVB
12	4-Methoxy-zimtsäure-2-ethylhexylester	Octyl Methoxycinnamate; Ethylh Hexyl Cinnamate	Eusolex 2292, Parsol MCX	UVB
13	Ethoxyliertes Ethyl-4-aminobenzoat	PEG-25 PABA	Uvinul P 25	UVB
14	4-Methoxy-zimtsäure-isoamylester	Isoamyl p-Methoxycinnamate	Neo Heliopan E 1000	UVB
15	2,4,6-Tris[p-(2-ethylhexyl-oxy-carbonyl)anilino]-1,3,5-triazin	Octyl Triazone; Ethylhexyl Triazone	Uvinul T 150	UVB
16	2-(2H-Benzotriazol-2-yl)-4-methyl-6-(2-methyl-3- (1,3,3,3-tetra-methyl-1-(trimethylsilyloxy)- disiloxanyl)propyl)phenol	Drometrizole Trisiloxane	Mexoryl XL	Breitband
17	4,4'-[(6-[4-((1,1-Dimethylethyl)amino-carbonyl)phenyl-amino]-1,3,5-triazin-2,4-diimino)bis(benzoesäure-2-ethylhexylester)	Dioctyl Butamido Triazone	Uvasorb HEB	UVB
18	3-(4'-Methylbenzyliden)-DL-campher	4-Methylbenzylidene Camphor	Eusolex 6300, Parsol 5000	UVB
19	3-Benzyliden-campher	3-Benzylidene Camphor	Mexoryl SDS-20	UVB
20	Salicylsäure-2-ethylhexylester	Octyl Salicylate; Ethylhexyl Salicylate	Neo Heliopan OS	UVB
21	4-Dimethylamino-benzoesäure-2-ethylhexylester	Octyl Dimethyl PABA	Eusolex 6007	UVB

Nr	Chemische Bezeichnung	INCI	Handelsname	UV-Bereich
22	2-Hydroxy-4-methoxy-benzophenon-5-sulfonsäure und ihr Natriumsalze	Benzophenone-4	Uvinul MS 40, Uvasorb S 5	UVB, kurzwelliger UVA
23	2,2'-Methylen-bis(6-(2H-benzotriazol-2-yl)-4-(1,1,3,3-tetramethylbutyl)phenol)	Methylen Bis-Benzotriazolyl Tetramethylbutylphenol	Tinosorb M »organisches Pigment«	Breitband
24	2,2'-(1,4-Phenylen)bis(1H-benzimidazol-4,6-disulfonsäure, Mononatriumsalz)	Disodium Phenyl dibenzimidazole Tetrasulfonate	Neoheliopan AP	UVA
25	2,4-Bis(4-(2-ethylhexyloxy)-2-hydroxyphenyl)-6-(4-methoxy-phenyl)-1,3,5-triazin	Bis-Ethylenhexyloxyphenol Methoxyphenyl Triazine	Tinosorb S	Breitband
26	Dimethicodiethyl-benzalmalonate	Polysilicone-15	Parsol SLX	UVB
27	Titanium dioxide	Titanium dioxide	–	
28	2-(4-(Diethylamino)-2-hydroxybenzoyl)-Benzoesäurehexylester	Diethylamino Hydroxybenzoyl Hexyl Benzoate	Uvinul A+	UVA

◻ Tabelle 8.5. Durchlässigkeit verschiedener Materialien für UVB-Licht (n. Raab)

Material	Durchlässigkeit [%]
Baumwolle	10
nasse Baumwolle	20
Polyethylenstoffe	40
Autoscheiben	10
Fensterglas	35

und luftig, dazu eine gute Sonnenbrille. Diese »3H-Regel« muss besonders bei Babys und Kleinkindern konsequent durchgehalten werden. Dabei muss berücksichtigt werden, dass dünne Stoffe und verschiedene Materialien durchaus durchlässig für UV-Strahlen sind (◻ Tab. 8.5). Bei solchen Materialien muss die Haut vorher ganz mit einer Sonnenschutzlotion eingecremt werden. In Kosmetika werden als physikalische Filtersubstanzen mineralische Pigmente wie Titandioxid (*INCI: Titanium Dioxide*), Zinkoxid (*INCI: Zinc Oxide*) und Silikate eingesetzt. Dies sind weiße Pulver, die sich durch eine gute chemische Stabilität auszeichnen. Zwar bilden sie in Wasser, unter Lichteinfluss, hochreaktive Hydroxylradikale und Wasserstoffperoxid, doch konnte bis jetzt noch keine nachteilige Wirkung dieser speziellen chemischen Reaktion für die Haut nachgewiesen werden. Dies liegt vermutlich daran, dass die Pigmente nicht in tiefere Hautschichten eindringen können. Um die Reaktivität von Zinkoxid und Titandioxid zu verringern, wird es in aktuellen Formulierungen mit Alkylsilanen ummantelt, welches gleichzeitig auch die Wasserfestigkeit verbessert. Diese Substanzen schützen durch Reflexion, Absorption und Streuung der UV-Strahlen die Haut und zählen zu den Breitbandfiltern, jedoch sind sie im langwelligen UVA-Bereich (> 380 nm) nicht ausreichend wirksam.

Durch die moderne Mikronisierungstechnik ist es gelungen, Partikelgrößen von 10–50nm herzustellen. Die Sonnenpräparate sind dadurch keine weißen, stark fettenden, deckenden Pasten mehr. Die mikronisierten Pulver führen selbst in Gelen nicht zu einem optischen »Pasteneffekt«. Sie lassen sich mühelos gleichmäßig, ohne Fremdkörpergefühl und Weißeleffekt auf der Haut verteilen, bei gleichzeitig sehr gutem Schutzfaktor. Anorganische Pigmente

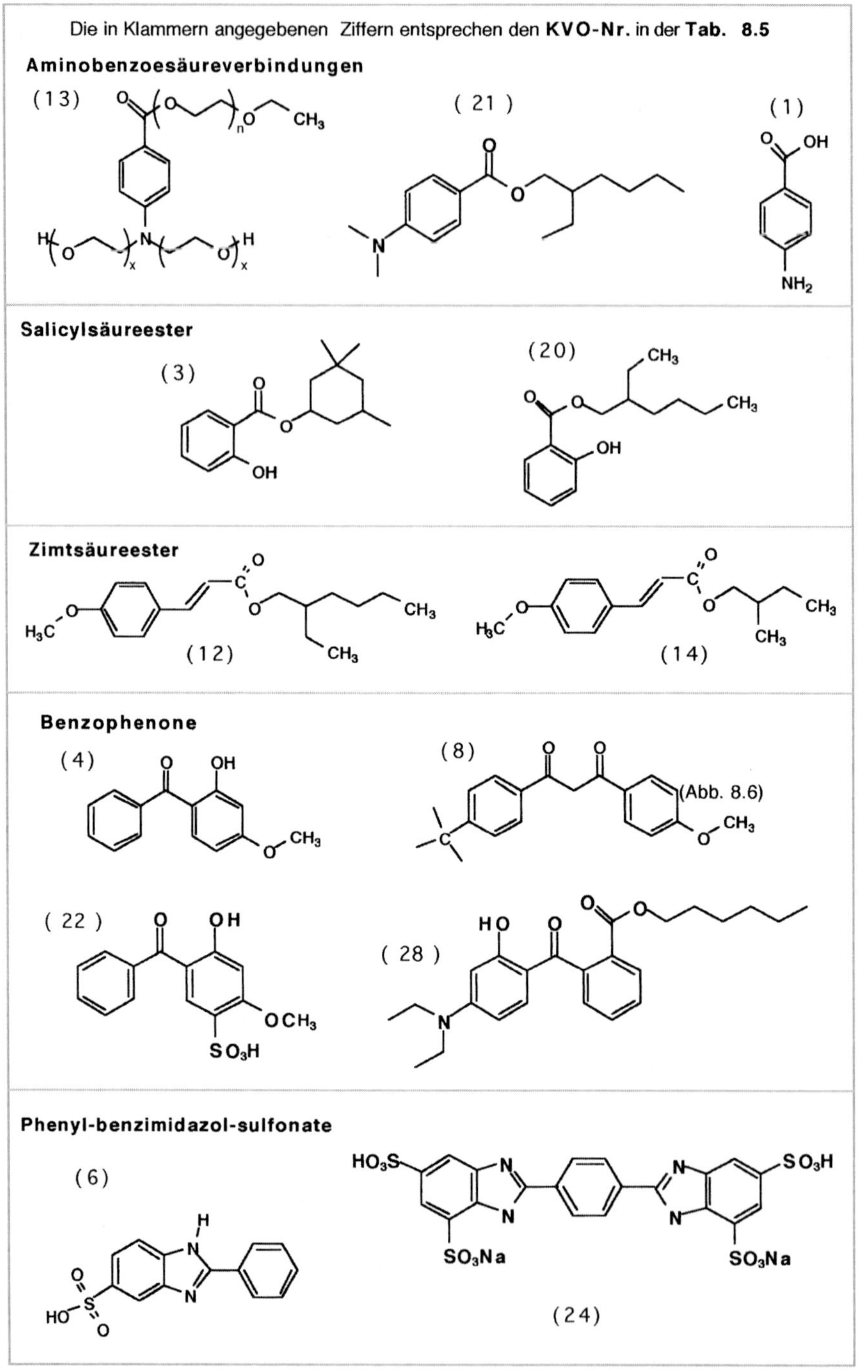

8

Die in Klammern angegebenen Ziffern entsprechen den **KVO-Nr.** in der **Tab. 8.5**

Aminobenzoesäureverbindungen

(13)

(21)

(1)

Salicylsäureester

(3)

(20)

Zimtsäureester

(12)

(14)

Benzophenone

(4)

(8)

(Abb. 8.6)

(22)

(28)

Phenyl-benzimidazol-sulfonate

(6)

(24)

Abb. 8.6. Teil 1: Strukturformeln der Sonnenschutzfiltersubstanzen

Die in Klammern angegebenen Ziffern entsprechen den **KVO-Nr.** in der **Tab. 8.5**

Campherverbindungen

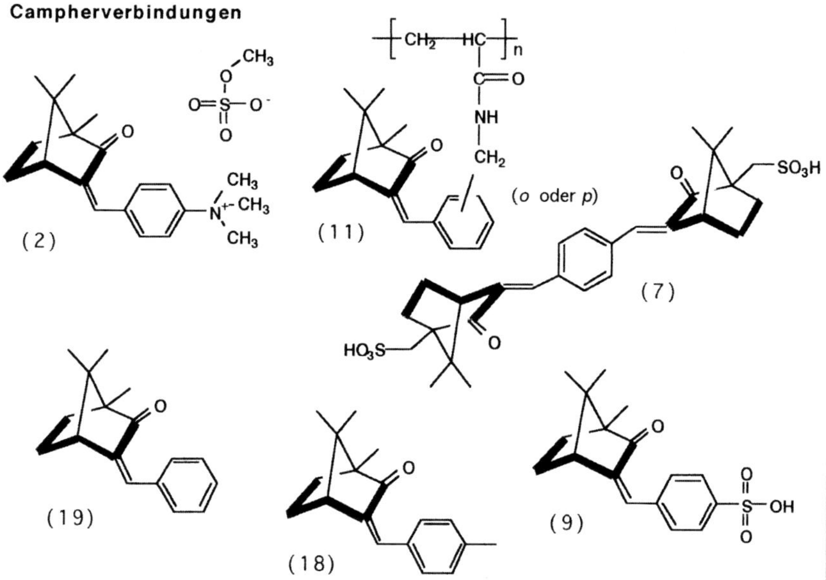

(2)

(11)

(o oder p)

(7)

(19)

(18)

(9)

Polysiloxanverbindungen

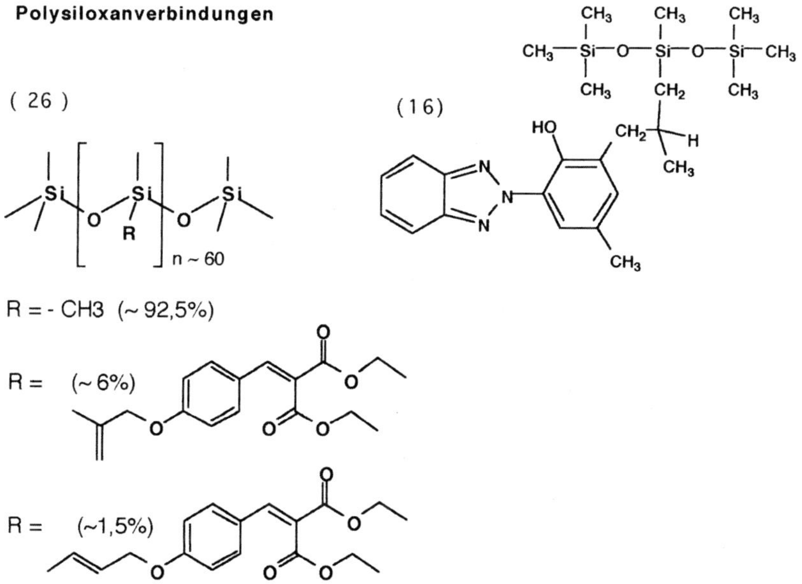

(26)

(16)

R = - CH3 (~ 92,5%)

R = (~ 6%)

R = (~1,5%)

□ **Abb. 8.6.** Teil 2: Strukturformeln der Sonnenschutzfiltersubstanzen

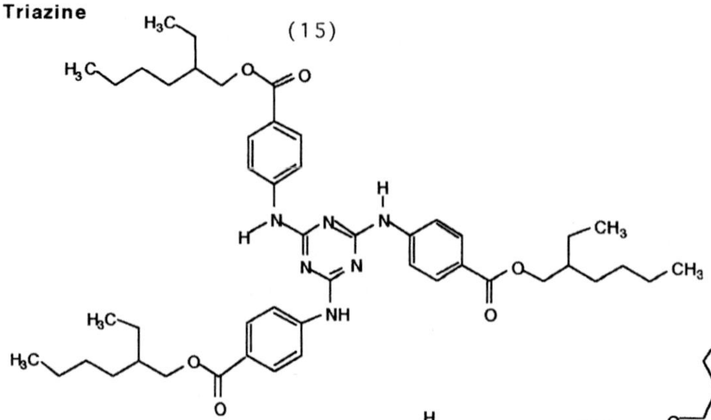

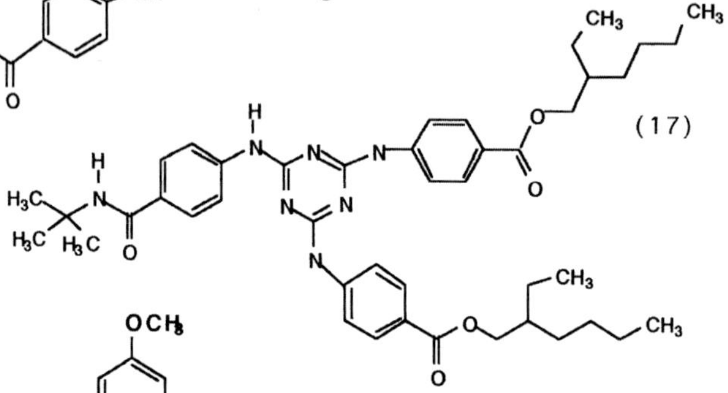

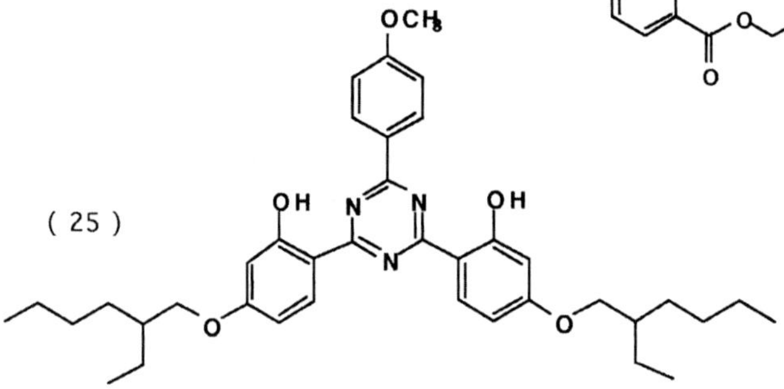

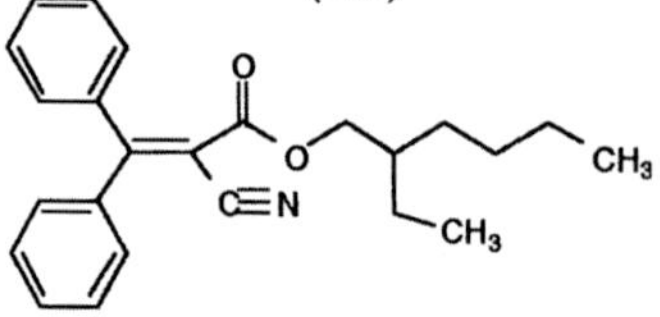

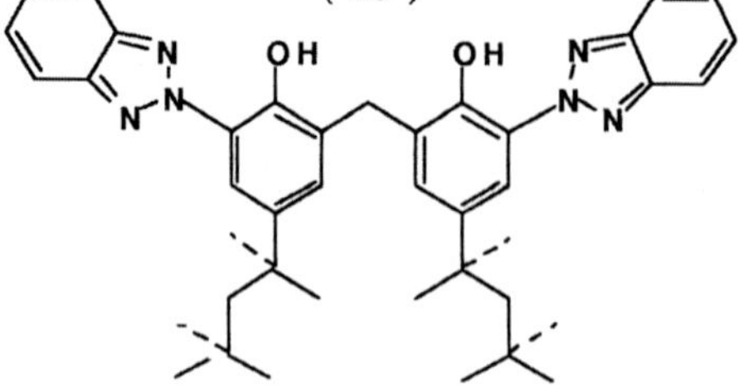

Abb. 8.6. Teil 3: Strukturformeln der Sonnenschutzfiltersubstanzen

können nicht durch die Haut resorbiert werden und wirken deshalb nicht systemisch; sie lösen auch keine photoallergischen oder andere Unverträglichkeitsreaktionen aus und sind deshalb vor allem für die empfindliche Kinderhaut geeignet. In Versuchen zur Ermittlung des UVA-Schutzes stellte man fest, dass in Zubereitungen mit rein physikalischem Schutz kaum ein hohes UVA-Schutzniveau erreicht wurde. Bei hohem LSF (UVB-Schutz) entspricht deshalb der UVA-Schutz häufig nicht der neuen EU-Empfehlung, von einem Drittel des LSF!

Biologischer Sonnenschutz

Der biologische Schutz baut sich hauptsächlich von innen auf. Die Epidermis und das Corium sollen ihre eigenen Schutzmechanismen aufrüsten. Wie in einem Speicher wird für schlechte Zeiten ein Depot angelegt. Zu überschätzen ist diese schöne Vorstellung nicht. Sie ist nur eine unterstützende Maßnahme für sehr sonnenempfindliche Personen. Diskutiert wird in diesem Zusammenhang eine erhöhte Gabe von Carotinen, Polyphenolen und lokal Vitamin E in Konzentrationen über 5 %. Diese Prophylaxe sollte mindestens einen Monat vor Sonnenexposition begonnen werden und über die gesamte Besonnungsdauer weitergeführt werden (z. B. Ladival®Kps, Inneov®Sonne). Für Sonnenallergiker wird vielfach eine vierwöchige prophylaktische Einnahme von 1000–2000 mg Calcium pro Tag empfohlen. Auch die Kombination von 200 mg Nicotinamid und 5 mg Folsäure, drei Tage vor bis zehn Tage nach der Sonnenbestrahlung, wird zur systemischen Prophylaxe gegen PLD und bei lichtempfindlicher Haut eingesetzt.

Diese Maßnahmen sollten nicht leichtsinnig zu einer Einsparung der Sonnenschutzmittel führen. Die Produkte schützen nicht vor Sonnenbrand, sie führen nur zu einer widerstandsfähigeren Haut. Eine Zukunftsperspektive ist der orale Sonnenschutz, der im gesamten UV-Spektrum wirkt, und das lästige Eincremen vermeiden hilft. Einen Schritt in diese Richtung soll mit Extrakten der Farnpflanze *Polypodium leucotomos* erreicht werden (Heliocare®). Der Farnextrakt enthält einen hohen Anteil von Phenolen, die lokal wie auch topisch, eine starke antioxidative und photoprotektive Wirkung ausüben. Verschiedenste UV-induzierte Zell- und Enzymdefekte

werden verhindert. Der Farn wirkt nicht nur als Lichtschutz, sondern verlangsamt auch die Hautalterung. In Kapselform eingenommen, wirkt der Extrakt photoprotektiv im UVB- und UVA-Bereich. Es wird aber nur ein LSF 3 erreicht, was vorerst nicht viel ist, aber für das übliche Tagesgeschehen ausreicht. Für ausgiebige Sonnenbäder wird dringend ein zusätzlicher, topisch verabreichter Sonnenschutz empfohlen.

Infrarot-A-Schutz

Der beste Schutz gegen IR-Strahlen ist unsere Kleidung. Die üblichen chemischen oder mineralischen Filter können diese Wellenlängen nicht absorbieren, reflektieren oder streuen. Aufgrund der unterschiedlichen Wirkorte von IRA (Bindegewebe) und UV-Strahlen (Hautoberfläche) ist eine Neutralisationsreaktion mit den gleichen Substanzen undenkbar. Es müssen neue Stoffe gefunden werden.

Der Wirkort der IRA sind die Mitochondrien der Subcutiszellen (▶ Kap. 8.2.3). Sie erhöhen hier den oxidativen Stress und die ROS-Bildung. Man benötigt aufeinander abgestimmte Antioxidantien, die in die Mitochondrien eindringen und sich hier anreichern, um die Redoxsysteme dieser Organelle zu stärken. In der Folge würde der Signalweg, ausgelöst durch IRA, unterbrochen und die Bildung von freien Radikalen vermindert. Von Prof. Dr. J. Krutmann vom Institut für umweltmedizinische Forschung in Düsseldorf wurde nach ersten Versuchen folgende, sich ergänzende Antioxidantienmischung für die topische Anwendung als wirksam erachtet:

- antioxidative Vitamine: Vitamin E und C *(INCI: Tocopherole* und *Ascorbic Acid)*,
- körpereigene Antioxidantien: Coenzym Q10 *(INCI: Ubiquinone)*,
- Flavanole, Gallussäurederivate: z. B. Traubenkernextrakt *(INCI: Vitis vinifera)* (z. B. Ladival®-Serie für normale und empfindliche Haut, STADA).

In diesem Zusammenhang sei nochmals auf eine ausgewogene Ernährung mit hohen Anteilen an natürlichen pflanzlichen Ölen, Gemüsen, Salaten, Fisch, Obst, Soja- und Milchprodukten verwiesen.

8.3.2 Testmethoden für Sonnen-schutzmittel und deren Deklaration

Im Dschungel der Aufdrucke auf Sonnenschutzprodukten findet sich kaum noch jemand zurecht. Viele Angaben sind vollkommen unwichtig und verschleiern womöglich die Tatsache, dass der Sonnenschutz eines Produktes vielleicht mangelhaft ist. Dass Sonnenschutz zwingend notwendig ist, ist in der Fachwelt hinreichend bekannt und auch, dass ein UVB- und UVA-Schutz kombiniert werden muss. Vielen Verbrauchern fehlen die entsprechenden Kenntnisse, wodurch zweideutige und unklare Aufdrucke auf den Sonnenschutzprodukten falsch verstanden werden und später womöglich verheerende Folgen entstehen.

Das Bundesamt für Risikoforschung (BfR) veröffentlichte 2003 eine Stellungnahme zum Thema »Sonnenschutz«, in der es eine bessere Charakterisierung des UVA-Schutzes und auch klarere Anwendungshinweise forderte (www.bfr.de).

Am 22. September 2006 folgte von der EU-Kommission »eine Empfehlung über die Wirksamkeit von Sonnenschutzmitteln und diesbezügliche Herstellerangaben«, die aber noch nicht bindend im Gesetz verankert ist. Durch diese beiden Schriften soll in die Deklarationsflut eine **klare und verständliche Linie**, vor allem für den schlecht informierten Verbraucher gebracht werden, damit Lichtschäden auch der gefährlicheren Art (Tumoren) wieder rückläufig werden. Und die Unsicherheit des Verbrauchers, geschürt durch zweifelhafte Informationen, Empfehlungen und »Tests« von Sonnenschutzmitteln, die häufig jeglicher wissenschaftlicher und medizinischer Kenntnisse entbehren, beseitigt wird.

[Während der Bearbeitung dieser Auflage (Sommer 2007) waren die Deklarations-Empfehlungen bei kaum einem Sonnenschutzprodukt zu finden.]

Was sollte auf Sonnenschutzprodukten gut sichtbar, klar und verständlich angegeben werden?

- LSF/SPF, nach der International Sun Protection Factor Test Method (2006) bestimmt (▶ S. 214),
- UVA-Faktor, nach der in Japan festgelegten »persistent pigment darkening method« bestimmt (▶ S. 215),

- Wasserfestigkeit, möglichst mit Prozentangabe oder Testmethode,
- Warnhinweise für den Umgang mit der Sonne (▶ Kap. 8.5.6),
- Anwendungshinweise (▶ Kap. 8.5.6),
- Zubereitung für spezielle Hauttypen: für PLD, Mallorca-Akne, Kinder.

Was sollten Etiketten für Sonnenschutzmitteln auf keinen Fall beinhalten, da es zu einer Irreführung oder Gefährdung des Anwenders kommen kann?

- »100 %«-Schutz vor UV-Strahlen, »Sun-Blocker«, »völliger Schutz«. Selbst bei sehr hoher Filterleistung gelangen mindestens 2 % der UV-Strahlen auf die Haut!
- Ausdrücke, die zu der Annahme führen, man müsste das Produkt nur einmal am Tag auftragen! Zum Beispiel: »Schutz für den ganzen Tag«. Durch Schwitzen oder Abrieb (Kleidung, abtrocknen) geht im Laufe des Tages Creme verloren, die ständig ersetzt werden muss, um die angegebene Schutzwirkung zu erreichen.

Es wird empfohlen, die Angaben für den UVB-und UVA-Schutz so zu vereinfachen, dass nur noch Kategorien (◘ Tab. 8.6), die zusammenfassend den UVB und UVA-Schutz beinhalten, aufgedruckt werden. In der EU-Empfehlung von 2006 lautet es: »Der PPD (UVA) soll min. 1/3 des LSF (UVB) betragen«; in diesem Fall würden Begriffe wie niedrig, mittel, hoch, sehr hoch ausreichen. Das Anbringen eines UVA-Logos (▶ S. 221, ◘ Abb. 8.7) würde nach der EU-Empfehlung auf ausreichenden UVA-Schutz hinweisen (1/3 des LSF)!

Doch in Zukunft will man die Deklaration noch einfacher und den Schutz noch sicherer machen. Dazu erarbeitet die kosmetische und dermatologische Forschung neue Testmethoden, die nicht mehr nur eine Erythemschwelle messen, sondern auch die durch Licht induzierte Menge an Radikalen in und auf der Haut und wie stark ein aufgetragenes Sonnenschutzprodukt die Radikalbildung vermindern kann. Dadurch könnte eine Gesamtwirkung aller Wellenlängen erfasst werden, man bräuchte nur noch eine Angabe für die Schutzwirkung. Diese Form der Messung setzt in den physiologischen Prozessen einige Stufe früher ein. Das Erythem ist nur eine der

◘ Tabelle 8.6. Neue, vereinfachte Deklaration von Sonnenschutzmitteln

Auf dem Etikett genanntes »Schutzniveau«	Auf dem Etikett genannter Lichtschutzfaktor	Gemessener LSF (UVB-Faktor) *	Empfohlener PPD (UVA-Faktor) **
niedrig	6	6–9,9	1/3 LSF
	10	10–14,9	
	15	15–19,9	
mittel	20	20–24,9	1/3 LSF
	25	25–29,9	
hoch	30	30–49,9	1/3 LSF
	50	50–59,9	
sehr hoch	50+	> 60	1/3 LSF

* Methode: ▶ S. 214, ** Methode: ▶ S. 215

Spätfolgen erhöhter Radikalbildung in unserer Haut. Die Sonnenbrandentstehung korreliert nicht mit dem Hautkrebsrisiko. Es ist bis heute unbekannt, wann Sonnenbestrahlung auch mit Sonnenschutzmitteln zu einem erhöhten Tumorrisiko führt.

UVB-Schutz, der Lichtschutzfaktor

Bis vor einiger Zeit richtete sich unser Augenmerk vor allem auf den UVB-Schutz. Ein Sonnenbrand und ein späteres Krebsrisiko sollten minimiert werden bei gleichzeitig möglichst langem Aufenthalt in der Sonne. Die Filterleistungen erreichten nie gekannte Höhen von LSF 50, 60 und sogar 100! Doch der gemessene LSF bezieht sich nur auf die Erythembildung, es können keine Rückschlüsse auf die Menge der gebildeten Radikale oder das Krebsrisiko gezogen werden. Diese hohen Faktoren wiegen den Anwender in falscher Sicherheit, die Sonnenaufenthalte werden immer länger – und die Anzahl der Melanomerkrankungen steigt trotz hoher Faktoren!

Eine Erklärung liegt vielleicht darin, dass die maximale Filterleistung 98 % beträgt, diese wird schon bei LSF 30 erreicht. Bei höheren Faktoren verbleiben immer 2 % Reststrahlung, die dann länger auf die Haut trifft, nur die Erythembildung wird zeitlich hinausgezögert. Positiv daran ist, dass durch die 2 % UV-Strahlen eine langsame Bräunung erreicht wird. Einen Teil der Bräunung übernehmen die UVA-Wellen, die aber nur zu einem Nachdunkeln vorhandener Vorstufen führen. Es gibt keine intensive, lang anhaltende Färbung. Das Prinzip zum Testen der UVB-Filter ist sehr einfach. Es wird ein Stück unge-

schützte, sonnenentwöhnte Haut mit Sonnenlicht bestrahlt und die Zeit bis zur Entstehung eines Erythems gemessen = MED (**M**inimale **E**rythem**d**osis). Anschließend wird ein sonnenentwöhntes Hautareal mit einem Sonnenprodukt eingerieben und danach ebenfalls die Zeit bis zur Entstehung einer Rötung gemessen. Aus diesen beiden Werten errechnet sich der Lichtschutzfaktor (LSF) (◘ Form. 8.1).

$$LSF = \frac{\text{Zeit bis zur Entstehung eines Erythems mit Sonnenschutz [min.]}}{\text{Minimale Erythemdosis (ohne Sonnenschutz) [min.]}}$$

◘ Form. 8.1. Berechnung des LSF (Lichtschutzfaktors)

Der Lichtschutzfaktor (LSF), der besser **S**onnen**s**chutz**f**aktor (SSF) heißen sollte, oder englisch SPF »**s**un **p**rotection **f**actor«, ist eine dimensionslose Zahl, die je nach Pigmentierungstyp (▶ Kap.8.5.1) angibt, wievielmal länger man sich in der Sonne mit aufgetragenem Sonnenschutz aufhalten kann als im ungeschützten Zustand.

Als Beispiel: Eine Person mit Pigmentierungstyp II (▶ Kap. 8.5.1) kann sich ungeschützt – bei einem UV-Index von 5–6 – 10 Minuten in der Sonne aufhalten, mit LSF 8 verlängert sich die Zeit auf (◘ Form. 8.2).

MED x LSF = Erythemschutzzeit
Beispiel:
10 min. x LSF 8 = 80 min Schutz vor Sonnenbrand

◘ Form. 8.2. Berechnung der Erythemschutzzeit

Auch wenn sich diese Testmethode sehr einfach anhört, birgt sie viele Variationsmöglichkeiten, die zu sehr unterschiedlichen LSF führen. Seit 2006 wird die »International Sun Protection Factor Test Method« von europäischen, US-amerikanischen, südafrikanischen und japanischen Industrieverbänden zur Ermittlung des LSF/SPF herangezogen. Sie ist eine verbesserte COLIPA-Methode, die erstmals 1994 in Europa entwickelt und eingesetzt wurde.

International Sun Protection Factor Test Method

Probanden: Es nehmen 10 Personen der Pigmentierungstypen I–III im Alter von 18–60 Jahren teil. Es dürfen keine Hauterkrankungen, Lichtdermatosen, Schwangerschaft und besondere Medikamenteinnahmen vorliegen. Die Schwankungen der erhaltenen LSF sollte maximal $\pm 20\%$ um den Mittelwert sein. Trifft dies nicht zu, wird das Testkollektiv auf 20 Personen erweitert.

Testbedingungen:
- Solarlichtquelle mit definierter Leistung,
- Kontrolle der simulierten Strahlung auf der Haut durch Potentiometrie,
- Pre-screening (»Vorversuch«) zur Ermittlung des Pigmentierungstyps, bzw. der individuellen MED der ungeschützten Haut,
- genaue Auftragsmenge des Produktes (2,0 mg/cm², $\pm$ 0,04 mg) und Angaben über die »Einreibemethode«,
- gleichzeitiger Auftrag eines Referenzproduktes mit hohem oder niedrigem LSF, je nach erwartetem LSF des Testproduktes,
- festgelegte Einwirkzeit des Sonnenschutzproduktes auf der Haut vor einer Belichtung,
- gleichzeitige Messung der MED für ungeschützte Haut,
- colorimetrische Auswertung der erythematösen Reaktionen,
- mathematische Vorgaben für die statistische Auswertung der Ergebnisse.

Messung: Die Messung erfolgt auf dem Rücken, da dies das größte zusammenhängende, relativ gleich strukturierte Hautstück am Körper ist. Der Proband liegt auf dem Bauch oder sitzt. Der Rücken wird in mehrere Felder von etwa 1 cm² Größe im Abstand von mindestens 1 cm zum nächsten Feld eingeteilt.

Insgesamt sollte die Testfläche, auf der das Produkt aufgetragen wurde und die belichtet wird, mindestens 35 cm² betragen. Die einzelnen Felder werden nun unterschiedlich lange belichtet und anschließend wird verglichen, wann eine Rötung auftritt und wie stark sie ausfällt. Diese Auswertung ist möglich, da ein Sonnenbrand immer sehr scharf umgrenzt ist, wie sie sicher schon selber an den »Streifen«, die Badeanzug oder -hose hinterlassen, beobachtet haben.

Interpretation: Für den Beratenden ist wichtig, dass die Messung auf dem Rücken erfolgt und der angegebene Lichtschutzfaktor immer ein Mittelwert mit einer individuellen Schwankung von $\pm 20\%$ der einzelnen Probanden ist.

Einige Körperbereiche besitzen eine dünnere Hornschicht, eine feinere Lichtschwiele als der Rücken. Nase, Ohren, Dekolleté, Schienbein, Fußrücken und Schenkelinnenseiten reagieren empfindlicher auf Sonnenlicht. Der LSF des gleichen Präparates fällt an diesen Stellen geringer aus. Diese Körperbereiche dürfen bei gleichem LSF nicht so lange der Sonne ausgesetzt werden, wenn kein Sonnenbrand auftreten soll.

Weiter ist zu berücksichtigen, dass 2 mg/cm² der Zubereitung für den Test aufgetragen werden. Wird weniger verwendet, was sich in der Praxis bestätigt, wird ein entsprechend geringerer LSF erreicht.

UVA

UVA-Strahlen verursachen vor allem Langzeitschäden. Es gibt keine akuten Symptome, wie das Erythem bei UVB-Bestrahlung, welches für eine *in-vivo*-Bestimmung herangezogen werden kann. Die Schäden sind schleichend und erst zu bemerken, wenn es schon zu spät ist, oder es treten krankhafte Ausbrüche von Lichtdermatosen der empfindlichen sonnenentwöhnten Haut auf, die aber nur bei einem geringen Prozentsatz von Personen beobachtet werden und deshalb für Tests ungeeignet sind.

Wir sind zwar sehr gut vor UVB-Strahlen geschützt, z.B. mit Faktor 25. Dies bedeutet aber, da kein unangenehmer Sonnenbrand uns in den Schatten zwingt, dass wir gleichzeitig sehr lange den fast unmerklichen, schädlichen UVA-Strahlen ausgesetzt sind. Dieses Missverhältnis wird von immer mehr Herstellern, Medizinern und auch Kunden beachtet. Der Wunsch nach intensivem zusätzlichen UVA-Schutz ist gewachsen. Parallel dazu müssen neue Testmethoden entwickelt und erprobt werden. Durch die steigende Anzahl der Hautkrebserkrankungen, trotz hoher LSF, ist die Frage verstärkt aufgetreten, ob dies an einem mangelhaften UVA-Schutz liegen kann? Neuere Untersuchungen ergaben, dass bei vielen, vor allem Discounterprodukten, die Stärke des UVA-Schutzes nicht mit der Höhe des UVB-Schutzes gleichzieht! Diese Diskrepanz wird unter »Australischer Standard« erklärt!

Australischer Standard

Seit Langem ist der »Australische Standard« ein Markenzeichen für ein gutes Sonnenschutzmittel, doch haben neuere Untersuchungen beängstigende Mängel dieser Testmethode aufgedeckt.

Die australischen Behörden entwickelten 1993 einen in-vitro-Test, den Australischen Standard AS/NZS 2604, der reproduzierbare und quantifizierbare Ergebnisse liefert. Dieser Standard besagt, dass mindestens 90 % der UVA-Strahlen von 320–360 nm in vitro durch dieses Produkt abgehalten werden.

Daraus ergibt sich folgende Problematik:

- Der UVA-Bereich erstreckt sich über 320–400 nm. Es wird bei dieser Methode nur die Hälfte des UVA-Bereichs erfasst, es verbleiben ungefilterte Frequenzen von 360–400 nm, die durchaus schädigend wirken können!
- Eine höhere Absorption als 90 % wird nicht erfasst. Produkte, die einen hohen LSF besitzen, müssen weit mehr als 90 % filtern, um einen gleichwertigen UVA-Schutz zu bieten!
- Im in-vitro-Versuch wird nicht die häufige Photoinstabilität und Wechselwirkung mit Produktinhaltsstoffen der älteren UVA-Filter miterfasst! In vivo ist deren Leistung eventuell viel unbeständiger als in vitro gemessen.

Diese Punkte führen dazu, dass in Billigprodukten oft nur die geforderte Menge an UVA-Wirkstoff enthalten ist, um dem »Australischen Standard« zu genügen. UV-Filterrohstoffe bestimmen den Preis des Produktes. Wird nur das Nötigste eingearbeitet, kann in der Folge ein billigeres Produkt verkauft werden. Um den gesamten Bereich von 320–400 nm abzudecken, müssen mehrere neuere UVA-Filtersubstanzen kombiniert werden, welches sich wieder über die eingesetzte Menge und Qualität auf den Preis auswirkt. Testmethoden, die von zahlreichen Organisationen durchgeführt werden, testen in den seltensten Fällen die Korrelation zwischen UVA- und UVB-Filterleistung, da die Messung des »UVA-Faktors« äußerst schwierig ist! Ernst zunehmende Qualitätsberichte über die Leistung von Sonnenschutzmitteln müssen, vor allem bei Produkten ab LSF 6, mehr berücksichtigen als den »Australischen Standard« und den Lichtschutzfaktor, um reale Aussagen über die Schutzwirkung machen zu können!

PPD/IPD

Die Messung des IPD und PPD ist eine in-vivo-Methode zur Ermittlung des UVA-Schutzes, die seit 1996 in Japan Industriestandard ist. Dazu wird die Haut einer Testperson mit einer speziellen Quecksilberdampflampe bestrahlt, die einen Wellenlängenbereich von 320–400 nm abgibt. Bei der Messung wird zu festgelegten Zeitpunkten der Bräunungsgrad der Haut ermittelt und das Verhältnis von Bestrahlungszeit zu Bräunungsgrad der sonnengeschützten und ungeschützten Haut errechnet.

Die ermittelten Werte sind:

- nach 15 min der IPD/**i**mmediate **p**igment **d**arkening oder die Sofortbräune,
- nach zwei Stunden der PPD/**p**ersistent **p**igment **d**arkening oder die dauerhafte Bräune.

Die beiden Werte differieren sehr stark, in der Regel ist der IPD viermal so hoch wie der PPD. Als Angabe auf Sonnenschutzprodukten wird dem PPD der Vorzug gegeben, da die dauerhafte Bräunung im Gegensatz zur Sofortbräune als stabil betrachtet wird. PPD-Werte größer 10 bedeuten in der Regel eine Absorption von mehr als 90 % der UVA-Strahlen. In der EU-Empfehlung (2006) wird vorgeschlagen, dass der PPD ein Drittel des Zahlenwertes des LSF betragen soll, damit der UVA- dem UVB-Schutz angeglichen ist.

Sonstige
UVA-Bilanz – DIN 67502

Seit Februar 2005 gibt es die DIN-Norm 67502, die UVA-Bilanz – eine Kombination und rechnerische Korrelation aus in-vivo und in-vitro-Tests des UVA- und UVB-Schutzes über einen Wellenlängenbereich von 290–400 nm. Der UVB-Schutz wird in vivo über die Lichtschutzfaktormethode bestimmt, beim UVA-Schutz wird der PPD herangezogen. Diese beiden Faktoren werden mit dem in vitro ermittelten Wert rechnerisch in Beziehung gesetzt und die UVA-Bilanz errechnet.

Kritisiert wird vor allem, dass diese Messung keinen biologischen Endpunkt verwendet und die Dauer des Schutzeffektes unberücksichtigt bleibt.

Der eigentliche Mangel dieser Methode liegt vor allem in der Interpretation der erhaltenen Bilanzwerte. Ein Bilanzwert von 0 bedeutet, es ist kein UVA-Schutz vorhanden. Nach oben hin ist die Skala offen. Als sinnvolle Obergrenze wird ein Wert von 50–55 angenommen, höhere Werte bedeuten auch gleichzeitig höhere Konzentration an Filtersubstanzen und stärkere chemische Belastung der Haut. Als empfehlenswerter für ein sicheres UVA/B-Schutzprodukt wird von Dr. R. Daniels nach zahlreichen Vergleichsuntersuchungen ein Bilanz-Wert von 40–50 vorgeschlagen.

Kritische Wellenlänge

Die EU-Empfehlung von 2006 gibt als kritische Wellenlänge 370 nm an, dies ist die Wellenlänge, bei der die Fläche unter der integrierten Extinktionskurve von 290–400 nm einem 90 %igen Absorptionsintegral entspricht.

UVA/UVB-Ratio

Es wird zunächst die Absorptionskurve des Produktes gemessen und anschließend werden die Flächen unter den Kurven des UVA- (320–400 nm) und UVB-Bereichs (290–320 nm) ins Verhältnis gesetzt. Je näher der Wert bei 1 liegt, umso höher ist der UVA-Schutz.

Belastungsfaktor

In den letzten Jahren ging die Tendenz zu immer leistungsfähigeren Sonnenschutzprodukten mit immer höheren LSF. Dies bedeutet für die Zusammensetzung, dass höhere Konzentrationen oder verbesserte UV-Filter eingesetzt werden müssen.

Experimentell wurde ermittelt, dass bei einem Faktor von 10 schon 90 % der UVB-Strahlen absorbiert werden. Um diese Absorption auf 95 % zu erhöhen und einem Faktor 20 zu entsprechen, muss die doppelte Menge an Filtersubstanz zugesetzt werden. Um weitere 3 % zu erhöhen (98 %) und einen Faktor 30 zu erreichen, gelangen wir zur dreifachen Menge im Vergleich zum Faktor 10. Die Kurve verläuft exponentiell und steigt fast linear steil bis zum Faktor 10 an. Ab hier erfolgt ein »Knick«, die Kurve steigt nur noch sehr leicht an. Das günstigste Filterleistung-Konzentrationsverhältnis liegt etwa bei LSF 10–15. LSF über 30, die in den letzten Jahren verstärkt auf den Markt drängten, sind wenig sinnvoll und sollten nur bei speziellen, stark lichtempfindlichen Hauterkrankungen und Photodermatosen herangezogen werden. Eindeutige reproduzierbare Messungen von LSF von 50, 60 und 100 sind nach der Standardmethode nicht möglich, die Reststrahlung von 2 % kann selbst bei so hohen Faktoren nicht verhindert werden. Gleichzeitig wird die Haut mit extrem hohen Konzentrationen an Filtersubstanzen belastet.

Die großflächige Anwendung von UV-Filtern auf der Haut, mögliche Resorption und eventuelle Spaltprodukte machen diese Gruppe nicht unproblematisch. Der Belastungsquotient (BQ) ist ein Bewertungskriterium für die chemische Belastung unserer Haut. Es wird eine Relation zwischen erreichtem LSF und der dafür benötigten Konzentration an UV-Filtern gebildet.

Je höher der LSF bei gleichbleibender Konzentration des UV-Filters ist, um so kleiner ist der BQ und um so geringer ist die chemische Belastung der Haut und des Körpers (◻ Form. 8.3).

$$\text{Belastungsquotient (BQ)} = \frac{\text{Menge der eingesetzten UV-Filter [\%]}}{\text{Sonnenschutzfaktor}}$$

Bewertung	
BQ	Hautbelastung
<0,35	gering
0,35 – 1	mittel
>1	hoch

Beispiel: $BQ = \dfrac{8\ \%}{LSF\ 18} = 0,44$

0,44 = mittlere chemische Belastung der Haut

◻ **Form. 8.3.** Berechnung des Belastungsquotienten und seine Auswertung

Der BQ hat sich zur Qualitätsbewertung von Sonnenschutzprodukten nicht durchgesetzt, auch würde ein weiterer Faktor auf dem Etikett den Verbraucher noch mehr verwirren. Er hat nur einen gewissen Nutzen für die Produktentwicklung.

Wasserfestigkeit

Die große Begeisterung für Wassersportarten jeglicher Art entwickelte den Wunsch nach wasserfesten Sonnenprodukten. Auch Kinder, die gern und lange im und am Wasser spielen, benötigen einen wasserfesten Schutz. Lichtreflexion und der Abrieb durch das Wasser stellen hohe Anforderungen an die Produkte. Doch wie wasserfest sind diese Präparate?

Wie auch beim UVA-Schutz, gibt es bei der Wasserfestigkeit noch keine international anerkannte Testmethoden. Von der europäischen Dachorganisation COLIPA wurde 2005 eine Leitlinie zur Bestimmung der Wasserfestigkeit veröffentlicht, die unten genauer beschrieben wird. Doch ist es für uns in diesem Falle viel einfacher, einem Irrtum oder Fehlverhalten aus dem Weg zu gehen: Nach jedem Baden oder Wassersport sollte die Haut eingecremt werden. Ist ein längerer Aufenthalt im Wasser vorgesehen, sollten hohe Schutzfaktoren inklusive UVA-Schutz und Wasserfestigkeit aufgetragen und darüber ein möglichst nicht zu dünnes T-Shirt oder ein UV-undurchlässiger Anzug angezogen werden, die zusätzlich vor UV-Licht schützen.

Eine weitere Entwicklung sind in Liposomen eingebettete chemische Filtersubstanzen, die in die Hornhaut eindringen können und hier nicht mehr vom Wasser abgespült werden (► Kap. 8.4.1). Sie zeichnen sich durch eine hohe Wasserfestigkeit aus und gewähren nach einem Aufenthalt im Wasser einen fast ungeminderten vorherigen Schutz.

Wasserfestigkeit nach COLIPA

Bei diesem Test wird zur Bestimmung des LSF vor und nach dem Wassereinsatz die International Sun Protection Factor Test Method eingesetzt. Der Wasserkontakt erfolgt in einem Jacuzzi, einer Badewanne oder Whirlpool mit einer Wasserzirkulationsanlage. Die Wassertemperatur sollte 29 °C ± 2 °C sein und kann aus hygienischen Gründen mit Bromiden oder Chloriden versetzt sein.

Testablauf:

- Produkt auf dem Rücken auftragen,
- 15 bis 30 min Wartezeit zum Einziehen des Produktes sind erlaubt,
- 20 min Wasserkontakt (unter oben genannten Bedingungen),
- 15 min Trocknungszeit erlaubt, ohne abtrocknen,
- 20 min Wasserkontakt,
- 15 min Trocknungszeit erlaubt, ohne abtrocknen,
- sofortige Messung des LSF,
- Berechnung des prozentualen Verhältnisses von LSF nach und vor dem Wassereinsatz.

Bewertung: behält ein Produkt > 50 % des ursprünglichen LSF bei, so ist es »wasserresistent«, ist der Wert über 80 %, gilt es als »sehr wasserresistent«.

Diese Methode ist nicht weiter standardisiert und auch nicht international anerkannt. Jeder Hersteller kann die Art (Salz- oder Süßwasser), Wasserdruck und Maximaldauer selbst bestimmen, wodurch sehr unterschiedliche Interpretationen der Angabe »wasserfest« möglich sind. Es tauchen auch vielfach andere Begriffe auf, wie z. B.: waterproof, seewasserfest, wasserfest, wasserabweisend oder schweißfest.

8.4   Sonnenschutzprodukte

8.4.1   Wirkstoffe und Zusatzstoffe in Sonnenschutzprodukten

An dieser Stelle werden nochmals besondere, für Sonnenschutzprodukte wichtige Wirkstoffe in ihren Eigenschaften zusammengefasst. Genauere Beschreibungen finden sich in ► Kap. 4.

Liposomen

Liposomen sind winzige Hohlkügelchen, deren Hüllen den Zellmembranen nachempfunden sind. Diese Hüllenstruktur ermöglicht es den Liposomen, in die Hornhaut einzudringen und mit dem lamellaren Hornzellkit zu verschmelzen. Verfügt der Hersteller von Sonnenprodukten über das Wissen und die technischen Möglichkeiten, diese Liposomen mit UV-Filtern zu beladen, entstehen wasserfeste Produkte – unabhängig vom Formulierungstyp, da die Filter durch die Liposomen in die Haut eingeschleust werden und nicht mehr von Wasser oder Schweiß abgespült werden können. Nach einem Bad ist die Filterwirkung fast ungeschwächt. Liposomen können mit wasser- und fettlöslichen Filtern versehen werden. Leider ist aus der Angabe *enthält Liposomen* nicht darauf zu schließen, ob sie beladen sind, und ob sie klein genug sind, in die interzellulären Räume einzudringen. Also Vorsicht! Den Hinweis »wasserfest« suchen.

Antioxidativ wirkende Substanzen

Zum Einsatz kommen Vitamin E und C, die nicht nur im Körper antioxidativ wirken, sondern auch das Ranzigwerden der Produkte verhinden. Andere können im Zusammenspiel mit körpereigenen Redoxsystemen die Radikalbildung, DNA- und Zellschäden vermeiden, wie Photolyase *(INCI: Plancton extract)*, Superoxiddismutase *(INCI: Superoxiddismutase)*, α-Glycosilrutin *(INCI: Glycosilrutin)*, Coenzym Q10 *(INCI: Ubiquinone)*, grüner Tee *(INCI: Camelia oleifera/-assamica/-sinensis)*, Carotinoide, Retinol *(INCI: Retinol)* oder verschiedenste Polyphenole.

Viele Untersuchungen bestätigen den Einsatz von Antioxidantien in Sonnenschutzprodukten als positiv. Sie steigern die antioxidativen und schützenden Eigenschaften der körpereigenen Repairsysteme und helfen somit akute und langfristige Lichtschäden zu vermeiden.

Panthenol und entzündungshemmende Substanzen

Panthenol ist ein entzündungshemmender und wundheilungsfördernder Wirkstoff, der auch als Haarschutzsubstanz gilt. Die Zusammensetzung mit Allantoin, Bisabolol und Gerbstoffen (Hamamelidis) ist eine beliebte Kombination für After-Sun-Produkte.

Feuchtigkeitsspender

Diese Stoffgruppe empfiehlt sich für Sonnenprodukte, um die Wasserverdunstung durch die starke Erwärmung der Haut etwas einzudämmen oder dieser nach dem Sonnenbad im verstärkten Maß wieder Feuchtigkeit zuzuführen. Aloe vera, NMF, Eiweiße, Proteinhydrolysate, Hyaluronsäure und Humectants sind wichtige Vertreter dieser Stoffgruppe

(▶ Kap. 4.2). Als besondere Neuentdeckung sei die Kristall-Mittagsblume *(INCI: Mesembryanthemum crystallinum)* genannt, die zusätzlich eine UV-Schutzwirkung besitzt (▶ Kap. 4.5.8).

Zusatzstoffe: Konservierung, Antioxidantien, Parfum

Antioxidantien sind in Sonnenprodukten, die Wachse und Fette enthalten, unerlässlich, um eine Peroxidbildung zu verhindern, die durch UV-Licht noch vorangetrieben wird.

Konservierungsmittel, Duftstoffe und ätherische Öle sind in Sonnenschutzmitteln eher ein Problemfall. Sie können durch UV-Strahlen phototoxische oder allergische Reaktionen auslösen. Zusammen mit Emulgatoren, Lipiden und UV-Filtern kann es zu einer gefährlichen Kombination kommen, die zum Beispiel in der Mallorca-Akne ihren Ausbruch findet.

Parfumstoffe oder ätherische Öle können auf der Haut zu Pigmentflecken führen, die nur schlecht wieder herauswachsen. Die Empfehlung lautet: Keine Parfums auf die Haut sprühen, wenn ein Sonnenbad in Aussicht steht.

8.4.2 Produktgruppen

Die unterschiedlichen Sonnenschutzprodukte können nach verschiedenen Kriterien unterteilt werden:
- galenische Grundlagen (Milch, Gel, Öl etc.),
- Sonnenschutzfunktionen (LSF-Stärke, UVA-Schutz, Wasserfestigkeit etc.),
- Empfehlungen entsprechend dem Hautzustand (Sonnenallergie, Kinder etc.),
- Abgabebehältnisse (Spray, Tube, Stifte etc.).

Sonnenmilch, -creme, -lotion

Die gängigsten Sonnenprodukte sind Emulsionen, wie sie in ▶ Kap. 6 beschrieben werden. Aufgrund ihrer Konsistenz werden halbfeste, streichfähige Produkte »Cremes« genannt. Sie werden vor allem für das Gesicht verwendet. Flüssige Produkte, die ein leichtes, schnelles Verteilen auf großen Körperflächen ermöglichen, sind »Milchen oder Lotionen«.

O/W-Emulsionen

O/W-Emulsionen sind am beliebtesten. Sie lassen sich leicht verteilen, ziehen schnell ein und hinterlassen keinen Fettglanz. Sie sind nur wasserfest, wenn der UV-Filter in Liposomen verpackt ist.

W/O-Emulsionen

Öl bildet die äußere Phase. Diese Emulsionen sind meist wasserfest. Zu bevorzugen sind Zubereitungen mit nur geringen Mengen an Paraffinen oder Vaselin, da diese komedogen sind, die Wasser- und Schweißverdunstung verhindern und zu einem Wärmestau führen.

Silikone haben sich als sehr gut erwiesen. Sie sind wasserfest, bilden einen wasserdurchlässigen Film und sind erhältlich in unterschiedlichen Qualitäten (gasförmig, flüssig, halbfest), zum Einstellen einer optimaler Konsistenz des Produktes.

Wasserfeste W/O-Emulsionen mit Pigmenten sind vor allem für Kleinkinder geeignet.

Gele

Gele kennen wir schon aus ▶ Kap. 6. Sie enthalten eine flüssige, lipophile oder hydrophile äußere Phase und einen passenden Gelbildner.

Hydrogele, emulgator- und fettfreie Produkte

Die äußere Phase ist Wasser. Die UV-Faktoren sind wasserlöslich. Sie enthalten Konservierungsmittel oder ausreichende Mengen an Alkoholen, um einen mikrobiellen Verderb zu unterbinden. Sie sind erfrischend und kühlend auf der Haut. Hydrogele sind lipid- und emulgatorfrei, wodurch sie besonders zur Anwendung bei einer Mallorca-Akne geeignet sind, die durch eine Fettsäureoxidation ausgelöst wird.

Trockene Hauttypen sollten dagegen lipidhaltige Produkte bevorzugen.

Wasserfeste Hydrogele enthalten in Liposomen eingebettete UV-Filter, die in die Haut eingeschleust werden und somit nicht mehr abgespült werden können.

Oleogele

Die äußere Phase ist ein Lipid. Wachse, fette Öle oder Silikone als Grundstoffe sind gegenüber den Mineralölen aus den oben genannten Gründen zu bevorzugen (Wärmestau, komedogen). Sie sind wasserfest und eignen sich für Wassersportler und trockene Haut.

Hydrodispersionsgele

Hydrodispersionsgele sind eine neue Mischform zwischen Emulsion und Gel. Sie sind lipidhaltig, emulgatorfrei und können wasser- und fettlösliche Filter enthalten. Durch reinen Zusatz von Silikonen als Lipidkomponente werden sie »atmungsaktiv«, wasserfest und eignen sich außerdem – da sie keine oxidierbaren Strukturen aufweisen – für Personen mir einer Mallorca-Akne.

Öle, Tropicals

Rein pflanzliche Öle sind hautfreundlich, ziehen gut ein und bilden einen wasserabweisenden Film. Dieser kann durch Schweißbildung reißen. Sie enthalten meist geringe LSF. Öle ohne LSF werden Tropicals genannt und sind meist mit exotischen Duftnoten, wie Kokos, parfümiert. Zum Sonnen eignen sie sich nicht, da die Haut in keiner Weise vor UV-Strahlen geschützt wird.

Sprays

Sie sind dünnflüssige Sonnenschutzprodukte mit unterschiedlich hohen Faktoren, die mit einem Zerstäuber fein auf der Haut verteilt werden. Sprays erleichtern die Applikation der Zubereitung und sind besonders gut für Kinder geeignet, da diese sich ungern eincremen lassen. Es stellt jedoch hohe Anforderungen an die Galenik der Produkte, damit diese die feinen Düsen des Sprühkopfes nicht verstopfen und eine feine Vernebelung möglich ist. Zubereitungen in Sprayflaschen sind zudem sehr gut vor Mikroorganismen und Sauerstoff geschützt, da ein Eindringen durch den Sprühaufsatz fast unmöglich ist und ein Hautkontakt entfällt.

Wasserfeste Produkte

Wasserfeste Produkte sind ein Muß für Wassersportler, Schnorchler und Kinder, die mit Wasser spielen. Grundlage ist entweder eine Fett-, Paraffin-, hydrophobe Gel- oder Silikonbasis, die wasserabweisend oder wasserunlöslich sind (Öle, W/O-Emulsionen, Lipogele, lipophile Pasten), oder es handelt sich um hydrophile Präparationen mit in Liposomen eingeschlossenen UV-Filtern, die in die Hornschicht eindringen, wo sie für Wasser nur schlecht zu erreichen sind. Einige UV-Filter wie Ethylhexyl Triazine besitzen eine hohe Affinität zum Keratin und sind dadurch wasserfest.

Produkte ohne chemische Filter

Für Kleinkinder und Personen mit Lichtdermatosen oder Photoallergien sind spezielle Produkte ohne chemische Filter auf dem Markt. Sie enthalten nur Mikropigmente. Zur Abrundung dieser Produkte wäre es sinnvoll, auf Duft-, Farb- und Konservierungsstoffe zu verzichten. Doch leider ergab sich in neuen Vergleichsstudien, dass der UVA-Schutz bei hohem LSF oft nicht die geforderte Quantität besitzt. Es kann nicht gewährleistet werden, dass der UVA-Schutz über die gleiche Zeitspanne erfolgt wie der UVB-Schutz.

Stifte

Unsere Lippen verfügen über keinen eigenen Sonnenschutz, wie Lichtschwiele oder Bräunung. Sie werden am besten durch Lippenpflegestifte mit hohen Faktoren geschützt, die mehrmals täglich aufgetragen werden. Sie enthalten feste Wachse und Fette, um eine Stiftform zu ermöglichen. Wünschenswert sind hohe Schmelzpunkte, so dass sie auch bei heißen Temperaturen nicht in der Handtasche davonlaufen.

Alkoholische Lösungen

Alkoholische Lösungen besitzen bei uns keinen hohen Marktanteil. Vorstellbar sind sie als Haarsprays, um UV-Filter auf den Haaren zu verteilen.

After-Sun-Produkte

Wie der Name schon sagt, sind diese Produkte für die Erholung der Haut nach einem Sonnenbad konzipiert. Dementsprechend handelt es sich um dünnflüssige O/W-Milchen oder Hydrogele, die die Haut kühlen und erfrischen. Sie sind feuchtigkeitsspendend durch Aloe vera, NMF, Proteinzusätze oder Humectants. Entzündungshemmende (Panthenol, Allantoin, Bisabolol, Hamamelidis) und antioxidative Wirkstoffe (Vitamin E und A) runden das Produkt ab.

Nach einer Reinigung des Körpers von Salz, Sand, Schweiß und Sonnenprodukten sind After-Sun-Lotionen unerlässlich für eine Regeneration der Haut. Minimale Erythembildungen können dadurch noch ausgeglichen werden.

Ist ein Sonnenbrand entstanden, reichen After-Sun-Produkte nicht mehr aus. Hier kommen entsprechende Arzneimittel zum Einsatz.

Anmerkung des Verfassers:

Der Begriff **Sunblocker** wurde in dieser Auflage gestrichen, er soll nach der EU-Empfehlung von 2006 nicht mehr verwendet werden. Er täuscht einen 100 %-Schutz über den gesamten UV-Bereich vor, der zurzeit von keiner Substanz auch nur annähernd erreicht wird. Dieses Missverständnis kann beim Anwender viel Schaden anrichten.

8.5   Sonnenberatung

8.5.1 Pigmentierungstypen

Es gibt Menschen mit heller Haut und solche mit dunkler, einige reagieren heftig mit Sonnenbrand, andere werden relativ leicht gleichmäßig braun, andere wiederum verändern ihre Hautfarbe im Wechsel der Jahreszeiten kaum.

Diese verschiedenen Hauttypen werden in sechs *Pigmentierungstypen I–VI* unterteilt (⬛ Tab. 8.7). Charakterisiert werden sie nach:

- Haut-, Haar- und Augenfarbe,
- Reaktionen auf die Sonne,
- Sonnenbrandgefahr,
- maximal erreichbarer Bräunungsgrad.

Jedem Hauttyp wird eine mittlere Eigenschutzzeit der Haut zugeordnet (entsprechend der sommerlichen UV-Belastung am Mittelmeer), die aber keine Konstante, sondern nur ein Richtwert ist. Diese Zeit kann sich in Abhängigkeit zum Standort und der Jahreszeit verkürzen oder verlängern.

Bei sonnengewöhnten, vorgebräunten Hauttypen ab Typ III kann Bräunung und Lichtschwiele zusammen schon fast einen LSF von 10 erreichen und so die Eigenschutzzeit um einiges verlängern. Bei blassen Typen I + II ist als Schutzeffekt nur die Lichtschwiele mit einem LSF von maximal 4 anzurechnen.

Die Pigmentierungstypen I–IV sind typisch für die Bevölkerung Europas, Nordamerikas, Neuseelands und Australiens, die Typen V und VI finden sich vor allem in Südamerika, Afrika, Mittel- und Ostasien.

◘ Tabelle 8.7. Pigmentierungstypen

Typ	Haut/Haare/Augen	Bräunungsverhalten	Eigenschutz pro Tag (UVI > 5)
Kleinkind, hell-europäisch	helle Haut, sehr empfindlich wenige meist helle bis braune Haare dünne bis keine Lichtschwiele	schnell Sonnenbrand mit hohem Krebsrisiko	5 min
I keltisch	sehr helle Haut, viele Sommersprossen blonde bis rote Haare helle, grüne, blaue Augen	keine Bräunung sofort schwerer Sonnen-brand	5–10 min
II hell-europäisch	helle Haut, oft Sommersprossen blonde bis dunkelblonde Haare blaue, grüne, graue Augen	leichte Bräunung schnell Sonnenbrand	10–20 min
III dunkeleuropäisch (u. Mischlinge)	leicht getönte Haut dunkelblond bis braune Haare graue, braune Augen	gute, anhaltende Bräune manchmal Sonnenbrand	20–30 min
IV mediteran (u. Mischlinge)	vorgebräunt, braune Haut dunkle Haare, schwarz dunkle Augen	schnelle intensive Bräunung selten Sonnenbrand	30–45 min
V mittelöstlich asiatisch südamerikanisch	dunkle, olivbraune Haut schwarze Haare dunkle Augen, ostasiatischer Typ	immer braun sehr selten Sonnen-brände*	–
VI afrikanisch schwarz	schwarze Haut schwarze Haare, Krause dunkle Augen	immer schwarz sehr selten Sonnen-brände*	–

* Sonnenbrände treten vor allem auf, wenn diese Personen sonnenentwöhnt sind, durch Aufenthalte in sonnenarmen Ländern.

8.5.2 Wahl des LSF und PPD

In einem Beratungsgespräch wird der Pigmentierungstyp des Kunden und anhand seines Urlaubszieles oder seines ständigen Aufenthaltsortes der benötigte Lichtschutzfaktor (LSF) ermittelt. Der Lichtschutzfaktor multipliziert mit der Eigenschutzzeit ergibt die Zeit einer möglichen Sonnenexposition ohne Sonnenbrand. Diese Zeitspanne sollte nur zu 2/3 ausgeschöpft werden, da vermutlich nach dieser Zeit die Repairmechanismen schon überlastet sind. Das Risiko eines Tumors steigt stark an, Hautschäden und photo-ageing sind verstärkt zu beobachten. Um bei einem hohen UVB-Schutz einen gleichwertigen UVA-Schutz zu sichern, sollte nach der EU-Empfehlung von 2006 der PPD (UVA) mindestens ein Drittel des LSF (UVB) betragen. Gekennzeichnet wird dies durch ein UVA-Logo (◘ Abb. 8.7). Als Sonnenexposition ist nicht nur ein intensives Sonnenbad zu sehen, sondern auch Wanderungen, Stadtbummel und andere Tätigkeiten bei denen man der Sonne ausgesetzt ist.

Welche Faktoren beeinflussen nun die Wahl des LSF?
- Hauttyp,
- Vorbräunung, Sonnengewöhnung,
- Tageszeit (zwischen 11.00 und 15.00 Uhr stärkste Belastung),
- Jahreszeit (Sommer oder Winter),

◘ Abb. 8.7. Neues UVA-Logo, der PPD ist mindestens ¹/₃ des LSF, ausgewogene UVB-UVA-Bilanz

- Breitengrad,
- Höhenmeter,
- Reflexionen durch Schnee, Wasser, Sand.

Für die Einschätzung des LSF gibt es verschiedene Tabellen und Berechnungen, in denen jedoch verschiedene Parameter unberücksichtigt bleiben, z. B. Jahreszeit, Höhenmeter und Oberflächenbeschaffenheit.

Eine elegante Methode ist es, über den sogenannten **UV-Index** (UVI) die LSF-Wahl zu treffen. Der UV-Index ist eine weltweit einheitliche Größe, die die Intensität der UV-Strahlen und somit die Strahlenbelastung für einen bestimmten Standort und Tag angibt. Er wird täglich ermittelt und vorausschauend prognostiziert.

Die Werteskala geht von 0 (keine UV-Belastung): keine Sonnenbrandgefahr und Gesundheitsrisiken bis 12 (extrem hohe UV-Belastung): Sonnenbrand in kürzester Zeit und hohes Gesundheitsrisiko (◘ Tab. 8.8 a).

Der UVI kann nur für solche Gegenden angegeben werden, die über entsprechende Messstationen verfügen, doch gibt es mittlerweile ein weltweites Messnetz. Diese Werte können in der Regel am Auf-

8

◘ Tabelle 8.8 a. Sonnenschutzempfehlungen in Abhängigkeit vom UV-Index

UV-Index	Belastung	Sonnenbrand möglich	Schutz
0–1	niedrig	unwahrscheinlich	nicht erforderlich
2–4	mittel	ab 30 min	empfehlenswert
5–7	hoch	ab 20 min	erforderlich
>8	sehr hoch	in weniger als 20 min	unbedingt erforderlich

Aus einer Veröffentlichung des Solarindexes.

◘ Tabelle 8.8 b. Schnelle Ermittlung des LSF und PPD

Pigmentierungstyp	LSF	PPD**
Säuglinge, Kleinkinder*	vierfacher UVI	LSF/3
Typ 1, Schulkinder	vierfacher UVI	LSF/3
Typ 2	dreifacher UVI	LSF/3
Typ3	zweifacher UVI	LSF/3

* Kleinkinder (bis 2 J.) und Säuglinge sollten nie direkter Sonne ausgesetzt sein. Sie sollten luftige Kleidung tragen und zusätzlich mit Sonnencreme eingecremt sein!

** Ein »UVA im Kreis« (◘ Abb. 8.7) auf dem Etikett bedeutet das Gleiche.

◘ Tabelle 8.8 c. Benötigte LSF bei einem herrschenden UVI

UV-Index und mittlere Eigenschutzzeit/Tag		Hauttyp und empfohlene LSF				
		Kinder* ab 1 J.	I	II	III	IV
UVI 0–1		–	–	–	–	–
UVI 2	**LSF**	**10–15**	**10–15**	**8–10**	**2–4**	**2–4**
Eigenschutz [min]		30	30	55	95	140
UVI 3–4	**LSF**	**15**	**15–20**	**10–15**	**6–10**	**4–6**
Eigenschutz [min]		15	15–20	30–35	50–60	75
UVI 5–6	**LSF**	**15–25**	**20**	**15–20**	**10–15**	**10**
Eigenschutz [min]		10	10–12	22–25	40	60
UVI 7–8	**LSF**	**30–35**	**20–30**	**15–20**	**10–15**	**10–15**
Eigenschutz [min]		6	6–9	15–18	25–30	40–45
UVI 9–10	**LSF**	**30–35**	**25–35**	**20**	**15**	**15**
Eigenschutz [min]		5	5–8	15–16	25–27	35–40
UVI 11–12	**LSF**	**30–35**	**30–35**	**20–30**	**20–25**	**15–20**
		+ Bekleidung zwischen 11–15 Uhr				
Eigenschutz [min]		5	5	10	15	22

* Babys sollten nie direkter Sonnenstrahlung ausgesetzt werden!

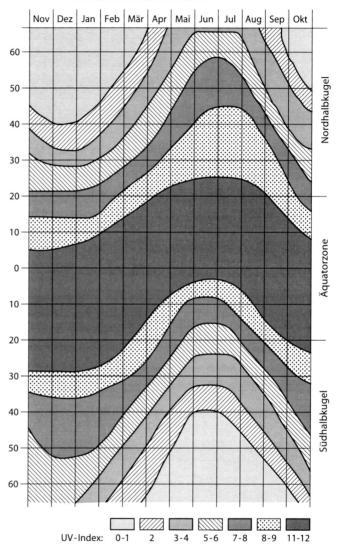

◘ Abb. 8.8. UVI in Äbhängigkeit der Jahreszeit und des Breitengrades

Zurechnung: Für **je 1000** Höhenmeter **UVI um 1 erhöhen**
Für den Aufenthalt auf **reflektierenden** Flächen wie Schnee und Wasser **UVI um 3 erhöhen**

UV-Index: 0-1 2 3-4 5-6 7-8 8-9 11-12

enthaltsort über die Medien abgerufen und danach der Sonnenschutz gewählt werden. (Für Deutschland: Internet http://www.bfs.de; www.dwd.de; www.wetteronline.de; www.wetter.com oder Videotext Tafel 636, Lufthygienischer Bericht, Bayern 3). Durch den UVI, der wie die Temperatur ein genauer Wert ist, wird die Wahl des LSF erleichtert, wie wir auch nach der Temperatur unsere Kleidung wählen.

Im Folgenden finden sich verschiedene Tabellen für jene, die nicht über Internet verfügen, um mit

Hilfe des Standorts den üblichen UVI für eine Jahreszeit und Gegend zu ermitteln.

Ist der UVI bekannt oder ermittelt, finden Sie in ◘ Tab. 8.8 b. eine schnelle Methode und in ◘ Tab. 8.8 c. eine genauere Ermittlung des LSF und PPD.

Erklärung zu den ◘ Tab. 8.8 c, 8.9, ◘ Abb. 8.8:
Ermittlung des LSF über den UV-Index in Abhängigkeit des Hauttyps, der Jahreszeit und des Aufenthaltsortes:

8

◨ **Tabelle 8.9.** Südliche oder nördliche Breitengrade ausgewählter Länder, Kontinente, Inseln und Städte

Land, Kontinent	Breitengrad	Inseln	Breitengrad	Städte	Breitengrad
Ägypten	32–22	Bahamas	27–21	Bangkok	14
Afrika: Norden	n: 38–10	Balearen	40–39	Barcelona	41
Zentralafrika	n 10–s 10	Dominikan. Repub.	20–17	Berlin	52,5
Süden	s: 10–35	Fidschi–Inseln	s 18	Bombay	19
Australien: Norden	s: 10–23	Haiti	20–17	Buenos Aires	s 35
Süden	s: 23–39	Hawai	23–20	Chicago	42
BRD	55–48	Indonesische Inseln	n 5–s 10	Hongkong	22
Dänemark	58–55	Jamaika	18	Honolulu	21
Florida	31–25	Kanarische Inseln	34–33	Istanbul	41
Frankreich	50–43	Korsika	43–42	Jerusalem	32
Griechenland	41–36	Kreta	35	Kalkutta	23
Großbritannien	59–50	Kuba	23–20	Kapstadt	s 34
Holland	53–51	Kykladen	38–36	Lissabon	39
Indien	33–7	Lesbos	39	London	51
Irland	55–51	Madagaskar	s: 13–25	Los Angeles	34
Israel	33–29,5	Madeira	33	Madrid	40,5
Italien	47–38	Malta	36	Melbourne	s 38
Japan	45–30	Malediven	n 6	Mexico City	19
Jemen	18–12	Mauritius	s 20	Montreal	46
Kalifornien	42–23	Nordfriesisch. Inseln	55	Moskau	56
Kanada	84–42	Ostfriesische Inseln	54	New York	41
Kenia	n 5–s 5	Philippinen	18–5	Paris	49
Malaysia	7–2	Réunion	s 21	Rio de Janeiro	s 23
Marokko	36–27	Rhodos	36	Rom	42
Mexiko	32–13	Rügen	54,5	Singapur	1
Mittelamerika	22–8	Sardinien	41–39	San Francisco	38
Nepal	30–26,5	Shetland Inseln	61–60	Stockholm	59
Neuseeland	s: 35–42	Sizilien	38–37	Sydney	s 34
Österreich	49–46,5	Sporaden	38–36	Tokio	35
Portugal	42–37	Sri Lanka	10–5	Toronto	44
Schweiz	47,5–46	Südseeinseln	n 10–s 10		
Skandinavien	70–56	Sylt	55		
Spanien	43–36	Zypern	35		
Südafrika	s: 24–35				
Tasmanien	s: 40–43				
Thailand	20–7				
Tibet	36–28				
Tunesien	33–30				
Türkei	43–38				
Ungarn	48–46				
USA	49–32				
Südamerika: Norden	n 13–s 10				
Mitte	s: 10–35				
Süden	s: 35–55				

n = Nordhalbkugel; s = Südhalbkugel; ohne Angabe entspricht dem nördlichen Breitengrad.

In ◘ Tab. 8.9 suchen Sie sich den ungefähren Breitengrad des gewünschten Aufenthaltsortes heraus.

In ◘ Abb. 8.8 gehen Sie auf der Linie des Breitengrades waagerecht entlang, bis sie den Monat des Aufenthaltes kreuzen. Die Farbe des Feldes, in dem sich der Schnittpunkt befindet, gibt Ihnen den zu erwartenden mittleren UVI bei klarem Wetter an. Sind zwei Farben möglich, sollte immer der höhere UVI gewählt werden.

In ◘ Tab. 8.8 b und 8.8 c können Sie nun mit dem Wissen des zu erwartenden UVI und ihrem Pigmentierungstyp den LSF auswählen und gleichzeitig berechnen, wie lange der Lichtschutz bei dem ermittelten UVI ausreicht. Dieser Zeitraum sollte aber nur zu $^2/_3$ ausgenutzt werden (▶ S. 213).

8.5.3 Wahl der galenischen Form und des passenden Produktes

Im Folgenden werden in alphabetischer Reihenfolge für verschiedene Hautzustände, Körperregionen und Hautprobleme Produktformulierungen empfohlen. »Empfehlung« bedeutet, dass es im Ermessen des Kunden liegt, dies zu berücksichtigen. Von vielen Firmen gibt es für eine Produktform, eine Auswahl mit verschieden hohen LSF und PPD, so dass – je nach Aufenthaltsort und Zeit – das entsprechende Produkt gewählt werden kann (◘ Tab. 8.10). Grundsätzlich sollte für jeden Hautzustand ein ausreichender UVB- und UVA-Schutz gewählt werden.

- **Akne:**
  Hydrogele, Hydrodispersionsgele ohne komedogene Substanzen
  Empfehlung: fett- und emulgatorfrei
- **Allergie:**
  Bei häufigen starken allergischen Hautreaktionen:
  konservierungsmittelfrei, parfumfrei
  Empfehlung: emulgator- und lipidfrei, als UV-Filter möglichst nur Pigmente
- **Altershaut:**
  W/O-Zubereitungen
  gute After-Sun-Pflege mit Vitamin A, Feuchthaltefaktoren, Antioxidantien
- **Fett-feuchte Haut:**
  vgl. Akne

- **Haare:**
  Sprays, Fönlotionen, Haargele oder -wachse mit UV-Schutz (*Rausch, UV-Hair-Protector-Spray*)
  Hut oder Cap
- **Kleinkinder:**
  (vgl. auch Säuglinge)
  Ab 1 Jahr, und bei größerer Mobilität der Kinder:
  hoher LSF >15 und UVA-Schutz
  W/O-Lotionen für den Körper
  W/O-Creme für das Gesicht
  Empfehlung: konservierungsmittelfrei, parfumfrei, nur mit Pigmenten als UV-Filter
  wasserfest bei Aufenthalten in Wassernähe
  Kopfbedeckung
- **Kinder:**
  bis etwa 15 Jahre
  hoher LSF >15 und UVA-Schutz
  Empfehlung: liposomal gebundene UV-Filter als wasserfeste Präparate; bei pubertärer Akne oder unreiner Haut vgl. Akne
- **Lippen:**
  Pflegestifte mit hohen Faktoren
- **Mallorca-Akne:**
  Hydrogele, Hydrodispersionsgele
  emulgator- und lipidfrei
  After-Sun-Pflege emulgatorfrei
  ohne komedogene Substanzen
  Zusatz verschiedener Antioxidantien
- **Neurodermitis:**
  vgl. trockene Haut
  ohne paraffinartige Kohlenwasserstoffe (*Petrolatum, Ozokerit, Ceresin, Paraffinum, Cera Microcristallina*)
  keine Oleogele oder Öle
  intensive After-Sun-Feuchtigkeitspflege
- **Photoallergische Reaktionen:**
  Breitbandfilterung der UV-Strahlen
  nur Pigmente, keine chemischen Filter
  konservierungsmittel- und parfumfrei
- **Phototoxische Reaktionen:**
  vgl. photoallergische Reaktionen
- **Säuglinge:**
  Kinder bis zum 1. Jahr:
  keine direkte Sonnenstrahlung
  immer bekleiden mit Hütchen, Hemdchen, Höschen (»3H-Regel«) (Durch Streulicht ist auch im

□ Tabelle 8.10. Teil 1: Auswahl einiger apothekenexklusiver Sonnenschutzprodukte

Alle Produkte enthalten neben dem angegebenen UVB-Schutz auch einen UVA-Schutz, der mindestens dem australischen Standard entspricht.
Entspricht der UVA-Schutz der EU-Empfehlung 2006 ist dies mit »UVA« gekennzeichnet.
kursiv = ohne Konservierung und Parfum; WF = wasserfest; WF* = wasserresistent durch Liposomengebundene Filter; UVA = PPD(UVA) entspricht min. 1/3 des LSF

Hersteller (Produktbez.)	Creme/Lotionen, Stifte, Sprays, Gesicht/Körper/Hals/Dekolleté, Lippen, Hände, Glatze	Hydrogel, Hydrodispersionsgel, ▪ emulgator- und lipidfrei, ▪ bei fetter o. unreiner Haut, Akne, ▪ bei Mallorca-Akne, ▪ bei Sonnenallergie	Kinder	After-Sun, MA = bei Mallorc-Aakne, PLD = bei Sonnenallergie
Ales Groupe. Cosmetics (Lierac)	Gel-Creme 10, 30, 50 UVA; Körperspray LSF 10, 15, 30 UVA; Creme Anti-Age LSF15 UVA			Creme Ultra Anti-age; Lait Reparateur Hydratant
Beiersdorf (Eucerin)	Age Protecting Lotion15 25 40 UVA WF; Age Protecting Gesichtcreme 25 UVA WF; Age Protecting Spray20 WF UVA; Age Protecting Creme & Stick 30 UVA WF; Ultra Schutz Creme 50+ UVA WF PLD MA	Sonnenallergieschutz Creme-Gel 15 25 UVA WF	Kinder Intensivschutz 25 40; Kinder Intensivschutz Spray 25	Sonnenallergieschutz; After-sun Gel; Age Protecting after sun; Kinder After-Sun Spray
Pierre Fabre (Eau Thermale Avene)	Sonnenspray 50+, 20 UVA, WF; Sonnenmilch 50+, 40 UVA, WF; Sonnencreme 50+, 40, 20 UVA, WF; Sonnencreme getönt 20 UVA, WF; Sonnengel-Creme 50+, 40, 20 UVA, WF; Sonnenschutzstift 40 UVA, WF		Sonnenspray 40 UVA, WF; Sonnenmilch 40 UVA, WF	Repair Emulsion
Dr.Hauschka				After Sun Lotion
Hans Karrer	Daylong 16 WF*; Daylong 25 ultra WF*; Daylong extreme 50+ WF*		Daylong Kids 40	
Laverana (Lavera)				After Sun Lotion; Seiden-Schimmer Lotion
La Roche-Posay (Anthelios)	A.20,40,XL50+ Creme Gesicht UVA/WF; A.20,40,XL50+ Fluid extreme UVA WF; A. 20,40,XL50+ Milch UVA/WF; A.XL Stick 50+ UVA/WF; A.Stick Lippen 50+ WF; Antherpos Lippen 50 WF	A. 20, W40 UVA/WF; A.20 Spray UVA/WF	A.Dermo-Kids 40 50+ UVA WF; A.Dermo-Kids Spray 40 UVA WF	Posthelios

8

Louis Widmer	After Sun Kühlende Lotion		All Day 20+, 15 UVA WF* Sonnengel 10 UVA	Extra Sun Protection 40 UVA WF* Sonnencreme 25+ UVA WF Sun Spray 25+ UVA WF*
Pelpharma (Heliocare)			Gel 50	Creme/Spray/Compact 50
Ritsert (Ilrido)	Apres Gel MA PLD	Sonnenmilch f. Kinder 20, 30 WF	Sonnen Gel 15, 25 WF	Winter Creme 25
STADA (Ladival)	Apres f. norm. u. empfindl. Haut Apres allerg. Haut Gel MA PLD Regeneration Apres	Milch 20, 25, 30 WF Creme 50+ WF Spray 30 WF	allerg. Haut Gel 10-30 WF Allerg. Gesicht 20 WF Regeneration 15, 20 Regeneration Gesicht 20 WF	Lotion f. norm. u. empfindl. Haut 10-30 WF Creme f. norm. u. empfindl. Haut 20 WF Stift f. norm. u. empfindl. Haut 20 (WF) Spray f. norm. u. empfindl. Haut 20 WF Schutzstift 25 WF
Ultrasun AG	Aftersun Gel MA PLD	Protection 20, 28 WF*	Protection 17, 20, 28 WF*	Face30 UVA WF* SA

Schatten eines Sonnenschirms eine UV-Belastung vorhanden.)
freie Körperstellen (Gesicht, Hände, Füße) mit Sonnenschutz eincremen,
hohe LSF und UVA-Schutz, W/O-Emulsionen
Empfehlung: konservierungsmittel- und parfumfrei, Zusatz verschiedener Antioxidantien, nur Pigmente, keine chemischen Filter

▬ **Sonnenallergie:**
Empfehlung: konservierungsmittel- und parfumfrei,
Zusatz verschiedener Antioxidantien
nur Pigmente als UV-Schutz

▬ **Trocken-fettarme Haut:**
W/O-Emulsionen oder Gesichtscreme
intensive After-Sun-Feuchtigkeitspflege

▬ **Wassersport:**
hohe LSF und UVA-Schutz (Reflexion!)
Wasserfestigkeit

▬ **Wintersport:**
soweit es der Hautzustand erlaubt:
W/O-Cremes (Kälteschutz) mit hohen LSF (Reflexion!)

8.5.4 Der richtige Umgang mit der Sonne und dem Sonnenschutz

In den drei vorhergehenden Abschnitten wurde beschrieben, wie Sie das richtige Sonnenschutzmittel auswählen können. Doch nützt das beste Sonnenschutzmittel nichts, wenn es kaum verwendet wird und das Braten in der Sonne sprichwörtlich verstanden wird. Der richtige Umgang mit der Sonne will gelernt sein und sollte auch ruhig dem Kunden immer wieder nahegelegt werden. In einigen Ländern der Südhalbkugel, die durch das Ozonloch einer stärkeren UV-Belastung unterliegen als die nördlichen Länder, wird von verschiedenen Gesundheitsorganisationen mit kurzen einprägsamen Slogans für einen sinnvollen Sonnenschutz geworben. Dort ist Sonnenschutz eine Selbstverständlichkeit. Bei uns ist noch nicht jedem klar, wie schädlich Sonnenstrahlen sind und welche Gesundheitsrisiken in ihnen verborgen sind. In aktuellen Umfragen über Sonnenschutz wurden beängstigende Mängel und Fehlinformationen in weiten Teilen der Bevölkerung aufgedeckt. Aus diesem Grund erscheint es sinnvoll,

◼ Tabelle 8.10. Teil 2: Sonnenschutzprodukte nur mit mineralischen Pigmenten, geeignet für Babys, Kinder, bei polymorpher Lichtdermatose oder Sonnenallergie

Dr. Hauschka	**Laverana (Lavera)**
Kleinkind Micropigment 25	Baby & Kinder Sonnenmilch 30
Kinder Sonnencreme 15, 30	Baby & Kinder neutral Sun-Spay 30/WF
Sun Stick 30 (WF)	Kids Sun-Spray 25
Sonnencreme 20 (WF)	Family-Sun-Spray 15 WF
Sonnenmilch 8,15 (WF)	Sun-Spray Hawaii 20 WF
Sonnencreme Gesicht 8	Anti-Age Sonnenmilch 20 Wf
Sonnenspray 20	Lippenbalsam 15
Eucerin, Beiersdorf	**Pierre Fabre**
Kleinkinder Micropigment Lotion 25 UVA WF	Sonnenmilch 50+ WF
	Sonnencreme 50+ WF
Hans Karrer	Kompaktsonnencreme, getönt 50+ WF
MicroSonne 15 WF	Sonnenschutzstift 50+
MicroSonne 30 WF	
Ilrido, Ritsert	**Weleda**
Sonnenmilch f. Kinder u. Kleinkinder 20 WF	Edelweiß Sonnencreme 20 (WF)
	Edelweiß Sonnenmilch 12 (WF)
Ladival STADA	**Ultrasun AG**
Creme 30 WF	Reflex30 UVA
Louis Widmer	
Sonnencreme KIDS 25 UVA WF	

◼ Tabelle 8.10. Teil 3: Produkte zur täglichen Gesichts- und Körperpflege mit zusätzlichem UV-Schutz

Eau Thermale Avene, Pierre Fabre	**Johnson & Johnson**
Hydrance Optimale LSF 15	Roc Retin-Ox+ Tagespflege 15
Antirougeurs Feuchtigkeitspflege bei Rötungen LSF10	Roc Hydra+ Feuchtigkeitspflege15
	Roc Anti-Aging Handcreme 15
Eucerin, Beiersdorf	Neutrogena Lippenpflege 20
Hydroprotect15	
Q10 Active Fluid 15	**La Roche-Posay**
Anti-Pigment Fluid 20	Hydraphase XL 15 +UVA
Q10 Actiove Augencreme 6	Toleriane Make-up 20
Structura CplusE 12	Rosaliac XL 15 +UVA
	Active C XL 12 +UVA
Frei, Apotheker Walter Bouhon	Mela-D gg Pigmentflecken 15 +UVA
Tagespflege Protect 15	Mela-D Hand 15 +UVA
Dr. Grandel	**Optolind, Hermes**
On Top Gesicht 20	Creme LSF6
	Lipid-Effekt-Creme LSF10
Louis Widmer	Intensiv-Creme LSF6
Handbalsam UV10	
Tagescreme UV8	

wie von der EU-Kommission gefordert, Etiketten von Sonnenschutzprodukten mit Anwendungs- und Warnhinweisen zu versehen.

Die andere Möglichkeit ist eine verstärkte Aufklärung auch schon in Kindergärten und eine umfassende Beratung durch das Verkaufspersonal. Eine Checkliste für die Beratung finden Sie am Ende des ► Kap. 8.5.

Sonnenkonto

In letzter Zeit wird oft vom »Sonnenkonto« gesprochen. Anschaulich erklärt heißt dies, dass jeder Mensch ein individuelles Pluskonto an Besonnungsstunden besitzt, von dem kontinuierlich bei einer UV-Belastung Stunden abgezogen werden. Dieses Konto darf nicht ins Minus rutschen, denn dann ist ein höheres Krebsrisiko zu verzeichnen.

Alle Sonnenbrände, die im Laufe des Lebens auftreten, werden zusätzlich verbucht und addiert. Sie wirken sich verstärkend auf das Krebsrisiko aus. Als besonders schwerwiegend erwiesen sich Sonnenbrände in den ersten fünfzehn Lebensjahren, die ein späteres Krebsrisiko um ein Vielfaches erhöhten.

Darüber hinaus gibt es ein tägliches Sonnenkonto. Ist am Tag einmal die Eigenschutzzeit ausgeschöpft worden, sollte für den Rest des Tages die UV-Strahlung gemieden werden. Die Repairmechanismen der Haut sind nach dieser Eigenschutzzeit überlastet und benötigen mindestens 12–14 Stunden, um sich wieder zu regenerieren.

Wir können von unserem individuellen Sonnenkonto nur abbuchen, »Einzahlungen« sind nicht möglich. Es ist bis heute auch nicht bekannt, welches »Guthaben« jeder zu Anfang besitzt. Wir können nur die Abbuchungen verringern, durch einen guten UV-Schutz!

Eincremen

Die einzige Möglichkeit, uns vor UV-Strahlen zu schützen, ist – außer unserer Kleidung oder einfach im Haus zu bleiben – nur »die Sonnencreme«. Somit steigt und fällt alles mit dem »richtigen Eincremen«.

Sonnenprodukte müssen auf die **gereinigte** Haut aufgetragen werden und möglichst **30–45 Minuten** Zeit haben, ihre Wirkung zu entfalten. In dieser Zeit muss eine UV-Bestrahlung, selbst im Schatten, gemieden werden. In dieser ersten halben Stunde ist die Haut praktisch noch schutzlos, und die Zeit würde auf dem täglichen Sonnenkonto verbucht werden.

Tipp: Direkt nach dem morgendlichen Duschen statt der Körperlotion eine Sonnenlotion über den ganzen Körper **großzügig** verteilen. Nicht vergessen: Gesicht, Nase, Ohrmuschel, Scheitel, Haar-und Bartansatz, Fußrücken. Die Sonnenprodukte müssen in ausreichender Menge aufgetragen werden, um den angegebenen LSF zu erreichen (vgl. Int. Sun Protection Factor Test Method: 2,0 mg/cm^2). Da die meisten viel zu wenig auftragen, wird empfohlen sich nach etwa einer halben Stunde nochmals einzucremen. Eine andere Möglichkeit ist, eine Crememenge, die etwa 6 Teelöffeln entspricht, gleichmäßig über den ganzen Körper zu verteilen. Jeder der folgenden Körperregionen ist etwa mit einem Teelöffel Sonnenschutzprodukt einzucremen:

- rechtes Bein und rechter Fußrücken,
- linkes Bein und linker Fußrücken,
- Region unter der Taille: Po, unterer Rücken, untere Bauchregion,
- Region über der Taille: obere Bauchregion, Brust + oberer Rücken,
- beide Arme und Hände,
- Schultergürtel, Hals, Gesicht, Ohrmuscheln.

Mehrmals täglich nachzucremen wird empfohlen, um Abrieb durch Sand, Schweiß und Kleidung wieder zu ersetzen. Nach einem Aufenthalt im Wasser ist der Faktor – selbst bei wasserfester Sonnencreme – stark gemindert. Hier empfiehlt es sich, die Haut erneut einzucremen.

Das Nachcremen verlängert jedoch nicht die Schutzdauer. Die UV-Strahlen, die nicht vom Produkt abgefangen werden, können immer noch zu einer Schädigung führen (aber wesentlich langsamer), wenn dadurch die Repairmechanismen überlastet werden. Diese Durchlässigkeit für UVB-Strahlen beträgt bei einem Produkt mit LSF 10 immer noch 10 %; bei einem mit LSF 20 5 %; bei LSF 30 noch 2 %. Doch gerade diese Reststrahlungsmenge lässt uns selbst mit UV-Schutz braun werden.

Wurde ein Präparat mit LSF 10 bei einer Eigenschutzzeit von 20 Minuten eingesetzt, sind $^2/_3$ der errechneten Zeit als Besonnungszeit akzeptabel, das entspricht:

$$10 \times 20 \text{ min.} = 200 \text{ min.} \times {}^2/_3 = 130 \text{ min.}$$

Nach dieser Zeit sollte die Haut nicht weiter mit UV-Licht strapaziert werden. Schützende Kleidung ist jetzt zu tragen.

Kleidung

Obligatorische Kleidungsstücke bei starker Sonnenbestrahlung sind eine Kopfbedeckung und eine Sonnenbrille, um einem Sonnenstich und Augenschäden entgegenzuwirken, die durch Sonnenschutzmittel nicht verhindert werden können.

Wann wird das Tragen von zusätzlicher blickdichter, UV-undurchlässiger Kleidung empfohlen?
- Überschreitung des täglichen Sonnenkontos,
- bestehender Sonnenbrand,
- Hauttyp I und II ab einem UVI von 8–10 zwischen 11.00 und 16.00 Uhr,

- Hauttyp III und IV ab einem UVI von 10–12 zwischen 11.00 und 16.00 Uhr,
- Säuglinge und Kleinkinder,
- schwerwiegende pathologische Reaktionen auf UV-Strahlung,
- Wassersport (möglichst unter der Kleidung ein wasserfestes Sonnenschutzprodukt auftragen),
- lange Aufenthalte in Ländern der Südhalbkugel (»Ozonloch«), vor allem beim Schwimmen, Schnorcheln und in der Zeit von 11–15 Uhr, zusätzlich konsequente Anwendung von Sonnenschutzmitteln mit extrem hohen Faktoren, unabhängig von Pigmentierungstyp und der Vorbräunung.

Mittlerweile gibt es auch speziell beschichtete UV-sichere Alltagskleidung. Wer sich keine komplette, neue »Sonnenschutzgarderobe« anschaffen möchte, kann seine Kleidung in der Waschmaschine mit UV-Absorberhaltigen Waschmitteln oder Weichspülern UV-sicher machen, bei jeder Wäsche mit diesem Produkt würde sich der UV-Schutz verstärken. In den Ländern der Südhalbkugel (Ozonloch) gibt es seit Langem UV-undurchlässige Bade- bzw. Strandanzüge, die im Gegensatz zur Bademode der Nordhalbkugel fast den ganzen Körper abdecken, mindestens aber den Stammbereich (Oberkörper, Oberarme, Unterkörper bis oberhalb der Knie).

Insektenschutz

Häufig treffen hohe Temperaturen, hohe UV-Belastung und viele Insekten aufeinander. In einigen Ländern ist zudem ein Insektenschutz wegen der Malariagefahr zwingend notwendig. Zum Glück kommen Insekten meist nicht am Strand oder in der prallen Sonne vor. Sie lieben eher das Dämmerlicht und feuchte Gebiete. Doch für mobile Personen, die durch feuchte, tropische Gebiete wandern und nicht ständig zwischen Sonnenschutz und Insektenschutz wechseln wollen, wäre eine Kombination von beidem sehr angenehm. Werden zwei einzelne Präparate verwendet, sollte zuerst der Sonnenschutz auf die saubere Haut aufgetragen werden, erst später das Insektenschutzmittel, bevorzugt als Spray. Der LSF sinkt bei diesen Kombinationen, deshalb sollte die errechnete Schutzzeit zur Sicherheit halbiert werden. Wie groß die Wechselwirkungen tatsächlich sind, kann nicht vorausschauend beurteilt werden.

Es wurden bis jetzt keine aussagekräftigen Testreihen durchgeführt.

Sonnenbad

Das Sonnenbad ist, für viele eine schmerzhafte Erfahrung, da der durchschnittliche sonnenentwöhnte Urlauber gleich am ersten Tag seines Urlaubes braun werden will. Die Sonnenkraft wird unterschätzt, und auch gutgemeinte Ratschläge der Reiseleitung werden in den Wind geschlagen. Wer nur eine Woche »in die Sonne« fährt, erreicht nicht seine maximale Bräune. Diese wird erst bei sich langsam steigernder UVB-Bestrahlung nach 2–3 Wochen möglich.

Hoher UV-Schutz ist vor allem in den ersten Tagen wichtig. Die langsam erreichte Bräune ist wesentlich beständiger als wenn zunächst ein Sonnenbrand durchgemacht wird und die Haut sich in Kürze abschält.

Oft wird am sonnigen Urlaubsort vergessen, dass jeder Aufenthalt in der Sonne als Sonnenbad gezählt werden sollte. Während des Flanierens an der Uferpromenade oder bei einem Stadtbummel ist man der gleichen UV-Belastung ausgesetzt, wie bei einem Sonnenbad am Strand. Nicht abgedeckte Körperstellen sollten unbedingt mit Sonnencremes geschützt und die Zeiten auf dem täglichen Sonnenkonto verbucht werden. Ist auch nur ein kleiner Sonnenbrand entstanden, müssen diese Körperstellen bis zum Verschwinden der Rötung konsequent mit Kleidung bedeckt werden, bei großflächiger Verbrennung ist die Sonne in der Mittagszeit (11.00–16.00 Uhr) zu meiden. Sonnenschirme werden fälschlicherweise oft als Sonnenschutz angewandt. Messungen ergaben jedoch im Schirmschatten meist einen gleich hohen UVI wie im Freien, welcher durch Reflexion an Wasseroberflächen oder Streustrahlung entsteht. Erst der tiefe Schatten durch überhängende Dächer mindert den UVI.

Auch wenn jemand schon gebräunt ist, sollte er auf keinen Fall den Schutzfaktor verringern. Denn bis heute ist nicht abschließend geklärt, wie schnell und durch welche Prozesse Hautkrebs entsteht und wie gut die Haut sich selbst schützen kann.

Bei einem Urlaub in den Tropen oder in Äquatornähe besteht selbst bei starker Bewölkung durch den Anteil an Streulicht ein hohes Sonnenbrandrisiko. Ein Sonnenschutzmittel darf auch hier nicht vergessen werden.

8.5.5 After-sun-Pflege

Nach ausgiebiger Sonnenexposition sollte abends der Körper von Schweiß, Sand, Meersalz und Sonnenschutzmitteln gründlich gereinigt werden. Anschließend werden After-Sun-Produkte aufgetragen, um die Wasserdefizite der Epidermis wieder auszugleichen und eine leichte Entzündungsreaktion zu regulieren (◘ Tab. 8.10). Hydrogele, Hydrodispersionsgele und dünnflüssige O/W-Emulsionen sind durch den hohen Wasseranteil angenehm kühlend. Zusätzlich werden feuchtigkeitsspendende, adstringierende, entzündungshemmende und beruhigende Substanzen zugesetzt (► Kap. 8.4). Als besonders günstig werden Vitamin E und A, Panthenol, Aloe vera, Hamamelidis, Allantoin und Bisabolol in After-Sun-Produkten bewertet.

Besteht eine Neigung zur Mallorca-Akne, empfiehlt es sich auch, emulgator- und lipidfreie After-Sun-Produkte zu verwenden, um Rückstände auf der Haut zu vermeiden. Diese können sonst am nächsten Tag zusammen mit den Sonnenstrahlen zum Auslöser einer Mallorca-Akne werden.

8.5.6 Sonnenbrand – was dann?

Ist es nun doch einmal zum Sonnenbrand gekommen, richten sich die zu ergreifenden Maßnahmen nach dem Schweregrad und der Größe der betroffenen Fläche. Grundsätzlich gilt für jede Form von Sonnenbrand: Solange eine Rötung zu sehen ist, sollte jeglicher Kontakt mit UV-Strahlen gemieden werden, auch ein Schattenplatz unter einem Sonnenschirm oder Baum ist nicht sicher. Sehr hohe UV-Breitbandfilterung, UV-undurchlässige Kleidung und ein Aufenthalt in überdachten Gebäuden sind ratsam.

Bei leichter Rötung, die erst einige Stunden nach dem Sonnenbad auftritt, hilft ein lokales Antihistaminikum in Gelform (Sonnenbrandgel), eine 10–15 %ige Hamamelidislösung; sogar gute After-Sun-Produkte bringen hier eine Linderung. Am nächsten Tag ist die Rötung meist verschwunden. Kühlende, wassergetränkte Tücher zu Anfang oder Quarkwickel sind ebenfalls sehr wohltuend.

Ist die Rötung intensiver, kann auch ein lokales Corticoid (entzündungshemmender Stoff) aufgetragen werden (Rücksprache mit dem Arzt). Treten Blasen auch schon bei kleinen Flächen, Fieber, Kopfschmerzen, Schwindelgefühl, Übelkeit oder Erbrechen auf oder fühlt sich die Haut stark überhitzt an, sollte unverzüglich ein Arzt aufgesucht werden, da die Gefahr einer schweren Verbrennung oder eines Sonnenstiches besteht.

Treten größere Sonnenbrandflächen selbst ohne Blasenbildung bei Kleinkindern auf, ist ein Arztbesuch angeraten.

Checkliste für die Sonnenberatung

Verhaltensregeln, Anwendungs- und Warnhinweise für den Umgang mit der Sonne und Sonnenschutzprodukten:

1. Warnhinweise (auch auf Etiketten sinnvoll)
- Kein Sonnenschutzmittel bietet einen 100 %-Schutz.
- Man sollte sich nicht bis zur Entstehung eines Sonnenbrands in der Sonne aufhalten.
- Exzessive Sonnenbäder sind, unabhängig vom Pigmentierungstyp und der Bräunung, ein ernsthaftes Gesundheitsrisiko.
- Ein erhöhtes Hautkrebsrisiko besteht lange vor Auftreten eines Sonnenbrands.
- Kleinkinder und Säuglinge sind nie direktem Sonnenlicht auszusetzen und sollten immer ausreichend bekleidet sein: luftiges Hemd, Höschen, Hut.
- Nie mit einem Sonnenbrand in die Sonne gehen.

2. Anwendungshinweise (auch auf Etiketten sinnvoll)
- Sonnenschutzmittel sollten vor einem Sonnenbad aufgetragen werden.
- Es sollte eine großzügige Menge aufgetragen werden, ca. 6 Teelöffel für den ganzen Körper.
- Körper am besten im Abstand von einer halben Stunde nochmals eincremen, da die angegebene Schutzwirkung nur bei ausreichender Auftragsmenge gewährleistet werden kann.
- Mittel mehrfach am Tag auftragen (ca. alle 2 Stunden), um den Schutz aufrechtzuerhalten und Verluste durch Schwitzen oder Abrieb zu ersetzen.
- Nach jedem Bad erneut Eincremen, auch wenn es ein »wasserfestes« Produkt ist.
- Sonnenschutzprodukte sollten nur so lange verwendet werden, wie die Aufbrauchfrist es empfiehlt, max. 12 Monate.

3. Verhaltensregeln

- Eine Kopfbedeckung und eine gute Sonnenbrille sind obligatorisch.
- Ausreichend hohe LSF und PPD wählen, im Zweifelsfall lieber zu hoch!
- Sich morgens gleich nach der Dusche eincremen, mindestens 30 min vor dem Sonnenbad.
- Helle Hauttypen sollten ab einem UVI von 8 die Mittagssonne meiden oder sich durch Kleidung schützen.
- Dunkle Hauttypen sollten ab einem UVI von 10 die Mittagssonne meiden oder sich durch Kleidung schützen.
- Säuglinge oder Kleinkinder sind nie direkter Sonnenstrahlung auszusetzen und grundsätzlich durch luftige, leichte Kleidung: Hose, Hemdchen, Hut zu schützen.
- Schnorchler und Schwimmer sollten wasserfeste Produkte mit hohem UVB- und UVA-Schutz anwenden, am besten UV-sichere Anzüge tragen.
- Besteht ein nur leichter Sonnenbrand, diese Körperstellen mit Kleidung schützen, am besten konsequent die Mittagssonne meiden. (Ein Sonnenschirm bietet keinen Schutz!)
- Ein Sonnenbrand kann bei erhöhter Strahlendosis jederzeit erneut auftreten, man wird »nicht immun«.
- Verwenden Sie keine Deodorants oder Parfums an Stellen, die besonnt werden, es entstehen unschöne irreversible Pigmentflecken.
- Beachten: Werden Medikamente mit photosensiblen Arzneistoffen eingenommen?

8.6   Solarien

In Deutschland ist an jeder Straßenecke ein Sonnenstudio zu finden. In gut ausgestatteten Fitnessstudios, Saunen, Kosmetiksalons und Schwimmbädern gehört ein Solarium zur Grundausstattung, und in vielen Privathaushalten gibt es mindestens einen Gesichtsbräuner. Was veranlasst uns dazu, uns unter das Solarium zu legen?

Nach wie vor gehört Bräune zum Schönheitsideal, zwar hat sich die Färbung von schokoladenbraun zu einem vernünftigeren Milchkaffeebraun entwickelt, aber von der vor einem Jahrhundert modernen vornehmen Blässe sind wir noch weit entfernt. An-

dererseits hebt eine kurze Solariumsbestrahlung sehr schnell die Gemütslage, entspannt, steigert die Leistungsfähigkeit und stärkt das Immunsystem, dies jedoch nur bei vernünftigen, kurzen Sonnenzeiten.

Über Nutzen und Risiko, Bestrahlungszeiten und Langzeitschäden wurde in der Fachwelt lange diskutiert, doch mittlerweile konnte man nachweisen, dass nicht nur UVB-Strahlen das Entstehen von Hautkrebs fördern, sondern auch UVA-Strahlen, die vor allem in Solarien in großen Mengen abgestrahlt werden.

Typische Solariengänger zeichnen sich zudem durch eine schnell alternde und faltige Haut aus, oft liegt eine Elastose unterschiedlicher Ausprägung vor. Teilweise wird in diesen Fällen von einer Solariensucht berichtet. Von der WHO wurde vor Kurzem empfohlen, vollständig auf die Verwendung von Solarien, Höhensonnen und UV-Geräten zu verzichten. Wer aber trotz des Risikos die stimmungsaufhellende Wirkung eines Solariums nutzen möchte, sollte dies nur in sehr großen Abständen genießen (max. 2-mal im Monat). Die Bestrahlungszeit und -intensität sollte dem Hauttyp angemessen sein. Über Stärke der Sonnenbänke und die entsprechenden Zeiten sollte in der Regel das Personal in den Studios Auskunft geben können, was jedoch häufig nicht der Fall ist.

Eine Sonnencreme wird nicht benötigt, es werden nur Bestrahlungszeiten angewandt, die weit unter der Minimalen Erythemdosis liegen. Die Haut ist vorher gründlich zu reinigen. Es dürfen keine Körperlotions-, Parfum- oder Make-up-Reste auf der Haut sein. Ratsam wäre es, die Haut hinterher mit einer guten Feuchtigkeitscreme oder sogar After-Sun-Lotion zu behandeln.

Medizinische Solarien

UVB-Strahlen haben ihren festen Platz in der Therapie verschiedenster Erkrankungen, wie Neurodermitis und Psoriasis, doch diese Bestrahlungen finden unter ärztlicher Aufsicht statt und sind viel kürzer und intensiver. Je nach Bestrahlungsart werden Bestrahlungspässe geführt, um das Krebsrisiko im Auge zu behalten und die UV-Belastung im akzeptablen Rahmen zu halten.

8.7 Selbstbräunung

Wer Solarien nicht traut, wem die eigene Melaninbildung zu langsam oder zu gering ist, kann als letztes Mittel zu einer Selbstbräunungscreme greifen. Doch auch diese hat ihre Tücken.

Die häufigste als Selbstbräuner verwandte Substanz ist das Dihydroxyaceton oder DHA (*INCI: Dihydroxyacetone*, ◘ Form. 8.4). Es dringt in die Hornschicht ein und verbindet sich in der Epidermis mit Keratin zu *Melanoiden*, melaninähnlichen Farbstoffen. Nach 2–4 Stunden wird eine braune bis gelbliche Färbung erreicht. Diese Reaktion findet in der Haut statt, kann nicht abgewaschen werden und färbt auch nicht auf die Kleidung ab. Nach zwei bis vier Tagen verblasst die Tönung, nach etwa zwei Wochen ist sie ganz verschwunden, die Farbe ist vollständig herausgewachsen. Es kann aber jederzeit neu nachgetönt werden, um die Farbe zu erhalten.

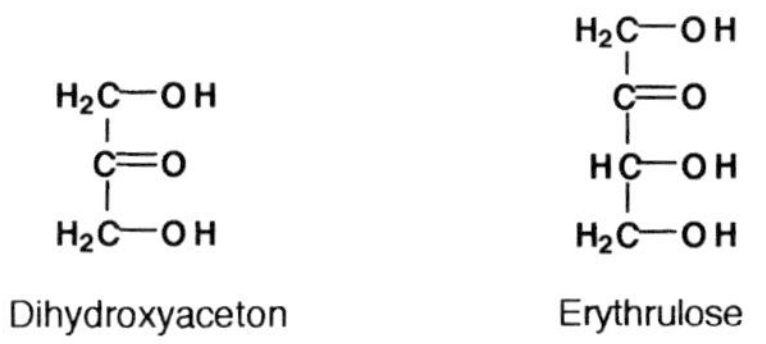

Dihydroxyaceton   Erythrulose

◘ **Form. 8.4.** Selbstbräuner-Substanzen

Das DHA ist eine körpereigene Substanz, die im Kohlenhydratstoffwechsel als Zwischenprodukt anfällt. Sie ist unbedenklich und übt keine systemischen Wirkungen aus. Die Selbstbräunungscreme ist demnach eine sehr harmlose Methode zu bräunen. Eine weitere selbstbräunende Substanz ist die Erythrulose (*INCI: Erythrulose*), ein natürlich in Pflanzen und Flechten vorkommender Zucker (◘ Form. 8.4). Das Bräunungsprinzip ist dem des DHA vergleichbar. Im Gegensatz zu DHA weist die Erythrulose eine bessere chemische Stabilität auf. Hautreizende Spaltprodukte entstehen wesentlich seltener, wodurch der

Zucker als besser hautverträglich eingestuft wird. Durch Erythrulose wird eine gleichmäßigere Bräunung erzielt, da die Färbung nur wenig von der aufgetragenen Menge und Hautstruktur abhängt. Der Bräunungsvorgang ist jedoch langsamer und nicht so intensiv wie bei DHA.

Wo liegen die Tücken der Selbstbräunung? Je dicker die Hornhaut, um so intensiver ist an dieser Stelle die Färbung. Narben und Hautunregelmäßigkeiten treten durch eine Tönung stärker hervor, ebenso die Haar- und Bartansätze. Nehmen Sie sich Zeit, damit Sie die Creme gleichmäßig und lückenlos auftragen können, um sich nicht zwei Stunden später als Streifenhörnchen zu fühlen. Zur Vorbereitung der Haut und um Unregelmäßigkeiten zu beseitigen, ist ein vorheriges Peeling sinnvoll.

Werden Selbstbräuner zum ersten Mal verwandt, ist es empfehlenswert, an einer unsichtbaren Stelle mit einer Hautstruktur, die dem überwiegenden Hautareal entspricht, die Tönung zu testen. Die Farbnuancen können sich sehr unterschiedlich entwickeln. Eine Neuerung sind »Bräunungsduschen«. Im Stehen wird der Körper von allen Seiten mit einem Selbstbräuner fein besprüht. Diese Methode erzielt bessere, gleichmäßigere Bräunungsergebnisse als das Eincremen mit der Hand.

Übersicht 8.2. Selbstbräuner-Produkte

E.T. Avene Feuchtigkeitsspendender Selbstbräuner
Selftan L. Widmer
Sanfte Bräune Intensivpflege Neutrogena
Calendula Sommerbräune Lavera
Sun sensitive Selbstbräuner Lavera
Autohelios Körperspray La Roche-Posay
Autohelios Gel-Creme La Roche-Posay
Getönter Selbstbräuner Gesicht Lierac
Selbstbräuner Gesicht & Körper Lierac

9 Haare und Nägel

9.1 Besondere Hilfsstoffe und Wirksubstanzen in der Haarkosmetik

In allen Haarkosmetika wird, je nach Notwendigkeit, eine Auswahl der üblichen Zusatzstoffe verarbeitet: Konservierungsmittel, Antioxidantien, Komplexbildner, Puffersubstanzen, Parfum, Farbstoffe und zusätzlich Perlglanzmittel, Lösungsmittel, Konsistenzgeber und Emulgatoren. Über diese Substanzen wurde schon in anderen Kapiteln ausreichend berichtet. Im Folgenden werden nur für Haarkosmetika typische Hilfs- und Wirkstoffe beschrieben oder auf vorherige Kapitel verwiesen.

9.1.1 Tenside

Haarshampoos dürfen auf keinen Fall alkalisch reagieren, da dies zur Quellung und einem Abstehen der Kutikulaschüppchen führt. Das Haar wirkt stumpf und glanzlos. Die Tenside sollten gut schleimhautverträglich sein, da sie eventuell in das Auge gelangen können.

Anionische Tenside: Dies sind häufig die Basistenside. Für Haarshampoos besonders gut geeignet sind Eiweiß-Kondensate. Sie ziehen auf das geschädigte Haar auf und kitten es provisorisch. Es wird samtiger und leichter kämmbar. Alkylsulfate sollten nicht verarbeitet sein, da sie haut- und schleimhautunverträglich sind.

Amphotere Tenside und neutrale Tenside: Dies sind die mildesten Sorten der Tenside. Sie brennen nicht in den Augen.

9.1.2 Konditionierungsmittel, »Weichmacher«

Konditionierungsmittel verbessern die Kämmbarkeit und verringern die elektrostatische Aufladung der Haare. In der Regel handelt es sich um kationische Tenside oder Polymere (◻ Tab. 9.1). Nach dem Haarewaschen sind Haare oft negativ aufgeladen und stoßen sich gegenseitig ab: Sie »stehen zu Berge«. Durch die positiv geladenen Konditionierungsmittel wird die Ladung neutralisiert. Sie ziehen gut auf das Haar auf und verleihen ihm Substantivität

(Griffigkeit, Dicke). Die Nasskämmbarkeit verbessert sich enorm, und das Haar wirkt fülliger, gesund und glänzend. Leider ist dieser Effekt nur von kurzer Dauer, das Haar wird nicht wirklich repariert, sondern nur bis zur nächsten Haarwäsche oberflächlich geglättet.

9.1.3 Festigersubstanzen

Diese Substanzen entstammen den Gruppen der organischen Gelbildner und Proteine (◻ Tab. 9.1). Es sind Makromoleküle, die Gelbrücken oder Gelkügelchen zwischen den einzelnen Haaren bilden und sie damit in einer gewünschten Form fixieren (Locken). Die Gelbrücken können durch Bürsten wieder getrennt werden. Durch Wasser können die Festiger einfach wieder aus dem Haar entfernt werden.

9.1.4 Rückfetter

Bei trockenem, sprödem und strapaziertem Haar sollten in den Shampoos Rückfetter enthalten sein (◻ Tab. 9.1). In Cremespülungen und Haarkuren sind sie in der Regel die Hauptwirkstoffe. Es werden Fettalkohole, fette Öle, Silikone und Paraffine verwendet. Sie verbessern die Kämmbarkeit und machen das Haar geschmeidig und glatt. (Silikonhaltige Haarkosmetika umschließen das Haar so gut, dass Haarbehandlungen, wie Färbungen und Dauerwellen oft nicht möglich sind).

9.1.5 Strukturverbessernde und schützende Substanzen

Allen voran ist **D-Panthenol** fast ein Wundermittel für die Haare. Es soll leichten Spliss und angebrochene Stellen bei regelmäßiger Anwendung bis zu 30 % beheben. Es dringt in das Haar ein und hält die Feuchtigkeit besser im Haar. Das Haar wird dadurch dicker und widerstandsfähiger gegen Hitze, besonders wichtig für Haare, die gefönt oder mit Wärme behandelt werden.

Vitamin E schützt das Haar durch die Verringerung der radikalbildenden Wirkung von Sonnenstrahlen.

◻ Tabelle 9.1. Hilfs- und Wirkstoffe in Haarkosmetika

Dt. Bezeichnung	INCI	Funktion
Konditionierungsmittel, Avivagemittel, Glanzgeber		
Adipinsäure/Dimethylaminohydroxy-propyldiethylentriami Copolymer	Adipic Acid Dimethylaminohydroxy-propyl Diethylene Triamine Copolymer	ASt, FB, Fst, Kon
Alanin	Alanine	
Cetrimoniumbromid/-chlorid	Cetrimonium Bromide/Chloride	ASt, E, Kon, KS
Dimethicon Copolyol	Dimethicone Copolyol	ASt, Kon, HP
Dimethicondiaminkondensat	Amodimethicone	ASt, Kon
Dimethicon PG-Propyldimethicon-thiosulfat Copolymer, Natriumsalz	Dimethicone Sodium PG-Propyldimethicone	FB
Docosyltrimethylammoniumchlorid	Behentrimonium Chloride	ASt, Kon, KS
Essigsäuremonoethanolamid	Acetamide MEA	ASt, FS, Kon, Sst
Guarhydroxypropyltrimethyl-ammoniumchlorid	Guar Hydroxypropyltrimonium Chloride	ASt, FB, GB, Kon
Hydroxycetylhydroxyethyldiammonium chlorid	Hydroxycetyl Hydroxyethyl Dimonium Chloride	ASt, Kon
Hydroxyethyl Cetyldimoniumphosphat	Hydroxyethyl Cetyldimonium Phosphat	ASt, E, Kon
Kokospolyaminharz	PEG-15 Cocopolyamine	ASt, E, Kon
Natriumisostearyllactylat	Sodium Isostearyl Lactylate	E, RF
PEG(10)laurylmethylglucose, quaternisiert	Lauryl Methyl Gluceth-10 Hydroxy propyl	ASt, Kon
PEG(10)nonylphenylether	Nonoxynol-10	E
Polyquaternium-7, 10, 11, 15, 16, 22	Polyquaternium-7, 10, 11, 15, 16, 22	ASt, FB, Fst, Kon
Polysiloxan Betain	Dimethicone Propyl PG-Betaine	ASt, E, Kon
Quaternium-26, 80	Quaternium-26, 80	ASt, Kon
Ricinolsäureamidpropyltrimethyl-ammoniummethylsulfat	Ricinoleamidopropyltrimonium Methosulfate	ASt, Asep, Kon
Stearylamidopropylcetylstearyldimethyl-ammoniumtosylat	Stearamidopropyl Cetearyl Dimonium Tosylate	ASt, Kon
Talgtrimethylammoniumchlorid	Tallowtrimonium Chloride	ASt, E, Kon, KS
Triethylenglykollaurylether	Laureth-3	E, RF
Rückfetter (Auswahl)		
Cetylalkohol	Cetyl Alcohol	E, HP, KS, TM
Cetylstearylalkohol	Cetearyl Alcohol	
Cholesterol	Cholesterol	E, HP
Diisopropyladipat	Diisopropyl Adipate	HP
Glycerolmonolaurat	Glyceryl Laurate	E, HP
Glyceroltriester mit Methoxyhydroxy-stearinsäure	Trihydroxymethoxystearin	HP, RF
Nerzöl	Mustela	Li, RF
Octyldodecanol	Octyldodecanol	Li, RF
Olivenöl, ethoxyliert	Olive Oil PEG-10 Esters	E, HP, RF
flüssiges Paraffin	Paraffinum Liquidum	Li, LM, RF
PEG(10)-derivat der Sojasterine	PEG-10 Soy sterol	E, RF
PEG-7 Glycerylcocoat	PEG-7 Glyceryl Cocoate	E, RF
PEG-15 Glycerylisostearat	PEG-15 Glyceryl Isostearate	E, RF
PEG(2,3)laurylether	Laureth-2,3	
Pflanzenöle	vgl. ◻ Tab. 6.8	E, RF
mittelkettige Polyethoxyglyceride	PEG-6 Caprylic/Capric Glycerides	E, RF
Squalen, synthetisch	Dioctylcyclohexane	HP, RF
Wollwachs	Lanolin	E, Li, RF,

◻ **Tabelle 9.1** (Fortsetzung)

Dt. Bezeichnung	INCI	Funktion
Wirkstoffe (Auswahl)		
Bisabolol	Bisabolol	BZ, HP
Campher	Campher	BZ
Chitin, carboxyliert	Carboxymethyl Chitin	FS
Ethoxydiglycol	Ethoxydiglycol	FS, Lm
Ethylnicotinat	–	Du
Honig	Mel	BZ
Lecithin	Lecithin	E, HP
Magnesiumaluminiumsilikat	Magnesium Aluminium Silikate	Abs
Panthenol	Panthenol	HP, PV
PCA-Kalium	PCA-Potassium	FS
Piroctonolamin	Piroctone Olamine	Asch, Asep
Polidocanol	Laureth-25	E, Ju
Salicylsäure	Salicylic Acid	AHA, Ker, KS, Asb
Selendisulfid	Selenium sulfide	Asch
Squalen	Squalen	Li
Zinksulfat	Zinc Sulfate	Asep, Mu
Zwergsägepalme	Serenoa Serrulata	BZ
Filmbildner, Gelbildner, Festigersubstanzen (Auswahl)		
Acrylat-Copolymer	Acrylates Copolymer	FB, Fst
Hydroxyethylcellulose	Hydroxyethylcellulose	FB, Fst
Hydroxypropylcellulose	Hydroxypropylcellulose	FB, Fst
Hydroxypropylmethylcellulose	Hydrxyopropyl Methylcellulose	FB, Fst
Kollagen-/Abietinsäure-Kondensat	Potassium Abietoyl Hydrolyzed Collagen	T, FB, Fst, HP
Polyvinylcaprolactam	Polyvinylcaprolactam	FB, Fst
PVP/VA-Copolymer	PVP/VA-Copolymer	FB, Fst
Vinylcaprolactam/PVP/Dimethyl-aminoethylmethacrylat Copolyol	Vinylcaprolactam/PVP/Dimethyl-aminoethyl Methacrylate Copolyol	FB, Fst
Eiweiße/Hydrolysate (Auswahl)		
Eiweißhydrolysat	Hydrolyzed Protein	ASt, Kon
Haferprotein	Hydrolyzed Oats	ASt, Kon
Keratin, hydrolysiert	Hydrolyzed Keratin	ASt, FB, FS, Kon
Kollagen, hydrolysiert	Hydrolyzed Collagen	ASt, FB, FS, HP, Kon
Seidenprotein	Hydrolyzed Silk	ASt, FS, Kon
Weizenprotein	Hydrolyzed Wheat Protein	ASt, FS, Kon
Feuchthaltemittel, Lösungsmittel (Auswahl)		
Cyclomethicone	Cyclomethicone	ASt Emo, FS, Li, LM
Ethanol	Alcohol	Asep, LM
Glucose	Glucose	Hu
Glycerin	Glycerin	Hu, LM
Polyethylenglykol	PEG-8	Hu, LM
Propylenglycol	Propylene Glycol	Hu. LM
Wasser	Aqua	LM
Verdicker, Konsistenzgeber		
Carbomer	Carbomer	Est, GB
Cetylalkohol	Cetyl Alcohol	CoE, Emo, HP, Kg, Li, TM
Glycerylstearat	Glyceryl Stearate	E, Emo, Kg, RF
PEG-150 Distearat	PEG-150 Distearate	E, VD
Perlglanz- und Trübungsmittel	vgl. ▶ Kap. 5.4.3	
Schaumstabilisator	vgl. ▶ Kap. 5.4.3	

Keratin und **Eiweiß-Hydrolysate** ziehen als Film auf das Haar auf, gleichen defekte Stellen aus und schützen es vor weiteren schädigenden Einflüssen.

Säuren und AHA stabilisieren den pH-Wert der Haare, entquellen und glätten sie. Unter Umständen diffundieren sie auch in das Haar und binden hier Feuchtigkeit.

Feuchthaltemittel dienen der Stabilisierung des Feuchtigkeitsgehaltes des Haares und sind in vielen Haarkosmetika enthalten (❏ Tab. 9.1).

9.1.6 Pflanzenextrakte

Ebenso wie in hautpflegenden Kosmetika, werden auch hier eine Vielzahl von Pflanzenextrakten eingesetzt. Sie wirken ausgleichend, regenerierend, stimulierend, schützend oder färbend. Häufig in Haarkosmetika enthaltene Pflanzen und ihre haarspezifischen Wirkungen finden sich in ❏ Tabelle 9.2.

9.1.7 Antischuppenmittel

Gegen fettige Schuppen und Seborrhoe (▶ Kap. 9.3), die ein Nährboden für Pilze und Bakterien sind, werden antimikrobielle Wirkstoffe verwendet. In Kosmetika ist meist Pirocton Olamin, das auch eine nachweisliche antimikrobielle Wirkung zeigt. Auch einige Waschrohstoffe, wie die amphoteren Tenside, wirken antiseptisch. Antimykotika, wie Ketoconazol, sind in Arzneimittelshampoos eingearbeitet. Gegen Seborrhoe und fette Schuppen werden außerdem antiseborrhoische Wirkstoffe wie Teere, Salicylate und Schwefel eingesetzt, die aber alle auf Dauer nicht zu empfehlen sind.

9.1.8 UV-Filtersubstanzen

UV-Filtersubstanzen nehmen in Haarpflegeprodukten eine immer festere Stellung ein. Wie in ▶ Kap. 8 zu lesen ist, schädigen UV-Strahlen das Haar ebenso wie die Haut. Lange, behandelte Haare sind besonders davon betroffen, da das Haar über mehrere Jahre den Strahlen ausgesetzt ist und die Schäden sich nicht regenerieren, sondern addieren. Es

dürfen alle in der KVO aufgelisteten chemischen UV-Filter verwendet werden. Physikalische Filter eignen sich durch ihre Mikrostruktur nicht besonders für Haarprodukte. Am sinnvollsten ist eine Einarbeitung von UV-Filtern in Haarpflegeprodukte, die auf dem Haar verbleiben, wie Haarsprays, Gele, Schäume oder Festiger (*Rausch, Hair UV-Protector Spray*).

9.1.9 Schaumstabilisatoren

Schaumstabilisatoren verhindern ein Zusammenfallen des Schaums. Sie stammen aus der Gruppe der Fettalkanolamide und Eiweiß-Hydrolysaten (❏ Tab. 9.1).

9.2 Pflege- und Stylingprodukte für die Kopfhaut und die Haare

9.2.1 Shampoos

Shampoos sind viskose Flüssigkeiten, die je nach Haar- und Kopfhautproblem unterschiedliche Wirkstoffe enthalten (▶ Übersicht 9.1, 9.2). Sie reinigen das Haar von Schweiß, Talg, Schmutz, abgestorbenen Zellen, Mikroorganismen und Resten von Kosmetika. Shampoos müssen nicht schäumen, um eine gute Waschwirkung zu zeigen. Gerade die milden Waschsubstanzen schäumen eher wenig.

Übersicht 9.1. Shampoo-Produktvarianten

für normales Haar
für feines Haar
für trockenes Haar
für die tägliche Haarwäsche
für strapaziertes Haar
für colorierte oder dauergewellte Haare
für graues Haar
gegen Schuppen
gegen Schuppen und Juckreiz
gegen fettiges Haar
Babyshampoo

◘ Tabelle 9.2. Pflanzenextrakte in Haarkosmetika und ihre möglichen Wirkungen

Dt. Bezeichnung	INCI, Linné	Wirkung
Aloe vera	Aloe barbadensis	feuchtigkeitsregulierend
Avocadoöl	Persea gratissima	Rückfetter
Birkensaft	Betula alba	? Haarwuchsverbesserung
Blasentang	Fucus vesiculosus	reguliert Talgdrüsenfunktion
Brennnessel	Urticaria dioica	durchblutungsfördernd, ? wuchs-verbessernd
Coffein	Caffeine	gg. androgenet. Haarausfall
Eichenrinde	Quercus robur	Adstringens, bakterizid
Haferöl	Avena sativa	Rückfetter
Heidelbeere	Vaccinium myrtillus	Silberglanz auf dunklen Haaren
Henna	Lawsonia alba	Rotfärbung
Huflattich	Tussilago farfara	gg. Schuppen, adstringierend, desinfizierend, keratolytisch
Kamille	Matricaria chamomilla	Heller Farbglanz, entzündungs-hemmend
Klettenwurzel	Arctium lappa	fungizid, gegen Schuppen
Krappwurzel	Rubia tinctorium	Baunfärbung
Lemonöl	Cymbopogon martinii	antiseptisch
Lindenblüten	Tilia cordata	reizlindernd
Malve	Malva silvestris	gegen trockene Haare, Haut, reizlindernd
Melisse	Melissa officinalis	antiseptisch, beruhigend
Olivenöl	Olea europaea	Rückfetter
Orangenöl	Citrus dulcis	antiseptisch
Rosmarin	Rosmarinus officinalis	vermindert Talgproduktion
Salbei	Salvia officinalis	antiseptisch
Sandelholz	Santalum album	Rotfärbung
Schachtelhalm/Zinnkraut	Equisetum arvense	gegen fettiges Haar
Sonnenblumenöl	Helianthus annus	Rückfetter
Spitzwegerich	Plantago lanceolata	antiseptisch
Teebaum	Melaleuca alternifolia	antimikrobiell, gegen Schuppen
Thymian	Thymus vulgaris	antiseptisch
Walnußschalen	Junglans regia	Braunfärbung
Weidenrinde	Salix alba	gegen Rötungen, antiseptisch
Weizenkeimöl	Triticum vulgare	Rückfetter
Zimtöl	Cinnamomum cassia	desinfizierend

Übersicht 9.2. Inhaltsstoffe in Shampoos

Wasser
Tenside
Verdicker/Konsistenzgeber
Konditionierungsmittel
Rückfetter
Feuchthaltemittel
Proteine, Eiweiß-Hydrolysate
Wirkstoffe
ätherische Öle, Pflanzenextrakte
pH-Regulatoren
Perlglanz- oder Trübungsmittel
UV-Filtersubstanzen
Zusatzstoffe

Two-in-one Produkte sind Shampoo und Spülung in einem. Durch Konditionierungsmittel im Shampoo werden die Haare kämmbar und glänzen, eine zusätzliche Spülung kann dadurch gespart werden.

Trockenshampoos sind keine Shampoos im herkömmlichen Sinne, denn es wird kein Wasser dafür benötigt. Es handelt sich hierbei um Pudersprays, die Fett aufsaugen und nach einer kurzen Einwirkzeit ausgebürstet werden (▶ Übersicht 9.3). Sie eignen sich für schnell fettende Haaransätze.

Übersicht 9.3. Aufsaugende Puder in Trockenshampoos

Bentonit	Magnesiumcarbonat
Kaolin	Stärken
Kieselsäure	Talkum

9.2.2 Spülungen und Kuren, »Weichmacher«

Spülungen und Kuren sind Emulsionen, die die Nasskämmbarkeit durch Konditionierungsmittel und Rückfetter verbessern. Sie geben dem Haar Glanz und Geschmeidigkeit. Trockene Haare werden leicht gefettet und bewahren ihre Feuchtigkeit. Bei fettigen Haaren legt sich eine Isolierschicht auf das Haar, was die Nachfettung verzögert. Kuren speziell für die Haarspitzen sollen den Spliss verzögern und können bei jedem Haartyp gleichermaßen verwendet werden. Bei feinen, dünnen Haaren sollten nur Spülungen und Kuren für diesen Haartyp verwendet werden, da die Haare sonst zu schwer werden und strähnig fallen. Spülungen werden in der Regel nach jeder Haarwäsche in das Haar massiert und gleich wieder ausgespült. Kuren gönnt man sich nur einmal die Woche. Sie sind gehaltvoller an Lipiden und Wirkstoffen, verbleiben meist 2–10 Minuten in den Haaren und werden anschließend wieder ausgewaschen. Im Programm einiger Firmen (z. B. Rausch) gibt es Konditioner, die in das handtuchtrockene Haar gesprüht werden und nicht mehr ausgespült werden müssen. Sie sind einfacher und schneller zu handhaben als die üblichen Spülungen (▶ Übersicht 9.4).

Übersicht 9.4. Inhaltsstoffe von Spülungen und Kuren

Lipide/Rückfetter	Feuchthaltemittel
Emulgatoren	Wirkstoffe
Wasser	ätherische Öle,
Konsistenzgeber	Pflanzenextrakte
Konditionierungsmittel	Puffer
	Zusatzstoffe

9.2.3 Wässer

Haarwässer kommen vor allem gegen Schuppen und Haarausfall zum Einsatz. Es sind zumeist alkoholisch-wässrige Lösungen. Bei trockenen Kopfschuppen dagegen dürfen keine alkoholischen Wässer verwendet werden, da sie die Problematik verstärken würden (Austrocknung!). Haarwässer gegen Haarausfall sind eher fragwürdig in ihren Wirkungen, außer jenen mit speziellen hormonellen Arzneistoffen. Es stellt sich die Frage, ob die Stoffe überhaupt an den Ort des Geschehens gelangen (Haarpapille?). Die meisten Haarausfallerscheinungen sind Symptome einer anderen Grunderkrankung, die vom Arzt ermittelt werden muss und hängen nicht nur primär mit der Haarwurzel zusammen (▶ Kap. 9.5).

9.2.4 Stylingprodukte

Stylingprodukte gibt es in verschiedensten Ausführungen (▶ Übersicht 9.5). Sie enthalten Festigersubstanzen auf der Basis von organischen Gelbildnern oder Filmbildnern (außer Wachsen und Pomaden). Diese bilden auf den Haaren kleine Unregelmäßigkeiten, so dass die Haare schlecht gegeneinander verschiebbar werden. Die »Gelkügelchen« auf den Haaren können leicht durch Bürsten oder Haarewaschen wieder entfernt werden, ohne den Haaren zu schaden. Die Grundlage dieser Produkte sind leicht flüchtige Flüssigkeiten wie Ethanol oder Isopropanol, in denen Wirkstoffe und Filmbildner gelöst sind. Das Lösungsmittel verdunstet schnell, und die Wirkstoffe und Filmbildner bleiben auf dem Haar zurück (▶ Übersicht 9.6).

Haarwachs und Pomaden sind Lipide, meist auf Paraffinbasis, die für besondere Stylingeffekte verwendet werden. Sie verbleiben in den Haaren und können nur durch Waschen wieder entfernt werden.

Übersicht 9.5. Stylingprodukte

Brillantine	Haarspray
Festiger	Haarwachs
Fönfestiger	Pomaden
Haargel	Stylingschaum
Haarlack	Wetgel

Übersicht 9.6. Inhaltsstoffe festigender Stylingprodukte

Ethanol, Isopropanol	Konditionierungsmittel
Wasser	Wirkstoffe
synthetische Film-bildner, Gelbildner	UV-Filtersubstanzen
	Parfum
Treibgase (bei Sprays)	Farbstoffe für
Weichmacher	Farbeffekte

9.3 Zustand der Haare und der Kopfhaut und deren Pflege

Wie auf der Haut können an den Haaren verschiedene Typen unterschieden werden, die oft in direktem Zusammenhang mit dem Zustand der Haut oder Kopfhaut stehen (Pflegeprodukte: ◘ Tab. 9.3, 9.4).

9.3.1 Schäden an den Haaren

Haare können, wie unsere Haut, in vielfacher Weise geschädigt sein. Die Erneuerung des Haares dauert gerade bei langem Haar Jahre. Die Hornschicht der Haut benötigt dazu nur vier Wochen. Schädigungen an Kutikula und Cortex müssen deshalb Jahre »mitgeschleppt« werden oder durch einen Kurzhaarschnitt entfernt werden. Andererseits sind mit einer äußeren Haarschädigung keine Langzeiteffekte für den gesamten Körper zu erwarten, wie z. B. Hautkrebs bei einer zu häufigen starken Sonnenbestrahlung. Der sichtbare Haarschaft besteht aus verhorntem Keratin, das keine Stoffwechselaktivitäten zeigt und somit totes Gewebe darstellt.

Der Haarschaft ist durch die dachziegelartig angelegte, durchsichtige Kutikula gut geschützt. In

---

◘ **Tabelle 9.3.** Firmen mit einzelnen Shampoos im Programm

Hersteller o. Serie	Shampoos für/gegen
Eubos	normal, Schuppen Pflegespülung
Frei Öl	mild, f. jeden Tag
Hans Karrer	trockene; empfindliche Kopfhaut Schuppen
Neutrogena	fettig; trocken; juckende Kopfhaut
pH5-Eucerin	empfindlich; normal; trocken Schuppen
La Roche-Posay	Schuppen, Seborrhoe, Juckreiz
Schupp	Pflegeshampoo
Sebamed	Schuppen; normal; strapaziert trocken; gereizte Kopfhaut
L. Widmer	empfindlich; Schuppen und juckende Kopfhaut fettige/trockene Schuppen

◼ **Tabelle 9.4.** Haarkosmetik Produktserien:

Hersteller (Serie)	Zubereitungsform	Produkte für/gegen
Rausch (Rausch)	Shampoo Sprühkonditioner, Spülungen Maske/Packungen Haarwässer/-tinkturen Fönlotionen, Schaumfestiger Haarspray, Haargel	normal, fein, empfindlich, trocken, spröde strapaziert, geschädigt, dauergewellt, coloriert fettig, grau, Schuppen, Schuppen u. Juckreiz Haarspitzen, gg. Spliss, Haarausfall
Wybert GmbH (Plantur)	Shampoo, Spülungen Kuren/Schaumbalsame Konditioner, Schaumfestiger Farbtönungsschäume, Haarsprays Farbglanzprodukte	normal, fein, dünn, trocken, strapaziert fettig, gg. Schuppen
Roche (Priorin)	Shampoo Kapseln	normal, trocken, fettig, Schuppen
Pierre Fabre (Ducray)	Shampoo, Ausgleichsshampoo Pflegeemulsionen Haarkur, Haarmaske Haartinkturen, Spray Nahrungsergänzung	trocken, geschädigt, strapaziert sehr fettig, fettig, fettige Schuppen trockene Schuppen, Haarspitzen Haarausfall Kopf-Psoriasis, Milchschorf
Ales Groupe Cosmetic (Phyto)	Shampoo/-konzentrat Ölbad, Serum, Elixier Konditioner, Tagescreme (neu!) Maske, Intensivkur Spray Nahrungsergänzung	fettig, Schuppen trocken, fein, coloriert, strapaziert Haarausfall
Wala (Dr. Hauschka)	Shampoo Haarwasser, Ölkur	normal, trocken, strapaziert schnell fettend
Laverana (Lavera)	Shampoo Haarspülung/-Kur Haargel, Schaumfestiger, Haarspray	normal, sensibel, fein, dünn fettig, Schuppen trocken, coloriert, strapaziert empfindliche Kopfhaut

diesem Zustand glänzt das Haar, das Licht wird an der Oberfläche reflektiert. Quillt das Haar durch alkalische Shampoos und Haarbehandlungen auf, stehen die Schuppen der Kutikula ab, und das Licht wird diffus gebrochen, das Haar ist glanzlos und fühlt sich oberflächlich rau an. Die Kutikula kann auch durch Bürsten, Kämme und Haarspangen aufgeraut werden oder ganz verschwinden.

Durch Sonne, Wind, Lockenstäbe und heiße Fönluft trocknen Haare aus, werden spröde und leicht brüchig; ähnliche Effekte werden bei einem Lipidverlust der Haare beobachtet.

Spliss ist eine mechanische Überbeanspruchung der langen Haare und geht einher mit einem Mangel an Lipiden, da der Talg, der in den Haarfollikel ent-

leert wird, sich nicht bis zur Haarspitze verteilen kann. Die Haare spalten sich am Ende. Die einzige Möglichkeit, dies zu beheben, ist das Abschneiden der Haare.

9.3.2 Normale Haare, gesunde Kopfhaut

Normale Haare glänzen und fühlen sich glatt an. Sie weisen keinen Spliss auf und müssten nur ein- bis zweimal in der Woche gewaschen werden. Die Kopfhaut juckt nicht und ist schuppenlos. Das Shampoo sollte leicht sauer sein. Es kann Rückfetter und Konditionierungsmittel enthalten. Eine Haarkur gerade bei langem Haar ist für die Haarspitzen zu empfehlen.

9.3.3 Feine Haare

Feine Haare haben eine Dicke von maximal 0,05 mm, normale liegen bei 0,06 mm. Dicke Haare besitzen einen Durchmesser von 0,07 mm bis zu 0,12 mm in Ausnahmefällen. Alles was feine Haare beschwert, sollte vermieden werden. Rückfetter und auch Konditionierungsmittel sind nicht für diese Haare geeignet. Die wirkstoffreichen Produkte für strapaziertes Haar wären hier zuviel, sie beschweren das Haar, es wirkt platt und formlos. Stylingprodukte, die Volumen geben, sind hier zur Formung vorzuziehen.

9.3.4 Sprödes, trockenes Haar, Spliss

Sprödes, trockenes Haar kann Veranlagung sein, weil die Talgdrüsen zu wenig Fett produzieren, meist einhergehend mit trockenen Schuppen. Es kann aber auch eine Reaktion auf zu niedrige Luftfeuchtigkeit, Sonne oder Wärme sein. Es wirkt stumpf, glanzlos, rau und störrisch.

Das Haar ist hygroskopisch und kann durchaus 17 % Wasser aufnehmen, ohne sich feucht anzufühlen. Es sollten feuchtigkeitsspendende Shampoos mit Rückfettern und Konditionierungsmitteln eingesetzt werden. Haarspülungen und Haarkuren sollten regelmäßig angewendet werden. Günstig sind Stoffe wie Eiweißhydrolysate, die sich als schützender Film um das Haar legen.

9.3.5 Strapaziertes, gefärbtes, dauergewelltes Haar

Strapaziertes Haar ist funktionsgeschädigt durch Dauerwellen, Blondierungen und Färbungen. Das Haar ist bis zum Cortex in seiner chemischen Feinstruktur verändert worden. Der Cortex ist aufgelockert, porös und nicht mehr widerstandsfähig. Die Kutikula ist oft geschädigt oder aufgeraut. Die Haare sehen ähnlich aus wie trockene Haare, stumpf, glanzlos und rau. Diese Haare benötigen viel sanfte Pflege mit milden, sauren Shampoos und zusätzlich regelmäßige Haarspülungen und Haarkuren mit Eiweißhydrolysaten, Lipiden, Panthenol und Konditionierungsmitteln. Eine zu starke Sonneneinstrahlung

sollte in jedem Fall vermieden werden, denn eine zweite massive Schädigung verkraften die Haare in der Regel nur schlecht. Damit die Haare wieder gesund aussehen, bleibt nur die Möglichkeit, die geschädigten Haare abzuschneiden.

9.3.6 Spliss

Als Spliss wird das Ausfransen und Spalten der Haarspitzen bezeichnet. Spliss tritt vor allem bei langen Haaren durch das ständige Aufstoßen auf den Schultern oder dem Rücken auf. Meist sind die Haarspitzen durch jahrelange Umwelteinflüsse und Haarbehandlungen trocken und spröde, was sie leichter anfällig für eine mechanische Schädigung macht. Wenn Spliss vorhanden ist, müssen die Haare um diese Länge gekürzt werden. Spliss eindämmen kann man durch regelmäßige Anwendung von Haarspitzenkuren mit hohem Lipidgehalt. Panthenol soll leichten Spliss und Haarbruch zu etwa 30 % kitten können und das Haar nachhaltig stärken, so dass dies der wichtigste Wirkstoff für dieses Haarproblem ist.

9.3.7 Graue Haare

Graue Haare sind eine normale Alterserscheinung, die bei einigen – vor allem dunklen – Haartypen schon im dritten Lebensjahrzehnt einsetzt, bei anderen erst nach der doppelten Zeit. Die Melanozyten geben ihre Funktion auf, und es entstehen pigmentlose Haare. Sie vergilben leicht, besonders durch zuviel UV-Strahlen. Sie können durch Tönungen überdeckt werden. Sie sollten nach dem bestehenden Haarproblem (fettig, trocken etc.) gepflegt werden – unabhängig von der grauen Färbung.

9.3.8 Schuppen

Schuppen sind ein weitverbreitetes und als sehr unangenehm empfundenes Kopfhautproblem, von dem Männer häufiger betroffen sind als Frauen. Bei der Auswahl der Kosmetika müssen wir verschiedene Punkte abklären:

- Sind die Haare und die Haut eher trocken; die Schuppen fein und nicht fettig, verbunden mit

Juckreiz, liegen, eher trockene Schuppen vor (Sebostase).

- Leidet die Person unter fettiger Haut, müssen wir zwischen zähem, trockenem Talg, mit öligen großen und zusätzlich feinen Schuppen und trockenen Haaren (Seborrhoea sicca) oder
- dünnfließendem Talg, öligen Schuppen und fettigen Haaren unterscheiden (Seborrhoea oleosa).
- Sind die Schuppen verkrustet, gelblich gefärbt, mit starkem Haarausfall und Rötungen einhergehend und können selbst nach einer 2–3-wöchigen Anwendung von antimykotischen Shampoos nicht reguliert werden, muss unbedingt ein Dermatologe herangezogen werden, um die Ursachen zu klären. Das Gleiche gilt für starke Kopfschuppen bei Kindern.

Die Pflegeansätze für unterschiedliche Schuppenprobleme sind vielfältig, und häufig müssen verschiedene Produkte getestet werden, bis ein Erfolg erzielt werden kann, doch tritt eine wesentliche Änderung erst nach der 2. Haarwäsche auf. Zur Anwendung kommen sollten spezielle Antischuppenshampoos, ergänzt durch Antischuppenhaarwässer, die auf der Kopfhaut verbleiben. Für das Styling, Spülungen und Haarkuren sollte das jeweilige Haarproblem beachtet werden: dünn, strapaziert, funktionsgeschädigt usw.

Fettige Schuppen

Sie entstehen durch eine Seborrhoe (vermehrte Talgproduktion). Es wird ein eher zähflüssiger Talg gebildet, der kaum zerfließt und sich in Form großer öliger Schuppen am Haarboden festsetzt, was besonders im Winter zu beobachten ist. Diese Schuppen sind ein günstiger Nährboden für Bakterien und Pilze, deren Besiedelung Juckreiz zur Folge hat; das Gleiche gilt bei öligem Talg. Die Haare sollten oft gewaschen und die Kopfhaut dabei intensiv massiert werden, zur Entleerung der Talgdrüsen und um anschließend ein schnelleres Nachfetten zu verhindern. Entgegen verbreiteter Gerüchte konnte medizinisch keine Anregung der Talgproduktion durch häufiges Haarewaschen nachgewiesen werden. Die Shampoos und Haarwässer enthalten desinfizierende, antibakterielle oder antimykotische Wirkstoffe, da auf der Kopfhaut oft eine Besiedelung mit Pityrosporum

(Hefe) vorliegt. Treten gleichzeitig fettige Haare auf, wirken Steinkohlenteer und Schieferöle (Arzneistoffe!) antiseborrhoisch und juckreizstillend. Salicylate wiederum lösen Kopfschuppen durch ihre keratolytische Wirkung ab; die Schuppen können so leichter abgespült werden.

Trockene Schuppen

Sie sind feiner und rieseln herunter und sind deutlich auf dunklen Kleidungsstücken oder auf der Bettwäsche zu erkennen. Sie sind wie trockene Haare zu behandeln. Sie sollten nicht zu oft mit milden Shampoos gewaschen werden, die möglichst Rückfetter und feuchtigkeitsspendende Substanzen enthalten. Als spezielle Wirkstoffe werden Selendisulfid (Arzneistoff!), das eine längere Teilungsfrequenz der Zellen bewirkt, und Pyrithion-Zink (Arzneistoff!), das die Talgproduktion anregt, verwendet. Die Haare fetten durch diese Arzneistoffanwendung eventuell schneller nach. Antimykotika (Terzolin) sollten als Alternative in jedem Fall getestet werden, denn auch hier könnte eine Besiedelung mit Pityrosporum vorliegen.

9.3.9 Fettiges Haar, Seborrhoe

Die Seborrhoe ist erblich und hormonell bedingt. Es bleibt uns in diesem Fall nichts anderes übrig, als die Haare häufig mit entsprechenden Shampoos zu waschen. Die Talgproduktion verstärkt sich durch regelmäßiges Waschen nicht. Durch Einsatz von filmbildenden Substanzen kann ein Nachfetten verlangsamt werden. Frisuren, bei denen die Haare eng beieinanderliegen (Zopf, Knoten…) verstärken das Fetten, da der Talg sich schnell und leicht verteilen kann. Offene Frisuren, mit Volumenschaum in Form gebracht, verlangsamen eine Verteilung des Talgs, die Haare sehen länger gepflegt aus.

Fettige Haare gehen häufig einher mit Kopfschuppen. Es sollte darauf geachtet werden, dass Shampoos und Haarwässer gegen fettige Schuppen mit Antimykotika oder Antiseptika verwendet werden. Spülungen, Kuren und Stylingprodukte sollten ebenfalls gegen fettige Haare wirken.

9.4   Färben der Haare

Das Färben der Haare wird schon seit vielen Jahrtausenden praktiziert. Früher wurden dazu Pflanzenfarben und Mineralien verwendet, von diesen hat immer noch das Henna einen festen Platz auf der Liste der Haarcolorationen. Heute wird das Spektrum zusätzlich durch synthetische Farbstoffe ergänzt. In der Praxis werden folgende Färbemethoden unterschieden:

- Blondierung,
- Blondierung mit Färbung,
- Färbung mit Naturfarbe,
- Tönung,
- kurzfristige, auswaschbare Farbeffekte.

9.4.1 Blondierung

Die Haare werden zunächst mit Alkalien behandelt. Das Haar quillt auf, und die Kutikula spreizt sich ab. Der Cortex wird dadurch leicht zugänglich. Wasserstoffperoxid 3–12 % oder Peroxidsalze können nun in den Cortex eindringen und die natürlichen Farbstoffe (Melanine) oxidieren, wodurch sie die Farbe verlieren. Je dunkler die Grundfarbe ist, um so massiver und schwerer verläuft der Blondierungsprozess. Anschließend wird das Haar mit einer sauren Kur, pH-Wert etwa 4, behandelt, damit sich die Kutikula wieder schließt. Bei dem gesamten Prozess wird das Haar in seinen grundlegenden Strukturen stark geschädigt. Jegliche weiteren tief eindringenden, strukturverändernden Haarbehandlungen sollten warten, bis das Haar nachgewachsen ist.

9.4.2 Blondierungen mit anschließender Färbung

Wenn die Haare nicht nur blond sein sollen, sondern eine neue Farbe erhalten, wird das Haar zuerst blondiert, und der im gleichen Arbeitsschritt frei werdende Sauerstoff aktiviert die synthetischen Farben. Diese verbinden sich mit den veränderten Haarpigmenten. Auch hier wird durch Alkalien zuerst die Kutikula abgespreizt, um den Cortex zu erreichen und im letzten Arbeitsschritt durch eine saure Haarkur wieder geschlossen. Diese Oxidationshaar-

farben führen in der Regel zu strukturgeschädigtem Haar.

9.4.3 Färbung mit Pflanzenfarben

Das Haar wird mit einer alkalischen Vorbehandlung aufgeraut, die Kutikulaschuppen stehen ab. Die anschließend aufgetragene Farbe gelangt unter die Schuppenschicht. Durch eine saure Nachspülung schließt sich die Kutikula wieder und fixiert die Farbe unter sich. Die Färbung mit Naturpigmenten ist beständiger als eine Tönung, aber nicht so dauerhaft und intensiv wie eine Färbung. Das Farbergebnis ist stark von der Grundhaarfarbe abhängig, im Gegensatz zu einer Färbung. Die Farbe verblasst mit der Zeit. Sie greift aber die Haare nicht an, da der Cortex in seiner Mikrostruktur kaum verändert wird.

9.4.4 Tönung

Tönungen sind schonender als Blondierung und Färbung, ihnen wird sogar eine pflegende Komponente zugesprochen. Sie legen sich nur als Film auf die Kutikula, und verbinden sich reversibel mit dem Keratin. Nur wenig davon dringt in das Haar ein. Eine alkalische Vorbehandlung ist nicht notwendig. Die Farbe wäscht sich nach 5–7 Haarwäschen wieder aus. In der Farbwahl ist man sehr eingeschränkt, da nur bestehende Farbnuancen geändert werden können. Dunkle Haare erhalten nur Farbreflexe; helle, blonde Haare dagegen können vielfältiger getönt werden.

9.4.5 Kurzfristige, auswaschbare Farbeffekte

Im heutigen Stylingprogramm gibt es eine große Variationsmöglichkeit besonderer einmaliger Farbeffekte für die Haare: der Mascara ähnliche Prudukte, um Strähnen bunt zu färben, Glitzersprays und farbige Gele und Haarwachse, je nach Kleidung und Stimmung. Sie sind alle auswaschbar oder können ausgebürstet werden und halten nur bis zur nächsten Haarwäsche.

9.5 Haarausfall (Alopezie)

Der Haarausfall wird im Allgemeinen als das schlimmste Haarproblem eingestuft. Der Haarausfall kann zu schwerwiegender Beeinträchtigung der psychischen Situation führen und die betroffenen Personen in ihrer gesamten Lebenssituation behindern. Frauen verkraften einen Haarverlust wesentlich schwerer als Männer, nicht zuletzt, weil volles, gesundes Haar ein wesentliches Attribut des weiblichen Schönheitsideals ist. Bei Männern hat eine Glatze teilweise wieder Kultcharakter, wie bei Yul Brynner oder Telly Savalas. Für viele Männer ist jedoch ein Haarausfall gleichbedeutend mit einem Männlichkeits- oder Potenzverlust.

Von einem Haarausfall spricht man, wenn mehr als 150 Haare am Tag ausfallen oder sich kahle Stellen bilden. Dem Arzt hilft als diagnostische Methode zur Ursachenklärung das Trichogramm. Es werden dafür eine festgelegte Anzahl von Haaren ausgerissen und sofort unter dem Mikroskop untersucht. Hier erkennt der Arzt genau, wie viele Haare sich in der Anagen-, Katagen- oder Telogenphase, befinden. Sind weniger als 80 % der Haare in der Anagenphase und mehr als 20 % in der Telogenphase ist das Verhältnis von ausfallenden zu nachwachsenden Haaren ungünstig, die Haare werden weniger.

Tipp: Bei jedem Kunden mit Haarausfall sollte vehement darauf hingewiesen werden, dass nur der Dermatologe die eigentliche Ursache ermitteln kann und über die optimale Therapie entscheidet. Je früher der Arztbesuch erfolgt, um so besser sind die Prognosen für einen Erfolg. Die kosmetischen Produkte und auch die Vitamin- und Mineralstoffpräparate haben nur provisorischen oder Zufallscharakter. Echte medizinisch diagnostizierbare Alopezien, die nicht nur subjektiv als solche empfunden werden, können mit Kosmetika nicht behandelt werden. Zur Therapie werden Mineralstoffe, Vitamine, apothekenpflichtige oder verschreibungspflichtige Arzneistoffe benötigt.

Folgende Alopezien werden besprochen:
- diffuse Alopezie,
- androgenetischer Haarausfall bei Männern und Frauen,
- kreisrunder Haarausfall.

9.5.1 Diffuse Alopezie

Sie werden das Problem des Haarausfalls sehr oft in der Apotheke erleben. Oft stehen Frauen mit vollen langen Haaren vor ihnen, die darüber klagen. Fragen Sie zunächst, wieviele Haare pro Tag ausfallen. Als Test sollten die Haare über einen Tag in einem Briefkuvert gesammelt und gezählt werden. 60–100 Haare pro Tag sind durchaus normal, sind es mehr als 150, sollte vom Dermatologen die Ursache untersucht werden. Doch bei langen Haaren sehen 50, schon beängstigend aus. Jedes Haar hat eine Lebensdauer von 2–7 Jahren. Vielleicht treten zu einem gewissen Zeitpunkt, der periodisch immer wieder auftritt, mehrere Haare fast gleichzeitig in die Ruhephase ein. Ein Vierteljahr später erkennt man überall neue kurze Härchen. Fragen Sie auch nach besonderen Änderungen in der Lebenssituation, auch hier finden sich verschiedene Ursachen, die zu einer vorübergehenden, reversiblen Lichtung der Haare führen.

Gründe für eine diffuse Alopezie können sein:
- hormonelle Änderungen im Laufe des Lebens, z. B. Menopause, postpartale Phase,
- normale Alterserscheinung: Je älter man wird, um so schütterer werden die Haare,
- ernährungsbedingte Mangelerscheinungen durch einseitige Ernährungsformen, z. B. Diäten,
- Medikamenteneinnahme, z. B. Zytostatika,
- Infekte, akute oder chronische Erkrankungen,
- Stress und psychische Belastungen,
- Schwermetallvergiftungen, z. B. Blei, Arsen.

Ernährungsbedingter Mangel an Eisen, Zink, Biotin

Haarausfall und brüchige Fingernägel können Folge eines Eisen- oder Zinkmangels sein. Typischerweise liegen oft bei Frauen leichte Eisenmangelanämien vor, hier kann ein Eisenpräparat hilfreich sein. In einer Studie in Bonn wurde festgestellt, dass nach Ausschluss anderer Ursachen bei 50 % der von diffusem Haarausfall betroffenen Frauen ein Zinkmangel vorliegt, der durch eine Zinksubstitution effektiv behoben werden konnte. Ein Biotinmangel ist wissenschaftlich nicht denkbar, wenn auch häufig Biotinpräparate gegen Haarausfall angeboten werden. Eine erhöhte Biotingabe wirkt nicht gegen Haarausfall, sondern verbessert primär die Struktur und Widerstandsfähigkeit der Haare und Nägel.

9.5.2 Androgenetischer Haarausfall

Der androgenetische Haarausfall beim Mann weist eine Familienhäufung auf und wird genetisch gesteuert. Die Haarfollikel reagieren in diesen Fällen empfindlich auf Dihydrotestosteron. Der durch die 5α-Reduktase entstehende Metabolit des männlichen Hormons Testosteron, das Dihydrotestosteron (DHT), führt über Rezeptoren an den Haarfollikeln zu einer immer stärkeren Verkürzung der Anagenphase und einer verlängerten Telogenphase. Gleichzeitig degeneriert der Follikel und bildet nur noch kurze feine Härchen, bis sein Wachstumspotenzial ganz versiegt und er vernarbt. Man nennt diese Rückbildung vom Terminalhaar zu Lanugohaaren bis zu gänzlichem Haarverlust regressive Entwicklung. Die pharmakologischen Möglichkeiten liegen im Antagonisieren der DHT-Rezeptoren oder Hemmung der Bildung des DHT. Als therapeutisch sinnvoll erwies sich die Hemmung der 5α-Reduktase durch orale Gabe von Finasterid (Arzneistoff) als Dauermedikation. Sobald der Arzneistoff abgesetzt wird, beginnt der Haarausfall von Neuem.

Bei Frauen kann ebenfalls ein durch männliche Hormone (Androgene) bedingter Haarausfall auftreten, weil auch jede Frau mehr oder weniger männliche Hormone produziert. Er führt zuerst zu einer Scheitelverbreiterung, später zu einer kreisförmigen Glatze auf dem Oberkopf. Hier kann sehr einfach mit der oralen Gabe von Antiandrogenen therapiert werden. Beim Mann würde diese Medikation zu einer Verweiblichung führen und ist darum nicht angezeigt. Zusätzlich steht ein rezeptfreies Haarwasser mit dem weiblichen Hormon 17α-Estradiol zur Verfügung, das im Gegensatz zum 17β-Estradiol keine Sexualhormonwirkung besitzt, sondern nur die 5α-Reduktase hemmt und auch bei Männern verwendet werden kann. Es wird über den Haarschaft und die Kopfhaut zur Haarwurzel transportiert.

Eine Neuentdeckung gegen männlichen Haarausfall ist Coffein (▶ Kap. 4.5.4). Es konnte eine haarwuchsfördernde Wirkung nachgewiesen werden, die vermutlich durch die Neutralisation der negativen Testosteronwirkungen durch das Coffein zustande kommt, wie Verschlechterung der Hautbarriere, verminderte Zellteilung und Zellregeneration, die in der Summe zu Haarausfall führen.

9.5.3 Kreisrunder Haarausfall, Alopezia areata

Die Ursachen dieser Form des Haarausfalls sind bis heute ungeklärt. Es erfolgt eine kreisrunde, reversible Lichtung von behaarten Körperstellen. Es können nur kleine Stellen befallen sein oder ein Verlust der gesamten Kopf- und Körperbehaarung auftreten, die erst Jahrzehnte später wieder nachwächst. Folgende Ursachen der Alopezia areata sind in der Diskussion:

- genetische Disposition,
- schwere psychische Eingriffe in die Lebenssituation,
- Autoimmunkrankheiten,
- Infekte.

Nur wenige Behandlungsmöglichkeiten sind hier bekannt, z. B. Cortisontherapien, die jedoch nicht selten ohne Erfolg bleiben. Es besteht bei dieser Haarausfallerscheinung noch ein hoher Bedarf an Therapieansätzen und Ursachenklärung.

9.6 Die Rasur und die Nachpflege

Beim Mann findet sich genetisch und hormonell gesteuert eine verstärkte Körperbehaarung. Im Gesicht wächst ein Bart im Kinn- und Wangenbereich, dessen Haare dicker als die Kofhaare sind (0,09 mm–0,23 mm). Der Bartwuchs unterliegt – wie Kleidung und Frisuren – einem strengen Modediktat. Bart, ja oder nein, Schnäuzer, Kinnbart, Vollbart, Backenbart, Koteletten – der Möglichkeiten gibt es viele. Heute liegt die Tendenz eher bei glattgesichtigen Männern oder dem »Drei-Tage-Bart«, eventuell noch ein gepflegter, kurzgehaltener Kinnbart. Für

◻ Tabelle 9.5. Zubereitungen für die Rasur

	Vorbereitung der Rasur		Nachpflege der Rasur	
Trockenrasur	Pre-shave:	Puder Gel Lotion	After-shave:	Rasier-wasser Balsam
Naßrasur	Rasier-seife:	Seife Schaum Creme	After-shave:	Lotion Balsam

die Rasur des Bartes gibt es zwei prinzipiell unterschiedliche Verfahren, ergänzt durch verschiedene Produkte (◨ Tab. 9.5, ▶ Übersicht 9.7)

▬ Nassrasur,

▬ Trockenrasur.

Übersicht 9.7. Pre- und After-Shave-Produkte

Rasierschaum
EauThermalAvene Rasierschaum
Lierac Rasage Express Rasierschaum

Rasiercreme/-gel
EauThermalAvene Rasiergel
Lavera Rasiercreme
Weleda Rasiercreme

After-Shaves
EauThermalAvene After-Shave-Balsam
Gesichtstonikum Dr. Hauschka
Lavera Rasierwasser
Lavera After-Shave-Balsam
Lierac Baume apaisant
Weleda After-Shave-Balsam
Weleda Rasierwasser

antientzündliche Pflege
Hautkur sensitiv Dr. Hauschka
Papulex Waschlotion
Papulex Gel

9.6.1 Trockenrasur

Die Trockenrasur erfolgt mit einem elektrischen Rasierer. Die Haut wird hierzu am besten mit einem Pre-shave vorbereitet. Die Haut wird dadurch gesäubert und leicht desinfiziert, die Barthaare richten sich auf und erhärten, wodurch sie für die elektrisch rotierenden Klingen leichter abzuschneiden sind. Wichtige Wirkstoffe sind: Menthol und Campher zum Kühlen und Desinfizieren, Adstringentien zum Desinfizieren, Ethanol zum Entfernen von Talg und zum Desinfizieren. Anschließend wird die Haut mit einem leicht sauren After-shave-Produkt gepflegt. Für die eher fette, unempfindliche Haut können al-

koholische Wässer/Lotionen verwendet werden. Bei empfindlicher oder trockener Haut eignen sich Balsame mit nur einem geringen Alkoholgehalt. Aftershave-Lotionen oder Balsame sollen desinfizieren, beruhigen, pflegen und den natürlichen Haut-pH-Wert einstellen.

9.6.2 Nassrasur

Die Nassrasur erfolgt mit einer Klinge oder einem Messer. Dazu benötigt man eine Seife, damit die Haare weicher werden und sich mit weniger Kraftaufwand abschneiden lassen und die Klinge besser über die Haut gleitet. Als Rasierseifengrundstoff wird echte Seife verarbeitet in Form der Natrium- oder Kaliumsalze. Die Talgschicht auf den Barthaaren wird entfernt, und durch den alkalischen pH-Wert quillt das Haar auf und wird weich. Es lässt sich problemlos abschneiden. Auf dem Seifenfilm gleitet die Klinge leicht über die Haut; um diesen Effekt noch zu verbessern und die Haut gleichzeitig etwas zu schonen, werden den Rasierseifen noch reichhaltige Überfettungsmittel zugesetzt. Anschließend wird die Seife gründlich abgewaschen. Die nun doch sehr strapazierte Haut muss unbedingt mit einem After-shave-Balsam oder einer Lotion wieder auf den hautneutralen pH-Wert von 5,5 reguliert werden.

Sehr trockene Hauttypen oder Männer mit einer ausgeprägten Akne oder Präakne sollten die Trockenrasur vorziehen. Alkalische Seifen stören extrem das physiologische Hautmilieu, und der trockene Hauttyp benötigt 3–4 Stunden, um den natürlichen pH-Wert wieder zu erreichen. Der aknegene Typ kann eine Verstärkung seiner Akne provozieren, da Seifen komedogen wirken und immer einige Reste auf der Haut zurückbleiben.

9.7 Entfernung der Körperhaare

Viele Frauen möchten aus modischen oder kulturellen Gründen ihre natürliche Körperbehaarung wie Achsel-, Arm-, Bein- oder Schambehaarung entfernen. Einige Frauen fühlen sich auch durch eine »männliche« Körperbehaarung geplagt, wie z. B. ein Damenbart, oder es verändern sich auch im Laufe eines Lebens einige Haare im Gesichstbereich hin zu Borsten, die als störend empfunden werden. Frauen die unter einer verstärken Behaarung leiden, die nachweislich durch zuviel männliche Hormone hervorgerufen wird, können mit einer antiandrogenetischen Therapie dieses Problem in den Griff bekommen.

Wer die natürlich wachsenden oder im Laufe des Lebens in ihrer Qualität sich verändernden Haare entfernen will, hat verschiedene Möglichkeiten zur Verfügung (❏ Abb. 9.1):

Depilationsverfahren
- Rasur,
- chemische Zerstörung der Haarkeratins.

Epilationsverfahren
- Herausreißen mit Wachs,
- Entfernen durch rotierende Pinzetten, Epiliergeräte,
- Elektroepilation.

Bei Depilationsverfahren wird nur der oberflächlich erscheinende Haarschaft entfernt. Bei einer Epilation wird die Haarwurzel entfernt oder zerstört.

Die einfachste Depilationsmethode ist die Rasur. Für Frauen gibt es speziell geformte Klingen und Rasiergeräte. Als Zusatzprodukte gibt es die Gleichen wie für die Rasur des Mannes. Da die Haut der Frauen an den rasierten Stellen meist empfindlicher und trockener als die männliche Gesichtshaut ist, muss eine gute Nachpflege mit entsprechenden Lotionen erfolgen (gute Bodylotion mit entzündungshemmenden und antiseptischen Wirkstoffen). Die Haare wachsen schnell nach, zwei Tage später fühlt und sieht man die Stoppeln wieder. Die Methode ist aber leicht, schmerz- und reizlos, mit geringem Aufwand zu wiederholen.

Die alternative Depiliermethode erfolgt über einen chemischen Angriff des noch nicht vollständig verhornten, erhärteten Keratins kurz oberhalb der Haarwurzel. Durch schwefelhaltige Verbindungen, z. B. Thioglykolsäure, und alkalische pH-Werte wird das noch weiche Keratin am unteren Ende des Haarschaftes in seiner Aminosäuresequenz aufgesplittet. Die meist streichfähigen Produkte werden dazu messerrückendick auf die betroffenen Hautstellen aufgetragen, nach etwa zehn Minuten Wirkzeit werden sie mit einem Spatel abgeschabt oder einfach unter Wasser abgespült, die angelösten Haare sind entfernt. Die Präparate dürfen bei der Anwendung auf keinen Fall in Berührung mit Schleimhäuten kommen (Augen, Lippen).

Da auch unsere Haut aus Keratin besteht, dieses aber schon stark verhornt ist, können in einigen Fällen starke Hautreaktionen auftreten. Deshalb sollte

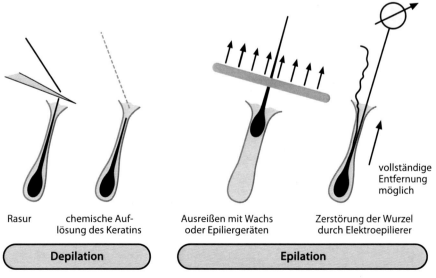

Rasur   chemische Auflösung des Keratins   Ausreißen mit Wachs oder Epiliergeräten   Zerstörung der Wurzel durch Elektroepilierer

vollständige Entfernung möglich

Depilation   **Epilation**

❏ **Abb. 9.1.** Verfahren zur Haarentfernung

die Verträglichkeit dieser recht aggressiven Produkte zuerst an einer kleinen Hautstelle geprüft werden. Anschließend sollte die Haut gründlichst abgewaschen werden, um auch die kleinsten noch in den Haarfollikeln steckenden Produktreste zu entfernen. Um die Haut wieder ins Gleichgewicht zu bringen, sollte mit einer sauren Lösung nachgespült werden. Dazu eignet sich schon einfacher Zitronensaft. Anschließend muss die Haut noch mit einer guten Creme gepflegt werden. Der Effekt hält etwas länger als eine Rasur, weil die Härchen etwas tiefer abgetrennt werden. Nach 1–2 Wochen zeigen sich die ersten Stoppeln. Die Methode ist schmerzlos, doch nicht reizarm, bei unempfindlichen Hauttypen aber durchaus unbedenklich.

Die Epilationsverfahren sind in der Regel aufwändiger und schmerzhaft, doch ist die Haarentfernung sehr effektiv und hält bei den einfachen Methoden 1–2 Monate, bei der Elektroepilation Monate bis lebenslang. Die Schmerzgrenze muss jeder für sich finden, bei großer Schmerzempfindlichkeit sind die Depilationsverfahren zu bevorzugen.

Eine Methode, die schon Jahrhunderte angewendet wird, ist das Ausreißen der Haare durch erstarrtes Wachs. Die Haare sind im Wachs fixiert und werden beim Ablösen der Wachsschicht mit herausgerissen. Das Wachs gibt es in verschiedenen Anwendungsformen zu kaufen, z. B. in leicht zu verwendenden Blättern, die kurz angewärmt und dann auf die entsprechenden Körperstellen gepresst werden.

Eine andere Methode, die auch schon seit Jahrhunderten praktiziert wird, ist das Entfernen durch Pinzetten, vor allem für kleine Areale wie Augenbrauen oder einzelne Härchen im Gesicht geeignet. Elektrische Epiliergeräte sind eine technische Verfeinerung dieser Methode. Die Härchen werden dabei durch rotierende Scheiben herausgerissen, die – ähnlich einer Pinzette – die Haare fassen. Sie eignen sich für große Areale wie Beine oder Arme.

Die Elektroepilation kann nur von geschultem Fachpersonal durchgeführt werden. Dazu wird entlang dem Haar eine feine Nadel in den Follikel bis zur Papille eingeführt, und die Haarwurzel wird durch einen Strom zerstört. Das Haar lässt sich nach einer erfolgreichen Zerstörung ganz leicht mit einer Pinzette herausnehmen. Die Methode ist sehr schmerzhaft und langwierig, doch ist die Entfernung

dauerhaft, wenn sie korrekt durchgeführt wurde. Sie eignet sich nur für sehr kleine Bereiche. Als Nebenwirkung sind bei falschen Stichen kleine Narben zu erwarten oder borstige Haare, deren Wachstum durch nicht erfolgte Zerstörung im Follikel induziert wird. Eine neuere Alternative sind Pinzetten, die das Haar fassen und den Strom über den Haarschaft zur Wurzel leiten. Dies ist nicht ganz so schmerzhaft, doch auch nicht immer erfolgreich. Hier treten oft nur Reizungen des Follikels auf, die anschließend ein »borstiges« Wachstum begünstigen.

9.8   Nagelpflege

9.8.1 Nagelveränderungen

Unsere Nägel können sich in vielfältiger Weise verändern. Häufige Defekte sind Verfärbungen, Risse und Deformationen. Kleine, weiße, unregelmäßige Punkte sind meist nur harmlose Pigmentstörungen. Die meisten Nagelveränderungen sind Symptome, denen systemische teilweise schwere Erkrankungen oder auch lokale Pilzinfektionen zugrunde liegen. Deshalb sollten alle Nagelveränderungen zunächst medizinisch beurteilt werden, sie sind nur in zweiter Linie ein kosmetisches Problem. »Aus den Augen – aus dem Sinn« durch deckende Nagellacke ist zwar eine einfache, beliebte Methode, das Problem zu vergessen, behoben ist die Erkrankung dadurch aber nicht. Machen Sie das Ihren Kunden deutlich klar. Der Nagelfalz rings um den Nagel ist häufig entzündet, eingerissen oder infiziert durch mechanische Überbeanspruchung, Laugen, Waschmittel oder zu vehemente Bearbeitung des Nagelhäutchens. Diese Läsionen sollten von einem Arzt fachgerecht beseitigt werden, damit sie nicht auf das Nagelbett übergehen und der Nagel sich womöglich ablöst.

9.8.2 Maniküre, Pediküre

Bei gesunden Nägeln können – wie bei den Haaren und der Haut – unterschiedliche, erblich festgelegte Qualitäten auftreten. Es gibt sehr harte Nägel, dicke, weiche, dünne, spröde, leicht splitternde, sich schälende oder einreißende Nägel. Die Nagelhaut kann ebenfalls trocken oder rissig sein. Manchmal sind diese

Zustände aber auch von außen verursacht, z. B. durch zu häufiges Händewaschen, Spülen mit aggressiven Waschmitteln oder Lösungsmitteleinfluss.

Die Nägel können mit verschiedenen Produkten gepflegt werden. Es werden die Fußnagelpflege (Pediküre) und die Fingernagelpflege (Maniküre) unterschieden. Die Nagelqualitäten und auch die Produkte unterscheiden sich an Händen und Füßen kaum, wenngleich die Fingernägel stärker beansprucht werden. Der Unterschied ist eher psychologischer Art. Die Fingernägel sind im Gegensatz zu den Fußnägeln ein Blickfang und für viele unbewusst ein Beurteilungskriterium einer Person.

9.8.3 Produkte zur Nagelpflege

In die Nägel und den umliegenden Nagelfalz können Emulsionen und Öle einmassiert werden. Sie sollen Fett und Feuchtigkeit liefern. Einige dieser Produkte lassen die Nagelhaut geschmeidiger werden, sie kann anschließend vorsichtig mit einem mit Watte umwickelten, speziellen Holzstäbchen zurückgeschoben werden. Dies ist aber nur von kosmetischem Nutzen.

Die Nagelhaut wird vielfach durch salicylsäurehaltige Nagelhautentferner aufgeweicht und entfernt. Wird dies zu massiv und unvorsichtig durchgeführt, können schwere Nagelbettentzündungen die Folge sein. Diese Produkte dürfen auf keinen Fall in die Augen gelangen.

Damit die Nägel schön glatt aussehen, können sie einmal im Monat mit einer sehr feinen Feile auf der Oberfläche glattgefeilt werden, anschließend werden sie mit Spezialfeilen poliert. Doch darf nicht zu viel gefeilt werden, sonst wird der Nagel dünn. Die Nägel selber sollten je nach Bedarf kurzgefeilt werden. Dabei sollte immer nur in eine Richtung zur Nagelspitze hin gefeilt werden und nicht im »Sägeverfahren«. Nagelscheren oder Nagelknipser können die Nägel ausfransen oder abbrechen lassen.

Für spröde, brüchige und weiche Nägel gibt es Nagelhärter oder Nagelkleber.

Farbige Fingernägel

Wer für farbige Fingernägel schwärmt, braucht Zeit. Es empfiehlt sich, zunächst einen Unterlack aufzutragen, der die Nägel vor unschönen Verfärbungen schützt und gleichzeitig die Oberfläche glättet. Anschließend werden zwei Schichten des Farblacks aufgetragen. Als Abschluss kann noch ein transparenter Schutzlack oder ein Schnelltrockner aufgetragen werden.

Wer mit seinen Fingernägeln nicht zufrieden ist, kann sich auch mit besonderen Klebern Kunstnägel aufsetzen. Es soll den Nägeln nicht schaden, jedoch wird von der eigenen Nageloberfläche zum Ankleben der Nägel etwas abgefeilt, was bei häufigem Wechseln der Kunstnägel die Nagelplattendicke verringert und sie brüchig und weich macht.

10 Schweißbildung und Geruchshemmung

10.1 Geruchsentwicklung

10.1.1 Die Schweißdrüsen

Der Mensch besitzt zwei Arten von Schweißdrüsen (▶ Kap. 2.2):
- die ekkrinen Schweißdrüsen,
- die apokrinen Drüsen oder Duftdrüsen.

Etwa 2 Mio. ekkrine Schweißdrüsen sind in unterschiedlicher Dichte (◘ Tab. 10.1) fast über den ganzen Körper verteilt. Sie liegen einzeln in die Haut eingebettet als kleine Knäuel mit einem senkrechten, gewundenen Ausführungsgang. Sie produzieren eine wässrige, geruchlose Salzlösung (▶ Übersicht 10.1). Eine Aufgabe dieses Schweißes ist es, die Körpertemperatur konstant zu halten. Unser Körper verliert unmerklich etwa 0,5 l/Tag Flüssigkeit durch die Haut

oder Ausatmungsluft (Perspiratio insensibilis) ohne Beteiligung der Schweißdrüsen. Durch hohe Außentemperaturen, Sport oder körperliche Arbeit werden die Schweißdrüsen zur Sekretion angeregt; die produzierte Flüssigkeitsmenge schnellt dadurch in die Höhe. Im Extremfall werden bis zu 20 l/Tag (thermisches Schwitzen, Transpiration) abgegeben. Aber auch durch psychische Reaktionen und Gefühlsregungen (Angst, Aufregung) kann über das vegetative Nervensystem eine meist störende Schweißproduktion angeregt werden (emotionales Schwitzen, Transpiration).

Die Funktion der apokrinen Drüsen ist beim Menschen eher von untergeordneter Bedeutung. Sie sind nur an wenigen Körperstellen zu finden: Achselhöhle, Brustwarze, Genitalbereich, Analbereich, Ohr, Bauchnabel. Sie sind – wie die Talgdrüsen – immer mit einem Haarfollikel verbunden und schütten ihr Sekret in den Follikelkanal aus. Vermutlich sind sie ein Überbleibsel aus unserer frühen Entwicklungsgeschichte und dienten der Anlockung eines Sexualpartners über Duftstoffe. Heute wird der »Duft«, der durch bakterielle Zersetzung des fetthaltigen, alkalischen Sekrets entsteht (▶ Übersicht 10.2), eher als störend und unsauber empfunden. Die Sekretion der apokrinen Drüsen wird hormonell ge-

◘ **Tabelle 10.1.** Dichte der Schweißdrüsen an ausgewählten Körperstellen

Körperstelle	Anzahl d. Schweißdrüsen
Handinnenfläche	400/cm²
Fußsohle	600/cm²
Brust	200/cm²
Achselhöhle	150/cm²
Ellenbeuge	750/cm²
Gesäß	50–100/cm²
Oberschenkel	50–100/cm²

Übersicht 10.1. Zusammensetzung des ekkrinen Schweißsekretes

Wasser
Salze:
Natrium, Kalium, Calcium, Magnesium, Zink, Eisen,
Bicarbonat, Phosphat, Sulfat
Säuren:
Lactat, Pyruvat, Acetat, Aminosäuren
hydrophile Stoffe:
Harnstoff
Ammoniak
Proteine

Übersicht 10.2. Zusammensetzung des apokrinen Drüsensekretes

Wasser
Salze:
Natrium, Kalium, Calcium, Magnesium, Zink, Eisen, Bicarbonat, Phosphat, Sulfat
Säuren:
Lactat, Pyruvat, Acetat,
Aminosäuren
hydrophlile Stoffe:
Harnstoff
Ammoniak
Proteine
Kohlenhydrate
lipophile Bestandteile:
Fette
Zellfragmente
Cholesterin
Hormone (Androgene)

steuert. Sie nehmen ihre Funktion erst in der Pubertät auf. Bei Kindern fehlt deshalb der typische, unangenehme Schweißgeruch, der durch das apokrine Drüsensekret entsteht.

10.1.2 Der Schweißgeruch

Der Schweißgeruch entsteht erst bei der bakteriellen Zersetzung der beiden Schweißdrüsensekrete und des Talgs auf der Hautoberfläche. Im ekkrinen Schweiß finden sich hauptsächlich Aminosäuren und wenige Eiweiße, die zu Aminen und Mercaptanen (schwefelhaltige Verbindungen) zersetzt werden. Er ist vor allem für das feuchte Milieu und für die gute Verteilung (Spreitung) der Duftstoffe verantwortlich. Der apokrine Schweiß liefert die meisten Grundstoffe, aus denen Geruchsstoffe entstehen können. Im apokrinen Sekret sind außer Eiweißen noch verschiedene Lipide wie Fette und Cholesterin und Hormone zu finden. Aus ihnen können z. B. intensiv riechende, kurzkettige oder ranzige Fettsäuren entstehen.

Der Schweißgeruch entwickelt sich besonders gut in einem feucht-warmen Milieu, da hier Bakterien besonders gut gedeihen. Diese Bedingungen herrschen vor allem in intertrigösen Räumen, d. h. Körperstellen, an denen Haut an Haut liegt, wie in der Achselhöhle oder im Genitalbereich. Der produzierte Schweiß kann nicht verdunsten und bietet eine gute Grundlage für Bakterien, zusätzlich staut sich in diesen Körperfalten die Wärme. (Ein nicht intertrigöser Bereich, in dem ähnliche Bedingungen herrschen, sind die Füße in dicht geschlossenen Schuhen, in denen die Feuchtigkeit durch falsches Schuh- und Strumpfmaterial weder aufgesaugt werden noch abdunsten kann). Durch Haare verstärkt sich der Geruch, weil der Schweiß auf ihnen gut haftet und sich auf einer größeren Fläche verteilt. Die Verdunstungsfläche ist vergrößert, der Geruch wird intensiviert und hält länger an.

Nicht jeder Mensch hat den gleichen Duft. Es gibt geschlechtsspezifische, individuelle und körperstellenbezogene Unterschiede in der Schweißzusammensetzung, und auch die einwirkenden Bakterienstämme und der pH-Wert der Haut beeinflussen den Geruch. Der typische Frauengeruch ist eher säuerlich, der Männergeruch eher stechend. Bei Frauen ist Isovaleriansäure vorherrschend, ebenso an den Füßen; in den Achselhöhlen ist 3-Methyl-2-hexencarbonsäure zu finden. Der typisch männliche Geruch entsteht durch Abbauprodukte von Androgenen. In der weiblichen Hautflora sind vor allem Mikrokokken, bei Männern Diphtheroide dominierend. Propionibakterien, die auch bei der Entstehung einer Akne beteiligt sind, sind bei beiden Geschlechtern gleichermaßen zu finden. Metaboliten und Abbauprodukte aus Nahrungs- und Arzneimitteln reichern sich teilweise auch im Schweiß an und verändern den Körpergeruch (z. B. Knoblauch, Zwiebeln).

10.2 Geruchshemmung

10.2.1 Eingriffe in die Geruchsentwicklung

Es gibt verschiedene Möglichkeiten, die Geruchsentwicklung zu vermindern (◻ Abb. 10.1):

1. Hemmung der Schweißsekretion und -bildung; dadurch wird das feucht-warme Milieu zerstört und die Substanzen, aus denen die Duftstoffe entstehen, fehlen größtenteils (Antiperspiration, Antihidrosis).
2. Abtötung oder Wachstumshemmung der Bakterien; die Zersetzung der geruchlosen Schweißbestandteile zu flüchtigen, riechenden Substanzen wird verhindert.
3. Inhibition der schweißabbauenden Bakterienenzyme; die Zersetzung der geruchlosen Schweißbestandteile zu flüchtigen, riechenden Substanzen wird ebenfalls verhindert.
4. Bindung der Geruchsstoffe an chemische Substanzen; die Duftstoffe können nicht mehr verdunsten und somit von uns wahrgenommen werden.
5. Durch Parfumstoffe wird der Schweißgeruch überlagert bzw. maskiert.

Die Punkte 2.–5. zählen zu den deodorierenden Maßnahmen. Deodorieren bedeutet übersetzt »Geruch entfernen«.

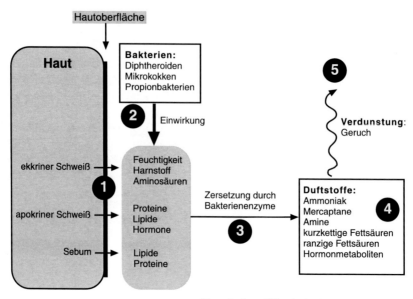

Die umkreisten Ziffern in der Abbildung entsprechen der nummerierten Aufzählung in Kap. 10.2.1

■ **Abb. 10.1.** Entstehung des Schweißgeruchs und die möglichen Eingriffe in die Geruchsentwicklung

10.2.2 Wirkstoffe mit geruchsmindernden Eigenschaften

Antiperspirantien, Antitranspirantien, Antihidrotika

Antiperspirantien werden auch als Antitranspirantien oder Antihidrotika bezeichnet. Sie setzen den aus den Drüsen abgegebenen Schweiß bis zu 60 % herab. Die genauen Wirkmechanismen der Substanzen sind noch nicht bekannt. Es wird angenommen, dass einerseits der Ausführungsgang der Drüse verengt oder durch einen Substanzpfropf verschlossen wird, eventuell atrophieren die Drüsenzellen auch, so dass weniger Schweiß produziert wird. Als Wirkstoffe werden adstringierende Aluminiumsalze oder auch Gerbstoffe eingesetzt (■ Tab. 10.2). Aluminiumsalze wirken zusätzlich noch bakteriostatisch und können Ammoniak und Amine durch Salzbildung in geruchlose, nichtflüchtige Substanzen umwandeln. Wegen dieser Eigenschaften sind sie gleichzeitig auch den Deodorantien zuzurechnen. Aluminiumsalze sollten wegen ihrer adstringierenden Wirkung nicht auf geschädigter oder gereizter Haut angewendet werden. Auch Personen, die schon unter Schweißdrüsenabzessen gelitten haben, sollten von der Anwendung absehen.

Deodorierungsmittel, Deodorantien

Deodorierungsmittel oder Deodorantien verhindern eine Entstehung von Duftstoffen, binden oder überdecken die Gerüche, ohne die Schweißsekretion zu verringern.

Antiseptika, Bakterizide, Bakteriostatika

Sie verhindern ein Bakterienwachstum oder töten die Bakterien ab. Zweiteres ist eher unerwünscht, da sonst die natürliche Hautbakterienflora aus dem Gleichgewicht gerät. Somit entstehen aus den natürlichen Schweißbestandteilen keine riechenden Metaboliten mehr. Als antibakteriell wirkende Stoffe kommen einige Konservierungsstoffe, kationische Tenside und auch Betaine in Frage (■ Tab. 10.2). Als natürliche Antiseptika wirken verschiedene ätherische Öle und Farnesol (■ Tab. 10.2).

Enzyminhibitoren

Eine weitere deodorierende Stoffgruppe sind die Enzyminhibitoren (■ Tab. 10.2). Sie inaktivieren die bakteriellen Enzyme, vor allem die Lipasen, durch

▣ Tabelle 10.2. Geruchsmindernde Wirkstoffe

Dt. Bezeichnung	INCI-Bezeichnung	Funktionen
Antiperspirantien, schweißhemmende Substanzen		
Dialuminiumbromidpentahydroxid	Aluminium Bromohydrate	Ahi, Deo
Aluminiumchlorid	Aluminium Chloride	Ahi, Deo
Dialuminiumchloridpentahydroxid	Aluminium Chlorohydrate	Ahi, Deo
Aluminium-Chlorhydroxypropylen-glykolkomplexe	Aluminium Chlorohydrex	Ahi
Aluminium-Chlorhydroxypropylen-glykolkomplexe	Aluminium Chlorohydrex PEG	Ahi
Aluminium-Chlorhydroxypropylen-glykolkomplexe	Aluminium Chlorohydrex PG	Ahi
Aluminiumcitrat	Aluminium Citrate	Ahi, Deo
Aluminiumchloridhydroxid	Aluminium Dichlorohydrate	Ahi, Deo
Aluminium Sesquichlorhydrat	Aluminium Sesquichlorohydrate	Ahi, Deo
Aluminiumsulfat	Aluminium Sulfate	Ahi, Deo
Aluminium-Zirkonium-Salz	Aluminium Zirconium Octachlorohydrate	Ahi, Deo
Aluminium-Zirkonium-Salz	Aluminium Zirconium Penta-	Ahi, Deo
Aluminium-Zirkonium-Glycin-Komplex	Aluminium Zirconium Trichloro hydrex GLY	Ahi, Deo
Aluminium-Zirkonium-Glycin-Komplex	Aluminium Zirconium Tetrachlorohydrex GLY	Ahi, Deo
Antiseptika, Bakteriostatika, Bakterizide		
Aluminiumtris(hydroxybenzolsulfonat)	Aluminium Phenolsulfonate	Asep, Deo
2,2'-Methylenbis(6-brom-4-chlotphenol)	Bromochlorophene	Deo, KS
Benzalkoniumchlorid	Benzalkonium Chloride	Deo, KS
Dichlor-m-xylenol	Dichloro-m-Xylenol	Asep, Deo
Chlorthymol	Chlorthymol	Asep, Deo, Mu
p-Chlor-m-xylenol	Chloroxylenol	Deo, KS
Cetylpyridiniumchlorid	Cetylpyridinium Chloride	Asep, ASt, Deo, E
Chlorhexidinderivate	Chlorhexidine Digluconate/Dihydrochloride	Deo, KS
Triclocarban	Triclocarban	Deo, KS
Triclosan	Triclosan	Deo, KS
Zinkgluconat	Zinc Gluconate	Deo
Zinkglutamat	Zinc Glutamate	Deo
Zinklactat	Zinc Lactate	Deo
Zink Phenolsulfonat	Zinc Phenolsulfonate	Asep, Deo
natürliche Antiseptika		
Farnesol	Farnesol	BZ, Deo
Menthyllactat	Methyl Lactate	BZ, Deo
Nelkenöl	Eugenia caryophyllus	BZ, Deo
Salbei	Salvia officinalis	BZ, Deo
Thymianöl	Thymus vulgaris	BZ, Deo
Geruchsbinder		
Talkum	Talc	Abr, Abs
Kieselsäure	Silica	Abs, Abr, GB, PG, TM
Zinkdiricinoleat	Zinc Ricinoleate	Deo, TM
Enzymblocker		
Citronensäuretriethylester	Triethyl Citrate	AO, Deo, LM

die aus den Bestandteilen des Schweißes unangenehme Duftstoffe entstehen. Die Bakterienflora der Haut bleibt bei diesem Eingriff intakt.

Geruchsbinder

Durch die Zersetzung des Schweißes entstehende Geruchsstoffe sind flüchtig, d. h. sie verdunsten sehr leicht bei Körper- und Raumtemperatur. Nur so können sie über die Luft an die Riechzellen unserer Nase gelangen und von uns als Geruch registriert werden. Durch Geruchsabsorber werden die Duftstoffe an nichtflüchtige Substanzen fest gebunden und können nicht mehr verdunsten. Die Duftmoleküle erreichen nicht mehr die Nase.

Es gibt verschiedene Möglichkeiten, die Gerüche zu absorbieren:

- Aufsaugen der gelösten Substanzen durch Puderrohstoffe, z. B. Talkum, Kieselsäure.
- Binden der Duftstoffe an Ionenaustauscherharze.
- Bildung einer chemischen Einschlussverbindung durch Zinkricinoleat. (Diese Substanz bindet sehr effektiv auch andere flüchtige Substanzen, z. B. können Zwiebel-, Knoblauch-, Fisch-, aber auch Parfumgerüche auf der Haut neutralisiert werden.)

Geruchsüberdeckende Stoffe

Eine nicht sehr effektive, aber während der Zeit des Sonnenkönigs Louis XIV. sehr verbreitete Methode, ist das Überdecken des Schweißgeruchs durch einen stärkeren, angenehmen Duft. Die Deodorants enthalten in diesem Fall nur Parfumstoffe oder ätherische Öle als deodorierende Komponente. Diese Methode eignet sich nur, wenn die natürliche Schweißproduktion eher gering ist und die Person nicht unter starkem Körpergeruch leidet.

10.2.3   Praktische Durchführung

Die einfachste, gesündeste Methode, gegen störenden Körpergeruch vorzugehen, ist tägliches Waschen der betroffenen Körperstellen mit Wasser und einer milden Waschlotion. Dadurch werden Schweiß, Talg, Körperausscheidungen und Dreck leicht entfernt. Anschließend kann ein Antiperspirans oder ein Deodorans aufgetragen werden. Beide

Produktgruppen sollten nur auf gereinigter Haut verwendet werden, damit sie ihre Wirkung voll entfalten können. Ein wichtiger Faktor ist auch die Kleidung. Getragene Kleidungsstücke können mit Bakterien, die den Schweiß zersetzen, kontaminiert sein, wodurch die Geruchsbildung ungehemmt, trotz »Deo« weitergeht. Bei Personen mit starker Transpiration sollte täglich oder sogar mehrmals täglich die Kleidung gewechselt werden und die getragene Kleidung nicht nur gelüftet, sondern gewaschen werden, um vorhandene Bakterien zu entfernen. Das Material der Kleidungsstücke trägt auch zur Entwicklung des Körpergeruchs bei. Luftige Kleidung, in der die Feuchtigkeit verdunsten kann, führt nicht so schnell zu Körpergeruch wie Kleidung, die die Feuchtigkeit staut. Besonders anschaulich ist dies an den Füßen zu spüren. Geschlossene Sportschuhe führen zu einer extrem starken Geruchsentwicklung, Sandalen dagegen bewirken das Gegenteil. Die Rasur der Haare an stark transpirierenden Körperstellen ist eine weitere Möglichkeit, die Intensität des Körpergeruchs zu verringern.

10.3   Produkte mit geruchshemmender Funktion

10.3.1   Deo: Antiperspirantien und Deodorantien

Das wichtigste Produkt im Handel gegen Körpergeruch ist das »Deo« oder »Deodorant«. Mit dieser Bezeichnung wird aber weder vom Verbraucher noch vom Hersteller zwischen den Wirkprinzipien Antiperspirans- und Deodoranswirkung unterschieden. Eine strenge Klassifizierung in diese beiden Gruppen ist auch häufig nicht möglich, da Kombinationen beider Wirkstoffgruppen in den Deos vorhanden sind, zudem zeigen die meisten Aluminiumsalze beide Wirkungen (◘ Abb. 10.2).

Das Deo kommt als Aerosol, Pumpspray, Rollon, Stift, Creme oder Puder in den Handel (◘ Tab. 10.4). In allen Produkten können zusätzlich zu den perspirationshemmenden Wirkstoffen und Deodorierungsmitteln noch Rückfetter, Feuchthaltemittel, Humectants und hautpflegende Wirkstoffe wie Panthenol oder Allantoin enthalten sein. Parfumstoffe

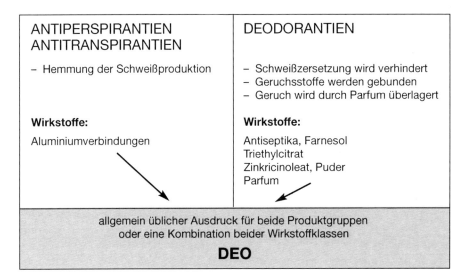

ANTIPERSPIRANTIEN
ANTITRANSPIRANTIEN

– Hemmung der Schweißproduktion

Wirkstoffe:

Aluminiumverbindungen

DEODORANTIEN

– Schweißzersetzung wird verhindert
– Geruchsstoffe werden gebunden
– Geruch wird durch Parfum überlagert

Wirkstoffe:

Antiseptika, Farnesol
Triethylcitrat
Zinkricinoleat, Puder
Parfum

allgemein üblicher Ausdruck für beide Produktgruppen
oder eine Kombination beider Wirkstoffklassen
DEO

◘ **Abb. 10.2.** Das Deo

◘ **Tabelle 10.3.** Hilfsstoffe in deodorierenden Produkten

Dt. Bezeichnung	INCI-Bezeichnung	Funktionen
Treibgase		
Butan	Butane	Tg
Ether	Dimethyl Ether	LM, Tg
Isobutan	Isobutane	Tg
2-Methylbutan	Isopentane	LM, Tg
Pentan	Pentane	LM, Tg
Propan (verflüssigt)	Propane	Tg
Fixiermittel		
Cetylstearylalkohol	Cetearyl Alcohol	HP, E, Kg, TM
2-Ethylhexyl-2-ethylhexanoat	Octyl Octanoate	Emo, Li
2-Ethylhexylglycerylether	Octoxyglycerin	HP
Glycerol	Glycerin	Hu, LM,
Isopropylmyristat	Isopropyl Myristate	BM, Emo, Li,
1,1'-Oxydipropan-2-ol	Dipropylene Glycol	LM
Pentylenglycol	Pentylene Glycol	Hu
Propylenglycol	Propylene Glycol	Hu, LM
Feuchthaltemittel	*vgl.* ▶ *Kap. 4.2,* ◘ *Tab. 4.1*	
Lösungsvermittler	*vgl.* ▶ *Kap. 6.4.3,* ◘ *Tab. 6.3*	
Gelbildner	*vgl.* ▶ *Kap. 6.5.2,* ◘ *Tab. 6.14*	
Konsistenzgeber	*vgl.* ▶ *Kap. 6.2.8*	
Rückfetter	*vgl.* ▶ *Kap. 6.3,* ◘ *Tab. 6.8, 6.9*	

und ätherische Öle werden einerseits als Zusatzstoffe verarbeitet, in einigen Deos sind sie der Hauptwirkstoff, da sie zur Überdeckung des Körpergeruchs dienen.

Aerosole und Pumpsprays enthalten wässrige oder wässrig-alkoholische Lösungen. Je nach Alkoholgehalt sind noch Lösungsvermittler zugesetzt. In

❏ Tabelle 10.4. Deodorants	
Sprays	
Frei Öl DeoSpray	A/D
CF Wasserlilien Deo-Spray	D
Lavera fresh Deo Spray (verschiedene)	D
Lavera Men Deo Aktiv-Spray (verschiedene)	D
Herbaderm Deo Spray Rausch	A/D
Hidrofugal Forte	A/D
Hidrofugal Pflege-Balsam	A/D
Keops Antitranspirant Roc	A/D
pH5 Deo Sprüh-Balsam	A/D
Sebamed Frische Deo spray	D
Weleda Citrus-Deodorant	P
Weleda Salbei Deodorant	P
L. Widmer Deo Spray	A/D
Roll-ons	
Frei Öl DeoRoller	A/D
CF Wasserlilien Deo Roll-on	D
Hidrofugal Pflege-Balsam Roll-on	A/D
Hidrofugal Roll-on	A/D
Keops Roll-on-Deodorant Roc	A/D
Keops Roll-On Post Epil Roc	A/D
Lavera Soft Deo Roll-on (verschiedene)	D
pH5 Deo Roll-on	A/D
Sebamed Men Deo sensitive	D
Sebamed Deo Balsam	D
Sebamed Frische Deo	D
L. Widmer Deo Roll-on Antiperspirant	A/D
Deostifte	
Keops Deodorant Stick Roc	D
L. Widmer Deo Dry Stick	A/D
Deocreme	
Dr. Hauschka Salbei/Rosenblüten Deomilch	D
Herbaderm Deo Cream Rausch	A/D
pH5 Deo Creme	A/D
L. Widmer Deo Creme	A/D
Sonstiges	
Keops Trockendeodorant Roc	A/D
Weleda Erfrischungstücher	P
A = Antiperspirant	
D = Deodorant	
P = nur Parfumzusatz	

den Sprays kommen als besondere Hilfsstoffe noch Fixierstoffe hinzu, die aus der Gruppe der Glycole, höheren Alkoholen und Fettsäureester stammen. In Aerosolen müssen Treibgase enthalten sein, um ein Versprühen zu ermöglichen (❏ Tab. 10.3).

Roll-ons sind flüssige bis dickflüssige Gele oder O/W-Emulsionen. Hier werden neutrale Emulgatoren eingesetzt, die in den üblichen Konzentrationen zu gießfähigen Zubereitungen führen. Als Gelbildner werden Polyacrylate, Cellulosederivate oder Magnesium-Aluminium-Silikate herangezogen.

Deostifte müssen fest sein, aber durch leichtes Andrücken auf der Haut abgerieben werden können. Hier werden Konsistenzgeber benötigt oder es wird ein Seifen-Glycol-Gel aus Natriumfettsäuresalzen und kurzkettigen Glycolen gebildet. Die letztgenannte Substanzkombination eignet sich jedoch nicht für die Verwendung von Aluminiumsalzen.

Creme-Deos sind nicht weit verbreitet. Sie bestehen aus einer O/W-Creme.

Puder-Deos sind sehr selten. Sie kommen eher als Fußpuder in den Handel. Ihre Grundlagen sind Talkum oder Silikate.

10.3.2 Weitere deodorierende Produkte

In der Fußpflege werden ebenfalls gegen »Schweißfüße« und deren sehr unangenehmen Geruch deodorierende Produkte verwendet. Es werden dazu

❏ Tabelle 10.5. Deodorierende Produkte	
Körper	
Efasit Fuß- und Körperpuder	A/D
Hidrofugal Körperspray	A/D
Füße	
Efasit Fuß-Deospray	D
Efasit Fuß- und Körperpuder	A/D
Hidrofugal Fuß-Spray	A/D
GehwolMed Fußdeo-Creme	?
Neutrogena Fußspray	D
Saltrat Antitranspirant-Fußcreme	A/D
Saltrat Fußdeo	D
Saltrat Fußpuder	D
A = Antiperspirant, D = Deodorant.	

Fußbäder, Sprays, Puder und Cremes mit deodorierender Wirkung angeboten (◘ Tab. 10.5). In Bädern werden oft adstringierende oder antiseptisch wirkende Pflanzenextrakte wie Eichenrinde, Salbei und Thymian verarbeitet. Ähnliche Produkte sind bei sehr starker Transpirationsneigung auch für den ganzen Körper zu erhalten. Auch in Intimsprays sind Deodorantien enthalten, wobei hier der Einsatz solcher Substanzen umstritten ist. In Deoseifen sind Antiseptika eingearbeitet, die gegen Handschweiß wirksam werden.

11 Mundhygiene und Zahnpflege

11.1   Zahn und Mundhöhle

11.1.1   Zähne

Wir unterscheiden das Milchgebiss des Kindes mit 20 Zähnen vom Erwachsenen- oder dem bleibenden Gebiss mit 32 Zähnen. Die Zahnkeime für das Milchgebiss bilden sich schon beim Fötus im Mutterleib. Beim Säugling bricht der erste Zahn zwischen dem 4. und 8. Lebensmonat durch. Mit etwa zweieinhalb Jahren ist das Milchgebiss vollständig. Diese ersten Zähne sind die Platzhalter für die nachfolgenden bleibenden Zähne.

Die bleibenden Zähne bilden sich unter den Milchzähnen. Mit der Zeit und einer gewissen Größe unterbinden sie die Nährstoffzufuhr der Milchzähne. Diese werden langsam abgebaut und fallen aus, um den bleibenden Zähnen Platz zu machen. Der erste bleibende Zahn erscheint etwa mit dem 6. Lebensjahr. Mit 14 Jahren ist der Zahnwechsel bei den meisten Kindern vollzogen.

Das voll ausgebildete Erwachsenengebiss besitzt oben und unten je 4 Schneidezähne, 2 Eckzähne, 4 kleine Backenzähne (Praemolaren) und 6 große Backenzähne (Molaren).

Anatomie

Der Zahn besteht aus einem sichtbaren Teil, der Zahnkrone, und einem unsichtbaren Teil aus Zahnhals und Zahnwurzel. Er ist durch ein System von elastischen Fasern im Knochen fixiert (◘ Abb. 11.1).

Die äußerste, sichtbare Schicht des Zahnes ist der Zahnschmelz, im unsichtbaren Teil geht er in den Wurzelzement über. Dies ist die härteste Substanz unseres Körpers und besteht aus Hydroxylapatit ($Ca_5(OH)(PO_4)_3$) und Calciumhydroxylapatit ($3Ca_3(PO_4)_2 \times Ca(OH)_2$). Der Zahnschmelz ist eine tote Substanz, über ihn kann kein Schmerz empfunden werden. An einigen Zähnen kann der Zahnschmelz bis zu 4 mm dick sein. Unter dem Zahnschmelz ist das weichere Zahnbein (Dentin), das sich bis in die Zahnwurzel fortsetzt. Es besteht ebenfalls aus Apatit, jedoch in einer weicheren Variante. Das Zahnbein ist ein lebendes Gewebe, durchzogen mit vielen flüssigkeitsgefüllten Tubuli, mit einem Stoffwechsel, analog dem Knochen. In der Mitte des Zahnes unterhalb des Dentins befindet sich eine Höhlung, in der ein weiches Gewebe mit vielen Blutgefäßen und Nerven eingebettet ist, die Pulpa oder das Zahnmark. Sie versorgt den Zahn mit Nährstoffen, nimmt äußere Reize auf und dient außerdem der Immunabwehr. Über die Tubuli im Dentin werden Reize von außen weitergeleitet. Stirbt ein Zahn ab oder »wird der Nerv abgetötet«, ist die Pulpa zerstört oder entfernt worden. Das tote Gerüst des Zahnes, Zahnschmelz und -bein, können bei richtiger Pflege noch sehr lange weiter bestehen.

11.1.2   Zahnfleisch und Mundschleimhaut

Jeder Zahn wird von Zahnfleisch (Gingiva) wie von einer Manschette umschlossen. Es hat eine Haltefunktion für den Zahn. Am oberen Ende liegt das Zahnfleisch nicht fest am Zahn an, sondern bildet eine kleine Furche. In dieser können sich bei schlechter oder falscher Mundhygiene Ablagerungen bilden, das Zahnfleisch entzündet sich und blutet. Medizinisch spricht man von einer Gingivitis. Vertieft sich die Furche zu einer Zahnfleischtasche, entwickelt sich im weiteren Verlauf eine Parodontitis (▶ Kap. 11.2.5). Gesundes Zahnfleisch ist rot und gut durchblutet. Bei Berührung oder beim Zähneputzen darf es nicht anfangen zu bluten.

Auf dem Zahnfleisch liegt die dünne, empfindlichere Mundschleimhaut (Mukosa). Mit ihr ist die ganze Mundhöhle ausgekleidet. Sie wird durch den Speichel ständig befeuchtet, damit sie nicht austrocknet.

11.1.3   Speichel

Im Mund sitzen drei paarig angeordnete Speicheldrüsen. Sie bilden den hypotonen Mundspeichel, der je nach Nahrung eine veränderte Viskosität und Zusammensetzung zeigt. Ohne Nahrungsaufnahme produzieren die Drüsen etwa 0,7 l/Tag. Bei normaler Nahrungsaufnahme sind es etwa 1,0–1,5 l/Tag. Der Speichel enthält das Verdauungsenzym Ptyalin für die Kohlenhydratspaltung und Schleimstoffe, die ein besseres Gleiten der Nahrung bewirken. Außerdem hat er eine Spülfunktion und eine gewisse reinigende und antiseptische Wirkung. Durch in ihm enthaltene Calciumphosphatsalze wird er als flüssige Apa-

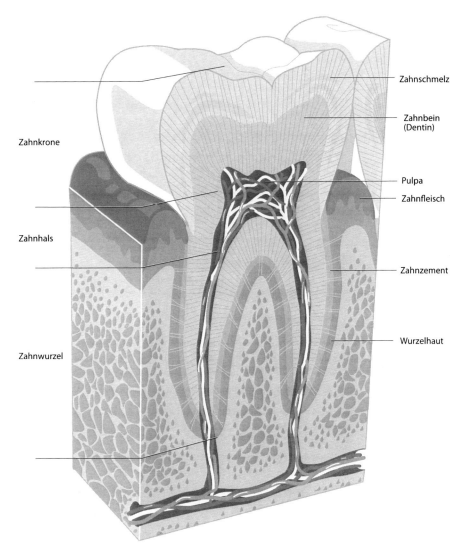

Zahnschmelz

Zahnbein
(Dentin)

Zahnkrone

Pulpa

Zahnfleisch

Zahnhals

Zahnzement

Wurzelhaut

Zahnwurzel

❑ Abb. 11.1. Aufbau des Zahnes

tit-Phase bezeichnet und fördert die Remineralisierung des Zahnschmelzes. Während der Ruhesekretion beträgt der pH 5,5–6,0; bei Aktivierung der Drüsen steigt er auf 7,8 an und neutralisiert den pH-Wert in den zahnfreundlichen neutralen Bereich. Der Speichelfluss wird durch bestimmte Reize reflektorisch ausgelöst. Dies passiert aber nicht nur allein über die Nahrungsaufnahme, auch durch Gerüche oder Bilder kann eine Speichelsekretion angeregt werden.

11.2 Karies und ihre Folgeerscheinungen

Karies ist eine multifaktorielle, weltweite Infektionskrankheit und »Volksseuche«.

Bakterien im Mund zersetzen vor allem Zucker aus der Nahrung zu Säuren. Diese lösen den Zahnschmelz an (Demineralisation), er wird weich und bildet weißliche bis bräunliche Flecken. Dieses Stadium des Initialkaries kann noch sehr schnell durch mundhygienische Maßnahmen und Fluoridierung beseitigt werden. Geht dagegen das zerstörerische Werk der Säuren weiter, erweicht der Zahnschmelz bis in die tiefen Schichten und letztlich wird auch das Dentin angegriffen. Eine tiefe Läsion (Loch) bildet sich. Dieses kann nur noch zahnmedizinisch behandelt werden. Die Läsion kann nicht mehr regeneriert werden, der Zahnschmelz ist unwiderruflich zerstört. Diesen bakteriellen Angriff auf den Zahn und dessen Zerstörung nennt man Karies.

11.2.1 Voraussetzungen für die Entstehung von Karies

Nicht zu jeder Zeit und auch nicht auf der ganzen Welt leiden die Menschen an Karies. Damit Karies ausbrechen kann, müssen vier wichtige Voraussetzungen zusammentreffen:

- Vorhandensein eines Wirts (Zahn),
- kariogene Mikroorganismen (*Streptococcus mutans*),
- ein Substrat: Di- und Monosaccharide,
- ausreichende Einwirkzeit der Zucker bzw. Säuren.

Fehlt eine dieser Vorausetzungen, kann keine Karies entstehen, wie in vielfältigen Tierversuchsreihen und weltweiten Studien bewiesen wurde. Diese vier Grundursachen können wiederum durch verschiedene Faktoren begünstigt oder verschlechtert werden (▶ Kap. 11.2.2).

Der Wirt

Es ist ganz einfach: Ohne Zähne kann keine Karies auftreten. Neugeborene ohne Zähne weisen keine Karies auf. Der Wirt kann in seiner Struktur durch Fluorideinbau gehärtet und säureresistenter werden.

Kariogene Mikroorganismen

Die Mundflora setzt sich aus verschiedenen Bakterienstämmen zusammen. Die für die Karies hauptverantwortlichen Bakterien sind *Streptococcus mutans* (▶ Übersicht 11.1). Sie bilden aus Zuckern Milchsäure, die den Zahnschmelz demineralisiert. (Versuche bei steril aufgezogenen Ratten ergaben, dass selbst bei massiver Zufuhr von Zucker keine Karies entstand.)

Übersicht 11.1. Kariogene Bakterienstämme

Streptococcus mutans (99 %)
Streptococcus sangius, -salivarius, -milleri
Actinomycetesarten
Enterokokken
Lactobacillen
Staphylokokken
Veilonellen

Di- und Monosaccharide

Einer der entscheidenden Faktoren für die Kariesentstehung ist die Ernährung mit süßen Produkten bzw. Zuckern. Zu Zeiten, in denen Zucker noch ein Luxusartikel war, trat kaum Karies auf. Auch während Kriegszeiten und in Ländern, in denen Unterernährung herrscht, sind Süßwaren selten bis unbekannt. Unter diesen Bedingungen kann kaum Karies entstehen. In Bevölkerungsgruppen, die von der sogenannten Zivilisation abgeschnitten waren und sich weitgehend von naturbelassenen Produkten ernährten, war ebenfalls keine Karies zu finden.

Bei der Ernährung, die die Entstehung von Karies begünstigt, spielt der Haushaltszucker oder Kristallzucker die wichtigste Rolle. Er wird in vielen Süßwaren, Kuchen, aber auch Konserven verarbeitet. Weitere kariogene Zucker sind Fructose, Glucose, Milchzucker und Maltose (◘ Tab. 11.1). Diese Zucker werden sehr schnell von den kariogenen Bakterien zu Säuren (Milchsäure, Brenztraubensäure etc.) vergoren. Zuckeralkohole wie Sorbit, Mannit und Xylit sind Zuckeraustauschstoffe. Sie lassen sich nur schwer zu Säuren abbauen und sind nur noch geringfügig kariogen, verursachen aber – in größeren Mengen verzehrt – Blähungen und Durchfälle. Der Darm gewöhnt sich jedoch mit der Zeit an diese Substanzen, und die Begleiterscheinungen gehen zurück. Das Xylit ist sogar karieshemmend, da es bakteriostatisch wirkt. Es ist aber sehr teuer und wird deshalb kaum verarbeitet.

Einwirkzeit

Der letzte wichtige Faktor in der Kariesentstehung ist die Einwirkzeit der Säuren auf dem Zahnschmelz. Zwanzig Minuten nach einer Süßmahlzeit ist das Maximum der Säurebildung erreicht. Der kritische

◘ Tabelle 11.1. Zucker und zuckerhaltige Produkte

Chemische Bez.	Synonyme	enthalten in
Saccharose	Zucker, Haushaltszucker, Kristallzucker	Puderzucker, braunem Zucker, Rohrzucker Kandis, Honig, Ahornsirup Marmeladen, Süßwaren, Kuchen etc.
Glucose	Traubenzucker, Dextrose	Traubenzuckertäfelchen Glucosesirup in Süßwaren Marmeladen, Kuchen, Konserven etc.
Fructose	Fruchtzucker, Laevulose	Früchte, Dörrobst, Süßwaren f. Diabetiker Honig, Fruchtsüße
Maltose	Malzzucker	Malzbonbons, Süßwaren
Lactose	Milchzucker	Milchprodukte

pH-Wert von 5,7 wird in dieser Zeit unterschritten. In diesem sauren Milieu löst sich das Hydroxylapatit auf. Der Zahn demineralisiert. Nach etwa fünfzig Minuten ist der Prozess beendet, und der pH-Wert liegt wieder im normalen Bereich. Werden unmittelbar nach einer süßen Mahlzeit die Zähne von Zuckerresten befreit, bleibt der pH-Wert im neutralen Bereich, und der Zahn wird nicht angegriffen.

Bei der Entstehung der Karies ist nur die Einwirkzeit entscheidend, nicht die Menge des verzehrten Zuckers. Viele kleine Süßmahlzeiten in kurzen Abständen, ohne zwischenzeitliche Reinigung sind sehr schädlich für die Zähne, da der pH-Wert im Sauren verbleibt. Eine große Süßmahlzeit ermöglicht es, durch Speichel und Zungenbewegungen nach einer gewissen Zeit den pH-Wert wieder zu neutralisieren. Am besten ist es, Süßes mit einer Hauptmahlzeit zu verbinden, nach der man sich die Zähne reinigt. Einige Nährstoffe wie Fette oder Eiweiße bilden auch eine Schutzschicht um den Zahn, so dass die Säurewirkung abgeschwächt wird. Ballaststoffe führen durch starkes Kauen auch zu einem Bakterienabrieb auf den Zähnen. Es wird dadurch weniger an Zuckern unmittelbar im Mund zersetzt.

11.2.2 Die Kariesentstehung beeinflussende Faktoren

Liegen die oben genannten Voraussetzungen vor, ist der Weg für Karies gebahnt. Doch tritt nicht bei jedem Karies in gleicher Ausprägung auf. Einige zusätzliche Faktoren begünstigen, beschleunigen oder verzögern eine Entwicklung.

Speichelfluss und -zusammensetzung

Der Speichel besteht aus Wasser, anorganischen und organischen Bestandteilen. Tagsüber ist ein beständiger Speichelfluss von etwa 0,47 ml/min zu verzeichnen, nachts sinkt er auf 0,03 ml/min ab. Durch Nahrungsaufnahme steigt die Produktion auf 2,5 ml/min. Durch den ständigen Speichelfluss wird der pH-Wert von 6,0–7,8 vor allem durch den Bicarbonatpuffer konstant gehalten. Wird zu wenig oder gar kein Speichel produziert, tritt sehr schnell Karies auf. Eine weitere wichtige Aufgabe ist die Remineralisierung der Zähne. Der Speichel ist mit Calciumsalzen und Phosphationen gesättigt. Wird durch Säuren das Hydroxyapatit angelöst, können die fehlenden Mineralstoffe durch einen beständigen Speichelfluss ersetzt werden. Dies ist jedoch nur an diesen Stellen möglich, an denen der Zahn nicht durch Plaque oder Zahnstein bedeckt ist. Der Remineralisierungsvorgang verläuft nur sehr langsam; wird zu oft Süßes gegessen, bleibt keine Zeit für diese Erneuerung. Als letzter wichtiger Punkt, der die Kariesentstehung vermindert, ist der ständige Spüleffekt durch den Speichel zu nennen, wodurch Speisereste von den Zähnen entfernt werden.

Fluoridzufuhr

In den letzten Jahren wurde immer wieder die Wichtigkeit der Fluoridzufuhr in Verbindung mit Karies diskutiert. Mittlerweile ist durch viele Studien bewiesen, dass eine tägliche Fluorzufuhr das Kariesrisiko stark absenkt. Wird Fluor schon während der Schwangerschaft eingenommen und später dem Kind bis zu einem Alter von etwa 3 Jahren oral verabreicht, wird das Fluorid in den entstehenden Zahnschmelz eingebaut. Dieser fluorhaltige Zahnschmelz ist wesentlich widerstandsfähiger und härter als bei Fluorunterversorgung. Beim Erwachsenen kann der bestehende Zahnschmelz, der keiner weiteren Erneuerung von innen unterliegt, lokal durch Fluorspülungen, Pasten, Gele und Lacke in seiner Struktur gekräftigt werden. Kleine Demineralisierungsdefekte können sofort durch fluorhaltige Gele remineralisiert werden.

Wie bei allen wissenschaftlich fundierten Erkenntnissen, gibt es immer einige kleine Gruppen, die das Gegenteil behaupten, so auch beim Fluor. Die sogenannten Fluorgegner behaupten, dass Fluor ein giftiges Element sei – womit sie auch Recht haben, aber auch Natrium oder Chlor als Elemente sind toxisch. In der ionischen Verbindung bilden sie aber das lebenswichtige Kochsalz. Eine weitere Irrmeinung ist, dass Fluor krebserregend ist und keinen Einfluss auf die Kariesentstehung besitzt. Alle diese Behauptungen waren durch Studien nicht belegbar. Die Bevölkerung Deutschlands ist in weiten Teilen mit Fluor unterversorgt, aber eine Trinkwasserfluoridierung konnte sich bis heute nicht durchsetzen. Fluoridiertes Speisesalz ist erst seit 1991 gesetzlich erlaubt. Deutlich wird dieses Fluordefizit in weltweiten Karieserhebungen, in denen Deutschland auf den unteren Plätzen rangiert, im Gegensatz zur Schweiz und den skandinavischen Ländern, in denen eine flächendeckende, konsequente Fluorprophylaxe betrieben wird. Fluorid zählt heute zu den lebenswichtigen Spurenelementen.

Zahnform

Bei unregelmäßiger oder schiefer Zahnstellung können Lücken und Bereiche entstehen, die nur unzureichend gereinigt werden können. Sie sind Brutstätten für Karieserreger. In stark gefurchten oder rauhen Zahnoberflächen können sich Bakterien sehr gut festsetzen; an diesen Stellen werden sie nur schwer durch Zahnbürsten entfernt. Durch kieferorthopädische Eingriffe sollten deshalb schon früh Zahnfehlstellungen korrigiert und raue Oberflächen geglättet werden.

11.2.3 Plaque (Zahnbelag) und Zahnstein

Die Plaquebildung ist eine der Voraussetzungen für die Kariesentstehung. Sie verläuft in verschiedenen Phasen.

Unmittelbar nach einer gründlichen Zahnsäuberung bildet sich auf dem Zahnschmelz ein dünnes Eiweißhäutchen (Pellikel) aus verschiedenen Proteinen und Glycoproteinen. Dieses kann nach einigen Stunden eine Dicke von 1–3 µm erreichen. An diese Proteinhülle heften sich nach und nach verschiedene Bakterien unserer Mundflora an. Dies ist der erste Schritt der Plaquebildung. In einer nächsten Phase lagern sich Nahrungsreste, Speichelbestandteile, Epithelzellen und Polysaccharide an. Letztere bilden eine extrazelluläre Plaquematrix, die einerseits die Haftung der Bakterien verbessert und andererseits ein Nahrungspool für die Keime ist. Die ersten ein bis zwei Tage ist dieser weiß-gelbliche Belag noch wasserlöslich und leicht zu entfernen.

Im späteren Verlauf verhärtet die Plaque, und die darunter ablaufenden Vergärungs- und Stoffwechselprozesse führen zu einem starken Absinken des pH-Wertes unter 5,7 in den kritischen sauren Bereich. Der Speichel mit seiner Pufferfähigkeit dringt nicht mehr bis hierhin vor, und die Säuren (Milchsäure, Brenztraubensäure, Essigsäure etc.) lösen den Zahnschmelz an. Nach etwa zwei Tagen geht die Plaque in einen wasserunlöslich Zustand über, und eine Entfernung ist nun erschwert.

Plaque entsteht überwiegend im Zahnhalsbereich und an schwer mit der Zahnbürste zugänglichen Stellen wie Fissuren und Interdentalräume.

Zahnstein entsteht durch Mineralisierung der Plaque durch die Calciumsalze aus dem Speichel. Zahnstein tritt vor allem im Bereich der Ausführungsgänge der großen Speicheldrüsen auf. Bei empfindlichen Personen kann schon aus zwei Tage altem Zahnbelag Zahnstein entstehen. Unter dem Zahnstein kann eine Demineralisierung des Zahns durch Bakterien und Säuren weitergehen. Zahnstein fördert außerdem eine Zahnfleischentzündung, deshalb sollte er regelmäßig entfernt werden. Zahnstein ist sehr hart und mit einfachen Zahnbürsten nicht mehr zu beseitigen, dies muss von zahnmedizinischem Fachpersonal durchgeführt werden, damit der Zahnschmelz nicht beschädigt wird, der in der Zusammensetzung dem Zahnstein sehr ähnlich ist.

11.2.4 Gingivitis

Die Gingivitis ist eine Zahnfleischentzündung, die im direkten Zusammenhang mit der Plaquebildung steht. Die Mikroflora im Bereich des Zahnfleischs (Gingiva) ändert sich erheblich bei Plaquebildung. Bakterielle Toxine, Stoffwechselprodukte und Enzyme lockern das Zahnfleischgewebe und führen zu Immunabwehrreaktionen, die als Folge eine Entzündungsreaktion mit sich bringen. Bei einer entzündeten Gingiva kann schon durch leichte Berührung eine Blutung ausgelöst werden. Wird der Belag entfernt, regeneriert sich das Zahnfleisch sehr schnell, und die Blutungen hören auf.

11.2.5 Parodontitis

Der Zahnhalteapparat, bestehend aus dem Zahnfleisch, dem knöchernen Zahnfach und der Wurzelhaut, wird Parodont genannt. Ist dieser Bereich entzündet, liegt eine Parodontitis vor. Eine Parodontose dagegen ist ein Zahnfleisch- und Knochenschwund ohne Entzündung, die nur bei 5 % der Parodont-Patienten anzutreffen ist.

Eine Parodontitis ist in der Regel die natürliche Folge einer Plaquebildung mit anschließender Gingivitis. In der kleinen Furche zwischen Zahnhals und Zahnfleisch sammeln sich Bakterien und Speisereste. Werden diese nicht regelmäßig entfernt, kann sich diese Furche zu einer Tasche vertiefen, die Baktierien vermehren sich stark, und durch deren Toxine und Abbauprodukte wird eine Entzündungsreaktion gefördert. In dieser Tasche bildet sich oft auch Zahnstein, der, im Gegensatz zu dem auf dem Zahnschmelz, noch Blutreste und Entzündungssekrete enthält. Die rauen Oberflächen dieser Ablagerungen führen zu einer weiteren Reizung und Verletzung des Zahnfleisches. Wird diese Entzündungsreaktion durch Ausräumen der Zahntasche und strenge mundhygienische Maßnahmen nicht beseitigt, kommt es im weiteren Verlauf zu einem Zahnfleischrückgang und zu einem Abbau des Knochen. Am Ende, wenn der Knochen so stark angegriffen ist, dass er seiner Haltefunktion nicht mehr gerecht werden kann, fällt der Zahn aus.

11.2.6 Mundgeruch

Mundgeruch kann durch verschiedene Ursachen entstehen:
- mangelnde Zahnhygiene; Nahrungsreste vor allem Eiweiße werden zu übel riechenden Substanzen abgebaut,
- Erkrankungen des Nasen- und Rachenraums,
- Erkrankungen des Magen-Darm-Kanals,
- Verzehr von stark riechenden Nahrungs- und Genussmitteln (Knoblauch, Zwiebel, Alkohol).

Mundgeruch wird von den Betroffenen selbst oft nicht wahrgenommen. Ein dezenter Hinweis ist deshalb hilfreich für den Patienten. Liegt keine mangelnde Mundhygiene vor und wurden keine geruchsverursachenden Speisen verzehrt, sollte die Geruchsursache von einem Arzt geklärt werden, damit die Grunderkrankung therapiert werden kann. Mundwässer überdecken nur kurzzeitig den Geruch, beheben aber nicht die Ursache.

11.3 Oralprophylaxe

Eine regelmäßige Mund- und Zahnpflege, unterstützt durch ausgewogene Ernährung, ist gleichzeitig eine Karies-, Gingivitis- und Parodontitisprophylaxe. Durch richtige Zahnpflege sollen die notwendigen Voraussetzungen einer Kariesentstehung vermindert oder beseitigt werden:
- Der Wirt Zahn kann durch eine konsequente Fluoridierung in seiner Widerstandskraft gegenüber den zerstörerischen Säuren gestärkt werden.
- Plaquebakterien entfernt man durch regelmäßiges Reinigen der Zahnoberfläche und -zwischenräume.
- Die Säurekonzentration vermindert man durch eine entsprechende Ernährung und Beseitigung des Substrats für eine Säurebildung.
- Den Faktor »Einwirkzeit« kann man nur durch unmittelbares Entfernen von Speiseresten verkürzen.

Um die oben genannten Bedingungen zu erfüllen, müssen in folgenden Bereichen konsequent Veränderungen oder Maßnahmen ergriffen werden:

- Ernährungsumstellung: weniger kariogene Kohlenhydrate oder Zucker,
- Beseitigung von Retentionsstellen,
- regelmäßige, zeitlich sinnvolle Zahn- und Mundhygiene,
- Fluoridierung.

11.3.1   Ernährung

Wie schon vielfach erwähnt wurde, verringert eine zuckerarme Kost die Kariesentstehung, da den Mikroorganismen das Substrat fehlt, aus dem Säuren produziert werden. Deshalb ist es, gerade nach einer süßen Mahlzeit, sehr wichtig, sich sofort die Zähne zu putzen, unabhängig davon, ob es nur ein Bonbon oder ein großes Stück Kuchen war. Zucker in Kombination mit Fetten greift den Zahn nicht so schnell an, da Fette eine wasser- und säureabweisende Schicht auf dem Zahnschmelz bilden.

Eine ballaststoffreiche Kost, die viel gekaut werden muss, hat einen Abrasiveffekt auf die Plaque, massiert gleichzeitig das Zahnfleisch und ist in jungen Jahren kieferformend. Durch das starke Kauen wird der Speichelfluss angeregt, was sich positiv auf den pH-Wert im Mund auswirkt. Deshalb sind Rohkost, Gemüse, Salate und Vollkornprodukte im Speiseplan als günstig einzustufen.

Nach Verzehr von Obst und Obstsaft sind die Zähne nicht sofort zu reinigen, da die Fruchtsäuren ebenfalls zu einer Erweichung der Zahnoberfläche führen und durch sofortiges Putzen der Zahnschmelz abgetragen wird. Dem Speichel muss eine gewisse Zeit gegeben werden, den pH-Wert zu neutralisieren und den Zahnschmelz zu remineralisieren. Ist keine Möglichkeit gegeben, sich gleich nach einer Mahlzeit die Zähne zu putzen, ist ein Zahnpflegekaugummi (ohne kariogene Zucker), der den Speichelfluss anregt, als Provisorium geeignet. Der Mund wird dadurch gespült, der pH-Wert neutralisiert und das Zahnfleisch massiert. Dies ist aber kein vollständiger Ersatz für das Zähneputzen!

11.3.2   Beseitigen von Retentionsstellen

Retentionsstellen sind beliebte Plätze für die Plaqueentstehung, denn hier kommt man mit der Zahnbürste und anderen Hilfsmitteln nur schlecht hin. Es ist deshalb besonders wichtig Zahnfehlstellungen zu korrigieren. Kronen, Brücken und Füllungen müssen so geschaffen sein, daß sie keine rauen Angriffsflächen für Bakterien oder Überhänge bilden, unter denen sich Plaque ansammeln kann.

11.3.3   Mund- und Zahnhygiene

Ein wichtiger Pfeiler in der Oralprophylaxe ist die Zahnreinigung. In der Bevölkerung sind verschiedenste Vorstellungen über die Dauer und Häufigkeit zu finden, die durch die tatsächliche Durchführung meistens noch unterboten werden.

Häufigkeit und Dauer

Zweimal täglich – das ist jedem bekannt. Genauer gesagt: nach dem Frühstück und unmittelbar vor dem Zubettgehen. Dies ist das Minimalprogramm, jedoch ist es keineswegs ausreichend. Besser wäre es, nach jeder Mahlzeit und vor allem nach jedem Süßgenuss die Zähne wenigstens $1/2$–1 Minute zu putzen, um die Speisereste zu entfernen. Dies gilt jedoch nicht, wenn säurehaltiges Obst oder Fruchtsaft getrunken wurde. Abends sollte eine ausführlichere Plaqueentfernung vorgenommen werden, die mindestens 5 Minuten Zähneputzen und anschließendes Reinigen der Zahnzwischenräume mit Zahnseide und Interdentalbürsten beinhalten sollte.

Vorschlag für ein Pflegeprogramm der Zähne.

- Morgens: Nach dem Frühstück 3–5 Minuten putzen (außer es bestand nur aus Obst, dann vorher reinigen oder 30 min später),
- Untertags: nach jeder Haupt- und Zwischenmahlzeit und nach jedem Verzehr von Süßem 1/2–1 Minute putzen, ersatzweise sind Zahnspüllösungen oder Zahnkaugummis zu verwenden,
- Abends: Nach der letzten Mahlzeit oder dem letzten Getränk (Achtung, auch Getränke enthalten Zucker!) die Zähne mindestens 5 Minuten gründlich putzen, anschließend die Zahnzwischenräume säubern.

Putztechnik

Das Putzen der Zähne sollte nach einem festen Schema erfolgen, damit kein Zahn vergessen wird und eine gewissen Zeitkontrolle erreicht wird. Über die richtige Putztechnik gibt es verschiedene Ansichten und Publikationen. Wichtig ist vor allem, dass die Verunreinigungen nicht noch tiefer in die Zahnschwischenräume geschoben werden oder nur eine Umverteilung des Belags durchgeführt wird. Am einfachsten ist die Rotationsmethode, die durch kreisende Bewegung auf allen Zahnflächen die Plaque entfernt. Eine andere Methode wäre die modifizierte Rüttelmethode nach Bass, bei der die Zahnbürste im 45 Grad-Winkel am Übergang Zahnfleisch-Zahn angesetzt wird und durch Rüttelbewegungen und anschließende Rollbewegungen vom Zahnfleisch weg die Beläge entfernt. Ob die richtige Technik durchgeführt wird, kann jeder sehr einfach durch Zahnfärbetabletten zu Hause testen. Ist das Ergebnis unbefriedigend, sollte in einer Zahnarztpraxis die richtige Putzmethode erlernt und geübt werden.

Zahnbürsten

Glaubt man der Werbung, so stellt die Entwicklung der Zahnbürste eine Wissenschaft für sich dar. Doch ganz so kompliziert ist es nicht. Eine Zahnbürste sollte gut in der Hand liegen, dazu kann sie auch einen geraden Stiel haben. Bei Kinderzahnbürsten ist ein dicker Griff mit einer Abwinkelung, wegen der Steilstellung der Hand, hilfreich. Der Bürstenkopf ist am besten kurz (max. 2 cm) und vorn abgerundet, damit auch die hinteren Backenzähne gut erreicht werden können und eine Verletzung der Mundhöhle ausgeschlossen wird. Als Borstenmaterial sind nur Kunstoffe empfehlenswert. Sie können in verschiedenen Härtegraden und mit abgerundeten Spitzen angefertigt werden. Ihre Oberfläche ist glatt und ohne Poren, und sie weichen durch Wasser nicht auf. Die Kunststoffborsten sollten dicht gepackt, senkrecht stehend und in gleicher Länge sein. Dies sind sogenannte multituft-Bürsten. Naturborsten entsprechen nicht mehr den hygienischen Anforderungen. Sie bieten einen idealen Nährboden für Keime, fasern leicht auf und sind nicht einheitlich mit runden Enden zu verarbeiten. Andere Variationen im Bürstendesign sind nicht nötig, weder Schwingkopf noch abgewinkelte Borsten.

Zahnbürsten werden nach ein bis drei Monaten ausgetauscht, spätesten dann, wenn die Borsten ausgefranst und verbogen sind. In Gemeinschaftshaushalten muß jeder seine eigene Bürste besitzen, damit Kariesbakterien nicht weitergereicht werden. Die Zahnbürste sollte nach jedem Putzen gut ausgespült, zum Trocknen senkrecht hingestellt oder horizontal über den Zahnbecher gelegt werden. Niemals in eine Hülle stecken; den Bakterien auf der Zahnbürste muss die Feuchtigkeit entzogen werden, damit die Bürste nicht zu einer Brutstätte für Kariesbakterien wird.

Zahnseiden und Hilfsmaterialien

Die Zahnseide ist mindestens zweimal wöchentlich zur Reinigung der Zahninnenseiten zu verwenden. Bei Anfängern kann sie gewachst sein, um die Verletzung des Zahnfleischs zu verhindern. Normalerweise wird ungewachste Zahnseide verwendet, die keine Rückstande auf den Zähnen hinterlässt. Die Zahnseide wird an beiden Zahninnenseiten 5–6 Mal hoch und herunter geführt, um Rückstände zu beseitigen.

Zahnpasten

Damit die Plaque effektiv entfernt werden kann, vor allem wenn sie schon in ein wasserunlösliches Stadium übergegangen ist, werden Zahnpasten, die Schleifmittel (Putzkörper) und Tenside enthalten, zum Lösen und Abschmirgeln benutzt (▶ Kap. 11.4). Da fast die meisten Zahnpasten heute fluoridiert sind, haben sie gleichzeitig auch heilenden und prophylaktischen Charakter, da sie Demineralisationsprozesse stoppen und teilweise regenerieren, den Zahnschmelz härten und den bakteriellen Substratumsatz verlangsamen.

Bei der Zahnpasta gilt: »Wer die Wahl hat, hat die Qual«. Der Markt ist riesig und unübersichtlich. Empfehlenswert ist im Prinzip jede fluoridierte Zahnpasta; wichtig ist nur, dass sie, wie auch die Zahnbürste, regelmäßig verwendet wird.

Kontrolle

Sehr eindrucksvoll kann der Erfolg eines Putzdurchgangs mit Revelatoren (Färbetabletten) verdeutlicht werden. Die noch vorhandenen Zahnbeläge färben sich – je nach Produkt – rot, blau oder schwarz ein. Man sieht sehr gut, welche Bereiche schwer zugänglich sind und deshalb leicht vernachlässigt werden. Diese Testmethode ist vor allem in den Phasen empfehlenswert, wenn Putztechniken neu erlernt werden; – das gilt für Kinder ebenso wie für Erwachsene.

11.3.4   Fluoridierung

Fluorid ist eines der essenziellen Spurenelemente. Wir müssen es täglich mit der Nahrung zu uns nehmen. Ähnlich wie das Jod, ist es in nennenswerten Mengen nur in einigen Quellwässern und im Meerwasser, im Fleisch von Meerestieren und auch im schwarzen Tee vorhanden. Deshalb sind große Teile der Bevölkerung mit Fluorid unterversorgt. Es wird vermutet, dass Fluorid nicht nur den Zahnschmelz härtet, sondern auch in den ähnlich strukturierten Knochen eingebaut wird und so das Osteoporoserisiko senkt.

Fluorid wird bei oraler Aufnahme in den Zahnschmelz eingebaut. Dieser fluorhaltige Schmelz ist säureresistenter und härter. Ist die Zahnschmelzbildung abgeschlossen, kann Fluor nur noch von außen dem Zahnschmelz zugeführt werden (im Gegensatz zum Knochen, der lebendes Gewebe ist). In diesem Fall lagert es sich in demineralisierte Stellen ein, fördert die Remineralisierung bei Anwesenheit von Calciumphosphaten und vermindert die bakteriellen Abbauprozesse von Zuckern zu Säuren.

Fluoridierungsmaßnahmen:
- oral: Fluortabletten,
          Trinkwasserfluoridierung,
          fluoridiertes Speisesalz,
- lokal: Zahnpasten,
          Fluorgelee,
          Spüllösungen,
          Auftrag von Fluoridlacken, -lösungen,
          -gelen.

Kindern bis drei Jahren, bei denen die Zähne durch den Kiefer stoßen, sollten täglich Fluoridtabletten gegeben werden. Zahncremes sind in diesem Fall ohne Fluor zu wählen (z. B. *nenedent*). Für die ganze Familie ist es ratsam, grundsätzlich fluoridiertes Speisesalz zum Kochen zu verwenden. Eine Überdosierung ist auch bei großen Salzmengen nicht zu erwarten. Eine Trinkwasserfluoridierung

gibt es in Deutschland nicht. In Ländern, in denen dies durchgeführt wird, benötigt man in der Regel keine weitere orale Zufuhr wie Tabletten oder Salz.

Für die tägliche Zahnreinigung gibt es Zahnpasten für Kinder mit einer niedrigen Fluoriddosis und für Erwachsene entsprechend höher dosierte Produkte. Für Kinder, bei denen eine Fluorprophylaxe durchgeführt wird, sind solche ohne Fluor zu wählen, da die Kinder häufig das Ausspucken noch nicht richtig beherrschen und viel verschlucken. So könnte eventuell zu viel Fluorid verabreicht werden. Sinnvoll ergänzt wird die Reinigung durch fluorhaltige Spüllösungen, die verwendet werden können, sobald ein Kind das Spülen und Ausspucken richtig beherrscht.

Die Spüllösung kann auch durch wöchentliches Einmassieren eines Fluoridgelees (z. B. Elmex Gelee, Arzneimittel) in die Zähne ersetzt werden. (Achtung, Zahngel ist etwas anderes!) Diese Produkte dürfen, wegen der hohen Dosierung und der Gefahr des Verschluckens, frühestens bei Kindern ab 6 Jahren eingesetzt werden.

Andere Möglichkeiten, die nur vom Zahnarzt ausgeführt werden, sind das Auftragen von Fluoridlacken und die Behandlung mit hochdosierten Fluoridlösungen und -gelen, die nur einige Male im Jahr notwendig sind.

11.4   Mund- und Zahnpflegeprodukte und ihre Inhaltstoffe

11.4.1   Pflegeprodukte

Zahnpflegeprodukte können wir in folgende Gruppen unterteilen:
- Zahnpasten/cremes und -gele, Kinderzahnpasten,
- Zahnweiß,
- Liquidzahnpasten,
- Zahnpulver,
- Fluoridgele,
- Fluoridspülungen,
- Mundwässer.

Zahnpasten/cremes und Gele

Zahnpasten sind Suspensions-Emulsionssysteme. Sie enthalten als Hauptfunktionsprinzip einen Putzkörper und Tenside. Als Wirkstoffe kommen Fluoride hinzu und weitere antibakterielle, antiphlogistische und adstringierende Substanzen. Für die Stabilität der Produkte werden Bindemittel, Konsistenzgeber, Gelbildner, Feuchthaltemittel, pH-Regulatoren und Konservierungsstoffe benötigt. Die Anwendungsfreundlichkeit wird durch Geschmacks-, Süß- und Farbstoffe erhöht (❏ Übersicht 11.2).

Übersicht 11.2. Inhaltsstoffe in Zahnpasten/-cremes/-gelen

Putzkörper	Feuchthaltemittel
Tenside	pH-Regulatoren
Fluoride	Konservierungsstoffe
Wirkstoffe	Aromen
Bindemittel	Süßungsmittel
Konsistenzgeber	Farbstoffe
Gelbildner	

Gele unterscheiden sich von der Creme durch einen eher duchscheinenden Charakter. Dies erreicht man durch Einsatz von Kieselgelen mit Sorbit, Glycerin und Wasser als Grundlage. Die restlichen Stoffe sind identisch mit denen in den herkömmlichen Pasten.

Kinderzahnpasten/cremes

Kinderzahnpasten beruhen auf den gleichen Rezepturen wie die für Erwachsene. Lediglich der Putzkörperanteil ist geringer, da der Zahnschmelz der Milchzähne noch weicher ist. Die Aromastoffe sind eher fruchtig-süß. Zahnpasten bei einer oralen Fluorprophylaxe sind ohne Fluoridzusatz. Fluoridierte Kinderzahnpasten sind wesentlich niedriger dosiert als die für Erwachsene.

Zahnweiß

Dies sind Zahnpasten mit einem erhöhten, härteren Putzkörperanteil. Sie werden gegen hartnäckige Beläge und Verfärbungen eingesetzt, die sich vor allem bei Rauchern, Kaffee-, Rotwein- und Teetrinkern entwickeln. Sie sind nicht für den Dauergebrauch geeignet, weil sie den Zahnschmelz angreifen und ihn unter Umständen aufrauen können. Günstiger wird vielfach eine Entfernung von Verfärbungen durch den Zahnarzt bewertet.

Liquidzahncremes

Dies ist eine neue Produktvariante der normalen Zahncreme. Sie ist flüssiger und ist gleichzeitig mit den Eigenschaften eines Mundwassers verbunden. Wirk- und Hilfsstoffe sind mit denen der üblichen Zahncremes identisch.

Zahnpulver

Dies ist eine Produktform, die heute kaum noch verwendet wird. Zahnpulver waren die Vorläufer der Zahncreme. Die Pulver bieten keinerlei Vorteile gegenüber den Zahncremes.

Fluoridgele

Fluoridgele dürfen nicht mit einem Zahngel verwechselt werden. Es handelt sich wegen des bis zu 10-fach höheren Fluorgehaltes um Arzneimittel. Sie werden erst ab 6 Jahren nur einmal in der Woche angewendet.

Fluoridspüllösungen

Diese wässrigen Lösungen beinhalten als Wirkstoff eine oder mehrere Fluoridverbindungen. Weitere Wirkstoffe sind oft nicht enthalten. Sie fördern die Remineralisation des Zahnes und werden nach dem Zähneputzen eingesetzt, in Ausnahmefällen auch als Ersatz, wenn ein gründliches Reinigen nicht möglich ist.

Mundwässer

Einige Mundwässer wirken gegen Plaquebildung oder lösen die Plaque an. Sie enthalten antibakteriell oder desinfizierend wirkende Substanzen, teilweise noch kombiniert mit Fluoridsalzen und ätherischen Ölen (▶ Übersicht 11.3). Es sind wässrige oder wässrig-

---

Übersicht 11.3. Inhaltsstoffe in Mundwässern und -spülungen

Lösungsmittel	Wirkstoffe
Lösungsvermittler	Farbstoffe
Fluoride	Süßungsmittel
ätherische Öle	

alkoholische Lösungen, für deren Stabilität noch Solubilisatoren und Konservierungsstoffe benötigt werden, eventuell Geschmacks- und Farbstoffe für die Anwendung. Die plaquelösenden Mundwässer werden vor dem Putzvorgang eingesetzt, die Anti-Plaque wirkenden danach.

Die meisten Mundwässer sind aber eher für einen besseren Geschmack und frischen Atem zusammengestellt. Es sind wässrige oder wässrig-alkoholische Lösungen, deren überwiegende Inhaltsstoffe ätherische Öle sind, die mit Hilfe von Solubilisatoren in Lösung gebracht werden. Es gibt gebrauchsfertige Lösungen oder Konzentrate, von denen nur einige Tropfen in ein Glas Wasser gegeben werden.

11.4.2 Inhaltsstoffe

Wirkstoffe (□ Übersicht 11.4)

> **Übersicht 11.4.** Wirkstoffe in Zahncremes
>
> ---
>
> Fluoride
> Calciumphosphate
> Antiseptika
> Antiphlogistika
> Adstringentien
> Kristallisationsinhibitoren
> gg. empfindliche Zahnhälse
> Vitamin A

Fluoride, remineralisierende Substanzen

Fluoride sollten in jeder guten Zahnpasta enthalten sein (□ Tab. 11.2). Sie werden in den Zahnschmelz eingebaut und fördern die Remineralisierung des Zahnes. Darüber hinaus werden Calciumphosphate oder Alkaliphosphate zugesetzt, deren Ionen dann unmittelbar für den Einbau in den Zahnschmelz zur Verfügung stehen. Als wirksamstes Fluorid mit der intensivsten und längsten Wirkdauer erwies sich das Aminfluorid (Olaflur).

Antiplaquewirkstoffe

Dies sind Substanzen, die antibakteriell wirksam sind und gleichzeitig auch als Konservierungsstoffe verarbeitet werden: Chlorhexidin, Cetylpyridinium-chlorid, Triclosan, Natriumbenzoat und Hexetidin (□ Tab. 11.2). Das Problem dieser Substanzen ist, dass sie oft die gesamte Mundflora beeinträchtigen. Einige Substanzen führen auch zu Verfärbungen der Zähne und der Zunge und beeinträchtigen den Geschmackssinn. Diese Stoffe werden in Form von Lösungen deshalb oft nur während besonderer Plaque- oder Parodontitisbehandlungen verwendet. Als Alternative, die kaum Auswirkungen auf die übrige Mundflora besitzt, ist Sanguinarin anzusehen.

Substanzen gegen Zahnsteinbildung

Zahnstein entsteht durch Ablagerung von Calciumsalzen aus dem Speichel in den Zahnbelägen. Durch Pyrophosphate und einige Zinkverbindungen soll die Kristallisation unterbrochen oder verlangsamt werden (□ Tab. 11.3). Bei dieser Kristallisationsinhibition wirft sich die Frage auf, inwieweit auch die Remineralisation des Zahnschmelzes verhindert wird, die durch die gleichen Substanzen angeregt wird. Es gibt hierüber noch keine ausreichenden Untersuchungsergebnisse, um die Zahnsteinhemmung oder die Inhibition der Remineralisation eindeutig zu bestätigen.

Wirkstoffe gegen empfindliche Zahnhälse

Bei einem Zahnfleischrückgang liegt der Teil der Zahnkrone frei, der normalerweise vom Zahnfleisch bedeckt ist: der Zahnhals. Er ist mit zahlreichen flüssigkeitsgefüllten Tubuli durchzogen, durch die Reize wie kalt, warm, süß etc. rasch bis zu den Nerven in der Pulpa weitergeleitet werden. Der Zahn ist empfindlich. Durch Verminderung der Reizleitung mit Kaliumnitrat oder -chlorid oder durch Verschluss der Tubuli mit Strontiumchlorid und Apatit wird hier eine Linderung erreicht (□ Tab. 11.3).

Zahnfleischschutz

Das Zahnfleisch ist in der Regel nur dann empfindlich, wenn es durch Plaquebildung geschädigt ist. Deshalb ist die wichtigste Maßnahme, die Plaque und eventuell vorhandenen Zahnstein zu entfernen. Mit den Zahnfleischschutzstoffen wird daher nur eine symptomatische und keine Ursachenbekämpfung betrieben. Um das Zahnfleisch härter und widerstandsfähiger zu machen, hat sich in Tests das

◻ **Tabelle 11.2.** Wirkstoffe in Zahnpflegeprodukten

Dt. Bezeichnung	INCI-Bezeichnung	Funktion
Fluoride und remineralisierende Wirkstoffe		
Ammoniumphosphat	Diammonium Phosphate	Mu, Pu
Calciumglycerinphosphat	Calcium Glycerophosphate	Mu
Calciumhydrogenphosphat	Dicalcium Phosphate	Mu, Sfm, TM
Calciumhydrogenphosphatdihydrat	Dicalcium Phosphate Dihydrate	Mu, Sfm
Olaflur	Stearyl Trihydroxyethyl Propylen-	Mu
	ediamin dihydrofluoride	Mu
Natriumfluorid	Sodium Fluoride	Kx, Mu, Pu
Natriummetaphosphat	Sodium Metaphosphate	Kx, Pu
Pentanatriumtriphosphat	Pentasodium Triphosphate	Mu
Dinatriumfluorophosphat	Sodium Monofluorophosphate	Mu
Zinnfluorid	Stannous Fluoride	
Wirkstoffe bei empfindlichen Zahnhälsen		
Kaliumchlorid	Potassium Chloride	BM, Mu
Kaliumnitrat	Potassium Nitrate	
Strontiumacetat	Strontium Acetate	Mu
Strontiumchlorid	Strontium Chloride	Mu
Zahnfleischschutz (Auswahl)		
Bisabolol	Bisabolol	BZ, HP
Panthenol	Panthenol	PV, HP
Retinylpalmitat	Retinyl Palmitate	Vit, AF
Salbei	Salvia officinalis	BZ
Röm. Kamille	Anthemis nobilis	BZ
Antiplaquewirkstoffe		
Cetylpyridiniumchlorid	Cetylpyridinium Chloride	Deo, KS, Mu
Chlorhexidin	Chlorhexidine	Deo, KS, Mu
Hexetidin	Hexetidine	KS, Mu
Natriumbenzoat	Sodium Benzoate	KS, Mu
Sanguinarin	–	Mu
Triclosan	Triclosan	Deo, KS, Mu
Wasserstoffperoxid	Hydrogen Peroxide	Asep, Ox
Zinkcitrat	Zinc Citrate	Mu
Wirkstoffe gg. Zahnsteinbildung		
Zinkchlorid	Zinc Chloride	Mu
Tetrakaliumpyrophosphat	Tetrapotassium Pyrophosphate	Kx, Mu, Pu
Natriumpyrophosphat	Tetrasodium Pyrophosphate	Kx, Mu, Pu
Zinnpyrophosphat	Stannous Pyrophosphate	Mu
Pflanzenextrakte/Aromen		
Eucalyptol	Eucalyptol	BZ
Nelke	Eugenia caryophyllus	BZ
Fenchel	Foeniculum vulgare	BZ
Pfefferminze	Mentha piperita	BZ
Menthol	Menthol	BZ
Thymol	Thymol	BZ
Anis	Pimpinella Anisum	BZ

◘ Tabelle 11.3. Reinigende Substanzen und Hilfsstoffe in Zahnpflegeprodukten

Dt. Bezeichnung	INCI-Bezeichnung	Funktion
Schleifmittel, Putzkörper		
Calciumcarbonat	Calcium Carbonate	Mu, Pu, Sfm, TM
Dicalciumpyrophosphate	Calcium Pyrophosphate	Sfm
Calciumhydrogenphosphat	Dicalcium Phosphate	Mu, Sfm, TM
Calciumhydrogenphosphatdihydrat	Dicalcium Phosphate Dihydrate	Mu, Sfm
Kieselsäure	Hydrated Silica	Abs, Sfm, TM, VD
Polyethylen	Polyethylene	ASt, BM, FB, VD, Sfm
Kieselgur, Siliciumdioxid	Silica	Abs, Sfm, TM, VD
Natriumhydrogencarbonat	Sodium Bicarbonate	Pu, Sfm
Tenside, Solubilisatoren		
–	Cocamidopropyl Betaine	T
–	PEG-40 Hydrogenated Castor Oil	LV
Polysorbatum 20	Polysorbate 20	LV, T
–	Sodium Cocoyl Isethionate	T
Natriumlaurylsulfat	Sodium Lauryl Sulfate	T
–	Sodium Methyl Cocoyl Taurate	T
Gelbildner, Bindemittel, Konsistenzgeber		
Alginate	Algin	GB
Carrageen	Carrageenan	GB
Carbomer	Carbomer	GB
Carbomer 974P	Carbomeer 974 P	GB
Carboxymethylcellulose-Natrium	Cellulose Gum	GB
Dichlordimethylsilan	Silica Dimethyl Silylate	HP, VD
Ethylen-Vinylacetat Copolymer	Ethylen-Vinylacetat Copolymer	GB
Hydroxyethylcellulose	Hydroxyethylcellulose	GB
Kieselsäurederivat	Sodium Magnesium Silicate	BM
PVP	PVP	GB
Xanthangummi	Xanthan Gum	GB
Feuchthaltemittel		
Glycerol	Glycerine	Hu
Propylenglykol	Propylene Glycol	HU, LM
Sorbitol	Sorbitol	Hu, Sü
Süßungsmittel		
Kalium Acesulfam	Potassium Acesulfame	Sü
Saccharin-Natrium	Sodium Saccharin	Sü
Saccharin	Saccharin	Sü
Xylit	Xylitol	Hu, Sü
Farbstoffe		
Titandioxid	Titanium Dioxide	TM

Vitamin A bewährt. Es fördert die Keratinisierung und Regeneration der Mundschleimhaut. Aus dem pflanzlichen Bereich werden Allantoin, Bisabolol, Kamille, Ringelblume, Aloe, Hamamelidis, Myrrhe und Salbei verwendet. Sie wirken antiphlogistisch oder adstringierend (◘ Tab. 11.2).

Reinigende Substanzen und Hilfsstoffe
Putzkörper, Schleifmittel

Damit der hartnäckige Zahnbelag besser beseitigt wird, sind in Zahncremes Schleifmittel, ähnlich den Peelingsubstanzen, eingearbeitet (◘ Tab. 11.3). Sie werden oft als Putzkörper bezeichnet oder allgemeiner als Abrasiva. Es sind anorganische, feste, feingepulverte, in Wasser unlösliche Stoffe (<15 μm Korngröße). Sie müssen so beschaffen sein, dass sie nur den Belag entfernen, aber nicht den Zahnschmelz abschmirgeln. Eine Ausnahme ist das Natriumhydrogencarbonat. Es wird in den Pasten suspendiert, löst sich aber im wässrigen Milieu des Mundes langsam auf. Es hat nur einen leichten Abrasiveffekt, neutralisiert aber gleichzeitig den pH-Wert des Mundes. In Zahnweiß ist der Anteil des Putzkörpers erhöht und die Substanzen sind härter beschaffen, deshalb dürfen sie nicht für die tägliche Mundhygiene eingesetzt werden.

Tenside

Tenside sind die zweite Komponente für eine effektive Reinigung der Zähne. Sie senken die Oberflächenspannung des Speichels, emulgieren wasserunlösliche Substanzen, verbessern die Verteilung der Creme, bilden Schaum und stabilisieren das Emulsionssystem. Tenside müssen schleimhautverträglich sein und sollten keinen zu intensiven Eigengeschmack besitzen. Da die Tenside in sehr geringen Konzentrationen in Zahncremes eingearbeitet werden, sind hier in der Regel keine Unverträglichkeiten zu bemerken. Als überwiegende Substanz ist das Natriumlaurylsulfat zu nennen, das jedoch in Körperpflegeprodukten nicht erwünscht ist. Weitere Tensidgruppen sind Betaine, Sarkosinate, Tauride und Polysorbate (► Kap. 5.2, ❏ Tab. 11.3).

Bindemittel, Gelbildner

Für die richtige Konsistenz und damit die Zahnpasta fadenfrei abreißt, benötigt man verschiedene Kombinationen von Gelbildnern, Konsistenzgebern und Bindemitteln. Sie verhindern auch, dass sich das Suspensions-Emulsions-System in seine einzelnen Phasen trennt. Diese Substanzen wurden in Kapitel 6 ausführlich beschrieben. In ❏ Tab. 11.3 ist eine Auswahl der häufig in Zahnprodukten eingearbeiteten Substanzen aufgelistet.

Feuchthaltesubstanzen

Zahnpastatuben werden oft nicht richtig verschlossen. Damit die Feuchtigkeit in der Zubereitung festgehalten wird, werden Feuchthaltemittel wie Glycerin, Glykole, Sorbitol und Xylitol zugesetzt. Aufgrund ihrer ausgeprägten Süßkraft werden sie häufig gleichzeitig als Süßungsmittel eingesetzt (❏ Tab. 11.3).

Aromen, ätherische Öle

Aromen fördern die Anwendung beim Verbraucher. Ätherische Öle verbinden mit dem Geschmack gleichzeitig oft noch antibakterielle, adstringierende oder antiphlogistische Wirkungen. Beliebte Aromen und Öle sind Menthol, Thymol, Eucalyptus, Pfefferminze, Anis, Fenchel, Salbei und künstliche Fruchtaromen (❏ Tab. 11.3).

Süßungsmittel

Ebenso wie die Aromen sollen auch die Süßungsmittel die Anwendungshäufigkeit fördern. Die üblichen Mono- und Disaccharide verbieten sich durch ihre kariogene Wirkung von selbst. Es werden die Süßstoffe Saccharin, Aspartam und Acesulfam oder die Zuckerersatzstoffe mit gleichzeitiger feuchthaltender Wirkung Sorbitol und Xylitol zugesetzt (❏ Tab. 11.3).

Farbstoffe

Farbstoffe werden Mundwässern und Zahnpasten wegen der Optik hinzugefügt. Farbpigmente werden in Cremes mit Streifen eingearbeitet, damit die Farbe nicht verläuft und scharf abgegrenzte farbige Bereiche erhalten werden. Titandioxid wird als Weißpigment vielen Zahnpasten zugesetzt.

11.5   Die dritten Zähne und Zahnspangen

11.5.1   Reinigung von Zahnprothesen und Zahnspangen

Zahnprothesen und -spangen können ebenfalls von Plaque befallen werden. Karies entsteht zwar nicht bei diesem künstlichen Material, es entstehen aber unangenehme Gerüche durch zersetzte Speisereste und Plaque. Außerdem können die Beläge auf gesunde angrenzende Zähne übergehen, die dann von Kariesbakterien angegriffen werden. Einsätze sollten deshalb abends gründlich mit einer weichen Bürste von Speiseresten befreit und dann in spezielle Reinigungslösungen gelegt werden.

Zur Reinigung sind heute schnellreinigende (ca. 10 min) Brausetabletten üblich. Sie sollten

- die Prothese/Zahnspange gründlich reinigen,
- antibakteriell wirksam sein,
- nicht das Prothesen-/Spangenmaterial angreifen,

- ein frisches, sauberes Gefühl beim Einsetzen der Prothese/Spange in den Mund vermitteln,
- und Rückstände dürfen nicht reizend in der Mundhöhle wirken.

In den Brausetabletten sind Tenside, Komplexbildner, Sauerstoffbildner (Bleichung, Antiseptika), pH-Regulatoren, Säuren, Natriumhydrogencarbonat (»sprudelnde Substanz«), Farbstoffe und ätherische Öle enthalten.

11.5.2 Haftmittel für Prothesen

Für eine bessere Haftung der Prothesen werden Haftmittel angeboten (▶ Übersicht 11.5). Diese Produkte zählen nicht mehr zu den Kosmetika, sondern zu den Medizinprodukten der Klasse I. Sie werden in Form von Haftpulver, Haftcreme und Haftpolster für den Unterkiefer oder Oberkiefer angewendet.

Vor dem Einsetzen der Prothesen werden – je nach Herstelleranweisung – die Haftmittel auf die gesäuberte Prothese aufgetragen.

Übersicht 11.5. Pflegeprodukte für die dritten Zähne und Zahnspangen

---

Corega	Kukident
Fittydent	Protefix

Haftpulver werden meist bei recht gut sitzenden Prothesen in kleinen Mengen auf die feuchte Prothese aufgestreut. Sie sollen nur das Sicherheitsgefühl erhöhen, eventuell kleine Unregelmäßigkeiten im Sitz ausgleichen.

Haftcreme wird bei eher schlechtem Halt dünn auf die trockene Prothese aufgetragen, damit sie nicht verrutscht.

Haftpolster sind vor allem im schmalen Unterkieferbereich gefragt, dessen Haftfläche sehr klein ist, und in dem ein Pulver oder eine Creme zu wenig Festigkeit bietet. Sie sind auch bei sogenannten Übergangs- oder Interimsprothesen vorteilhaft, die noch nicht die Passform der fertigen Prothese besitzen. Alle Produkte müssen am Abend gründlich von der Prothese entfernt werden, da sie sonst ein Bakterienwachstum fördern und den Sitz der Prothese nicht mehr gewährleisten. Reste von Haftmaterial an der Prothese oder auch beim Einsetzen in den Kiefer können durch ölgetränkte Wattestäbchen entfernt werden. Nach dem Einsetzen der Prothese muss in der Regel 15 Minuten auf Essen verzichtet werden, bis das Haftmaterial seine Wirkung zeigt. Die Hauptinhaltsstoffe in den Haftmitteln sind Cellulosederivate und Alginate.

Klagt ein Kunde über ein schlecht sitzendes Gebiss oder ständige Druckschmerzen, sollte er nicht den Gang zu seinem Zahnarzt scheuen, denn auch der Kiefer eines älteren Menschen unterliegt Formveränderungen, so dass eine Prothese neu angepasst oder angefertigt werden muss.

12 Baupläne für Kosmetikrezepturen

Mit diesem Kapitel will ich nicht die unendliche Geschichte der Kosmetikrezepturen verlängern; zu diesem Thema wurden einige gute Bücher veröffentlicht und auch im Internet finden Sie dazu zahlreiche Websites unterschiedlicher Qualität (▶ Kap. 12.10). Ich möchte Sie viel mehr dazu motivieren, selbst kreativ tätig zu werden und ganz individuell gestaltete Rezepturen zu entwickeln[1]. Ich habe dies schon mehrfach und erfolgreich mit meinen Schülern in Form eines »kreativen Salbenprojekts« praktiziert. (Einige der dabei entstandenen Rezepturen werden später abgedruckt.)

Durch die Erfahrungen in der Projektarbeit ist die Idee des »Rezeptur-Bauplans« mit den unterschiedlichen Bausteinen entstanden. Er soll Ihnen dabei helfen, den roten Faden nicht zu verlieren und den Überblick beim Entwickeln und Herstellen zu behalten.

Die Voraussetzung zum Entwerfen von Kosmetikrezepturen ist ein fundiertes Wissen über die Grund- und Hilfsstoffe, Emulgatoren, Zusatz- und Wirkstoffe (▶ Kap. 3, 4, 5, 6) und ein gewisses galenisches Geschick, gepaart mit Experimentierfreude. Als Apotheker oder PTA erlangen Sie dieses Wissen bereits im Studium oder in der Schulausbildung, so dass Ihnen der Bauplan mit den einzelnen Bausteinen keine großen Schwierigkeiten bereiten dürfte. Sie müssen lediglich Ihr Wissen wieder reaktivieren.

Diese Anleitung ist nur für die private Nutzung vorgesehen, wenn Sie Kosmetikrezepturen im üblichen Apothekenrahmen herstellen und verkaufen wollen, müssen Sie sich genauestens darüber informieren, welche gesetzlichen Bestimmungen eingehalten werden müssen, dazu gehören z. B. Apothekenbetriebsordnung, AMG, LMBG, EU-Kosmetikrichtlinie, KVO etc. Zudem sollten die Rezepturen auf Verträglichkeit, Wirksamkeit und Stabilität geprüft sein, damit eine Gefährdung des Anwenders ausgeschlossen ist. Unter dem Titel *Kosmetikherstellung in der Apotheke* finden Sie in der Deutschen Apotheker Zeitung eine Artikel-Serie mit wichtigen Hintergründen, Hinweisen und Vorschlägen zu diesem Thema (DAZ 2003, Nr. 12, 13, 14, 15, 17, 18).

Damit die Entwicklung und Herstellung von Rezepturen von Erfolg gekrönt ist und eine sichere, verträgliche Anwendung garantiert ist, vorweg noch einige wichtige Tipps.

Zusammensetzung

- Stellen Sie eine Rezeptur aus möglichst wenig Substanzen zusammen.
- Verwenden Sie auf keinen Fall Stoffe, die in Anlage 1 und 2 der KVO aufgelistet sind, die **verschreibungspflichtig, bedenklich oder problematisch** sind.
- Verwenden Sie nur Stoffe, deren chemische, physikalische und pharmakologische Eigenschaften dokumentiert sind und sich für kosmetische Zwecke eignen.
- Verwenden Sie anfangs nur Substanzen, deren galenische Eigenschaften Ihnen bekannt sind.
- Verwenden Sie **keine chemo-instabilen Substanzen**.

Produktgruppen

- Stellen Sie **keine Sonnenschutzprodukte** her, da Ihnen die Technik zum Prüfen des Schutzfaktors fehlt.
- Stellen Sie **keine liposomalen Zubereitungen** her, da Sie weder Aufbau noch Größe der entstandenen Liposomen prüfen können. (Alternative: Liposomen als Rohstoffe kaufen.)
- Stellen Sie keine Produkte für den Eigenbedarf her, die **normalerweise nur von Dermatologen oder geschultem Personal** angewendet werden dürfen, z. B. hochkonzentrierte Fruchtsäurepeelings.
- Die Herstellung von dekorativer Kosmetik erweist sich meist als unbefriedigend, da die nötigen Farbstoffe und die Primärpackmittel (Stifthülsen, Lippenstiftformen etc.) nur schwer zu beschaffen sind und die entstandene Qualität nicht an die der industriell gefertigten Produkte heranreicht.

---

[1] [Autor und Verlag übernehmen keine Gewähr für die chemischen, physikalischen, pharmakologischen, kosmetischen, galenischen etc. Angaben der Substanzen, Zubereitungen, Fertigprodukte oder Rezepturen.]

Wenn Sie die oben genannten Hinweise berücksichtigen, steht Ihrer Kreativität nichts mehr im Weg und auch die Zahl der Misserfolge wird sich in Grenzen halten. Bedenken Sie, dass noch kein Meister vom

□ Tabelle 12.1. Gegenüberstellung von Apotheken- und Haushaltsgeräten

Originalgeräte der Apothekenrezeptur	Haushaltsutensilien
Fantaschale	thermostabile Hartplastik- oder Glasschale
Pistill	kleiner Schneebesen oder Esslöffel
Waagen	feine Haushaltswaage, Briefwaage
Normaltropfenzähler	Pipette
Messzylinder (10–20 ml)	Messlöffel mit Millilitereinteilung
Kartenblätter und Spatelschlitten	kleine Teigschaber oder Messer und Teller
Bechergläser	möglichst thermostabile Gläser
Glasstab	Löffel- oder Gabelstiel, Essstäbchen
Rezepturlöffel, Spatel, Spatelmesser	verschiedene Löffelarten, Messer
Wasserbad	flacher Topf mit Wasser/Herdplatte
Bunsenbrenner	Herdplatte
Thermometer	–

Himmel gefallen ist und Sie einiges probieren müssen, um die gewünschte Konsistenz, das Aussehen oder die Qualität zu erhalten. Damit Sie Ihre Herstellung kontrollieren und variieren können und auch reproduzierbare Resultate erhalten, sollten Sie die eingesetzten Massen, jeden Herstellungsschritt und jede Änderung nebenbei dokumentieren.

Und ein letzter Hinweis: Bevor Sie eine Zubereitung großflächig anwenden oder verschenken, sollten Sie sie an einem münzgroßen Hautbereich auf Verträglichkeit und Effekt testen!

Zubehör für die Herstellung

In der Apotheke sind aufgrund der gesetzlichen Vorgaben alle Geräte, die Sie benötigen, vorhanden. Wenn Sie im privaten Bereich Kosmetika anfertigen wollen, bestellen Sie sich entweder das nötige Zubehör im Fachhandel (Apotheke, Internet) oder Sie ersetzen einige Geräte durch normale Haushaltsutensilien (□ Tab. 12.1).

12.1   Entwickeln eines Rezeptur-Bauplans

Am Anfang entwerfen Sie, ähnlich wie ein Architekt, einen Bauplan für Ihre Rezeptur. Nehmen Sie sich Zeit, damit Ihr Projekt erfolgreich startet und endet! Die einzelnen Schritte, von der Idee bis zur Ab-

füllung, werden hier als »Bausteine« bezeichnet und werden im Folgenden genau beschrieben (▶ Kap. 12.2–12.8).

Die Idee: Ziel und Zweck

Überlegen Sie sich, welchen Effekt Sie durch Ihr Produkt erreichen wollen? Für welchen Hautzustand oder Einsatzzweck soll es geeignet sein?

An einem einfachen Beispiel soll das Vorgehen erläutert werden:

Idee: *Badeöl zum Entspannen.*

1. Baustein: Wirkstoffe

Die nächste Frage ist: Mit welchen Wirkstoffen erreiche ich den oben angegebenen Effekt? Welches sind die üblichen Einsatzkonzentrationen? Welche chemischen Eigenschaften und Instabilitäten besitzen die Stoffe?

Wirkstoffe zum Entspannen: *Lavendelöl, Melissenöl, es sind leicht flüchtige, lipophile, ätherische Öle, Gesamtkonzentration im Badeöl ca. 10–15 %.*

2. Baustein: Basisrezepturen, Grundlagen und Lösungsmittel

Was wähle ich als Grundlage oder Lösungsmittel? Welche Hilfsstoffe benötige ich? Gibt es ähnliche Rezepturen, an denen man sich orientieren kann?

Grundlage: *preiswertes, fettes Öl, z. B. Sonnenblumenöl.*

Hilfsstoffe: *hautverträglicher, gut wasserlöslicher Emulgator, z. B. Mulsifan® für das Verteilen des fetten Öls und der ätherischen Öle im Badewasser.*

3. Baustein: Zusatzstoffe

Soll das Produkt ein besonderes Duft- oder Farberlebnis bringen? Ist der pH-Wert wichtig? Benötige ich spezielle Hilfsstoffe?

Parfumzusatz: *Ylang-Ylang-Öl.*

4. Baustein: Stabilisierung

Muss die Rezeptur stabilisiert werden? Kann sie verkeimen? Ist sie oxidationsempfindlich? Wird sie ranzig?

Antioxidans für das fette Öl: *Tocopherolacetat.*

5. Baustein: Inkompatibilitäten

Sind alle Stoffe und die Grundlage ausgewählt, sollte man sich als Letztes fragen: Treten zwischen den Substanzen Inkompatibilitäten auf? Muss ich Stoffe/Grundlagen austauschen? Wie stabil ist die Zubereitung? Lässt es sich herstellen?

Badeöl: *keine Inkompatibilitäten, ist stabilisiert.*

6. Baustein: Allgemeine Herstellungsregeln

Wie kann ich die unter 1.–4. ausgewählten Stoffe am besten verarbeiten?

Herstellung: *ätherische Öle abmessen, den Emulgator dazugeben, mit fettem Öl auffüllen, das Antioxidans hinzufügen.*

7. Baustein: Primärpackmittel und Etikett

In welches Gefäß fülle ich die Rezeptur ab? Ist es zum Verschenken? Welche Informationen müssen unbedingt auf das Etikett?

Badeöl: *Schmuckflasche mit Korken, wassergeschütztes Hängeetikett, Beschriftung: Inhalt, Dosierung, Inhaltsstoffe, Herstellung- und Haltbarkeitsdatum.*

Im weiteren Verlauf werden die einzelnen Bausteine ausführlich besprochen.

[Hinweis: Kontrollieren Sie während Ihrer Rezeptur-Planung, welche Stoffe im Handel erhältlich sind! Was kosten sie? Überlegen Sie sich in der Entwicklungsphase auch alternative Substanzen, falls einige Stoffe nur in großen Mengen zu erhalten oder extrem teuer sind. Ich habe mich in den Stofftabellen und Übersichten dieses Kapitels vor allem auf Substanzen beschränkt, die es im Internet oder in Apotheken in kleinen Mengen zu kaufen gibt.]

12.2   1. Baustein: Wirkstoffe

Wählen Sie zuerst die Wirkstoffe aus. Packen Sie nicht zu viele in eine Rezeptur (max. 5), um gleich alle Hautprobleme auf einmal lösen zu wollen. Je mehr Inhaltsstoffe, desto größer ist die Wahrscheinlichkeit von Inkompatibilitäten. Möchten Sie sich dennoch bei der Anzahl der Wirkstoffe nicht einschränken, verteilen Sie sie besser auf 2–3 verschiedene Zubereitungen, z. B. Feuchtigkeitsfluid, Tagescreme, Nachtcreme. Nachdem Sie eine Wirkstoffauswahl getroffen haben, informieren Sie sich über die physiko-chemischen Eigenschaften und die Einsatzkonzentrationen der Substanzen (▸ Übersicht 12.1).

Übersicht 12.1. Welche Substanzeigenschaften sollten bekannt sein?

Hydrophilie, Lipophilie
Löslichkeit, typische Lösungsmittel
Thermostabilität
Dampfdruck, Hygroskopizität
Oxidationsempfindlichkeit
Typische Inkompatibilitäten
Einsatzkonzentration für Kosmetika
Allergiegefahr

Vor allem in ▸ Kap. 4 sind viele der heute in Kosmetika üblichen Wirkstoffe bzw. Wirkstoffgruppen beschrieben, aber auch in ▸ Kap. 5, 6, 8 und 9 werden Substanzen für ganz spezielle Anwendungsbereiche vorgestellt. Hier können Sie nachlesen und auf Suche nach geeigneten Wirkstoffen für Ihre Rezeptur gehen. Um Ihnen die Arbeit zu erleichtern, sind in ◘ Tab. 12.2 und 12.3, Teil 1 und Teil 2 einige Substanzen mit ihren Eigenschaften, Konzentrationen und Zuordnungen zu bestimmten Hautzuständen für Sie zusammengestellt.

Falls Sie für spezielle Körperbereiche Kosmetika herstellen wollen, können Sie die oben genannten Tabellen auch nutzen. Hände können Sie i. d. R. der trocken-fettarmen, der Altershaut oder auch der

▪ Tabelle 12.2. Wirkstoffe

Wirkstoff	kosmetisch genutzte Wirkungen	übliche Konzentration in Kosmetika	Löslichkeit	Thermostabilität: max. erwärmen bis
Vitamine				
Carotinöl	Aa, Fa, PV	0,01–1%	Lipid	stabil
Panthenol	HP, PV	1–10%	Wasser	60 °C
Vitamin A	AF, Aa	5000 I.E./g	Wasser	40 °C
Vitamin E	AO, Aa, AF, UVF	1–5%	Lipid	70–75 °C
ACE-Fluid®	AO, Aa, AF	2–5%	Liposomen	25 °C
Moisturizer				
Aloe vera	BZ, HP, FS	(2–70%)*	Wasser	bis 30 °C
Da Zao	BZ, FS, HP	2–10%	Wasser	bis 70 °C
Elastin/-hydrolysat	FS, HG	1–%	Wasser	bis 70–80 °C
Glycerin	Hu, FS, LM	0,5–10%	Wasser	stabil
Harnstoff	NMF, Ker	2–10%	Wasser	bis 40 °C
Hyaluronsäure	FS, HG	0,1–0,5%	Wasser	bis 40–50 °C
Kollagen	FS, HG	*	Wasser	bis 30 °C
Seidenprotein	FS, HG	1–5%	Wasser	bis 30%
TMS	Fs, Nd, Ps	0,1–100%*	Wasser	stabil
Anti-aging				
grüner Teeextrakt/-aufguss	Aa, etz, Po	0,02–5%/ges. Wasserphase	Wasser	100 °C
Lipoderminkonzentrat®	AF, Emo, HP	3–5%	Lipid + Wasser	30 °C
Emollentien				
Borretschöl	Emo, Nd	10–20%	Lipid	75 °C
Jojobaöl	Emo, Spr	***	Lipid	100 °C
Nachtkerzenöl	Emo, Nd	20%	Lipid	75 °C
Olivenöl	Emo, Aa	***	Lipid	80 °C
Pflanzenöle	Emo, Li, HP	bis 100%	Lipid	i. d. R. bis 100 °C
Sonstige				
Allantoin	HG, HP,	0,1–0,5%	Wasser	65 °C
ätherische Öle	–	*	Lipid	flüchtig
Bisabolol	etz, HP	0,8%	Lipid	40 °C
Calendulaextrakt/-Öl	heilend	3–15%	Wasser/Lipid	stabil
Hamamelidisextrakt/-wasser	heilend	0,5–10%, 5–100%	Wasser	30 °C/65 °C
Johanniskrautöl	HG, HP	0,5–20%	Lipid	stabil
Peeling				
Heilerde	Abr	**	unlöslich	stabil
Kleie/Schrote	Abr	**	unlöslich/quellen	stabil
Olivengranulat	Abr	**	unlöslich	stabil
waschaktive Stoffe				
Betain®	T, CoT	2–50%	Emulgator/Wasser	kalt anrühren
Collagentensid®	T, CoT	2–40%	Emulgator/Wasser	kalt anrühren
Facetensid®	T, CoT	*	Emulgator/Wasser	kalt anrühren
Glycintensid®	T, CoT	*	Emulgator/Wasser	kalt anrühren
Haarsoft® HT	T, CoT	*	Emulgator/Wasser	kalt anrühren
Zetesol®	T, CoT, Sst	2–15%	Emulgator/Wasser	kalt anrühren
Selbstbräuner				
DHA	Sbr	2–5%	Wasser	40 °C
Haare				
Pirocton Olamin	ASch	1%	Lipid	?

* Keine allgemeine Angabe möglich, abhängig vom Hersteller, Herstellungsweise, Zubereitung.
** Keine genaue Angabe möglich, abhängig von der Korngröße und den Eigenschaften des Pulvers. Es darf keine dicke Paste ergeben!
*** Gesamte Ölphase kann nur aus diesem Öl bestehen, es ist nur die Konsistenz zu berücksichtigen!

12

☐ **Tabelle 12.3.** Teil 1: Wirkstoffe für verschiedene Hautzustände und Einsatzzwecke

normal	fett-feucht, unrein, Akne	After-Sun	Baby, Kinderhaut
Allantoin	Allantoin	Allantoin	Allantoin
Aloe vera	Aloe vera	Aloe vera	Aloe vera
Arganöl	Betaine	Arganöl	Arganöl
Elastin	α-Bisabolol	α-Bisabolol	α-Bisabolol
Glycerin	Chlorhexidin	Calendulaextrakt/-Öl	Calendulaextrakt/-Öl
Harnstoff	Ethanol	Elastin	Glycerin
Hyaluronsäure	Grüner Tee	Glycerin	Jojobaöl
Jojobaöl	Hamamelidis	Hamamelidis	Keimöle
Keimöle	Isopropanol	Harnstoff	Olivenöl
Kollagen	Salicylsäure	Hyaluronsäure	Panthenol
Liposome	Teebaum	Grüner Tee	Pflanzenöle
Olivenöl	Tonerden	Keimöle	Propylenglycol
Panthenol	Triclosan	Kollagen	Squalen
Pflanzenöle	Vitamin A	Kristall-Mittagsblume	Vitamin E
Propylenglycol	Vitamin B3	Olivenöl	
Vitamin A	Vitamin B6	Panthenol	
Vitamin E	Vitamin E	Propylenglycol	
	Wacholderbeeröl	Squalen	
		Vitamin A	
		Vitamin E	

☐ **Tabelle 12.3.** Teil 2: Wirkstoffe für verschiedene Hautzustände und Einsatzzwecke

trocken-fettarm, sensibel, empfindlich	anti-aging, Anti-Falten, Altershaut	Neurodermitis, Psoriasis	Haare, Kopfhaut
Allantoin	Allantoin	Allantoin	äther. Öle
Aloe vera	Aloe vera	Aloe vera	Birkenextrakt
Arganöl	Arganöl	Arganöl	Brennnesselextrakt
α-Bisabolol	Borretschöl	a-Bisabolol	Elastin
Calendulaextrakt/-Öl	Elastin	Borretschöl	Ethanol
Elastin	Glycerin	Elastin	Hamamelidisextrakt
Glycerin	Grüner Tee	Glycerin	Isopropanol
Hamamelidis	Harnstoff	Hamamelidis	Keratin
Harnstoff	Hyaluronsäure	Harnstoff	Klettenwurzelextrakt
Hyaluronsäure	Jojobaöl	Hyaluronsäure	Kollagen
Jojobaöl	Keimöle	Jojobaöl	Kräuterextrakte
Keimöle	Kollagen	Keimöle	Panthenol
Kollagen	Kristallmittagsblume	Kollagen	Pflanzenöle
Kristall-Mittagsblume	Liposome	Nachtkerzenöl	Pirocton Olamin
Liposome	Nachtkerzenöl	Olivenöl	Proteine
Olivenöl	Olivenöl	Panthenol	Proteinhydrolysate
Panthenol	Panthenol	Propylenglycol	Rosmarinöl
Pflanzenöle	Pflanzenöle	Salicylsäure	Salbeiöl
Propylenglyol	Propylenglycol	Squalen	Salicylsäure
Squalen	Squalen	TMS	Thymianöl
TMS	Vitamin A	Vitamin A	Vitamin E
Vitamin A	Vitamin C	Vitamin B3	Vitamin E-Nicotinat
Vitamin E	Vitamin E	Vitamin E	

Problemhaut zuordnen, ebenso die Augenregion (Hier müssen Spreitmittel vermieden werden!). Lippen zählen als empfindlicher Bereich zur Baby- und Kinderhaut oder zur trocken-fettarmen, sensiblen Haut. Das Dekolleté hat den gleichen Hautzustand wie das Gesicht. Der Kopfhautzustand (schuppig, fettig, trocken etc.) ist i. d. R. mit einem Shampoo für den passenden »Kopfhauttyp«, vgl. auch Hautzustände, zu waschen, vielleicht auch ein passendes Haarwasser für die Kopfhaut verwenden. Um die Haareigenschaften (spröde, trocken, gefärbt, splissig etc.) zu verbessern, müssen in die Längen oder Spitzen der Haare Kuren, verbleibende Konditioner, Sprays oder Gele eingearbeitet werden. Die gewünschten Wirkungen für die Haare können durchaus konträr zum Zustand der Kopfhaut sein!

12.3   2. Baustein: Basisrezepturen, Grundlagen und Lösungsmittel

Die Grundlage wird nach dem Anwendungsbereich ausgewählt. In der Regel wird es ein Emulsionssystem mit einer Lipid- und Wasserphase sein. Für feste Zubereitungen wird oft ein 1-Phasen-System aus festen bis halbfesten Lipiden hergestellt, seltener benötigt man ölige oder wässrige Lösungen, in einigen Fällen kommt ein Gel zum Einsatz. In ❏ Tab. 12.4 finden Sie verschiedene Produkttypen sortiert nach der galenischen Form und dafür benötigte Hilfsstoffe und Grundlagen.

Wie entwickle ich eine Basisrezeptur?

1. Am leichtesten ist es eine bekannte Basisrezeptur herauszusuchen, z. B. Basiscreme DAC und sie mit den gewünschten Wirkstoffen zu versehen Basisgrundlagen gibt es auch häufig fertig zu kaufen.

2. Durch Austausch von Lipiden oder Emulgatoren einer bekannten Basisrezeptur gelangt man einfach und mit meist guten Ergebnissen zu einer neuen Rezeptur, es müssen nur noch die Wirkstoffe hinzugefügt werden.

3. Als Drittes wird von einer bekannten Rezeptur das prozentuale Verhältnis von Emulgator, Lipid- und Wasserphase berechnet. Mit diesem Emulgator wird unter Veränderung der lipophilen und der hydrophilen Mischung, aber unter Beibehaltung des prozentualen Verhältnisses der Phasen eine Rezeptur entworfen.

12

❏ **Tabelle 12.4.** Wichtige Darreichungsformen, Produkttypen, Grundlagen und Hilfsstoffe

Galenisches System	Produkttypen	Hilfsstoffe
1-Phasensysteme, flüssig		
Wässrige Lösungen:	Gesichtswasser, Haarwasser, Blütenwasser, Waschlotion, Duschbad, Badezusätze, Haarshampoo, Haarspray, Erfrischungssprays, Deospray, Einreibungen, Insektenschutzmittel etc.	Wasser, Alkohole, Lösungsvermittler, Waschrohstoffe, Verdicker
Ölige Lösungen:	Körperöle, Duschöle, Badeöle, Massageöle, Tropicals etc.	fette Öle, fl. Wachse, Spreitungsmittel, Emulgatoren
Gele, 1-Phasensystem mit Gelbildner	Duschgel, Haargel, Masken, Feuchtigkeitsgele etc.	Wasser, Alkohole, Gelbildner
1-Phasensystem, fest, lipophil:	Lippenbalsam, Lippenstifte, Pflegestifte, Kajal-, Lippenkonturen- oder Augenbrauenstifte, Abdeckstift etc.	fl. und feste fette Öle, Wachse, Konsistenzgeber, W/O-Emulgatoren
2-Phasensystem, Emulsionssysteme		
flüssige Emulsionen:	Körpermilch/-lotion, Reinigungsmilch, Sonnenmilch/-lotion, Gesichtsfluid, Dusch-/Bademilch, Pflegemilch/-lotion, etc.	Emulgatoren, flüssige bis feste Lipide, Spreitungsmittel, Konsistenzgeber, Wasser, Alkohole
halbfeste Emulsionen:	Alle Arten von Cremes oder Salben, Balsame, Lotionen für das Gesicht, den Körper, die Hände, die Lippen, die Füße, Babys, Kinder, als Sonnenschutz, Reinigungscremes, Peelings, Masken, Haarkuren, Konditioner etc.	Emulgatoren, flüssige bis feste Lipide, Konsistenzgeber, Wasser, Alkohole

4. Die schwierigste Art zu einem Produkt zu kommen, ist die Entwicklung einer freien Rezeptur, allein durch die Sachkenntnis der Rohstoffe und galenischen Techniken.

Im Folgenden werden der typische Aufbau verschiedener galenischer Grundsysteme (▸ Kap. 12.3.1) und die wichtigsten Hilfsstoffgruppen (▸ Kap. 12.3.2–12.3) beschrieben.

12.3.1 Aufbau der Rezepturen

Wässrige Lösungen

LM: abgekochtes Wasser
Zusätze: einwertige Alkohole, abhängig vom Hauttyp,
               mehrwertige Alkohole, abhängig vom Einsatzzweck
LV: nötig, wenn lipophile Wirkstoffe enthalten sind;
Waschroh-   Dies sind Lösungsvermittler/Emul-
stoffe: gatoren, um Hautfett oder Schmutz aufzunehmen, sie werden in Reinigungsprodukten bis zu WAS 10–15 % eingesetzt.
Verdicker: niedrig konzentrierte Gelbildner, um es besser gießen zu können
Wirkstoffe: n. B.
Stabilisierung: Konservierung, Antioxidantien, pH-Regulatoren

Ölige Lösungen

LM: flüssige Lipide
LV: Emulgatoren, um hydrophile Wirkstoffe zu lösen oder zum Verteilen des Produkts in Wasser (Badezusatz)
Wirkstoffe: n. B.
Stabilisierung: Antioxidantien

Gele

LM: Wasser
Zusätze: mehrwertige Alkohole, gegen Austrocknung
Gelbildner: natürliche oder synthetische, organische oder anorganische Gelbildner
Wirkstoffe: n. B.
Stabilisierung: Konservierung, pH-Regulatoren

Feste lipophile Zubereitungen, Stifte

Grundlage: flüssige und halbfeste Lipide, besitzen zusätzlich pflegende Eigenschaften
Konsistenz: feste Wachse oder Fette zur Einstellung der Festigkeit
Emulgatoren: feste, pulverförmige Emulgatoren, abhängig von den Wirkstoffen
Wirkstoffe: n. B.
Stabilisierung: Antioxidantien

Flüssige und halbfeste Emulsionen, Cremes, Salben

Lipophile   flüssige, halbfeste bis feste Lipide und
Phase: Salbengrundlagen, lipophile Konsistenzgeber oder viskositätserniedrigende Stoffe, Spreitmittel bei Lotionen
Wasserphase: Wasser, ein- und mehrwertige Alkohole
Emulgator: W/O- oder O/W-Emulgatoren, abhängig ob eine eher »fettige« oder »leichte, wässrige« Lotion/Creme entstehen soll
Wirkstoffe: n. B.
Stabilisierung: Konservierung, Antioxidantien, pH-Regulatoren

12.3.2 Hydrophile Lösungsmittel (LM) und Flüssigkeiten

Hydrophile Lösungsmittel und Flüssigkeiten werden benötigt, um wässrige Lösungen und Gele herzustellen oder um die Wasserphase einer Emulsion in ihren Eigenschaften zu verbessern.

Wasser

Wasser sollte **demineralisiert** oder **destilliert** sein (pharmazeutisch: gereinigtes Wasser Ph. Eur.). Leitungswasser ist meist zu kalkhaltig und die Ionen im Wasser können die Eigenschaften der Zubereitungen negativ beeinflussen. Unabhängig von der Wassersorte sollten Sie es unmittelbar vor Gebrauch in einem sauberen Gefäß abkochen und **5 min sieden** lassen, damit Keime abgetötet werden. Nach Bedarf das Wasser wieder auf Raumtemperatur abkühlen lassen. Wasser muss jeden Tag erneut abgekocht werden, es kann nicht auf Vorrat für mehrere Tage angefertigt werden. Das Abkochen von Wasser ist kein Sterilisationsverfahren!

Einwertige, kurzkettige Alkohole

Der bekannteste Vertreter ist Ethanol oder Alkohol. Er wird besteuert. Der Steuersatz hängt von der Verwendung und den Vergällungszusätzen ab. Damit nicht der teure Alkohol zum Genuss berechnet wird, in Apotheken Alkohol zur Herstellung von Kosmetika verlangen.

Ethanol wird meist in Konzentrationen von 70%, 90% oder 96% verwendet. In diesen Konzentrationen ist es **leicht entflammbar** und **leicht flüchtig**! Ethanol verbessert in wässrigen Lösungen das Lösungsvermögen von eher lipophilen Stoffen und ab 20% Gesamtkonzentration ist die Zubereitung stabil gegen Keime und wirkt auf der Haut desinfizierend! Ethanol (> 10%) wirkt auf der Haut wasserentziehend und reizend, deshalb sollten nur Haare, Kopfhaut, fettige, unreine und aknegene Haut damit in Berührung kommen, für viele andere Hauttypen ist es meist von Nachteil.

Für die Propanole, Isopropanol und Propanol, gilt das Gleiche wie für Ethanol, nur sind sie nicht zum Verzehr geeignet, deshalb auch nicht besteuert und somit wesentlich billiger als Alkohol. Der Geruch ist noch »alkoholischer« bei Ethanol. In den meisten Kosmetika findet man aus diesem Grund Propanol/Isopropanol statt Ethanol.

Mehrwertige, flüssige Alkohole: Glycerin, Propylenglycol

Im Gegensatz zu den einwertigen Alkoholen sind die mehrwertigen nicht flüchtig. Es sind viskose Flüssigkeiten oder Feststoffe (z. B. Zuckeralkohole). Die flüssigen Alkohole sind aufgrund ihrer Hydrophilie hygroskopisch und in der Lage Gele vor dem Austrocknen zu bewahren, jedoch können sie in konzentrierter Form der Haut Wasser entziehen und zu Austrocknungsekzemen führen. In niedrigen Konzentrationen, zusammen mit Wasser eingesetzt, sind es wertvolle Hilfsstoffe mit feuchtigkeitsspendendem Effekt (▶ Kap. 4.2.2). Sie wirken wie Ethanol ab 20%iger Konzentration konservierend und verbessern die Löslichkeit einiger Substanzen in Wasser.

12.3.3   Flüssige Lipide, viskositätserniedrigende Substanzen, Spreitmittel

Für ölige Lösungen benötigt man flüssige Fette, Wachse, Wachsanaloga, Silikone oder Paraffine (▶ Übersicht 12.2). Für die Anwendung auf der Haut sollte man natürliche Pflanzenöle und Wachse bevorzugen. In Emulsionen werden sie auch zur Einstellung der Viskosität in der Lipidphase verwendet. Die flüssigen Wachse und Silikone verbessern zudem die Verteilbarkeit der Zubereitung, was vor

---

Übersicht 12.2. Beispiele flüssiger Lipide und Spreitmittel

Synthetische und natürliche Fette	fl. Wachs/-analoga, Spreitmittel
Avocadoöl	Cetiol®
Hagebuttenkernöl	Cetylacetat
Haselnussöl	Isopropylmyristat
Keimöle, alle	Jojobaöl
Macadamianussöl	**Paraffine**
Mandelöl	dünnflüssiges Paraffin
Pflanzenöle, alle	dickflüssiges Paraffin
Sojaöl	**Silikone, Spreitmittel**
Sonnenblumenöl	Dimethicon
Neutralöl	Methicon

◘ Tabelle 12.5. Hydrophile Gelbildner, Verdicker

	Konzentration	Anmerkung
Gelbildner, natürlich		
Alginat® HAT (Algen)	0,1–1,5%	in die Fettphase einrühren
Gelatine (tierisch)	5–12%	kalt quellen, danach erwärmen
Gummi arabicum (pflanzlich)	5–20%	essbar
Hyaluronsäure (tierisch)	0,01–1%	effektiver Moisturizer
Xanthan (mikrobiologisch)	0,1–5%	essbar
Gelbildner, halb-/synthetisch		
Carmellose-Natrium	0,5–10%, q.s.	in warmem Wasser quellen
Hydroxyethylcellulose	0,5–10%, q.s.	in kaltem Wasser quellen
Polyacrylate	0,1–1,5%	pH beachten
Polyacrylamid. PN73	0,1–1%	–
waschaktive Verdickungsmittel		
Rewoderm® Li	3–5%, q.s.	–
Ten-ver®	0,– 1,5%	+ rückfettend, +verdickend

allem bei Körperlotionen oder Sonnenschutzprodukten erwünscht ist, diese Stoffe nennt man Spreitmittel.

12.3.4 Gelbildner und Verdickungsmittel

Gelbildner, manchmal auch Quell- oder Schleimstoffe, Verdickungs- oder Bindemittel genannt, bilden in einem Lösungsmittel ein netzartiges, dreidimensionales Gelgerüst aus (◘ Tab. 12.5). Je nach Konzentration wird nur die Viskosität einer Lösung erhöht, um sie leichter gießen zu können (z. B. Duschgel) oder die Konsistenz wird so stark erhöht, dass das Produkt streichfähig wird, ähnlich einer Creme (z. B. Haargel) oder sehr fest und formbar (z. B. Gummibärchen).

12.3.5 Lipide für lipophile, feste oder halbfeste 1- und 2-Phasensysteme

Für lipophile, feste oder halbfeste 1- und 2-Phasensysteme werden auch oben genannte flüssige Lipide, viskositätserniedrigende Substanzen, Spreitmittel für die Lipidphase (► Kap. 12.3.3) sowie Wasser und

mehrwertige Alkohole für die Wasserphase (► Kap. 12.3.2) benötigt.

Feste Lipide, Konsistenzgeber

Feste Lipide sind brüchig und fest. Sie werden benötigt, um die Konsistenz eines Produkts zu erhöhen; deshalb der Name *Konsistenzgeber* (► Übersicht 12.3). Sie werden z. B. für die Herstellung von Stiften ver-

Übersicht 12.3. Konsistenzgeber, feste Lipide und deren Schmelzpunkte

Festes Lipid	Smp. [°C]
Bienenwachs, Ceralan®	61–66
Candellilawachs	?
Carnaubawachs	84–85
Cetylalkohol	46–52
Cetylpalmitat	45–52
Cetylstearylalkohol	49–52
Fettalkohole allgemein	–
Hartfett	30–45
Hartparaffin	50–61
Kakaobutter	31–35
Kokosfett	23–26
Sheabutter, Karitebutter	?
gehärtete Fette, allgemein	–

Übersicht 12.4. Salbengrundlagen, halbfeste Lipide, Basisrezepturen

lipophile Grundlage
Kokosfett
Vaselin
Hartfett
Hartparaffin

lipophile Grundlage mit W/O-Emulgator
Wollwachs
Sheabutter
Wollwachsalkoholsalbe DAB
Eucerin®

Öl-in-Wasser-Grundlage
Basiscreme DAC
Cremaba HT
Nichtionische hydrophile Creme DAB
Nichtionische hydrophile Creme SR/NARF
Wasserhaltige hydrophile Salbe DAB

Wasser-in-Öl-Grundlage (fettend)
Lanolin DAB
wasserhaltige Wollwachsalkoholsalbe DAB
Eucerin®cum Aqua
Kühlsalbe DAB

---

wendet, aber auch um die Konsistenz einer Creme zu erhöhen. Gehen Sie sparsam mit diesen Stoffen um und beachten Sie hier vor allem die Schmelzpunkte. Wird der Schmelzpunkt der Zubereitung höher als die Körpertemperatur, schmilzt der Stift auf der Haut nicht mehr! Cremes können dadurch zu zäh und klebrig werden.

Halbfeste Lipide, Salbengrundlagen

Diese Stoffgruppe ist wichtig für die Herstellung von halbfesten Emulsionen (▶ Übersicht 12.4). Zu ihnen gehört vor allem Vaselin und Wollwachs. Die Konsistenz kann durch flüssige und feste Lipide verändert werden. Durch Zusatz von Emulgatoren kann Wasser eingearbeitet werden. Sheabutter (Karite-Butter), Wollwachs (Lanolin) oder Produkte aus Wollwachs enthalten natürlicherweise einen W/O-Emulgator, Sie benötigen keine weiteren Emulgatoren. Es gibt auch fertige Salbengrundlagen zu kaufen, wie Eucerin® oder Basiscreme DAC, in die nur noch die gewünschten Wirkstoffe eingearbeitet werden müssen.

12.3.6   Emulgatoren, Waschrohstoffe, Lösungsvermittler

Emulgatoren sind amphiphile oder oberflächenaktive Stoffe, die auch Tenside, Waschrohstoffe, Lösungsvermittler, Netzmittel oder Solubilisatoren genannt werden (▶ Kap. 6.1, 6.2). Sie sind die wichtigsten Hilfsstoffe zur Herstellung von Emulsionen,

doch können sie auch in Lösungen als Solubilisatoren oder als waschaktive Substanzen eingesetzt werden. In Reinigungsmilchen und -cremes eingearbeitet, entfernen sie den Schmutz von der Haut. In lipophilen, wasserfreien 1-Phasensystemen sind sie enthalten, um sich bei Anwendung mit dem Wasser der Haut zu verbinden.

Wollen Sie Lösungen oder Waschprodukte herstellen, wählen Sie flüssige Emulgatoren. Für flüssige bis feste Emulsionen können auch feste oder pulverförmige verwendet werden. Wenn Sie den Emulgator auswählen, achten Sie darauf, ob es ein O/W- (leichtes, wässriges) oder W/O- (fettes, reichhaltiges) -Endprodukt sein soll, der Emulgator bestimmt die Phasenverteilung des Endprodukts (◨ Tab. 12.6). Um eine stabile Emulsion/Creme zu erhalten, muss das Massenverhältnis von Wasser- zur Lipidphase dem eingesetzten Emulgator entsprechen:

- lipophile Creme/Emulsion (fettend, reichhaltig), W/O-Emulgator, Massenverhältnis: Lipidphase/Wasserphase > 50/< 50 %,
- hydrophile Creme/Emulsion (leicht, wässrig), O/W-Emulgator, Massenverhältnis: Lipidphase/Wasserphase < 50/> 50 %.

Zur Lipidphase gehören alle Arten von flüssigen, halbfesten oder festen Lipiden, zur Wasserphase zählen auch ein- und mehrwertige Alkohole.

◻ Tabelle 12.6. Emulgatoren, Einsatzkonzentration, Phasenverhältnis, Produkte

oberflächenaktive Substanz	Phasenverteilung	Einsatzkonzentration	Einsatz
anionisch			
Facetensid®	O/W	*	Waschprodukte
Lanette®N	O/W	2–20%	Cremes, Emulsionen
Zetesol®	O/W	2–15%	Waschprodukte
amphoter			
Betain	O/W	2–50%	Waschprodukte
Fluidlecithin®CM		3–20%	Duschgele (kalte Herstellung)
Fluidlecithin®Super		0,5–20%	Emulsionen
Glycintensid®	O/W	*	Waschprodukte
Zetesol®	O/W	2–15%	Waschprodukte
neutral			
Confonder®	O/W	6–13%	Cremes
Mono- / Diglyceride	W/O	5–15%	Cremes, Emulsionen
ethoxylierte Mono /Diglyceride	O/W	5–15%	Cremes, Emulsionen, Lösungen
Emulsan®II	W/O	2–8%	Cremes
Lamecreme®	O/W	5–10%	Cremes
Lösungsvermittler LV41	O/W	0,5–5%	LV in Wasser
Mulsifan®	O/W	ca. 10%	Cremes, LV in Öl und Wasser
Polysorbate, Tween®	O/W	1–10%	LV in Wasser
Sanfteen®	O/W	0,5 –4%	Emulsionen, Waschprodukte
Sheabutter	W/O	3–15%	Cremes
Tegomuls®90S	O/W	2–15%	Cremes
Wollwachs	W/O	5–100%	Cremes
Wollwachsalkohole	W/O	ca. 5%	Cremes
Zuckertenside			
Collagentensid®	O/W	2–40%	Waschprodukte
Haarsoft®HT	O/W	10–30%	Waschprodukte

12.4   3. Baustein: Zusatzstoffe

Mit Zusatzstoffen werden besondere Eigenschaften hervorgerufen. Sie verbessern die Anwendungseigenschaften, Geruch und Farbe eines Produkts. Sie sind nicht immer zwingend notwendig; Parfum- und Farbzusätze sollten eher gemieden werden, im Gegensatz dazu verbessert die Einstellung des pH-Wertes die Qualität und Hautverträglichkeit des Produktes.

12.4.1   Parfum – angenehmer Geruch

Parfumzusätze gelten bei Hautallergien, sensibler Haut, Rosacea, Neurodermitis, Psoriasis, Problem-, Baby- und Kinderhaut als nachteilig. Für alle anderen kann je nach Gusto Parfum zugesetzt werden. Am besten nehmen Sie sich dazu ätherische Öle aus kon-

trolliert biologischem Anbau oder Lebensmittelaromen, sie gelten als unbedenklich (▶ Übersicht 12.5).

Übersicht 12.5. Beispiele ätherischer Öle, Parfumstoffe, Lebensmittelaromen

Orangenschale	Rose
Orangenblüten	Jasmin
Zitrone	Lavendel
Mandarine	Maiglöckchen
Grapefruit	Lotus
Pomeranze	Patchouli
Apfel	Ylang-Ylang
Kokos	Sandelholz
Vanille	Eukalyptus
Erdbeere	Pfefferminze

Aber auch das eigene Parfum kann als Duftstoff verwendet werden, doch können in diesem Fall unvorhergesehene Inkompatibilitäten mit der selbstgerührten Zubereitung auftreten, da die Zusammensetzung von Parfums sehr komplex ist.

Wichtig: Nehmen Sie nur sehr wenige Tropfen von ätherischen Ölen oder des Parfums zum Aromatisieren, der Duft wird sonst zu penetrant. Parfümieren Sie lieber nach einiger Zeit nochmals nach, wenn die Nase wieder entwöhnt ist. Machen Sie auch hier erst wieder den münzgroßen Anwendungstest auf der Haut, ob die Duftstoffzusätze vertragen werden. Mischen Sie dazu erst nur eine kleine Menge der hergestellten Rezeptur mit dem Parfum, damit Sie bei Unverträglichkeit nicht alles wegwerfen müssen.

12.4.2 Farbstoffe, Perlglanzmittel – Farbeffekte

Diese Gruppe sollte in selbsthergestellten Pflegekosmetika möglichst nicht eingesetzt werden, da ihre Vertreter häufige Ursache für allergische Reaktionen sind. Im Gegensatz zum Geruch ist das Farberlebnis nicht so wichtig für die Compliance. Der einzige Farbstoff, der für die eigene Kosmetikherstellung empfehlenswert ist, ist das hautverträgliche Vitamin *Carotinöl*, welches als Wirkstoff und gleichzeitig als orange-roter Farbstoff eingesetzt wird.

12.4.3 pH-Regulatoren, Puffer – Einstellen des physiologischen Haut-pH

Die Haut hat fast überall einen pH-Wert von 5,5. Einen pH-Wert gibt es nur in wässrigen Systemen, da er die Tendenz des Wassermoleküls, sich in Protonen und Hydroxylionen aufzuspalten, angibt (▶ Übersicht 12.6).

Bei Zubereitungen mit hohem Wasseranteil müssen wir daher vor allem auf einen physiologischen pH-Wert achten. Besonders zu berücksichtigen sind hier die Waschprodukte, da sie aufgrund ihrer Bestandteile oft leicht alkalisch sind. Aber auch Cremes und wässrige Lösungen können auf einen leicht sauren pH-Wert eingestellt werden, soweit es

Übersicht 12.6. pH-Werte

Bezeichnung	pH-Wert
stark sauer	0–2
sauer	2–4,5
schwach sauer	4,5–6,5
neutral	7
schwach alkalisch	7,5–9
alkalisch	9–12
stark alkalisch	12–14

die Bestandteile zulassen. Einige Substanzen wirken nur in bestimmten pH-Bereichen optimal (z. B. einige Konservierungsstoffe), weshalb diese Produkte auf einen speziellen pH-Wert eingestellt werden müssen.

Wie geht man vor? Messen Sie zunächst mit pH-Papier den pH-Wert der fertigen Rezeptur. Stellen Sie mit abgekochtem Wasser eine konzentrierte Zitronensäurelösung her. Diese geben Sie tropfenweise zu Ihrer Zubereitung, rühren sie gut um und messen immer wieder den pH-Wert. Dies führen Sie so lange durch, bis er auf 5,5 abgesenkt ist. Die 1. Wahl ist Citronensäure: Sie ist physiologisch, hautverträglich und preiswert. Wenn keine Citronensäure zur Hand ist, kann auch Zitronensaftkonzentrat aus dem Supermarkt verwendet werden.

12.4.4 Spreitmittel – leichtere Verteilung von Lotionen

Spreitmittel erleichtern das Verteilen einer Zubereitung auf der Haut. Das Produkt zieht sich von allein über die Haut, ähnlich wie sich Tinte auf Löschpapier verteilt. Vor allem für Körperlotionen, Sonnenschutzmittel und Körperöle ist dies wünschenswert. Dagegen sollte in Cremes für die Augenpartie diese Stoffklasse komplett gemieden werden, damit die Stoffe nicht in die Augen ziehen und dort zu Reizungen führen. Spreitmittel stammen aus der Gruppe der flüssigen Lipide und wurden in ▶ Kap. 12.3.3 schon besprochen (▶ Übersicht 12.2). In 2-Phasensystemen werden sie mit den übrigen Lipiden gemischt.

12.4.5 Konditionierungsmittel – damit die Haare leichter kämmbar sind

Durch das Waschen werden die Haare entfettet und zusätzlich durch häufig eingearbeitete anionische Tenside negativ aufgeladen. Die Haare »fliegen« und die Kämmbarkeit im nassen wie im trockenen Zustand ist schlecht. Um die Kämmbarkeit zu verbessern, gibt es drei Möglichkeiten:

- Rückfetter (flüssige Lipide, ▶ Kap. 12.3.3): nur geeignet bei trockenen oder strapazierten Haaren, am besten in Form von Kuren oder Konditionern anwenden.
- Eiweißhydrolysate: Diese kurzkettigen Eiweiße legen sich als Film um das Haar und glätten es, es bekommt mehr Substantivität (▶ Übersicht 12.7).
- Quartäre Ammoniumverbindungen: Sie gehören zur Gruppe der oberflächenaktiven Substanzen. Sie dürfen nur in geringer Konzentration eingesetzt werden, da sie in größeren Mengen haut- und umweltunverträglich sind. Sie neutralisieren durch ihre positive Ladung die negativ aufgeladenen Haare und bilden ebenfalls einen schützenden Film um das Haar (▶ Übersicht 12.7).

Übersicht 12.7. Kämmbarkeitshilfen

Substanz	Konzentration
Elastinpulver P	1 Msp./50 g
Haarchitin®	0,2–1,5 %
Keratin	4–10 %
Nuratin® P	4–10 %
Seidenprotein	1–5 %
Haarquat	0,5–1 %

12.5 4. Baustein: Stabilisierung

Als letzte Bestandteile für die Rezeptur benötigen wir unter Umständen Substanzen, die die mikrobiologische und chemische Stabilität verbessern, um eine akzeptable Anwendungsdauer zu ermöglichen. Wasserhaltige, konservierte Zubereitungen, die aus der Eigenproduktion stammen, können i. d. R. bis zu drei Monate stabil sein. Bei sehr guter, hygienisch einwandfreier Herstellung, keimarmen Ausgangsprodukten und hohen Konservierungsstoffkonzentrationen kann auch eine 6–12-monatige Anwendungsdauer erreicht werden. Diese Zeitspanne sollte jedoch nicht als Regelfall angenommen werden. Kürzere Aufbrauchfristen bieten höhere Sicherheit.

Ist eine Zubereitung oxidationsempfindlich, kann man durch frühzeitigen Zusatz von Antioxidantien und entsprechende Gefäße durchaus eine ein- bis zweijährige Anwendungsdauer erreichen. Sind in einer Zubereitung gleichzeitig Wasser und oxidationsempfindliche Stoffe enthalten, wird die Verkeimung in der Regel die schnellere Instabilität sein und sie ist somit zeitbestimmend.

12.5.1 Mikrobiologische Stabilität

Immer wenn Wasser in einer Rezeptur enthalten ist, besteht die Möglichkeit eines schnellen Verderbs durch Verkeimung. Wässrige Lösungen, die unkonserviert sind, dürfen nur wenige Tage, am besten im Kühlschrank, aufbewahrt werden. Es können pathogene Bakterien oder Pilzstämme wachsen oder gesundheitsgefährdende Toxine von ihnen gebildet werden.

Zur Konservierung der Wasserphase gibt es vier Möglichkeiten (▶ Kap. 3.1):

1. Einsatz echter Konservierungsstoffe nach KVO (◩ Tab. 12.7),
2. Einsatz von flüssigen ein- und mehrwertigen, kurzkettigen Alkoholen (◩ Tab. 12.7),
3. Einsatz antimikrobieller oder desinfizierender Wirkstoffe, i. d. R. einige ätherische Öle (z. B. Thymianöl, Nelkenöl),
4. ein starker osmotischer Druck in der Wasserphase durch eine hohe Konzentration an niedermolekularen Stoffen.

Am sichersten ist die Anwendung der Punkte 1 und 2. Es lässt sich sehr leicht der Prozentgehalt von Alkoholen oder Konservierungsstoffen in der Wasserphase berechnen, zudem sind die Werte für eine ausreichende Stabilisierung bekannt. Punkt 3 und 4 sollten nur zur Konservierung herangezogen werden, wenn es sich um eine standardisierte, getestete

◻ Tabelle 12.7. Konservierung, Einsatzkonzentration – pH-Optimum

Konservierungsstoff	pH-Optimum	Konzentration	Hinweise
Ethylparaben	1–8	0,01–0,4 %	
Methylparaben	1–8	0,05–2 % (max. 0,4 %)	
Propylparaben	1–8	0,01–0,03 % (max. 0,4 %)	
konserviertes Wasser NRF	1–8	1	Wasser komplett ersetzen
Paraben K®	1–8	1–2 Tr./10 g Produkt	Mischung
Sorbinsäure	< 5,5	0,05–2 % (max. 0,6 %)	
Kaliumsorbat	< 5,5	0,07–0,28	ansäuern mit 5 Teilen Citronensäure
Benzoesäure	< 5	0,1–0,5 %	
Benzoate	< 5	0,15–0,75	ansäuern mit 5 Teilen Citronensäure
Benzylalkohol	6	max. 1 %	
C-Kons®	< 5	0,3–10 %	Mischung
Euxyl®K 400	3–7	3 Tr /10 g Produkt	thermoinstabil
*Heliozimt®K	–	1–2 Tr /10 g Produkt	Mischung
*Propylenglycol	–	ab 20 % d. Wasserphase	hohe Konzentrationen hautreizend
*Glycerin	–	ab 20 % d. Wasserphase	hohe Konzentrationen hautreizend
*Isopropanol	–	ab 15 % (V/V)	hohe Konzentrationen hautreizend
*Ethanol	–	ab 20 % (V/V)	hohe Konzentrationen hautreizend

* Diese Substanzen sind keine Konservierungsstoffe nach KVO, haben aber in den angegebenen Konzentrationen einen konservierenden Effekt in Kosmetika

Rezeptur handelt. Es liegen keine sicheren Werte für diese Art der Stabilisierung vor.

Wenn Sie ohne Konservierung auskommen wollen, stellen Sie sehr kleine Mengen her oder frieren Sie 5-Tages-Portionen ein. Während der Herstellung muss genauestens auf die Hygiene geachtet werden. Verwenden Sie Abgabegefäße mit extrem kleinen Öffnungen (Tube, Spender) oder entnehmen Sie die Zubereitung mit einem Spatel. Lagern Sie das Produkt im Kühlschrank. Die Menge sollte maximal einer 1-wöchigen Anwendungsdauer entsprechen.

12.5.2 Chemische Stabilität

Für die chemischen Veränderungen der Inhaltsstoffe ist vor allem der Sauerstoff in der Luft verantwortlich, unterstützt durch Licht und Wärme. Es werden die ungesättigten Kohlenwasserstoffketten angegriffen, die in Form von Fettalkoholen oder Fettsäuren in der Kosmetik verarbeitet werden (▶ Übersicht 12.8). Durch den Sauerstoffangriff wird das Produkt

ranzig. Es entstehen gesundheitsschädliche freie Radikale und Spaltprodukte der betroffenen Substanzen. Dieser Vorgang kann sehr leicht und ohne Gesundheitsrisiko für uns verhindert werden, in dem Antioxidantien zugesetzt werden, bevor die Reaktion in Gang kommt. Am besten, weil physiologisch

Übersicht 12.8. Stoffklassen mit ungesättigten KW-Ketten

Fettalkohole
Fettsäuren
Fette
Wachse
Cholesterinester
Mono- und Diglyceride
Emulgatoren, Tenside
waschaktive Substanzen
Eiweiß-Fettsäurekondensate
Verdicker

unbedenklich, ist eine Kombination von Vitamin E- und C-Estern (*INCI: Tocopherolacetat, -palmitat, -linoleat; Ascorbylpalmitat;* Antiranz®). Weitere Möglichkeiten sind Gallate und Phenolderivate *(INCI: Propyl-, Octyl Gallate, BHT, BHA).* Je nach Anzahl der Doppelbindungen, ist die Reaktion mit Sauerstoff langsam (Anwendungsdauer bis 1 Jahr) oder sehr schnell (Anwendungsdauer max. 4 Wochen). Um sicherzugehen, sollten bei der Verwendung der in ▶ Übersicht 12.8 genannten Substanzklassen antioxidative Vitamine eingearbeitet werden. Paraffine und Silikone sind dagegen oxidationsstabil.

Chemische Instabilitäten können auch durch Licht und Wärme entstehen. Die Substanzen werden durch kühle Lagerung in lichtundurchlässigen Gefäßen geschützt. Auch das Endprodukt sollte entsprechend behandelt werden.

12.6   5. Baustein: Inkompatibilitäten

Wechselwirkungen zwischen den Inhaltsstoffen einer Zubereitung kommen häufiger bei der rezepturmäßigen Herstellung von Arzneimitteln vor. Das Substanzsortiment zum Selbstrühren von Kosmetika ist überschaubar und mit nur wenigen Problemsubstanzen durchzogen, wie z. B. oberflächenaktive Substanzen und Konservierungsstoffe. Ich werde mich deshalb bei diesem Punkt sehr kurz fassen, um Sie nicht zu verwirren.

Es werden zwei Arten von Wechselwirkungen unterschieden:
- manifeste Inkompatibilitäten,
- larvierte Inkompatibilitäten.

Manifeste Inkompatibilitäten sind sofort zu erkennen. Das Produkt zeigt eine Phasentrennung, Ausflockung, extreme Viskositätsänderung, Verfärbung oder Ähnliches. Das Produkt ist nicht zu retten und muss beseitigt werden.

Larvierte Inkompatibilitäten sind nicht gleich, manchmal erst nach Wochen oder Monaten, teilweise auch nie zu erkennen. In Kosmetika reagieren oft Konservierungsstoffe unbemerkt mit anderen Stoffen, wodurch sie ihre antimikrobielle Aktivität einbüßen, das Produkt verkeimt schneller. In Arzneimittel-Rezepturen tritt die larvierte Inkompatibilität eher bei Arzneistoffen auf. Sie verlieren ihre Wirksamkeit. Dies ist eine gefürchtete Wechselwirkung, die nur mit viel Erfahrung aufgedeckt wird. Der Grund liegt in physikalischen und chemischen Wechselwirkungen zwischen den Inhaltsstoffen, z. B. Kationen-Anionen- und pH-abhängige Reaktionen, Reaktionen zwischen Phenolen und Macrogolstrukturen, Störungen von 2-Phasensystemen durch oberflächenaktive Stoffe, Kristallisationen etc. Durch Wechselwirkungen mit Sauerstoff, Licht und Wasser können Produkte auch bei unsachgemäßer Aufbewahrung durch Hydrolyse, Razemisierung, Photoreaktionen, Oxidationen und Reduktion verderben.

Übersicht 12.9. Beispiele ionogener kosmetischer Substanzen und Substanzklassen

Anionisch	Anionisch	Kationisch
Fettalkohole, Seifen	Alginate	Benzalkoniumbromid/-saccharinat
Alkylsulfate	Carmellose-Natrium	Benzethomiumchlorid
Sodium Lauryl Sulfate	Polyacrylate	Calcium
Fettalkoholethersulfate	Salicylsäure	Cetrimonium Bromid
Sulfosuccinate	Tannine, Gerbstoffe	Chlorhexidindigluconat
Fettsäure-Salze	Thymol	Magnesium
Eiweiß-Fettsäure-Kondensate	Triclosan	TMS
Fruchtsäuresalze	Citronensäure	Quartäre Ammoniumverbindungen

12.6.1 Kationen-Anionen-Reaktionen

Ionogene Wechselwirkungen sind auch im Kosmetikbereich denkbar, da viele der Emulgatoren anionisch sind. Jedoch ist die Anzahl der ionogenen Wirkstoffe eher gering. Die höchste Gefahr besteht darin, anionische mit kationischen (»Quats«, Konservierungsstoffe) oberflächenaktiven Substanzen zu mischen, oder anionische Emulgatoren mit zweiwertigen Kationen. Es entstehen unwirksame Salze oder Phasentrennungen. Diese Kombination ist zu vermeiden. Eine der Gruppen der ionogenen Stoffe ist gegen Stoffe mit gleicher Ladung oder neutrale Substanzen auszutauschen.

12.6.2 pH-abhängige Reaktionen

pH-Abhängige Reaktionen treten bei mittelstarken bis schwachen Säuren und Basen auf. Im Kosmetikbereich betrifft dies vor allem einige Konservierungsstoffe und die Gruppe der Fruchtsäuren. Durch den Einfluss des pH-Wertes entstehen wiederum anionische oder kationische Moleküle, so dass oft auch eine Anion-Kation-Wechselwirkung beobachtet wird.

Bei einigen Konservierungsstoffen bestimmt der pH-Wert den Wirkbereich. Liegt der pH-Wert nicht im Wirkbereich, wirkt das Konservierungsmittel nicht antimikrobiell, die Zubereitung ist nicht konserviert und verkeimt (◘ Tab. 12.7).

Bei Fruchtsäuren weiß man, dass die Wirkungen vom pH-Wert abhängen, je saurer die Zubereitung, desto stärker keratolytisch und später epidermolytisch wirken sie. Ist das Produkt nur schwach sauer oder neutral, sind sie nur noch feuchtigkeitsspendend (► Kap. 4.3).

12.6.3 Phenol-Ether-Wechselwirkungen

Phenolische Verbindungen können über das Proton des Phenols mit dem Ethersauerstoff von Macrogolen oder Cellulose-Ethern Brückenbindungen eingehen, die zwar im Einzelnen sehr schwach sind, sich aber aufgrund der Polymerstruktur zu einer starken Verbindung addieren. Die Inkompatibilität tritt vor allem zwischen phenolischen Wirk-/Konservierungsstoffen mit Macrogolverbindungen (häufig neutrale Emulgatoren) oder neutralen Celluloseethern (Hydrogelbildner) auf (► Übersicht 12.10).

Bei einer manifesten Reaktion bricht die Emulsion oder das Gel verliert seine Viskosität, der Gelbildner flockt aus. Kritischer sind die larvierten Reaktionen, da sie anfangs unbemerkt bleiben. Durch die Tendenz von oberflächenaktiven Stoffen ab einer bestimmten Konzentration Mizellen zu bilden, kann durch macrogolhaltige Emulgatoren ein phenolischer Wirk- oder Konservierungsstoff eingeschlossen werden, wodurch das Produkt wirkungslos wird oder nicht mehr vor Verkeimung geschützt ist. Diese Reaktion kann nur verhindert werden, indem man diese Stoffgruppen nicht miteinander kombiniert.

Übersicht 12.10. Substanzen/-gruppen mit phenolischer Struktur und neutrale Polymere mit Etherbrücken und polymerhaltige Grundlagen

Phenole	**Polymere**
Catechine	Macrogole
Eugenol	Macrogol-Glyceryl-Fettsäureester
Flavonoide	Macrogolfettalkoholether
Gallate	Macrogolfettsäureester
Parabene	Macrogol-Sorbitan-Fettsäureester
Polyphenole	neutrale Celluloseether
Salicylsäure	Hydroxyethylcellulose
Tannine	Methylcellulose
Thymol	Basiscreme DAC
Triclosan	Nichtionische Hydrophile Creme DAB

12.6.4 Grenzflächenaktive Stoffe

Eine in der Kosmetik eher seltene Wechselwirkung besteht zwischen hydrophilen, oberflächenaktiven Wirkstoffen und lipophilen W/O-Cremes. Sie stören das Emulsionssystem, wodurch die Viskosität stark beeinträchtigt wird. Werden hydrophile, oberflächenaktive Substanzen in O/W-Emulsionen eingearbeitet, können Mischmizellen gebildet werden, die auch zum Brechen der Emulsion führen (manifest) oder den Wirkstoff in einer Mischmizelle einschließen und dessen Wirkung vermindern können (larviert). Substanzen in der Kosmetik, die am ehesten zu solchen Reaktionen führen können, sind Polidocanol *(INCI: Laureth-8/9)* gegen Juckreiz (z. B. bei Neurodermitis) und alkoholische Lösungen, z. B. Pflanzenextrakte. Bemerken Sie solch eine Wechselwirkung bei Ihrer Rezeptur, tauschen Sie am besten die Wirkstoffe aus; statt der alkoholischen Pflanzenextrakte können auch Öle oder isolierte Pflanzeninhaltsstoffe verwendet werden.

12.7 6. Baustein: Allgemeine Herstellungsregeln

Sie haben sich jetzt die Bestandteile Ihrer Rezeptur zusammengesucht, haben entschieden welche Wirkstoffe Sie benötigen, in welche Grundlage Sie diese einarbeiten wollen und haben das Ganze mit Zusätzen und Stabilisatoren vervollständigt. Wie verarbeitet man das Ganze jetzt am besten? Im Folgenden werde ich Ihnen einige grundlegende Herstellungsabläufe erklären und einige Tipps zur Fehlerbehebung geben.

Bevor wir loslegen, sortieren Sie zunächst Ihre Rezepturbestanteile. Was sind meine Wirkstoffe (W)? Welche Substanzen gehören zur lipophilen Phase (sind fettlöslich = L)? Welche Substanzen gehören zur hydrophilen Phase (sind wasserlöslich = H)? Welche Substanzen sind unabhängig von der Phasenzugehörigkeit thermoinstabil oder flüchtig (!)? Welche Stoffe wirken oberflächenaktiv, emulgierend, waschaktiv oder lösungsvermittelnd (E)? Kennzeichnen Sie dies am besten mit Buchstaben und Zeichen wie in Klammern oben gezeigt!

12.7.1 Vorbereitungen

Damit auch im privaten Bereich die minimalsten Hygieneanforderungen gewährleistet sind und stabile, keimarme Produkte entstehen, sollte Folgendes durchgeführt werden:
- Arbeitsfläche frei räumen,
- zum Abwischen oder Reinigen möglichst ein frisch gewaschenes Handtuch, einen neuen Lappen oder besser Papier von einer Küchenrolle verwenden,
- Arbeitsfläche reinigen,
- Arbeitsfläche desinfizieren mit Ethanol 70 % oder Isopropanol 60–70 %,
- Geräte und Abgabegefäße reinigen,
- Geräte und Abgabegefäße desinfizieren (s. o.), bei Bedarf mit abgekochtem Wasser Reste des Alkohols ausspülen,
- Schmuck an den Händen ablegen (Ringe, Armbänder, Uhr),
- lange Haare zurückbinden,
- Hände waschen und eventuell desinfizieren,
- kochen Sie eine größere Menge destilliertes/demineralisiertes Wasser ab, lassen Sie es 5 min sieden und decken Sie es anschließend ab.

12.7.2 Wässrige Lösungen, Waschprodukte

Konservierung

Diese Produktgruppe muss unbedingt konserviert werden, da sie aufgrund des hohen Wasseranteils am anfälligsten für Keime ist. Bauen Sie die folgenden Konservierungsmöglichkeiten in die unten angegebenen Herstellungsschritte ein.
1. Sie können als Wasserbasis konserviertes Wasser (Apotheke) anstelle destillierten/demineralisierten Wassers verwenden, dieses braucht auch nicht abgekocht zu werden.
2. Geben Sie, der hergestellten Masse entsprechend, zum Schluss etwas von den fertigen Konservierungsstoffmischungen (z. B. Paraben®K, Heliozimt®K etc.) hinzu.
3. Wenn Sie mit den reinen, kristallinen Konservierungsstoffen arbeiten, benötigen Sie eine Waage für Massen unter 100 mg (durch Anwendung fertiger Lösungen können Sie dies umgehen). Parabene und Sorbinsäure löst man am besten in kochendem Wasser, Kaliumsorbat löst sich auch in kaltem.
4. Enthält die Wasserphase mehr als 20 % Ethanol, Isopropanol, Propylenglycol, Glycerin oder eine ebensolche Mischung, reicht dies zur Konservierung aus.

1. Alle Stoffe sind wasserlöslich

- Wasser abkochen und auf Raumtemperatur (RT) (20–25 °C) abkühlen.
- Gewünschte Masse abgekochtes oder konserviertes Wasser in ein Becherglas einwiegen.
- Nacheinander alle abgewogenen Feststoffe in Wasser lösen.
- Danach alle flüssigen Substanzen einrühren.
- Beim fertigen Produkt unter Umständen den pH-Wert kontrollieren und mit Citronensäurelösung oder Zitronensaftkonzentrat auf 5,5 einstellen (▶ Kap. 12.4.3).
- (Konservieren mit Fertiglösungen).
- Parfümieren mit hydrophilen oder ethanolischen Lösungen. [Bei Zusatz von ätherischen Ölen oder Parfümölen vgl. 2.»Einige Stoffe sind lipophil/unlöslich in Wasser«.]

2. Einige Stoffe sind lipophil/unlöslich in Wasser

- Die lipophilen Stoffe, meistens ätherische Öle oder ölige Parfumzusätze, zunächst mit dem Lösungsvermittler, Emulgator oder der Waschsubstanz gründlich mischen.
- Vorhandenes Ethanol oder Isopropanol zu dieser Mischung geben.
- In einem getrennten Gefäß abgekochtes, abgekühltes oder konserviertes Wasser abwiegen.
- Darin alle wasserlöslichen Bestandteile lösen.
- Die wässrige Lösung in die lipophile Mischung gießen, gut umrühren.
- pH-Wert einstellen.
- (Konservieren mit Fertiglösungen, Antioxidantien).

12.7.3   Ölige Lösungen, Massageöle, Badeöle

Antioxidantien

Ölige Lösungen enthalten keine Wasserphase (sonst wären es Emulsionen, Milchen); eine Verkeimung ist nicht möglich! Wir benötigen keine Konservierung. Aber durch ungesättigte Verbindungen in den meisten Lipiden können diese ranzig werden. Man setzt ihnen Antioxidantien wie Vitamin-E-Acetat, Vitamin-C-Palmitat oder Antiranz® (Fertigmischung) zu, 4 Tr./100 g sind ausreichend. Diese gibt man am besten direkt in die Vorratsflasche des fetten

Öls, wenn man diese das erste Mal öffnet. Ist das Öl schon älter, nützt der Antioxidantienzusatz nichts mehr, die Oxidationsreaktion hat sich schon verselbstständigt und kann nicht mehr gestoppt werden! Zusätzlich können der Kosmetikrezeptur weitere Antioxidantien hinzugefügt werden, da die antioxidativen Vitamine auch eine positive Wirkung auf der Haut ausüben (bis zu 5 % Konzentration möglich).

1. Herstellung öliger Lösungen ohne oberflächenaktive Substanzen

- Flüssige Lipide nacheinander in ein Becherglas/ Glas einwiegen, verrühren.
- Lipophile Wirk- und Hilfsstoffe einzeln einmischen.
- Antioxidantien zusetzen.

2. Herstellung öliger Lösungen mit oberflächenaktiven Substanzen

- Wirkstoffe mit dem Emulgator, Waschrohstoff oder Lösungsvermittler in einem Becherglas verrühren.
- Flüssige Lipide in die Mischung einrühren.
- Antioxidantien zusetzen.

12.7.4   Gele

Die kosmetisch genutzten Gele sind i. d. R. Hydrogele (auf Wasserbasis), deshalb gilt in Bezug auf die Konservierung das Gleiche wie in ▶ Kap. 12.7.2 »Konservierung« gesagt. Wenn Sie keine speziellen Verarbeitungshinweise für den Gelbildner vom Hersteller erhalten, gibt es zwei Möglichkeiten, die unter den nächsten beiden Punkten zur Verarbeitung erklärt werden. Welche der beiden Methoden die günstigere ist, kann nur durch austesten herausgefunden werden.

Gelbildner einrühren

- Wasser abkochen, abkühlen auf RT.
- Gewünschte Masse abgekochtes, abgekühltes oder konserviertes Wasser in ein Becherglas einwiegen.
- Wasserlösliche Feststoffe darin lösen.
- Gelbildner aufstreuen, absinken lassen oder vorsichtig einrühren, ohne viele Luftblasen zu produzieren.

- Wasser-Gelbildnergemisch solange abgedeckt stehen lassen, bis alles durchgequollen ist, keine Gelklumpen mehr zu sehen sind (30 min bis 6 h).
- Alle übrigen flüssigen Bestandteile in das fertige Gel einrühren.
- Nach Bedarf pH-Wert einstellen.
- Nach Bedarf Konservieren mit Fertiglösungen.

Gelbildner anreiben

- Gelbildner mit Ethanol, Propylenglycol oder Glycerin in einer Schale klumpenfrei anreiben, dadurch wird der Gelbildner feinkörnig in dieser Flüssigkeit verteilt.
- Wasser abkochen, abkühlen auf RT.
- Gewünschte Masse abgekochtes, abgekühltes oder konserviertes Wasser in ein Becherglas einwiegen.
- Wasserlösliche Feststoffe darin lösen.
- Die wässrige Lösung unter ständigem Rühren in die Gelbildneranreibung gießen.
- So lange vorsichtig (luftblasenfrei) weiterrühren, bis ein gleichmäßiges Gel entsteht.
- Restliche Flüssigkeiten zusetzen.
- Nach Bedarf pH-Wert einstellen.
- Nach Bedarf Konservieren mit Fertiglösungen.

12.7.5 Feste, lipophile 1-Phasen-Produkte, Stifte, Balsame

Um mehr oder weniger feste lipophile Produkte zu erhalten, benötigt man ausreichend feste Lipide, die wir in einem Wasserbad schmelzen müssen, um sie mit den übrigen Stoffen homogen vermischen zu können. Kennzeichnen Sie hydrophile Wirkstoffe und thermoinstabile (Kakaobutter!) Substanzen in Ihrer Rezeptur, da sie besonders behandelt werden müssen. Flüchtige Substanzen möglichst nicht verwenden, sie lassen sich kaum einarbeiten. Da auch in dieser Zubereitung kein Wasser enthalten ist (sonst wäre es eine Creme, Lotion), muss nicht konserviert werden. Aufgrund der Lipide müssen jedoch, wie in ▶ Kap. 12.7.3 »Antioxidantien« beschrieben, antioxidative Stoffe zugesetzt werden.

Herstellung eines lipophilen 1-Phasensystems ohne thermoinstabile oder hydrophile Substanzen

- In eine hitzebeständige Glas- oder Plastikschale alle Zutaten (+ Antioxidantien) einwiegen.
- Die Schale in ein heißes Wasserbad (oder Topf mit Wasser) geben.
- Unter häufigem Umrühren die Mischung solange erwärmen, bis gerade alles geschmolzen ist (nicht überhitzen!).
- Heiß in eine Stifthülse oder ein Döschen abfüllen.

Herstellung eines lipophilen 1-Phasensystems mit thermoinstabilen oder hydrophilen Substanzen

- In eine feuerfeste Glas- oder Plastikschale die Lipide (außer Kakaobutter!), Emulgatoren (die für die hydrophilen Wirkstoffe benötigt werden) und hitzestabile Wirkstoffe einwiegen.
- Die Schale in ein heißes Wasserbad (oder Topf mit Wasser) geben.
- Unter häufigem Umrühren die Mischung gerade solange erwärmen, bis alles geschmolzen ist.
- Die Mischung mindestens auf 40 °C kalt rühren und dann erst die thermoinstabilen Substanzen zusetzen.
- Lauwarm in ein Döschen abfüllen, in Stifte lässt sich die Mischung aufgrund der hohen Viskosität nicht einfüllen.

Herstellung eines lipophilen 1-Phasensystems mit Kakaobutter

Kakaobutter ist ein sehr beliebter, hautfreundlicher Konsistenzgeber, er ist auch ein Hauptbestandteil von Schokolade! Doch er hat beim Verarbeiten seine Tücken. Kakaobutter darf maximal auf 35 °C erhitzt und geschmolzen werden, sonst wird sie anschließend nicht mehr richtig fest. Es wird ein Thermometer benötigt, um ständig die Temperatur der Kakaobuttermasse zu kontrollieren. Sicherheitshalber das Wasserbad max. auf 40–45 °C heizen. Beim Entwickeln von später festen Kakaobutter-Rezepturen sollten deshalb keine hochschmelzenden Lipide oder Emulgatoren wie Bienenwachs, Carnaubawachs, Lanette N etc. verarbeitet werden. Die Herstellungsprinzipien laufen ansonsten analog wie oben erläutert, nur bei sehr niedriger Temperatur, so dass auch weitere thermoinstabile Substanzen keine Probleme bereiten.

12.7.6 Emulsionssysteme, Cremes, Lotionen, Milchen

Es handelt sich um 2-Phasensysteme mit einer Lipid- und Wasserphase. Teilen Sie Ihre Rezeptur in lipophile Substanzen und Lipide, hydrophile Stoffe und Wasser, in Emulgatoren, thermolabile und flüchtige Stoffe auf.

Konservierung und Antioxidantien

Die Rezeptur muss wegen der wässrigen Phase, wie in ▶ Kap. 12.7.2 »Konservierung« angegeben, konserviert werden. Durch die Lipidphase wird üblicherweise auch ein Oxidationsschutz benötigt, wie in ▶ Kap. 12.7.3 »Antioxidantien« beschrieben.

Herstellung eines 2-Phasensystems ohne Wirkstoffe

- Emulgatoren, (Antioxidantien), flüssige und feste Lipide in eine Schale einwiegen.
- Die Lipidmischung auf einem Wasserbad schmelzen und auf 70–75 °C erwärmen. (Messen Sie in der Lipidphase die Temperatur.)
- Wasser abkochen, die gewünschte Masse an 70–75 °C heißem Wasser abwiegen.
- Wenn vorhanden, thermostabile, hydrophile Flüssigkeiten (z. B. Glycerin) zum Wasser geben. Gegebenenfalls nochmals auf 70–75 °C erwärmen.
- Die 70–75 °C heiße wässrige Phase zügig in die 70–75 °C heiße Lipidphase einrühren.
- Schale aus dem Wasserbad nehmen und ohne Unterbrechung bis auf 25 °C kalt rühren.
- Handelt es sich um ein O/W-System, können zum Schluss die Verdunstungsverluste nochmals mit kaltem, abgekochtem Wasser ausgeglichen werden.
- Nach Bedarf Konservierung, Antioxidantien, pH-Wert-Einstellung.

Wichtig! Sieht die Zubereitung während des Kaltrührens aus, als würde sie sich trennen, unbedingt weiterrühren, es könnte sich um eine Phasenumkehr handeln.

Herstellung eines 2-Phasensystems mit hydrophilen, thermoinstabilen oder flüchtigen Wirkstoffen

- Die Herstellung erfolgt in den grundlegenden Schritten wie oben!
- Lipophile, thermostabile Wirkstoffe, Emulgatoren, (Antioxidantien), flüssige und feste Lipide in eine Schale einwiegen.
- Die Lipidmischung auf einem Wasserbad schmelzen und auf 70–75 °C erwärmen. (Messen Sie in der Lipidphase die Temperatur.)
- Wasser abkochen, einen Großteil der gewünschten Wassermenge von 70–75 °C abwiegen.
- Thermostabile, hydrophile Flüssigkeiten und Feststoffe (z. B. Glycerin, Totes Meer Salz) zum Wasser geben. Gegebenenfalls nochmals auf 70–75 °C erwärmen.
- Die 70–75 °C heiße wässrige Phase zügig in die 70–75 °C heiße Lipidphase einrühren.
- Schale aus dem Wasserbad nehmen und ohne Unterbrechung bis auf 25 °C kalt rühren.
- Thermoinstabile, hydrophile Feststoffe in der zurückgehaltenen Teilmenge kalten Wassers lösen, in die kalte Creme einrühren.
- Thermoinstabile, lipophile Feststoffe in einer kleinen Menge Öl, flüssigem Wachs oder Ethanol lösen, in die kalte Creme einrühren.
- Unter Umständen vor der Zugabe von flüchtigen Substanzen verdunstetes Wasser (kalt) ergänzen.
- Flüchtige oder thermoinstabile Flüssigkeiten in die kalte Creme einrühren.
- Nach Bedarf Konservierung, Antioxidantien, pH-Wert-Einstellung.

Viskositätsveränderungen

Ist die Viskosität unbefriedigend, zu flüssig oder zu fest, können Sie dies durch kleine Rezepturänderungen verbessern. Milchige, flüssige Zubereitung (z. B. Körpermilch) erhält man entweder durch Erhöhen des Wasseranteils oder indem der Lipidphase mehr flüssige Öle oder Wachse (z. B. Jojobaöl, Olivenöl) zugesetzt werden.

Dagegen wird eine Zubereitung cremiger oder viskoser durch Zusatz unterschiedlicher fester Lipide zur Lipidphase (z. B. Cetylalkohol, Hartfett).

Ist der Grund für eine Viskositätsbeeinträchtigung dagegen eine manifeste Inkompatibilität

(▸ Kap. 12.6), müssen störende Stoffkombinationen verändert werden.

Mögliche Instabilitäten und Fehlerbeseitigung bei 2-Phasensystemen

Das Hauptproblem bei 2-Phasensystemen ist die Trennung der Wasser- und Lipidphase: **das Brechen der Emulsion**. Es gibt verschiedene Fehlerquellen, die man nacheinander durchgeht und beseitigt. Wenn möglich, sollte dies vor Zugabe der thermoinstabilen oder flüchtigen Stoffe geschehen. (Wenn sie nicht selbst der Grund dafür sind!) Die Substanzen könnten verdorben, vertauscht oder falsch eingewogen sein, was sehr schnell kontrolliert werden kann. Liegt ein einfacher Herstellungsfehler vor, wird dieser als Nächstes beseitigt. Es können auch Fehler bei der Kombination (z. B. falsches Emulgator-Phasenverhältnis) der Inhaltsstoffe auftreten, diese überdenkt man, sobald man weiß, dass es kein Herstellungsfehler ist. Wenn dies auch nicht zum Erfolg führt, kann es eine manifeste Instabilität (▸ Kap. 12.6) sein, die nur mit viel Erfahrung und Sachkenntnis beseitigt werden kann.

1. Fehler: Zubereitung bricht oder ist unbrauchbar durch Substanzverwechslung, falsche Einwaage oder überschrittenes Verfallsdatum!

Beseitigung: Alle Substanzen auf dem Arbeitsplatz und die Einwaage mit der Rezeptur auf Übereinstimmung kontrollieren, ebenso mit den Verfallsdaten verfahren, die auf allen Rohstoffpackungen vorhanden sein müssen! Bei einer Verwechslung oder abgelaufenen Stoffen, die Rezeptur verwerfen und neu anfertigen.

2. Fehler: Die Creme bricht. Die Lipid- oder Wasserphase war nicht heiß genug, die Mischung hatte keine 70–75 °C!

Beseitigung: Verdunstetes Wasser ergänzen und die Mischung nochmals auf 70–75 °C erwärmen und kalt rühren.

3. Fehler: Die Creme bricht. Es wurde nicht kaltgerührt, zwischendrin wurde das Rühren unterbrochen oder es wurde nicht bis auf 25 °C kaltgerührt!

Beseitigung: Verdunstetes Wasser ergänzen und die Mischung nochmals auf 70–75 °C erwärmen und kalt rühren.

4. Fehler: Die Creme bricht. Falsches Emulgator-Phasenverhältnis!

Beseitigung: Wenn Sie eine leicht einziehende, nicht zu fettige O/W-Emulsion herstellen, muss ein O/W-Emulgator eingesetzt werden und der Anteil der wässrigen Phase muss mindestens 50 % (besser mehr) sein! Das Umgekehrte gilt für eine fettende, reichhaltige W/O-Emulsion. Es wird der jeweilige Anteil der äußeren Phase der Rezeptur erhöht.

5. Fehler: Die Creme bricht. Zu wenig oder zu schwacher Emulgator!

Beseitigung: Stimmt das Emulgator-Phasenverhältnis, könnte es sein, dass die Emulgatorkonzentration zu niedrig war. Erhöhen Sie dessen Masse oder geben Sie einen zweiten stärkeren Emulgator hinzu.

6. Fehler: Produkt zerfällt nach einigen Tagen oder verdirbt!

Beseitigung: Das Produkt war nicht ausreichend konserviert oder stabilisiert, die Zubereitung ist zu warm geworden, eine Substanz ist langsam zerfallen oder es sind Inkompatibilitäten aufgetreten. Produkt verwerfen und die Rezeptur korrigieren und mit ausreichend Konservierungsstoffen und Antioxidantien versehen. Rezeptur auf thermoinstabile Stoffe überprüfen und diese unbedingt am Schluss in die 25 °C kalte Zubereitung einarbeiten. Rezeptur kühl und dunkel lagern.

7. Fehler: Es entstehen Wechselwirkungen zwischen den Wirkstoffen, Hilfsstoffen und der Grundlage.

Beseitigung: Diesen Fehler zu beseitigen, benötigt sehr viel Erfahrung. Sie sollten am besten eine ganz neue Rezeptur erstellen, am besten indem Sie sich für andere Wirk- oder Konservierungsstoffe entscheiden; diese sind die häufigsten Quellen für Inkompatibilitäten! Wenn Sie jedoch den Fehler aufdecken wollen, müssen Sie die chemischen Eigenschaften aller eingesetzten Stoffe kennen und unter zur Hilfenahme des NRF und ▸ Kap. 12.6 die Inkompatibilitäten aufdecken.

12.8   7. Baustein: Primärpackmittel und Etikett

Das Abgabegefäß oder Primärpackmittel sollte die Zubereitung zusätzlich vor Licht, Luft und Hautkontakt schützen. Das heißt in erster Linie: undurchsichtige oder gefärbte Gefäße mit kleinen Entnahmeöffnungen. Tiegel, die es in sehr schönen Ausführungen gibt, sind ungeeignet, da sie eine große Luftkontaktfläche bieten und dazu verleiten, die Zubereitung mit dem Finger zu entnehmen. Wenn Sie Gefäße wieder verwenden, müssen sie gründlich gereinigt und anschließend mit 60–70 % Ethanol oder Isopropanol desinfiziert werden.

Auch wenn Sie das Produkt nur für sich selbst anfertigen, sollten Sie ein fett- und wasserfestes Etikett mit mindestens folgenden Angaben anbringen:
- Produktbezeichnung (Tagescreme, Badeschaum etc.),
- alle Inhaltsstoffe,
- Herstellungsdatum,
- geschätzte Anwendungsdauer als Datum.

12.9   Ausgewählte Rezepturbeispiele

[Der Autor und der Verlag übernehmen keine Verantwortung oder Garantie für die Richtigkeit der Herstellungsvorschriften, die Wirksamkeit oder Verträglichkeit der Rezepturen und Substanzen. Jede Dosierung oder Applikation erfolgt auf eigene Gefahr des Verwenders.]

12.9.1   Basisgrundlagen aus dem DAB und DAC

Folgende Rezepturen sind eine Auswahl der Basisgrundlagen des Deutschen Arzneibuchs und des Deutschen-Arzneimittel-Codex. Sie können sie als konservierte Fertigprodukte kaufen oder auch selbst herstellen. Außer den wenigen unten aufgelisteten Rezepturen gibt es noch weitere fertige Creme- und Gelgrundlagen: Eucerin® (verschiedene Ausführungen), Lanolin DAB, Anionische Hydrophile Creme SR, Wasserhaltige hydrophile Salbe DAB, Cremaba HT etc.

Wollen Sie in die angegebenen Rezepturen zusätzlich Wirkstoffe einarbeiten, verfahren Sie am besten folgendermaßen:

Hitzestabile Substanzen geben Sie in die Phase, in der sie sich lösen, und erhitzen sie mit. Dabei:
- **lipophile** flüssige oder feste thermostabile Stoffe in die Lipidphase geben,
- **hydrophile** flüssige oder feste thermostabile Stoffe in das abgekochte Wasser mischen.

Hitzeempfindliche oder flüchtige Stoffe werden in die fertige Grundlage eingerührt. Dabei:
- **hydrophile feste** Wirkstoffe vorher in einem kleinen Teil abgekochtem Wasser oder einer wässrigen Lösung lösen und dann in die Zubereitung einrühren,
- **lipophile feste** Stoffe in wenig flüssigem Öl, Neutralöl oder Paraffin lösen und dann in die Grundlage einrühren,
- **Flüssigkeiten** portionsweise in die kalte Grundlage einrühren.

[Abkürzungen zur Charakterisierung der Rezepturbestandteile, angegeben vor den Substanzen in den Rezepturen: W = Wirkstoff; L = Lipidphase, lipophil; H = Wasserphase, hydrophil; E = Emulgator; G = Gelbildner, Verdicker; ! = thermoinstabil, flüchtig; A = Antioxidans; KS = Konservierung; Br = Brausekomponente; P = Parfum, Duftzusatz; ( ) = eingeklammerte Stoffe nur bei Bedarf hinzufügen!]

Basiscreme DAC

E	Glycerolmonostearat 60	4,0 g
L	Cetylalkohol	6,0 g
L	Neutralöl	7,5 g
L	Weißes Vaselin	25,5 g
E	Macrogol-20-glycerolmonostearat	7,0 g
H	Propylenglycol	10,0 g
H	Gereinigtes Wasser	40,0 g

Lipidphase: Glycerolmonostearat, Cetylalkohol, Neutralöl und weißes Vaselin in einer Schale auf dem Wasserbad schmelzen und auf 70 °C erhitzen.
Wasserphase: abgekochtes Wasser, Macrogol-20-glycerolmonostearat, Propylenglycol in einem Becherglas mischen und auf 70 °C erhitzen.

Die 70 °C heiße Wasserphase in die 70 °C heiße Lipidphase einrühren, die Schale aus dem Wasserbad nehmen und die Creme kalt rühren und das verdunstete Wasser ergänzen.

Diese Creme eignet sich sehr gut zum Einarbeiten von hydrophilen wie auch lipophilen Wirkstoffen.

Nichtionische Hydrophile Creme SR/NRF/DAC

L	Isooctyllaurat/-myristat	10,0 g
E	Nichtionische emulgierende	
	Alkohole DAC	21,0 g
H	Glycerol 85 %	5,0 g
H KS	Kaliumsorbat	0,14 g
H	Wasserfreie Citronensäure	0,07 g
H	Gereinigtes Wasser	63,8 g
(H KS	Heliozimt®HT, C-Kons®)	20 Tr.

Lipidphase: Isooctyllaurat/-myristat, nichtionogene emulgierende Alkohole, Glycerin 85 % in einer Schale auf dem Wasserbad schmelzen und auf 70 °C erwärmen.
Wasserphase: abgekochtes Wasser auf 70 °C erwärmen, (Citronensäure und Kaliumsorbat darin lösen).

Die 70 °C heiße Wasserphase in die 70 °C heiße Lipidphase einrühren, die Schale aus dem Wasserbad nehmen, die Creme kalt rühren, verdunstetes Wasser ergänzen.
Konservierung: Kaliumsorbat und Citronensäure können in der Eigenproduktion auch durch 20 Tr. einer Kaliumsorbat-Fertiglösung ersetzt werden, Parabene eignen sich nicht!

Nichtionische Hydrophile Creme DAB

E	Polysorbat 60	5,0 g
L	Cetylstearylalkohol	10,0 g
L	Weißes Vaselin	25,0 g
H	Glycerol 85 %	10,0 g
H	Gereinigtes Wasser	50,0 g
(H KS	Paraben®K , Heliozimt®HT)	20 Tr.

Lipidphase: Polysorbat, Cetylstearylalkohol, weißes Vaselin in einer Schale auf dem Wasserbad schmelzen und auf 70 °C erwärmen.
Wasserphase: Glycerol 85 % und abgekochtes Wasser in einem Becherglas mischen und auf 70 °C erwärmen.

Die 70 °C heiße Wasserphase in die 70 °C heiße Lipidphase einrühren, die Schale aus dem Wasserbad

nehmen, die Creme kalt rühren, verdunstetes Wasser ergänzen.
Konservierung:
1. 0,1 % Sorbinsäure in abgekochtem heißem Wasser lösen,
2. 0,1 % Methylparaben und 0,04 % Propylparaben in abgekochtem heißem Wasser lösen oder
3. Zugabe von Konservierungs-Fertigmischungen in die kalte Creme.

Carmellose-Natrium-Gel DAB

G	Carmellose-Natrium 600	5,0 g
H	Glycerol 85 %	10,0 g
H	Gereinigtes Wasser	85,0 g
(H KS	Paraben®K , Heliozimt®HT)	20 Tr.

Carmellose-Natrium mit dem Glycerol 85 % anreiben. Abgekochtes, abgekühltes oder konserviertes Wasser vorsichtig in die Anreibung geben, mindestens 60 min quellen lassen.

(**Konservierung:** Das Gel muss konserviert werden, entweder durch konserviertes Wasser oder durch Zusatz von Konservierungsstofflösungen.)

Es lassen sich vor allem hydrophile Stoffe einarbeiten.

Hydroxyethylcellulose-Gel

G	Hydroxyethylcellulose 10 000	2,5 g
H	Glycerin 85 %	10,0 g
H	Gereinigtes Wasser	87,5 g
(H KS	Paraben®K , Heliozimt®HT)	20 Tr.

Herstellung wie unter **Carmellose-Natrium-Gel DAB**.

12.9.2 Erfundene und abgewandelte Rezepturen

An dieser Stelle folgen einige Rezepturen, die von Schülern zusammengesucht, umgearbeitet oder erfunden und anschließend hergestellt wurden. Leider kenne ich von einigen Rezepturen die Orginal-Fundstelle nicht, auch ist mir nicht immer bekannt wie stark Orginal-Rezepturen umgearbeitet wurden. Sicher gibt es auch Ähnlichkeiten zu bestehenden Rezepturen, jedoch ist die Variationsbreite beim Zusammenmischen der Kosmetikrohstoffe sehr gering, so dass durchaus Überschneidungen entstehen können.

Kühlsalbe, Cold Cream DAB

L	Gelbes Wachs (Bienenwachs)	7,0 g
L	Cetylpalmitat	8,0 g
L	Erdnussöl	60,0 g
H	Gereinigtes Wasser	25,0 g
(H KS	Paraben®K , Heliozimt®HT)	20 Tr.
(L A	Antiranz®)	4 Tr.

Lipidphase: Gelbes Wachs, Cetylpalmitat, Erdnussöl in einer Schale auf dem Wasserbad auf 60 °C erwärmen.
Wasserphase: Wasser abkochen und auf 60 °C abkühlen.

60 °C warmes Wasser in die Lipidphase einrühren. (**Stabilisierung:** Antiranz® und Heliozimt®/Paraben®K zusetzen.)

(Parfumöle bei Bedarf zusetzen.)

Hinweis: Rühren Sie gleichmäßig bis die Creme kalt ist! Es tritt sehr leicht Wasser aus!

Das Erdnussöl kann auch durch andere Öle ausgetauscht werden: Mandelöl, Weizenkeimöl, Jojobaöl.

Statt Wasser kann auch ein Blütenwasser verwendet werden (Orangenblüten-, Rosenwasser).

Bodylotion

Als Vorlage wurde Basiscreme DAC verwendet. Die Konsistenz sollte milchiger werden, deshalb wurden die Konsistenzgeber verändert und pflegende, feuchtigkeitsspendende Wirkstoffe zugesetzt.

E	Glycerolmonostearat	4,0 g
L	Kakaobutter	6,0 g
L	Cetylpalmitat	5,0 g
L	Maiskeimöl	31,0 g
W A L	Vitamin E	2,0 g
E	Macrogol-20-monostearat	7,0 g
H	Propylenglycol	10,0 g
W H !	Harnstoff	5,0 g
W H !	Aloe vera Konzentrat 10-fach	1,0 g
H	Gereinigtes Wasser	34,0 g
H KS	Heliozimt®K	20 Tr.

Lipidphase: Glycerolmonostearat, Kakaobutter, Cetylpalmitat, Maiskeimöl, Vitamin E in einer Schale auf dem Wasserbad schmelzen und auf 70 °C erhitzen.

Wasserphase: Großteil des abgekochten Wassers, Macrogol-20-glycerolmonostearat, Propylenglycol in einem Becherglas mischen und auf 70 °C erhitzen.

Die 70 °C heiße Wasserphase in die 70 °C heiße Lipidphase einrühren, die Schale aus dem Wasserbad nehmen und die Creme kalt rühren.

Harnstoff in 5,0 g kaltem, abgekochtem Wasser lösen, in die kalte Creme einarbeiten. Das Aloe-vera-Konzentrat eintropfen, verdunstetes Wasser ergänzen.

Konservierung: Heliozimt® oder C-Kons® eintropfen. Keine Parabene!

Handcreme für trockene, strapazierte Hände

Als Vorlage wurde Basiscreme DAC verwendet. Aufgearbeitet mit besonders pflegenden Lipiden und Wirkstoffen für trockene, fettarme, strapazierte Hände.

L	Weißes Bienenwachs	4,0 g
L	Kakaobutter	6,0 g
L	Sheabutter	15,0 g
L	Dimeticon 350	4,0 g
E	Glycerolmonostearat	4,0 g
E	Macrogol-20-monostearat	7,0 g
H	Glycerin 85 %	10,0 g
H	Gereinigtes Wasser	47,0 g
W H !	Panthenol	5,0 g
W H !	Aloe-vera-Konzentrat 10-fach	10 Tr.
W L	Ringelblumenöl	3,0 g
A	Antiranz®	6 Tr.
KS	Heliozimt®	20 Tr.

Lipidphase: Glycerolmonostearat, Bienenwachs, Kakaobutter, Sheabutter, Dimeticon in einer Schale auf dem Wasserbad schmelzen und auf 70 °C erhitzen.

Wasserphase: abgekochtes Wasser, Macrogol-20-glycerolmonostearat, Glycerin in einem Becherglas mischen und auf 70 °C erhitzen.

Die 70 °C heiße Wasserphase in die 70 °C heiße Lipidphase einrühren, die Schale aus dem Wasserbad nehmen und die Creme kalt rühren.

Panthenol in 5,0 g kaltem, konserviertem Wasser lösen, welches weniger in die Wasserphase eingewogen wurde und in die kalte Creme einarbeiten. Das Aloe-vera-Konzentrat eintropfen, das Ringelblumenöl dazugeben, verdunstetes Wasser ergänzen, Antiranz® zusetzen.

Konservierung: Heliozimt®HT oder C-Kons® eintropfen. Keine Parabene!

O/W-Cremegrundlage

E	Lanette®N	12,0 g
L	Oleyloleat	8,0 g
L	Pflanzenöl	4,0 g
L	Dimeticon 350	4,0 g
H	Propylenglycol	6,0 g
H	Glycerin 85 %	31,0 g
H	Gereinigtes Wasser	35,0 g
A	Antiranz®	4 Tr.

Lipidphase: Lanette®N, Oleyloleat, Pflanzenöl, Dimeticon in einer Schale auf dem Wasserbad schmelzen und auf 70 °C erhitzen.

Wasserphase: abgekochtes Wasser, Propylenglycol, Glycerin in einem Becherglas mischen und auf 70 °C erhitzen.

Die 70 °C heiße Wasserphase in die 70 °C heiße Lipidphase einrühren, die Schale aus dem Wasserbad nehmen und die Creme kalt rühren. Verdunstetes Wasser ergänzen, Antiranz® zusetzen.

Konservierung: Ein Extrazusatz ist nicht nötig, 37 % Glycerin und Propylenglycol stabilisieren ausreichend.

Wirkstoffzusätze: 5,0 g Panthenol in der gleichen Menge abgekochtem Wasser lösen, welches von der Wassergesamtmasse abgezogen wird. Lösung in die kalte Creme einrühren.

5,0 g Harnstoff in der gleichen Menge abgekochtem Wasser lösen, welches von der Wassergesamtmasse abgezogen wird. Lösung in die kalte Creme einrühren.

5,0 g Vitamin-E-Acetat in die Lipidphase geben und miterhitzen.

4 Tr. Azulen (Kamillenwirkstoff) in die fertige Creme eintropfen.

1,0 g Aloe-vera-Konzentrat 10-fach in die kalte Creme einarbeiten.

Ätherische Öle 2,0–5,0 g tropfenweise in die fertige Creme einrühren.

Ersetzen Sie das Pflanzenöl durch fette Öle mit Wirkstoffcharakter, wie z.B. Olivenöl, Nachtkerzenöl, Borretschöl oder Jojobaöl.

Lippenpflegestift

L	Sonnenblumenöl	15,0 g
L	Weißes Bienenwachs	6,0 g
L E	Sheabutter	2,0 g
L A	Vitamin E	6 Tr.

Alles in einer Schale im Wasserbad schmelzen. Nicht zu hoch erhitzen. In Stifthülsen oder Döschen einfüllen.

Lippenpflegecreme

E	Emulgierender Cetylstearylalkohol	8,0 g
L	Weizenkeimöl	25,0 g
L	Kakobutter	4,0 g
L	Cetylalkohol	2,0 g
L A	Vitamin E	3,0 g
H	Gereinigtes Wasser	78,0 g
W H !	Panthenol	5,0 g
W H !	Aloe-vera-Konz. 10-fach	2,0 g
(H KS	Paraben®K, Heliozimt®HT)	22 Tr.

Lipidphase: Emulgierenden Cetylstearylalkohol, Weizenkeimöl, Kakobutter, Cetylpalmitat, Vitamin E in einer Schale auf dem Wasserbad schmelzen und auf 70 °C erhitzen.

Wasserphase: Großteil des abgekochten oder konservierten Wassers auf 70 °C erhitzen.

Das 70 °C heiße Wasser in die 70 °C heiße Lipidphase einrühren, die Schale aus dem Wasserbad nehmen und die Creme kaltrühren.

Panthenol in 5,0 g abgekochtem kaltem oder konserviertem Wasser lösen, in die kalte Creme einarbeiten. Das Aloe-vera-Konzentrat eintropfen, verdunstetes Wasser ergänzen. Antiranz® zusetzen.

Konservierung: Heliozimt®HT, Paraben®K oder C-Kons® eintropfen.

Peeling

Ein Peeling erhält man, indem man in eine der oben genannten Cremes Peelingsubstanzen, wie Olivensteingranulat oder Jojobakügelchen, einarbeitet. Dazu werden sie am besten in die heiße Lipiphase eingestreut und dann wie angegeben die Creme fertiggestellt.

Will man Peelingsubstanzen in eine fertige Cremegrundlage einarbeiten, wird das Pulver zuerst in eine Schale gegeben und nach und nach mit der Creme verrieben. Auf diese Weise (Anreibemethode) entstehen die wenigsten Klumpen.

Hausmittel zum Peelen

Stellen Sie es am besten zur Anwendung frisch her.

Pflanzenöl:

2 Teile fein gemahlenes Salz oder Puderzucker 1 Teil

(Antiranz®)	4 Tr./100 g
(Ätherische Öle)	1 g/100 g
(Mulsifan®)	0,5 Teile

Wenn dieses Peeling auf Vorrat hergestellt wird, sollte Antiranz® 4 Tr./100 g hinzugefügt werden. Sie können das Ganze auch mit ätherischen Ölen und einem hautfreundlichen Emulgator verfeinern. Wasser oder wässrige Lösungen dürfen Sie jedoch nicht einarbeiten, sonst würde sich unser Peelingkörper (Salz oder Zucker) auflösen.

Badeöl

Pflanzenöl (z. B. Sonnenblumen-, Olivenöl)	8 Teile	
Fl. Emulgator (z. B. Polysorbate, Mulsifan®)	1 Teil	
Duftöl, ätherische Öle	1 Teil	
(Antiranz®)	4 Tr./100 g	

In einer Flasche nacheinander ätherische Öle, Emulgator, (Antiranz®) und Pflanzenöl miteinander mischen. Bei Bedarf 20–30 ml in das Badewasser geben.

Bademilch

H-Schlagsahne	8 Teile
Ätherische Öle, Duftöle	0,5 Teile
Honig	1 Teil
(Paraben®K)	2 Tr/10 g
(Antiranz®)	4 Tr./100 g

In einer Flasche Sahne mit ätherischen Ölen mischen. Bei Bedarf Konservierungsstoffe und Antiranz® zufügen.

Nehmen Sie wegen der Haltbarkeit H-Sahne und lagern Sie die Mischung max. 2 Wochen im Kühlschrank. Wird die Bademilch mit Konservierungsstoffen und Antioxidantien stabilisiert, ist sie auch 1 Monat im Kühlschrank haltbar. Stellen Sie am besten bei Bedarf nur eine Portion Bademilch frisch her.

Duschgel, Haarshampoo oder Badezusatz

Für ein Duschgel, Haarshampoo oder Schaumbad benötigt man eine WAS (Konzentration waschaktiver Substanzen) von 10–15 %. Die Waschsubstanzen, die es zu kaufen gibt, sind i. d. R. verdünnte Zubereitungen, so dass man zuerst berechnen muss, wie viel benötigt wird. Für die drei verschiedenen Waschprodukte kann die gleiche Grundlage verwendet werden, durch die Zusätze wird der eigentliche Anwendungsbereich bestimmt. Badezusätze

können eine etwas höhere WAS von 20 % besitzen, aufgrund der Verdünnung im Badewasser.

Duschgel, Haarshampoo, Badezusatz
Grundlage:

E	Betain®	10,0 g
E	Collagentensid	25,0 g
H	Wasser	72,5 g
H	Citronensäurelösung	n. B.
E G	Rewoderm	n. B. (ca. 10 g)
H KS	Heliozimt®HT, Paraben®K	2 Tr./10 g

Folgende Substanzen können n. B. hinzugefügt werden:

Rückfetter:

L	Pflanzenöl	10,0 g

Feuchtigkeitsspendend, pflegend:

W H !	Panthenol	5,0 g
W H !	Aloe-vera-Konz. 10-fach	1,0 g

Indikationsbäder:

W L !	ätherische Ölmischungen	10–15 g

Kämmbarkeitshilfe, Schutzfilm auf Haut + Haar:

W H !	Nuratin P	2,0 g

Haarshampoo:

W L	Pirocton Olamin (gg. Schuppen)	1 %
W H !	Pflanzenextrakte	n. B.

Parfümierung:

W L !	äther. Öle, Duftöle	2–6 Tr.

Vermischen Sie in folgender Reihenfolge: Emulgatoren, Rückfetter, Pirocton Olamin, ätherische Ölmischungen, abgekochtes, abgekühltes Wasser, hydrophile Wirkstoffe, Duftstoffe und Konservierung. Fügen Sie jetzt Rewoderm hinzu, bis die gewünschte Viskosität erreicht ist. Als Letztes stellen Sie mit einer konzentrierten Citronensäurelösung den pH-Wert auf 5,5–6 ein.

Duftende Badebutter

Die Badebutter ist vom Prinzip der Zäpfchen-Herstellung nachempfunden. Sie kann natürlich auch in Zäpfchenformen gegossen werden, es sollte aber unbedingt sichergestellt werden, dass sie nicht mit Zäpfchen »zum Einführen« verwechselt werden! Wird mit Kakaobutter gearbeitet, muss die Form vorher mit Seifenspiritus ausgerieben werden, um die Suppositorien wieder herauslösen zu können. Arbeitet man mit Hartfett braucht die Form nicht besonders vorbereitet werden!

L !	Kakaobutter, Hartfett o. Kokosfett	8 Teile
L	Pflanzenöl	6 Teile
L A	Vitamin E	1,0 g/100 g
E !	Fluidlecithin Super	1,5 Teile
W P L !	Ätherische Öle, Duftöle	1 Teil

Für diese Rezeptur benötigt man niedrig schmelzende feste Fette. Sie werden bei niedriger Temperatur geschmolzen, das Wasserbad sollte 45 °C nicht übersteigen. Vor allem Kakaobutter darf nicht überhitzen, da sie sonst nicht mehr fest wird. Geben Sie nach Belieben ein Pflanzenöl, z. B. Olivenöl, Maiskeimöl, Mandelöl oder Sonnenblumenöl und Vitamin E zu den festen Fetten und erwärmen Sie es mit. Ist alles geschmolzen, wird die Schmelze vorsichtig kaltgerührt bis sie eine cremige Konsistenz hat, bzw. unter 30 °C ist. Jetzt kommt das Fluidlecithin Super (oder ein anderer flüssiger Emulgator) dazu, als Letztes die ätherischen Öle. Die cremige Masse in eine flache Schale oder in einen Eiswürfelbehälter füllen. Im Kühlschrank die Masse fest werden lassen und anschließend in Würfel schneiden oder aus dem Würfelbehälter herauslösen. Die Würfel sollten im Kühlschrank gelagert werden, damit sie nicht zu weich werden.

Brausepulver

Die Rezeptur der »Duftenden Badebutter« kann auch als Brausewürfel oder -granulat hergestellt werden, dazu benötigt man nur eine »Brausemischung«, diese stellt man aus Natriumhydrogencarbonat (NaHCO$_3$) und einer hautverträglichen Säure, wie Citronensäure (NaHCO$_3$/Citronensäure 1/1) oder Weinsäure (NaHCO$_3$/Weinsäure 4/3) her. Diese Pulvermischung könnte man einfach in die obere Rezeptur im cremigen Zustand einarbeiten, Masseverhältnis etwa 1 Teil Fettmasse/2 Teilen Brausepulvermischung oder Sie gehen nach der unten angegebenen Rezeptur vor.

Wichtig ist bei der Herstellung von brausenden Zubereitungen, dass während der Zubereitung keinerlei Wasser hinzugefügt werden darf, nicht einmal in Form von Kristallwasser. Achten Sie unbedingt darauf, wasserfreie Säurepulver zu kaufen.

Badebrausepulver

Br	Natriumhydrogencarbonat	10 Teile
Br	wasserfreie Citronensäure	10 Teile
(Br	o. wasserfreie Weinsäure)	7 Teile
H	Eiweißpulver	2 Teile
L	Pflanzenöl	2,5 Teile
L	niedrig schmelzendes festes Fett	2,5 Teile
L A	Vitamin E	1,0 g/100 g
E	Fluidlecithin® super, oder	
	Polysorbate 60, 80	0,5 Teile
W L !	Ätherische Öle	2 Teile
L A	Carotinöl (zum Färben)	n. B.

Fein gepulvertes Natriumhydrogencarbonat, Citronen- oder Weinsäure und Eiweißpulver (z. B. Milchpulver, Elastin- oder Kollagenpulver) mischen.

Pflanzenöl (z. B. Oliven-, Mandel-, Jojobaöl), Vitamin E, Emulgator, festes Fett (z. B. Kakaobutter, Hartfett, Kokosfett) gerade so erhitzen, dass es schmilzt (s. o.).

Mit der max. 40 °C heißen Fettmasse das Pulver verkneten.

Als Letztes die ätherischen Öle und das Carotinöl einkneten.

Die Masse in eine flache Schale drücken und im Kühlschrank fest werden lassen und die feste Masse in Würfel schneiden. Die Masse kann auch zu Kugeln geformt werden (mit Handschuhen oder Löffeln) oder durch ein grobes Sieb gedrückt werden, es bilden sich Granulatkörner. Anschließend die Kugeln oder Granulatkörner im Kühlschrank fest werden lassen.

Das Brausebad im Kühlschrank lagern, damit die Zubereitung nicht zu weich wird oder schmilzt.

12.10 Literatur, Internetseiten, Bezugsquellen

Um sich Ideen für seine Kosmetikrezepturen zu holen, können Sie verschiedene Bücher und Internetseiten zu Rate ziehen (Beispiele s. u.). Bitte bedenken Sie, dass nicht alle veröffentlichten Rezepturen immer praktisch von den Autoren durchgeführt wurden und keine Informationen über Stabilität und Hautverträglichkeit vorliegen. Gerade im Internet sollten Sie mit äußerster Vorsicht und gesundem Misstrauen auf die Suche gehen, da viele der Rezepturen von Laien ohne galenische, medizinische oder pharmakologische Kenntnisse zusammengestellt wurden. [Ich habe selbst fast auf jeder Internetseite Fehler gefunden!] Führen Sie deshalb bei unbekannten Kosmetikrezepturen, wie bei einer Verschreibung, eine Plausibilitätskontrolle durch. Geprüfte und unbedenkliche Rezepturen finden Sie im DAC/NRF, DAB, SR-Vorschriften und in den Hobbythek-Büchern.

Rohstoffe werden oft nur in großen Gebinden für Hersteller, Labore oder Apotheken hergestellt und verkauft. Kleine Abpackungen für den Endverbraucher sind nur von wenigen Firmen zu erhalten und das Sortiment ist sehr begrenzt, was bei der Rezepturzusammenstellung berücksichtigt werden muss. Die meisten Substanzen, die in den Tabellen und Übersichten des Kapitels 12 genannt werden, sind in kleinen Mengen für den »Selbstrührer« zu kaufen.

12.10.1 Bücher

DAC/NRF: Standardgrundlagen, Hinweise zur Hygiene, Konservierung, Inkompatibilitäten, Substanzmonographien

DAB: Standardgrundlagen

SR-Vorschriften: Standardgrundlagen

Hobbythek spezial, Natürliche Kosmetik selbstgemacht, Jean Pütz, vgs, (andere Hobbythek-Bücher nur noch im Antiquariat erhältlich) verschiedene Kosmetik-Rezepturen

Die schöne Haut, Christiane Laszig, Trias Ehrenwirth

12.10.2 Internetseiten: Rezepturen, Bezugsquellen

www.spinnrad.de; Rezepturen, Rohstoffe, Zubehör

www.meinekosmetik.de; Rezepturen

www.hobby-kosmetik.de; Rezepturen

www.kosmetische-Rohstoffe.de; Rezepturen, Rohstoffe, Zubehör

www.Kosmetik-Zauber.de; Rezepturen, Rohstoffe, Zubehör

www.Hautbalance.de; Rohstoffe

www.naturrohstoffe.de; Rohstoffe

www.nature.de; Rohstoffe

öffentliche Apotheken in Deutschland; Rohstoffe, Zubehör

12

13 Stoffgruppenverzeichnis und -abkürzungen

13.1 Stoffgruppendefinitionen

Anti-Aging Wirkstoffe (Aa) wirken vor allem gegen oxidativen Stress und Photoaging. Sie neutralisieren Radikale, schützen und regenerieren Kollagen, Elastin, Zellen und die DNA.

Abrasiva (Abr) sind Substanzen, die ähnlich einem Schmiergelpapier, Substanzen oder Hornschüppchen von der Haut- oder Zahnoberfläche entfernen. Sie werden auch als Schleifmittel oder Peelingsubstanzen bezeichnet (▶ Kap. 4.7).

Absorptionsmittel (Abs) sind meistens Feststoffe, die je nach Stoffeigenschaften öllösliche oder wasserlösliche Substanzen in sich aufnehmen, ohne dabei selbst gelöst zu werden.

Antifaltenwirkstoffe (AF) führen nachweislich zu einer Verringerung der Faltentiefe und zu einer verbesserten Hautstruktur.

α-Hydroxysäure (AHA) werden auch als Fruchtsäuren bezeichnet. Sie wirken als Antifaltenwirkstoffe, Schälmittel, Feuchtigkeitsspender, jeweils abhängig vom pH-Wert (▶ Kap. 4.3).

Aminosäuren (AmS) sind die Grundbausteine der Eiweiße oder Proteine. Sie zählen zu den NMF (▶ Kap. 4.2.1).

Antihidrotika (Ahi) vgl. Antiperspirantien.

antibakteriell wirkende Substanzen vgl. Antiseptika.

Antimikrobiotika vgl. Antiseptika.

Antioxidantien (AO) schützen Substanzen vor einer Oxidation durch Luftsauerstoff und verhindern dadurch ein Ranzig werden. Sie werden auch als Radikalfänger bezeichnet (▶ Kap. 3.2).

Antiperspirantien (Ahi) verringern die Schweißproduktion. Andere Bezeichnungen sind Antihidrotika oder Antitranspirantien (▶ Kap. 10.2.2).

Antischaummittel (AS) sie verhindern eine übermäßige Entwicklung von Schaum.

Antischuppenwirkstoffe (ASch) wirken einer Schuppenbildung auf der Kopfhaut entgegen (▶ Kap. 9.1.7).

Antiseborrhoika (Asb) verhindern eine übermäßige Talgbildung. Sie werden gegen Seborrhoe der Haut und der Kopfhaut eingesetzt.

Antiseptika (Asep) wirken abtötend oder wachstumshemmend auf Keime, die sich auf der Haut oder in der Mundhöhle befinden. Es sind auch Desinfektionsmittel oder Antimikrobiotika, außerdem zählen die Gerbstoffe, Adstringentien und antibakteriell wirkenden Stoffe dazu.

Antistatika (ASt) verhindern die statische oder elektrische Aufladung der Haare. Erleichtern dadurch das Kämmen und verhindern ein Fliegen der Haare. Sie werden auch als Konditionierungsmittel, Avivagemittel oder Kämmbarkeitshilfen bezeichnet (▶ Kap. 9.1.2).

Antitranspirantien (Ahi) vgl. Antiperspirantien.

Avivagemittel vgl. Antistatika.

Basis-Tenside (BT) sind die Hauptwaschrohstoffe einer Zubereitung (▶ Kap. 5.2.2).

Bindemittel (BM) führen durch Adhäsion zu einem Zusammenhalt pulverförmiger Zubereitungen (▶ Kap. 6.5.3).

Biologischer Zusatzstoff (BZ) bedeutet nur, dass diese Substanzen natürlich gewonnen wurden und aus der Tier- oder Pflanzenwelt stammen, ohne Angabe einer Wirkung (▶ Kap. 4.5).

Chelatbildner vgl. Komplexierungsmittel.

Coemulgatoren (CoE) sind Lipide, die nur leichte Emulgatorwirkung haben und auch als Konsistenzgeber wirken (▶ Kap. 6.2.5).

Cotenside (CoT) sind Waschrohstoffe, die meistens nur in kleinen Mengen eingearbeitet werden und die irritierende Wirkung der übrigen Tenside abschwächen (▶ Kap. 5.2).

Deodorierungsmittel (Deo) verhindern die Entwicklung von Körpergeruch oder überdecken ihn, ohne die Schweißbildung zu hemmen (▶ Kap. 10.2.2).

Desinfektionsmittel vgl. Antiseptika.

Emollentien (Emo) sind Wirkstoffe, die auf der Haut ein weiches Gefühl vermitteln und sie glätten und pflegen. Sie werden auch als Weichmacher bezeichnet; wobei diese Stoffe nicht mit den Substanzen verwechselt werden dürfen, die Plastik als »Weichmacher« hinzugefügt werden (▶ Kap. 4.4).

Emulgatoren (E) sind amphiphile Substanzen, die die Herstellung einer Emulsion ermöglichen (▶ Kap. 6.2).

Emulsionsstabilisatoren (Est) verhindern ein Brechen, bzw. eine Phasentrennung in Emulsionen. Sie können aus unterschiedlichen Substanzklassen stammen.

Farbstoffe (Fa) werden zugesetzt, um der Zubereitung eine angenehme Farbe zu geben. Ihr Einsatz ist durch die Kosmetikverordnung geregelt (▶ Kap. 3.5.1).

Festigersubstanzen (Fst) sind in der Regel Gelbildner, Proteine oder Kunstharze, die Frisuren durch Ausbildung von Gelbrücken zwischen den Haaren, Halt geben (▶ Kap. 9.1.3).

Feuchthaltesubstanz (Hu) vgl. Humectants.

Feuchtigkeitsspendende Substanzen (FS) führen der Haut durch unterschiedliche Prinzipien Feuchtigkeit zu, bewahren deren Feuchte oder verhindern einen übermäßigen transepidermalen Wasserverlust (▶ Kap. 4.2).

Filmbildner (FB) bilden nach der Anwendung einen schützenden oder glänzenden Film auf Haut, Haaren oder Nägeln. Sie stammen meistens aus der Gruppe der Gelbildner (▶ Kap. 6.5.2).

Fruchtsäuren (AHA) ist eine Untergruppe der alpha-Hydroxysäuren. Diese Stoffe werden so genannt, da sie aus Früchten gewonnen werden können (▶ Kap. 4.3).

Glanzbildner vgl. Antistatika.

Gelbildner, Gerüstbildner (GB) führen zusammen mit einer flüssigen Phase zur Ausbildung eines streichbaren Gels. Sie bilden ein zusammenhängendes Gitternetz in der Flüssigkeit. Hierzu zählen auch die Filmbildner, Bindemittel, Emulsionsstabilisatoren, Verdickungsmittel und viskositätserhöhenden Stoffe (▶ Kap. 6.5).

Gelbildner für Oleogele (GB(O)) bilden mit Lipiden als flüssiger Phase ein Gel.

Hautglättende Stoffe (HG) sind gleichzusetzen mit den Emollentien (▶ Kap. 4.4).

Hautpflegesubstanzen (HP) sind gleichzusetzen mit den Emollentien und auch viele andere Wirkstoffe bekommen diese sehr unbestimmte Wirkung zugeordnet.

Humectants (Hu) sind hygroskopische Stoffe, die große Mengen Wasser binden können. Sie führen zu einer Durchfeuchtung der Haut und andererseits verhindern sie auch eine Austrocknung von Creme- und Gelzubereitungen (▶ Kap. 4.2.2).

Kämmbarkeitshilfen vgl. Antistatika.

Keratolytika (Ker) sind Wirkstoffe, die zu einer Erweichung und in höheren Konzentratioen zu einer Auflösung der Hornhaut führen.

Komedogene Substanzen (Kom) fördern die Entstehung von Mitessern (▶ Kap. 4.8).

Komplexierungsmittel (Kx) gehen mit Metallionen stabile Verbindungen ein und verhindern dadurch die katalysatorische Wirkung der Metalle bei der Oxidation der Fette. Sie unterstützen die Wirkung der Antioxidantien und verhindern ein Ranzig werden. Sie werden auch Sequestrierungsmittel genannt (▶ Kap. 3.3).

Konditionierungsmittel (Kon) vgl. Antistatika.

Konservierungsstoffe (KS) verhindern über einen längeren Zeitraum eine Verkeimung der Zubereitungen; häufig wirken sie auch als Antiseptika (▶ Kap. 3.1).

Konsistenzgeber (Kg) erhöhen die Viskosität einer Zubereitung.

Lösungsmittel (LM) sind die Grundlagen flüssiger Zubereitungen (▶ Kap. 3.6).

Lösungsvermittler (LV) führen zu einer Lösung von ansonsten unlöslichen Substanzen in einer Flüssigkeit (▶ Kap. 6.4.3).

Lipide (Li) sind fettartige Substanzen unterschiedlicher chemischer Strukturen (▶ Kap. 6.3).

Liposomenbestandteil (Lpo) sind Stoffe, die zur Bildung von liposomalen Strukturen benötigt werden (▶ Kap. 4.4.2).

Mundpflegemittel (Mu) werden vor allem in der Mundhöhle angewendet. Sie härten den Zahnschmelz, fördern die Demineralisierung, verbessern den Atem, hemmen die Plaquebildung oder verhindern die Zahnsteinbildung (▶ Kap. 11.4.2).

NMF (NMF), natürliche Feuchthaltefaktoren stabilisieren den Feuchtigkeitsgehalt der Hornschicht (▶ Kap. 4.2.1).

Peelingsubstanzen vgl. Abrasiva.

Perlglanzmittel (PG) sind den Trübungsmittel ähnlich, besitzen aber zusätzlich einen Glanzeffekt, der zu einer Irisierung der Zubereitung führt.

pH-Regulierungsmittel (PR) stellen den Säure- oder Basenwert einer Zubereitung ein, oft nicht zu unterscheiden von einer Puffersubstanz (▶ Kap. 3.4).

Phytohormone (Phy) sind in ihrer chemischen Struktur den menschlichen Sexualhormonen sehr ähnlich und wirken als Agonisten oder als Antagonisten an den Steroidrezeptoren.

Pigmente (Pig) sind sehr feine Pulver mit einer hohen Deckkraft, die auch als physikalische UV-Filter verwendet werden (▶ S. 205).

Polyphenole (Po) gehören zu den sekundären Pflanzeninhaltsstoffen. Sie besitzen eine oder mehrere phenolische Strukturen (▶ Kap. 4.6.10).

Provitamine (PV) sind Vorstufen von Vitaminen, die unser Körper zu Vitaminen umbauen kann (▶ Kap. 4.1).

Pudergrundlagen (PG) sind Pulver, die die Hauptmasse eines Puders ausmachen.

Puffer (Pu) sind Stoffgemische aus einem Salz und einer korrespondierenden Säure oder Base. Sie können den pH-Wert in einem begrenzten Maß stabilisieren (▶ Kap. 3.4).

Rückfetter (RF) sind Lipide. Diese Bezeichnung weist darauf hin, dass diese Substanz Waschprodukten zugesetzt wurde, um eine zu starke Entfettung der Haut und der Haare zu verhindern.

Radikalfänger vgl. Antioxidantien.

Repellentien (Rep) sind Mücken- oder Insektenschutzmittel, die ein Stechen oder Beißen der Insekten verhindern sollen.

Schaumstabilisatoren (Sst) fördern die Schaumbildung und die Beständigkeit des Schaums, vor allem in Bade- und Waschprodukten.

Schleifmittel (Sfm) sind Stoffe in Zahnpasten und -gelen, die Verschmutzungen und Beläge von den Zähnen entfernen sollen. Sie sind vom Wirkprinzip den Abrasiva und Peelingsubstanzen gleichzusetzen. Abrasiva werden oft auch als Schleifmittel bezeichnet (▶ Kap. 11.4.2).

Selbstbräuner (Sbr) verbinden sich mit Eiweißen und anderen Substanzen der Hornschicht. Diese Verbindungen sind braun gefärbt. Sie schützen nicht vor UV-Licht (▶ Kap. 8.7).

Sequestrierungsmittel vgl. Komplexierungsmittel.

Solubilisator (LV) vgl. Lösungsvermittler.

Spreitmittel sind besondere Lipide, die das Verteilen einer Emulsion oder Salbe erleichtern.

Tensid (T) sind amphiphile Substanzen, die vor allem zum Reinigen und Ablösen von Schmutz verwendet werden. Sie sind die Hauptkomponenten der Waschprodukte. Sie werden auch Waschrohstoffe genannt (▶ Kap. 5.2).

Treibgase (Tg) sind in Aerosoldosen enthalten, damit ein Versprühen unter Druck möglich ist (▶ Kap. 10.2).

Trübungsmittel (TM) führen zu einer Trübung von durchsichtigen Zubereitungen und verhindern ein Durchscheinen von Licht.

UVA-Filtersubstanz (UVA) sind Stoffe, die UVA-Strahlen abfangen bzw. adsorbieren (▶ Kap. 8.3.1).

UVB-Filtersubstanz (UVB) sind Substanzen, die UVB-Strahlen abfangen bzw. adsorbieren (▶ Kap. 8.3.1).

UV-Breitbandfilter (UVBr) können UVB- und UVA-Strahlen adsorbieren (▶ Kap. 8.3.1).

Verdicker (VD) sind Substanzen, die die Viskosität einer Zubereitung erhöhen. Sie stammen aus verschiedenen Stoffgruppen (▶ Kap. 6.5.3).

Viskositätsregler (Vr) verändern die Viskosität einer Zubereitung. Doch kann anhand des Begriffes nicht ermittelt werden, ob sie erhöht oder gesenkt wird.

Viskositätsstabilisator (Vst) erhöht die Viskosität einer Zubereitung, gleichzusetzen mit den Begriffen Verdickungsmittel und Konsistenzgeber.

Vitamine (Vit) sind lebensnotwendige Substanzen, die unserem Körper von außen zugeführt werden müssen, da er sie nicht selbst herstellen kann. Sie liefern keine Energie. Sie sind als Coenzyme an vielen Körperreaktionen beteiligt (▶ Kap. 4.1).

Waschrohstoffe (T) vgl. Tenside.

Wirkstoffe gegen Neurodermitis (Nd) zeichnen sich durch eine Verbesserung des atopischen Ekzems aus.

Wirkstoffe gegen Psoriasis (Ps) zeichnen sich durch eine Verbesserung der Symptomatik der Schuppenflechte aus.

Xanthine (Xa) wirken lipolytisch, dehydrierend, straffend. Dazu gehören Coffein, Theophyllin und Theobromin. Meistens wird das Coffein als Reinsubstanz oder in Form verschiedener Pflanzenextrakte verwendet.

13

13.2 Abkürzungen der Stoffklassen, wichtiger Wirkungen und Funktionen in den Tabellen und Texten

Aa	Anti-aging-Wirkstoff, gegen oxidativen Stress
Abr	Abrasivum
Abs	Absorptionsmittel
AF	Antifaltenwirkstoff
AHA	alpha-Hydroxysäure, Fruchtsäure, beta-Hydroxysäuren, verwandte Substanzen
Ahi	Antiperspirans, Antihidrotikum, Antitranspirans
AmS	Aminosäure
AO	Antioxidans
Aro	Aromastoff, aromatisierend, Geschmacksstoff
AS	Antischaummittel
Asb	Antiseborrhoikum
ASch	Antischuppenwirkstoff
Asep	Antiseptikum, Antimikrobiotika, antibakteriell
ASt	Antistatika
Bar	Aufbau, Erhalt, Verbesserung, Schutz der Barriereschicht
BM	Bindemittel
BT	Basis-Tensid
BZ	biologischer Zusatzstoff
Cel	Wirkstoffe gegen Cellulitis
CoE	Coemulgator, Konsistenzgeber
CoT	Co-Tensid
Deo	Deodorierungsmittel
Du	durchblutungsfördernd
E	Emulgator
ela	elastizitätsverbessernd, elastin-/kollagenschützend, -aufbauend
Emo	Emollentien, Weichmacher (Haut)
Enz	Enzym
erf	erfrischend, belebend, tonisierend, vitalisierend
Est	emulsionsstabilisierend
etz	entzündungshemmend, antiphlogistisch, antiinflammatorisch
Fa	Farbstoff
FB	Filmbildner
FS	Feuchtigkeitsspendende Substanz

Fst	Festigersubstanzen
fu	fungizid/fungistatisch, pilztötend/pilzwachstumshemmend
GB	Gelbildner, Gerüstbildner
GB(O)	Gelbildner für Oleogele
HG	Hautglättung
hl	heilend, heilungsunterstützend, wundheilungsfördernd
HP	Hautpflegesubstanzen
HS	Hautstraffung
Hu	Humectants, Feuchthaltesubstanz
Ju	Wirkstoff gegen Juckreiz
Ka	Kariesprophylaxe, gegen Kariesbildung
Ker	Keratolytikum
Kg	Konsistenzgeber
Kom	komedogener Stoff
Kon	Konditionierungsmittel
kr	kräftigend, stärkend
KS	Konservierungsstoff
Kx	Komplexierungsmittel, Chelatbildner
Li	Lipide, fettartige Substanz, Lipidkomponente
LM	Lösungsmittel
Lpo	Liposomenbestandteil
LV	Lösungsvermittler, Solubilisator
Mi	Mineral, Spurenelement
Mu	Mundpflegemittel, Fluoridierung
Nd	bei Neurodermitis
NMF	natural moisturizing factor, natürlicher Feuchthaltefaktor
Ox	Oxidationsmittel
Pa	Parfum-, Duftstoff
Pee	Peelingsubstanzen chemisch oder enzymatisch
PG	Pudergrundlage
Phy	Phytohormone
Pig	Pigmente, physikalischer UV-Filter
Po	Polyphenole
PR	pH-Regulierungsmittel
Ps	bei Psoriasis
Pu	Puffer
PV	Provitamin
reg	zell-, hautregenerierend, regenerierend, erneuernd
rei	reizlindernd, beruhigend
Rep	Repellent, Mückenschutzstoff
RF	Rückfetter
Sbr	Selbstbräuner

Sfm	Schleifmittel, Putzkörper (Zähne)	UVs	schützend vor UV-Strahlung (weder
shü	schützend, Haut- und Zellschutz,		chemischer noch mineralischer Filter)
	DNA-Schutz	VD	Verdicker, Konsistenzregulator
Sst	schaumstabilisierend	Vit	Vitamin
Sü	Süßungsmittel (Zahnpflegeprodukte)	Vr	Viskositätsregler
T	Tensid, Waschrohstoff	Vst	viskositätsstabilisierend, viskositätserhöhend
Tg	Treibgas	wa	zellwachstumsfördernd, Förderung
TM	Trübungsmittel		der Proliferation, Zellneubildung
UVA	UVA-Filtersubstanz	Xa	Xanthine, Coffeinderivate
UVB	UVB-Filtersubstanz	zef	Anregung der Zellfunktion, -stoffwechsel,
UVb	biologischer UV-Schutz		entschlackend, entstauend
UVBr	UV-Breitbandfilter	ZuT	Zuckertensid

14 Alphabetische Liste der INCI-Bezeichnungen

14

INCI	Synonym	Funktion/Stoffklasse	Kapitel
Acacia	Gummi arabicum	E, QE	6.2
Acacia farnesiana	Akazie	BZ, FS	4.5
Acetamide MEA	Essigsäuremonoethanolamid	ASt, FS, Kon, Sst	9.1
Acetic Acid	Essigsäure	Pu	3.4
Acetylated Hydrogenated Cottonseed Glyceride	Baumwollsamenöl, acetyliert, gehärtet	ASt, E, Emo, Li	6.3
Acetylated Lanolin	acetyliertes Wollwachs	ASt, E, Emo, Li	6.3
Acetylated Lanolin Alcohol	Wollwachsalkohole, acetyliert	ASt, E, Emo, Li	6.3
Acrylates/C10-30 Alkyl-Acrylate Crosspolymer	Acrylat/Alkylacrylat-Crosspolymer	FB	6.5
Acrylates Copolymer	–	ASt, BM, FB	6.5
Adeps bovis	Rindertalg	Li, Emo	6.3
Adeps suillus	Schmalz, Schweinefett	Li, Emo	6.3
Adipic Acid Dimethylaminohydroxypropyl Diethylenetriamine Copolymer	Adipinsäure/Dimethylaminohydroxypropyl-diethylentriamin Copolymer	ASt, FB, Fst, Kon	9.1
Aesculus hippocastanum	Rosskastanie	etz, zef	4.5, 7.4.6
Agropyron repens	Heublume	BZ	4.5
Alanine	Alanin	AmS, Ast, Kon, NMF	4.2.1, 9.1
Alcloxa (Ladival)	Alantoinat	hl, HP, reg	4.5
Alcohol	Ethanol, Alkohol	Asep, LM	6.4
Alcohol denaturated	Ethanol, vergällt	Asep, LM	6.4
Algae	Meeresalgen	FS	4.5
Algin	Natriumalginat	BM, GB	6.5
Alginic Acid	Alginsäure	BM, GB	6.5
Allantoin	Allantoin	hl, HP	4.5
Aloe barbadensis	Aloe vera	rei, FS	4.5
Alpha-isomethyl ionone	3-Methyl-4-(2,6,6-trimethyl-2-cyclohexen-1-yl)-3-buten-2-on	Pa	1.2.3, 3.5
Alumina	Aluminiumoxid	GB, Sfm, TM	6.5
Aluminium Bromohydrate	Dialuminiumbromidpentahydroxid	Ahi, Deo	10.2.2
Aluminium Chloride	Aluminiumchlorid	Ahi, Deo	10.2.2
Aluminium Chlorohydrate	Dialuminiumchloridpentahydroxid	Ahi, Deo	10.2.2
Aluminium Chlorohydrex	Aluminium-Chlorhydroxypropylenglykolkomplexe	Ahi	10.2.2
Aluminium Chlorohydrex PEG	Aluminium-Chlorhydroxypropylenglykolkomplexe	Ahi	10.2.2
Aluminium Chlorohydrex PG	Aluminium-Chlorhydroxypropylenglykolkomplexe	Ahi	10.2.2

Aluminium Citrate	Aluminiumcitrat	Ahi, Deo	10.2.2
Aluminium Dichlorohydrate	Aluminiumchloridhydroxid	Ahi, Deo	10.2.2
Aluminum/Magnesium Hydroxide Stearate	Aluminium/Magnesiumhydroxid, Stearat	Est	6.5
Aluminium Phenolsulfonate	Aluminiumtris(hydroxybenzolsulfonat)	Asep, Deo	10.2.2
Aluminium Sesquichlorohydrate	Aluminium Sesquichlorhydrat	Ahi, Deo	10.2.2
Aluminum Silicate	Aluminatsilikat (CI 77004)	Abr, Abs, PG, TM	4.6, 5.4.3
Aluminium Starch octebylsuccinate	Stärkederivat	Abs, Vr, TM	6.5.2.
Aluminum Stearate	Aluminiummonostearat	Fa	6.5.3
Aluminum Stearates	Aluminiumdi-/tristearat	Kg, TM	6.5.3
Aluminium Sulfate	Aluminiumsulfat	Ahi, Deo	10.2.2
Aluminium Zirconium Octachlorohydrate	Aluminium-Zirkonium-Salz	Ahi, Deo	10.2.2
Aluminium Zirconium Pentachlorohydrate	Aluminium-Zirkonium-Salz	Ahi, Deo	10.2.2
Aluminium Zirconium Tetrachlorohydrex GLY	Aluminium-Zirkonium-Glycin-Komplex	Ahi, Deo	10.2.2
Aluminium-Zirkonium-Glycin-Komplex	Aluminium Zirconium Trichlorohydrex GLY	Ahi, Deo	10.2.2
Aminomethyl Propanol	2-Amino-2-methyl-1-propanol	Pu, PR	3.4
Ammonia	Ammoniaklösung	Pu	3.4
Ammonium Chloride	Ammoniumchlorid	Pu, VD	3.4, 5.4.3, 6.5
Ammonium Glycyrrhizate	Ammoniumglycyrrhizinat	BZ, HG, reg, rei	–
Ammonium Hydroxide	Ammoniumhydroxid	Pu	3.4
Ammonium Laureth-n Sulfate	PEG(n)-laurylethersulfat, Ammoniumsalz	T	5.2
Ammonium Lauryl Sulfate	Ammoniumlaurylsulfat	T	5.2
Ammonium Xylenesulfonate	Ammoniumxylolsulfonat	T, VD	5.2
Amodimethicone	Dimethicondiaminkondensat	ASt, Kon	9.1
Amyl cinnamal	Amylcinnamal	Pa	1.2.3, 3.5
Amylcinnamyl alcohol	Amylcinnamylalkohol	Pa	1.2.3, 3.5
Anacardium occidentale	Cashewkernöl	Li, Emo	6.3
Ananas sativa	Ananas	AHA, HG	4.3, 4.5
Anise Alcohol	Anisylalkohol	Pa	1.2.3, 3.5
p-Anisic Acid	4-Methoxy-Bentoesäure	Pa	1.2.3, 3.5
Arachidyl Alcohol	Arachidylalkohol	HP	6.3.3
Arachidyl Propionate	Icosanylpropionat	Li, Emo	6.3
Arachis Hypogaea	Erdnussöl	Li, Emo, Kom	4.7, 6.3
Arctium lappa	Klettenwurzel	BZ, fu, HP,	4.5
Argania spinosa	Arganbaum	Aa, Emo, FS, Li	4.4.3, 6.3.1
Arginine	Arginin	AmS, ASt, NMF	4.2.1

INCI	Synonym	Funktion/Stoffklasse	Kapitel
Arginine PCA	Argininpyrrolidincarboxylat	FS	4.2.1
Arnica montana	Arnika	Du	4.5
Ascorbic Acid	Ascorbinsäure	AO, Kx, Pu, Vit	3.2, 4.1
Ascorbyl Glucoside	Ascorbylglucosid	AO	3.2
Ascorbyl Palmitate	Ascorbylpalmitat	AO, Kx, Pu, Vit	3.2, 4.1
Ascorbyl Tetraisopalmitat	Ascorbyl Tetraisopalmitat	AO	3.2
Aspartame	Aspartam,	Cel, Süß	7.4.6
Aspartic Acid	Asparaginsäure	AmS, ASt, FS	4.2.1
Astragalus gummifer	Tragacantha	GB	6.5
Avena sativa	Haferöl	Li, Emo, Vr	6.3
Avocado Oil PEG-11 Esters	Ester des Avocadoöltriglyceride mit PEG	Li, Emo	6.3
Azulene	Azulen	rei, Fa	4.5
Bambusa arundinacea	Bambus (extrakt/-cellulose/-Peelingkörper)	Abr, BZ, ela, Vr	4.5
Batyl Alcohol	Batilol	Li, Emo	6.3
Behentrimonium Chloride	Docosyltrimethylammoniumchlorid	ASt, Kon, KS	9.1
Behenyl Alcohol	Docosan-1-ol	HP	6.3.3
Behenyl Beeswax	Bienenwachs-Behenylderivat	Li, Vr	6.3
Bentonite	Bentonit, CI 77004	Abs, Est, GB	6.5
Benzalkonium Chloride	Benzalkoniumchlorid	Deo, KS	10.2.2
Benzoic Acid	Benzoesäure	KS, PR	3.1.4
Benzophenone-3	Oxybenzonum, Eusolex 4360, Neo Heliopan BB	UVBr	8.3.1
Benzophenone-4	2-Hydroxy-4-methoxy-benzophenon-5-sulfonsäure und ihre Natriumsalze	UVB (UVA)	8.3.1
Benzyl Alcohol	Benzylalkohol	KS, LM	3.1
Benzyl Benzoate	Benzylbenzoat	Pa, LM	1.2.3, 3.5
3-Benzylidene Camphor	3-Benzyliden-campher, Mexoryl SDS-20	UVB	8.3.1
Benzylidene Camphor Sulfonic Acid	3-(4'-Sulfo)-benzyliden-bornan-2-on, Mexoryl SL	UVB	8.3.1
Benzyl Cinnamate	Benzylcinnamat	Pa	1.2.3, 3.5
Benzylic Alcohol	Benzylalkohol	BZ, KS, Pa	1.2.3, 3.5
Benzyl Salicylate	Benzylsalicylat	Asep, Pa	1.2.3, 3.5
Beta Carotene	β-Carotin, CI 40800	AO, PV	4.1
Beta-Sitosterol	Sitosterin	Est, HP	4.4
Betula alba	Birke	etz, haarwuchsfördernd ??	4.5 9.

INCI	Bezeichnung	Kategorie	Nr.
BHA	Butylhydroxyanisol	AO	3.2
BHT	Butylhydroxytoluol	AO	3.2
Biosaccharide Gum-1	Sorbitolpolymer, fermentiert	FS, HP	4.2
Biotin	Biotin	Vit, Haare, Nägel	9.5
Bisabolol	alpha-Bisabolol	BZ, HP	4.5.3
Bis-Ethylenhexyloxyphenol Methoxyphenyl Triazine	2,4-Bis(4-(2-ethylhexyloxy)-2-hydroxyphenyl)-6-(4-methoxyphenyl)-1,3,5-triazin	UVBr	6.3.3
Bisphenylhexamethicone	3,5-Diphenylhexamethicon	ASt, BM, Li, Emo	6.3
Borago officinalis	Borretschöl	Li, Emo, Nd	6.3
Boswellia serata	Weihrauch-Baum (Fette)	hl, HP, Emo	4.5
Brassica campestris Sterols	Rübenkohl	Aa, Phy	4.5, 4.6
Bromochlorophene	2,2´-Methylenbis(6-brom-4-chlophenol)	Deo, KS	10.2.2
5-Bromo-5-Nitro-1,3-Dioxane	5-Brom-5-nitro-1,3-dioxan	KS	3.1
2-Bromo-2-Nitropropane-1,3-Diol	2-Brom-2-nitro-1,3-propandiol	KS	3.1
Bubulum	Rinderfüße, Öl	Li, Emo, LM	6.3
Butane	Butan	Tg	10.3
Butylene Glycol	Butan-1,3-diol	Hu, LM	4.2.2, 6.4
t-Butylhydroquinone	2-tert-Butylhydrochinon	AO	3.2
Butyl Methoxydibenzoyl Methane	1-(4-tert-Butylphenyl)-3-(4-methoxy-phenyl)propan-1,3-dion u. seine Salze; Eusolex 9020, Parsol 1789	UVA	8.3.1.1
Butylparaben	4-Hydroxybenzoesäurebutylester	KS	3.1
Butylphenyl Methylpropional	2-(4-tert.-Butylbenzyl)-Propionaldehyd	Pa	1.2.3, 3.5
Butyl Stearate	Butylstearat	Emo, Kom, Li, Lm	4.7
Butyrospermum parkii/– shea butter –	Sheabutter, Butterbaum	Li, Emo, Kg	6.3, 6.5
Butyrum	Butter	Li, Emo	6.3
Buxus chinensis	Jojobaöl	Li, Emo	6.3
C12-20 Acid PEG-8 Ester	C12-20 Fettsäure-PEG(8)-ester	E, LV	6.2
C18-36 Acid Triglyceride	C18-36 Triglyceride	Li, Emo	6.3
C12-15 Alkyl Benzoate	Benzoesäurefettalkohol(C12-15)-ester	Li, Emo	6.3
C20-40 Alkyl Stearate	Stearinsäurefettalkohol(C20-40)-ester	Li, Emo	6.3
Caffeine	Coffein	BZ, Cel, HS, Xa	4.5, 4.6
Caffein Carboxylic Acid	Coffeinderivat	BZ, Cel, HS, Xa	4.5, 4.6
Calcium Carbonate	Calciumcarbonat, CI 77220	Mu, Pu, Sfm, TM	3.4, 11.4.2
Calcium Disodium EDTA	Natriumcalcium EDTA	Kx	3.3
Calcium Glycerophosphate	Calciumglycerinphosphat	Mu	11.4.2

14

INCI	Synonym	Funktion/Stoffklasse	Kapitel
Calcium Pyrophosphate	Dicalciumpyrophosphate	Sfm	11.4.2
Calendula officinalis	Ringelblume	BZ, HP	4.5
Camelia assamica	Tee, grün, weiß, schwarz	Aa, BZ, Po, Xa	4.5, 4.6
Camelia oleifera	Grüner Tee	BZ, HP	4.5
Camelia sinensis	Tee, grün, weiß, schwarz	Aa, BZ, Po, Xa	4.5, 4.6
Camphor	Campher	Asep, BZ	4.5
Camphor Benzalkonium Methosulfate	3-(4´-Trimethylammonium)benzyliden-bornan-2-on-methylsulfat; Mexoryl SK	UVB	8.3.1.1
Candelilla Cera	Candelillawachs	Li, Emo, FB, Kg	6.3, 6.5
Canola	Rapsöl	Li, Emo	6.3
Caprylic/Capric/Linoleic Triglyceride	gemischte Triglyceride mit Linol-, Capryl-, Caprinsäure	Li, Emo	6.3
Caprylic/Capric/Stearic Triglyceride	gemischte Triester mit Stearin-, Capryl-, Caprinsäure	Li, Emo, LM	6.3
Caprylic/Capric Triglyceride	Neutralöl	Li, Emo, LM	6.3
Caprylolyl Glycine	N-(1-Oxooctyl)glycin	Ju	–
Caprylolyl Salicylic Acid	Caprylsalicylsäure	Ker	5.2
Caprylyl/Capryl Glucoside	gemischtes Glucosid mit Capryl-, Caprinsäure	T	6.3
Caprylyl Glycol	Ethylenoxiddicaprylsäureester	Li, Emo	6.3
Carbomer	Polyacrylsäure	Est, GB	6.5
Carboxymethyl Chitin	Chitin, wasserlösl.	BZ, FS, HG	4.2, 4.5
Cardiospermum halicacabum	Ballonrebe	HP, rei	4.5
Carnauba	Carnaubawachs	Li, Emo, FB, Kg	6.3, 6.5
Carnitin	Carnitin	Cel, zef	–
Carrageenan	Carrageen	BM, Est, GB	6.5
Carthamus tinctorius	Färberdistelöl	Li, Emo, Kom	4.7, 6.3
Carya illinoesis	Pekanussbaum	Aa, Emo, HP, Li	4.4, 4.6
C10-30 Cholesterol/Lanosterol Esters	Cholesterol/Lanosterolester m. C10-30 Fettsäure	E, Emo, KG	4.4
C20-40 Cholesterol/Lanosterol Esters	Cholesterol/Lanosterolester m. C20-40 Fettsäure	E	6.2
Cellulose gum	Carboxymethylcellulose, Carmellose	BM, Est, FB, GB	6.5
Centaurea cyanus	Kornblume	BZ, HP	4.5
Centella asiatica	Centella asiatica, Tigergras	HS, reg	4.5
Cera Alba	Bienenwachs	E, Emo, FB, Kg, Li	6.3, 6.5
Cera Microcristallina	Paraffinwachs	Kg, Li, TM	6.3

INCI-Bezeichnung	Bezeichnung		
Ceramide 1, 2, 3, 6,	Ceramide 1,2,3,6	Emo, HP, Li	4.4.1
Ceresin	Paraffingemisch	ASt, Kg, Li, TM	6.3
Ceteareth- 3, 6, 12, 15, 20, 25, 30, 33	PEG-cetylstearylether	E, V, T	6.2
Cetearyl Alcohol	Cetylstearylalkohol	CoE, Emo, RF, PG, Sst	5.4.3, 6.2
Cetearyl Glucoside	Cetylstearyl-glucosid	E	6.2
Cetearyl Heptanoate	Cetylstearylhexansäureester	Li, Emo	6.3
Cetearyl Isononanoate	Isononansäurecetylstearylether	Li, Emo	6.3
Cetearyl Octanoate	Octansäurecetylstearylester	Li, Emo	6.3
Cetearyl Palmitate	Palminsäurecetylstearylester	Li, Emo	5.4.4, 6.3
Ceteth-16	PEG(16) Cetylether	E, T	6.2
Ceteth-20	PEG(20) Cetylether	E, T	5.2
Ceteth-24	PEG(24) Cetylether	E, T	5.2
Cetraria Islandica	Isländisch Moos	Asep, BZ	4.5
Cetrimonium Chloride o. Bromide	N-Alkyl(C12–C22)trimethylammoniumchlorid/bromid	Asep, Asch, E, Kon, KS	3.1, 9.1
Cetyl Acetate	Cetylacetat	Li, Emo	6.3
Cetyl Alcohol	Cetylalkohol	Emo, HP, Kg, Li, TM	5.4.3, 6.2
Cetyldihydrogenphosphat	–	E	6.2
Cetyl Dimethicone	–	Li, Emo	6.3
Cetyl Dimethicone Copolyol	–	E	6.2
Cetyl Esters	Spermaceti, Walrat	Li, Emo	6.3
Cetyl Hydroxyethylcellulose	Cetylhydroxyethylcellulose	FB	6.5
Cetyl Laurate	Cetyllaurat	Li, Emo, Vr	6.3
Cetyl Octanoate	Cetyl-2-ethylhexanoat	Li, Emo	6.3
Cetyl Palmitate	Cetylpalmitat	Li, Emo	6.3
Cetylpyridinium Chloride	Cetylpyridiniumchlorid	Asep, Deo, E, Ks, Mu	10.2.2, 11.4.2
Cetyl Rcinoleate	Cetylricinoleat	Li, Emo	6.3
Chamomilla recutita	Kamille	BZ	4.5
Chlorbutanol	Chlorbutanolum	KS	3.1.4
Chlorhexidine Digluconate /Diacetate	Chlorhexidin	Asep, Deo, KS, Mu	3.1, 10.2.2, 11.4.2
Chloracetamide	Chloracetamid	KS	3.1
Chlorphenesin	Chlorphenesin	KS	3.1
Chlorthymol	Chlorthymol	Asep, Deo, Mu	10.2.2
Chloroxylenol	p-Chlor-m-xylenol	Deo, KS	10.2.2

14

INCI	Synonym	Funktion/Stoffklasse	Kapitel
Cholesterol	Cholesterin	E, Emo, Lpo	4.4.2, 6.2
Choleth-24	PEG-24-Cholesterolether	E, LV	6.2
Chondrus crispus	Rotalgen, Carrageen	BZ, GB	4.5
Cimicifuga racemosa	Schwarze amerk. Schlangenwurzel	FS	4.5
Cinnamal	Cinnamal	Pa	1.2.3, 3.5
Cinnamyl Alcohol	Cinnamylalkohol	Pa	1.2.3, 3.5
Cinnamomum cassia	Zimt	Asep, BZ	4.5
C13-14 Isoparaffin	C13-14 Isoalkan	Li, Emo, LM	6.3
Citral	Citral	Pa	1.2.3, 3.5
Citric Acid	Citronensäure	AHA, FS, Kx, Pu	3.4, 4.2, 4.3
Citronellol	Citronellol	Pa	1.2.3, 3.5
Citrulline	Citrullin	NMF, AmS	4.2.1
Citrus dulcis	Orange	BZ	4.5
Citrus grandis	Grapefruit	BZ, FS	4.5
Citrus limonum	Zitrone	AHA, BZ	4.5
Citrus medica limonum	Zitronenöl	Cel	4.5, 7.4.6
Cocamide DEA	Kokosfettsäurediethanolamid	E, Sst, T, Vst	5.2, 5.4.3
Cocamide MEA	Kokosfettsäuremonoethanolamid	E, Sst, T, Vst	5.4.3
Cocamide MIPA	Kokosfettsäuremonoisopropanolamid	E, Sst, T, Vst	5.4.3
Cocamidoethylbetain	Kokosfettsäureamidoethylbetain	ASt, Kon, Sst, T	5.2
Cocamidopropylbetain	Kokosfettsäureamidopropylbetain	T	5.2
Cocamidepropylhydroxysultaine	Kokosfettsäureamidopropylhydroxysulfbetain	Sst, T	5.2
Coceth-20	PEG-20-kokosfettalkoholether	E, LV	6.2
Coco Betaine	Kokosdimethylbetain	Sst, T	5.2
Coco-Caprylate/Caprate	gemischte Ester mit Kokosalkoholen	Li, Emo	6.3
Coco Glucoside	Kokosglucoside	T	5.2
Cocoglycerides	Kokoglyceride	Emo, E, Kg, Li	6.3
Coconut Acid	Kokosfettsäuren	E, HP, RF, T	5.2, 5.4.4
Cocos nucifera	Kokosöl	BZ, Emo, Kom, Li	4.7, 6.3
Cocotrimonium Methosulfate	Quart. Ammoniumverbindung	Asep, Asb, ASt	5.2.2
Coffea arabica	Kaffee	BZ, Po, Xa	4.5, 4.6
Cola nitida	Kolanuss	BZ, Po, Xa	4.5, 4.6
Collagen	Kollagen	FS, HG	4.2.4

Collagen Amino Acids	Aminosäure, Peptidgemisch aus Kollagen, hydrolysiert	FS, HG	4.2.4
Copper Gluconate	Kupfergluconat	Zef	–
Corallina officinalis	Rotalge	Cel	7.4.6
Coriandrum sativum	Koriander	Emo, Li, HP	4.5, 6.3.1
Coumarin	Cumarin	Pa	1.2.3, 3.5
Corylus avellana	Haselnussöl	Li, Emo	6.3
C12-13 Pareth-3, 7	ethoxylierte C12-13 Alkohole	E, LV, T	6.2
C10-18 Triglyceride	Glycerintreester mit C10-18 Fettsäuren	Li, Emo	6.3
Cucumis sativus	Gurke	BZ	4.5
Cucurbita pepo	Kürbis	Asb, Emo	6.3.1
Cyclodextrin	Cyclohetapentylose	Abs, Kx	–
Cyclomethicone	Cyclomethicon	ASt, Emo, FS, Li, LM	6.3
Cyclopentasiloxane	Cyclopentylsiloxan	ASt, Emo, Li, LM	6.3.6
Cymbopogon martini	Lemongras	BZ	4.5
o-Cymen-5-ol	4-Isopropyl-m-kresol	KS	3.1
Cysteine	Cystein	AO, ASt,	3.2
Daucus carota	Karotte	BZ, HP	4.5
DEA-Cetyl Phosphate	DEA-Cetylphosphat	E, T	6.2
Decyl Glucoside	Decylglucosid	T	5.2
Decyl Oleate	Decyloleat	Li, Emo	6.3
Decyl Polyglucoside	Decylpolyglucose	Sst, T	5.2
Dehydroacetic Acid	3-Acetyl-6-methyl-2,4(3H)pyrandion	KS	3.1
Desamido Collagen	Desamido Kollagen	FB	6.5
Dextran Sulfate	Schwefelsäuredextranester	BM, FB	6.5
Dextrin	Dextrin	Abs, BM, GB	6.5
Diammonium Citrate	Diammoniumcitrat	Kx, Pu	3.4
Diammonium Phosphate	Ammoniumphosphat	Mu, Pu	11.4.2
Diatomaceous Earth	Diatomeen Erde	Abr, Abs	4.6
Dicalcium Phosphate	Calciumhydrogenphosphat	Mu, Sfm, TM	11.4.2
Dicalcium Phosphate Dihydrate	Calciumhydrogenphosphatdihydrat	Mu, Sfm	11.4.2
Dicaprylyl Carbonate	Di-n-Octylcarbonat	Emo, Li	–
Dicaprylyl Ether	Di-n-Octyl Ether	Emo, Li	–

14

INCI	Synonym	Funktion/Stoffklasse	Kapitel
Diazolidinyl urea	N-Hydroxymethyl-N-[1,3-di(hydroxymethyl)-2,5-dioxo-imidazolidin-4-yl]-N´-hydroxy-methyl-harnstoff	KS	3.1
Dibutyl Adipate	Dibutyladipat	Li, Emo, FB	6.3
Di-C12-13 Alkyl Malate	Dialkyl (C12-13)malat	Li, Emo	6.3
Diethylamino Hydroxybenzoyl Hexyl Benzoate	2-(-4-(Diethylamino)-2-hydroxybenzoyl)-Benzoesäurehexylester	UVA	8.3.1
Dicetyl Phosphate	Dicetylhydrogenphosphat	E	6.2
Dichloro-m-Xylenol	Dichlor-m-xylenol	Asep, Deo	10.2.2
Diethyl Phthalate	Diethylphthalat	FB, LM	–
Diethyl Toluamide	Diethyltoluamid, DEET	Repellent	7.6
Dihydroxyacetone	1,3-Dihydroxyaceton	Selbstbräuner	8.7
Diisopropyl Adipate	Diisopropyladipat	HP	9.1
Diisopropyl Sebacate	Diisopropylsebacat	Emo	6.3.2
Dilauryl Thiodipropionate	Didodecyl-3,3´-thiodipropionat	AO	3.2
Dimethicone	Dimethicon	AS, Emo, HP, Kon, Li	6.3, 9.1
Dimethicone Copolyol	Dimethicon ethoxyliert, propoxyliert	ASt, Li, Emo	6.3
Dimethicone Copolyol Stearate	–	Li, Emo, FS	6.3
Dimethicone Propyl PG-Betaine	Polysiloxan Betain	ASt, E, Kon	9.1
Dimethicone Sodium PG-Propyldimethicone Thiosulfat Copolymer	–	FB	9.1
Dimethiconol	Dimethiconol	AS, Emo, Li	6.3.6
Dimethyl Ether	Ether	LM, Tg	10.2.2
Dimethyl Phthalate	Dimethylphthalat	Rep	7.6
Dimyristyl Phosphate	Dimyristylhydrogenphosphat	E	6.2
Dioctyl Butamido Triazone	4,4´-[(6-[4-((1,1-Dimethylethyl)amino-carbonyl)-phenyl-amino]-1,3,5-triazin-2,4-diyl)diimino]-bis(benzoesäure-2- ethyl-hexylester); Uvasorb HEB	UVB	8.3.1
Dioctylcyclohexane	1,3-Bis(2-ethylhexyl)cyclohexan	Li, Emo	6.3
Dioctyl Sodium Sulfosuccinate	Docusatnatrium	E, T	5.2
Dioctyl Succinate	Bis(2-ethylhexyl)succinat	Li, Emo, FB	6.3
Dipalmitoyl Hydroxyproline	Sepilift®	Ast, reg, HP	–
Diphenyl Dimethicone	Diphenyl dimethicon	E	6.2, 6.3.6

INCI-Bezeichnung	Deutsch		
Dipotassium EDTA	Dikalium EDTA	Kx	3.3
Dipotassium Phosphate	Dikaliumhydrogenphosphat	Pu	3.4
Dipropylene Glycol	Dipropylenglycol	LM	6.4, 10.2.2
Disodium Cocoamphodiacetate	Dinatriumcocoamphodiacetat	Sst, T	5.2
Disodium Cocoyl Glutamate	Glutamincocosfettsäureester-Salze	E, T	5.2.2, 6.2
Disodium EDTA	Dinatrium EDTA	Kx	3.3
Disodium Laneth-5 Sulfosuccinate	Dinatrium Laneth-5-sulfosuccinat	Sst, T	5.2
Disodium Lauramido MEA-Sulfosuccinate	Dinatrium Lauramido MEA-sulfosuccinat	T	5.2
Disodium Laureth Sulfosuccinate	dinatrium Laureth Sulfosuccinat	Sst, T	5.2
Disodium Lauroamphodiacetate	Dinatrium Lauroamphodiacetat	ASt, T, VSt	5.2
Disodium Lauryl Sulfosuccinate	Dinatrium-4-dodecyl-2-sulfonatosuccinat	T	5.2
Disodium PEG-4 Cocamide MIPA-Sulfosuccinate	–	T	5.2
Disodium PEG-10 Laurylcitrate Sulfosuccinate	–	T	5.2
Disodium Phenyldibenzimidazole Tetrasulfonate	2,2´-(1,4-Phenylen)bis(1H-benzimidazol-4,6-disulfonsäure, Mononatriumsalz)	UVA	8.3.1
Disodium Phosphate	Dinatriumhydrogenphosphat	Pu	3.4
Disodium Ricinoleamido MEA-Sulfosuccinate	Dinatrium Ricinoleamido MEA-sulfonatosuccinat	T	5.2
Distarch Phosphate	Distarch Phosphate	Abs, BM	6.5.2
DMDM Hydantoin	1,3-bis-(hydroxy-methyl)-5,5-dimethyl-2,4-imidazolidindion	KS	3.1
Dodecyl Gallate	Dodecylgallat	AO	3.2
Drometrizole Trisiloxane	2-(2H-Benzotriazol-2-yl)-4-methyl-6-(2-methyl-3-(1,3,3,3-tetramethyl-1-(trimethylsilyloxy)-disiloxanyl)propyl)-phenol; Mexoryl XL	UVBr	8.3.1.1
Echinacea purpurea	roter Sonnenhut	Asep, etz, HP, shü	4.5
Echium lycopsis	Natternkopf (Echiumöl)	Emo, Li	4.5, 6.3.1
Echinum plantagineum	Echiumöl	HP, rei	4.5, 6.3.1
EDTA	Ethylendiamintetraessigsäure	Kx	3.3
Elaeis guineensis	Palmkernöl	Li, Emo	6.3, 6.5
Elaeis guineensis	Palmöl	Li, Emo	6.3
Elastin	Elastin	FS, HG	4.2.4
Elastin Amino Acids	Elastinhydrolysat	FS, HG	4.2.4
Equisetum arvense	Schachtelhalm	BZ	4.5
Erodium cicutarium	Reiherschnabelkraut	BZ, Po, Xa	4.5, 4.5

14

INCI	Synonym	Funktion/Stoffklasse	Kapitel
Escin	Aescin	kr	4.5
Esculin	Aesculin	Ka, kr, UVs	4.5
Ethanolamine	2-Aminoethanol	Pu	3.4
Ethoxydiglycol	Ethoxydiglycol	Hu, LM	6.4
Ethyl Acetate	Ethylacetat	LM	6.4
Ethylbutylacetylaminopropionat	IR 3535, EBAAP	Rep	7.6
Ethylcellulose	Ethylcellulose	BM, Est, FB, GB	6.5
Ethylen-Vinylacetat Copolymer	Ethylen-Vinylacetat Copolymer	GB	11.4.2
Ethyl Linoleate	Ethyllinoleat	Emo, Li	6.3
Ethylnicotinate	Ethylnicotinat	Du	9.1
Ethyl Vanillin	Ethylvanillin	Pa	1.2.3, 3.5
Etidronic Acid	Etidronisäure	Kx	3.3
Eucalyptus globulus	Eukalyptus	BZ	4.5
Eugenia caryophyllus	Nelke	Asep, BZ, Deo	4.5, 10.2.2
Eugenol	Eugenol	Asep, BZ, Pa	1.2.3, 3.5
Euphorbia cerifera	Euphorbia Cerifera	HP	4.5, 6.3.1
Euphrasia officinalis	Augentrost	rei, abschwellend	4.5
Evernia prunastri Extract	Eichenmoosextrakt	BZ, Pa	1.2.3, 3.5
Evernia furfuracea Extract	Baummoosextrakt	BZ, Pa	1.2.3, 3.5
Fagus sylvatica	Buche	BZ	4.5
Farnesol	Farnesol	Asep, Deo, BZ, Pa	1.2.3, 3.1, 6 3.5
Fragaria vesca	Erdbeere	AHA	4.3, 4.5
Fructose	Fructose	Hu	4.2.2
Fucogel	Polysaccharidhydrolysat	FS, GB	–
Fucus vesiculosus	Tang	Cel	7.4.6
Gelatin	Gelatine	GB	6.5
Geraniol	Geraniol	Pa	1.2.3, 3.5
Ginkgo biloba	Ginkgo	BZ	4.5
Glaucine	Glaucin®	Cel, zef	7.4.6
Gluconolactone	D-Glucono-1,5-lacton	ela, shü	–
Glucose	Glucose	Hu	4.2.2, 9.1
Glutamic Acid	Glutaminsäure	ASt, FS	4.2.1
Glycerin	Glycerol	Hu, LM	4.2.2, 6.4
Glyceryl Behenate	Glycerinmonobehenat	E, Emo	6.2

Glyceryl Caprate	E, Emo	6.2
Glyceryl Caprylate	E, Emo	6.2
Glyceryl Cocoate	E,Emo	6.2
Glyceryl Hydroxystearate	E, Emo	6.2
Glyceryl Isostearate	E, Emo	6.2
Glyceryl Lanolate	E, Emo	6.2
Glyceryl Laurate	E, Emo, RF	5.4.4, 6.2
Glyceryl Linoleate	E, Emo	6.2
Glyceryl Linolenate	E, Emo	6.2
Glyceryl Myristate	E, Emo	6.2
Glyceryl Oleate	E, Emo	6.2
Glyceryl Polyacrylate	FB	6.5
Glyceryl Ricinoleate	E, Emo	6.2
Glyceryl Sorbitan Oleostearate	E	6.2
Glyceryl/Sorbitol Oleate/Hydroxystearate	E, Emo	6.2
Glyceryl Stearate	E, Emo, Kg, RF	5.4.3, 6.2
Glycine	AmS, NMF, Pu	3.4, 4.2.1
Glycine soja	Li, Emo	6.3
Glycol Distearate	E, Emo, Li, PG, Vst	5.4.3, 6.3
Glycolic Acid	AHA, FS, Pu	3.4, 4.2.1
Glycolipids	Emo	–
Glycol Stearate	E, Emo, PG	5.4.3
Glycosaminglycanes	FS, HG	4.2.
Glycosphingolipids	Emo, Lpo	4.4.1
Glycyrrhetinic Acid	HG, HP, reg, rei	–
Glycyrrhiza glabra/- uralensis	HG, reg, rei	4.5
Alpha-Glucosylrutin	Aa, etz, Po, reg	4.6
Gossypium	Emo, Li	6.3
Guanidine Carbonate	Pu	3.4
Guar Hydroxypropyltrimonium Chloride	ASt, FB, GB, Kon	9.1
Hamamelis virginiana	BZ, HP	4.5
Hectorite	Abs, GB	6.5
Hedera helix	Cel, HS, HG	4.5, 7.4.6
Helianthus annus	Emo, Li	6.3
Heliotropine	BZ	4.5

Glyceryl Caprate — Glycerinmonocaprat
Glyceryl Caprylate — Glycerinmonocaprylat
Glyceryl Cocoate — Monoglyceride m. Kokosfettsäuren
Glyceryl Hydroxystearate — Monoglycerid m. Hydroxystearate
Glyceryl Isostearate — Monoglycerid m. Isostearinsäure
Glyceryl Lanolate — Monoglycerid mit Lanolinfettsäuren
Glyceryl Laurate — Glycerinmonolaurat
Glyceryl Linoleate — Glycerinmonolinoleat
Glyceryl Linolenate — Glycerinmonolinoleat
Glyceryl Myristate — Glycerinmonomyristat
Glyceryl Oleate — Glycerinmonooleat
Glyceryl Polyacrylate — –
Glyceryl Ricinoleate — Glycerinmonoricinoleat
Glyceryl Sorbitan Oleostearate — –
Glyceryl/Sorbitol Oleate/Hydroxystearate — gemischte Ester m. Glycerin und Sorbitol
Glyceryl Stearate — Glycerinmonostearat
Glycine — Glycin
Glycine soja — Sojaöl
Glycol Distearate — Ethylendistearat
Glycolic Acid — Glykolsäure
Glycolipids — Polysaccharid-Lipide
Glycol Stearate — 2-Hydroxyethylstearat
Glycosaminglycanes — Glycosaminglycan
Glycosphingolipids — Glycosphingolipide
Glycyrrhetinic Acid — Enoxolon
Glycyrrhiza glabra/- uralensis — Süßholzwurzel/- blatt, Gan-cao, Flavo-Lakritz
Alpha-Glucosylrutin — Alpha-Glycosylrutin
Gossypium — Baumwollsaatöl
Guanidine Carbonate — Diguanidiniumcarbonat
Guar Hydroxypropyltrimonium Chloride — Guarhydroxypropyltrimethylammoniumchlorid
Hamamelis virginiana — Hamamelis, virginische Zaubernuss
Hectorite — Hektorit
Hedera helix — Efeu
Helianthus annus — Sonnenblumenöl
Heliotropine — Heliotropin, Piperonal

14

INCI	Synonym	Funktion/Stoffklasse	Kapitel
Hesperidin-Methyl-Chalcon	Hesperidin-Methyl-Chalcon	Cel	7.4.6
Hexetidin	Hexetidin	KS, Mu	11.4.2
Hexyl Cinnamal	Hexyl-cinnamaldehyd	Pa	1.2.3, 3.5
Hexyldecyl Laurate	–	Emo, Li	6.3
Hexylene Glycol	Hexylenglycol	Kom, Lm	4.7
Hexyl Laurate	Hexyllaurat	Emo, Li	6.3
Hibiscus esculentus	Hibiskus	AF, Botoxeffekt	4.5
Hibiscus sabdariffa	Hibiskusblütenextrakt	Cel	7.4.6
Hieracium pilosella	Kleines Habichtskraut	Cel, HP, Zef	4.5, 7.4.6
Hippophae rhamnoides	Sanddorn	AHA	4.3
Histidine	Histidin	AmS, NMF	4.2.1
Homosalate	Homosalatum; Eusolex HMS	UVB	8.3.1
Hordeum vulgare	Gerste (Mehl)	Abs	4.5
Humulus lupulus	Hopfen	BZ	4.5
Hyaluronic Acid	Hyaluronsäure	FS, GB, HG	4.2, 6.5
Hydrated Silica	Kieselsäure	Abr, Abs, GB, TM	6.5
Hydrochloric Acid	Salzsäure	Pu	3.4
Hydrogenated Castor Oil	Ricinusöl, gehärtet	Emo, Kg, Li	6.3, 6.5
Hydrogenated Coco-Glycerides	Kokosfett, hydriert	Emo, Kg, Li	6.3
Hydrogenated Coconut Oil	Kokosnussöl, hydriert	Emo, Li	6.3
Hydrogenated Jojoba Oil	Jojobaöl, hydriert	Abr, Emo, Li	6.3
Hydrogenated Lanolin	Wollwachs, hydriert	ASt, Emo, Li	6.3
Hydrogenated Lecithin	Lecithin, hydriert	E	4.4.2, 6.2
Hydrogenated Palm Oil	Palmkernöl, hydriert	E, Emo, Kg, Li	6.3
Hydrogenated Palm/Palm Kernel Oil PEG-6 Ester	–	Emo, Li	6.3
Hydrogenated Peanut Oil	Erdnussöl, hydriert	E, Emo, Li	6.3
Hydrogenated Polyisobutene	2-Methyl-polypropan	HP, Li	–
Hydrogenated Soybean Oil	Sojaöl, hydriert	Emo, Li	6.3
Hydrogenated Talloweth-60 Myristyl Glycol	–	E, LV	6.2
Hydrogenated Tallow Glycerides	Rindertalg, hydriert	E, Emo	6.2
Hydrogenated Vegetable Oil	Pflanzenöl, gehärtet	Emo, Li	6.3
Hydrogen Peroxide	Wasserstoffperoxid	Asep, Ox	11.4.2

Hydrolyzed Algin	Phytosaccharide	etz, shü	–
Hydrolyzed Almond Protein	Mandelproteinhydrolysat	FS, HG	4.2.4
Hydrolyzed Barley Protein	Gerstenproteinhydrolysat	FS, HG	4.2.4
Hydrolyzed Casein	Caseinhydrolysat	ASt, FS, HG	4.2.4
Hydrolyzed Collagen	Kollagenhydrolysat	ASt, FB, FS, GB, HG	4.2.4
Hydrolyzed Elastin	Elastinhydrolysat	ASt, FB, FS, HG	4.2.4
Hydrolyzed Keratin	Keratinhydrolysat	ASt, FB, FS, HG	4.2.4
Hydrolyzed Lupine Protein	hydrolysierte Lupinproteine	FS, HG	4.2.4
Hydrolyzed Milk Protein	Milchproteinhydrolysat	ASt, FS, HG	4.2.4
Hydrolyzed Oat Protein	Haferproteinhydrolysat	ASt, FS, HG	4.2.1
Hydrolyzed Protein	Eiweißhydrolysat	ASt, Kon	9.1
Hydrolyzed Silk	Seidenproteinhydrolysat	ASt, FS, HG	4.2.4
Hydrolyzed Soy Protein	Sojaproteinhydrolysat	ASt, FS, HG	4.2.4
Hydrolyzed Wheat Protein	Weizenproteinhydrolysat	ASt, FS	4.2.4
Hydroxycetyl Hydroxyethyl Dimonium Chloride	Hydroxycetylhydroxyethyldiammoniumchlorid	ASt, Kon	9.1
Hydroxycitronellal	Hydroxycitronellal	Pa	1.2.3, 3.5
Hydroxyethylcellulose	Hydroxyethylcellulose	BM, Est, FB, GB	6.5
Hydroxyethyl Cetyldimonium Phosphate	Hydroxyethyl Cetyldimoniumphosphat	ASt, E, Kon	6.2
Hydroxyethyl Isobutyl Piperidine Carboxylate	Icaridin, Bayrepel, 2-(2-Hydroxyethyl)-1-piperidin-Carbonsäure-Methylpropylester	Rep	7.6
Hydroxyisohexyl 3-cyclohexene carboxaldehyde	Hydroxymethyl-pentyl-cyclohexen-carboxaldehyd	Pa	1.2.3, 3.5
Hydroxyoctacosanyl Hydroxystearate	2-Hydroxyoctacosyl-12-hydroxyoctadecanoat	HP	–
Hydroxypropylcellulose	Hydroxypropylcellulose	BM, Est, FB, GB	6.5
Hydroxypropyl Guar	Hydroxypropylether d. Guar Gummis	ASt, BM, FB, GB	6.5
Hydroxypropyl Methylcellulose	Hydroxypropylmethylcellulose	BM, Est,FB, GB	6.5
Hypericum perforatum	Johanniskraut	BZ, HP	4.5
Ilex paraguariensis	Matestrauch	BZ, Po, Xa	4.5, 4.6
Imidazolidinyl Urea	1,1´-Methylen–bis[3-(1-hydroxy-methyl-2,4-dioxo-imidazolidin-5-yl)harnstoff]	KS	3.1
Inositol	Inosit	ASt, Hu	
Iodopropynyl Butylcarbamate	3-Jod-3-Propynylbutylcarbamat, Glycacil	KS	3.1
Iris florentina, germanica	Iris/Schwertlilie, florentiner, deutsche	FS, HS, Phy	4.5, 4.6
Isoamyl p-Methoxycinnamate	4-Methoxy-zimtsäure-isoamylester; Neo Heliopan E 1000	UVB	8.3.1
Isobutane	Isobutan	Tg	10.2.2

14

INCI	Synonym	Funktion/Stoffklasse	Kapitel
Isobutylparaben	4-Hydroxybenzoesäureisobutylester	KS	3.1
Isododecane	Isododecan	HP	–
Isodecyl Laurate	Isodecyllaurat	Emo, Li	6.3
Isoeugenol	Isoeugenol	Asep, BZ, Pa	1.2.3, 3.5
Isohexadecane	2,2,4,4,6,8,8-Heptamethylnonan	Emo, Li, LM	6.3
Isononyl Isononanoate	Isononylisononanoat	ASt, Emo, Li	6.3
Isopentane	2-Methylbutan	LM, Tg	10.2.2
Isopropyl Alcohol	Isopropanol	AS, LM	6.4
Isopropyl Isostearate	Isopropylisodecanoat	Emo, Li	6.3
Isopropyl Lanolate	Isopropyl Lanolinfettsäureester	ASt, E, Emo, Li	6.3
Isopropyl Myristate	Isopropylmyristat	BM, Emo, Kom, Li, LM	4.7, 6.3, 10.2.2
Isopropyl Palmitate	Isopropylpalmitat	ASt, BM, Emo, Li, LM	6.3
Isopropylparaben	Isopropyl-4-hydroxybenzoat	KS	3.1
Isopropyl Stearate	Isopropylstearat	BM, Emo, Li	6.3
Isoquercetin	Isoquercetin	AO	3.2
Isosteareth-2	Isostearyldiethylenoxidether	E, LV	6.2
Isosteareth-10 Stearate	–	E, LV	6.2
Isotridecyl Myristate	Isotridecylmyristylester	Emo, Li	6.3
Jojoba Esters	gehärtetes Jojobaöl	Emo, HP, Li	6.3.2
Juglans regia	Walnussschalen, pulverisiert	Abr	4.6
Juglans regia	Walnussöl	Emo, Li	6.3
Juglans regia	Walnuss	BZ, Fa	4.5
Juniperus oxycedrus	Wacholder	Asep, BZ	4.5
Juniperi virginiana	Wacholderbeeröl	Cel	4.5, 7.4.6
Kaolin	Kaolin	Abs, Abr	4.6
Lactamide MEA	N-2-Hydroxyethyllactamid	ASt, FS	–
Lactic Acid	Milchsäure	AHA, FS, Kx, NMF, Pu	3.4, 4.2.1, 4.3
Lactis lipida	Kuhmilchfett	Emo, Li	6.3
Lactoferrin	Glycoprotein der Milch	FS, HG	4.2.4
Lanolin	Wollwachs	ASt, E, Emo, Kom, Li, RF	4.7, 6.2, 6.3
Lanolin Alcohol	Wollwachsalkohol	ASt, E, Emo, Li, RF	5.4.4, 6.2, 6.3
Lauramide DEA	Laurinsäurediethanolamid	ASt, Sst, T, Vst	5.2, 5.4.3
Laureth-2	PEG-2 Laurylether	E, LV, T, VD	5.2, 5.4.3, 6.2

Laureth-3	PEG-3 Laurylether	E, LV, T, VD	5.2, 6.2, 9.1
Laureth-4	PEG-4 Laurylether	E, LV, T, VD	5.2, 5.4.3, 6.2
Laureth-7	PEG-7 Laurylether	E, LV, T	5.2, 6.2
Laureth-8	Polidocanol 400, Thesit	Ju, T	–
Laureth-9	Polidocanol 600, Thesit	Ju, T	–
Laureth-10	PEG-10 Laurylether	E, LV, T	5.2, 6.2
Laureth- 8, 9, 11, 12, 13	PEG-8,9,11,12,13 Laurylether	E, LV	6.2
Laureth-25	Polidocanol	E, Ju	9.1
Laureth-6 Carboxylic Acid	–	T	5.2.2
Laureth-11 Carboxylic Acid	–	T	5.2.2
Lauric Acid	Laurinsäure	E	6.2
Lauroyl Collagen Amino Acids	–	ASt, T	5.2
Lauryl Betaine	Laurylbetain	ASt, T	5.2
Lauryl Glucoside	–	T	5.2
Laurylmethicone Copolyol	–	E, Emo	6.2
Lauryl Methyl Gluceth-10 Hydroxypropyldimonium Chloride	–	ASt, Kon	9.1
Lauryl Pyrrolidone	Laurylpyrrolidone	Sst, T, VD	5.4.3
Lavandula angustifolia	Lavendel	BZ	4.5
Lawsonia inermis	Henna	BZ, Fa	4.5
Lecithin	Lecithin	ASt, E, Emo, HP, Lpo	4.4.2, 6.2
Leucine	Leucin	AmS, ASt, FS	4.2.1
Lilium candidum	Madonnenlilie	AO, FS, reg	4.5, 4.6
Limnanthes alba Seed Oil	Weiße Sumpfblume	Emo, HP, Li,	6.3.1.4
Limonene	d-Limonen	Pa	1.2.3, 3.5
Linalool	Linalool	Pa	1.2.3, 3.5
Linoleamide DEA	Linolsäurediethanolamid	ASt, Sst, Vst	5.4.3
Linum usitatissimum	Leinsamenöl	Emo, Li	6.3
Luffa cylindrica	Luffa-Peelingkörper	Abr	4.7
Lycopin	Lycopin	shü	–
Lysine	Lysin	AmS, FS	4.2.1
Macadamia ternifolia	Macadamianussöl	Emo, Li	6.3
Madecassoside	Madecassoside	FS, HS, UVs	4.5
Magnesium Aluminium Silicate	Veegum, Kieselsäure	Abs, GB, TM	6.5
Magnesium Ascorbate	Magnesiumascorbat	AO	3.2

INCI	Synonym	Funktion/Stoffklasse	Kapitel
Magnesium Ascorbyl Phosphate	Magnesiumascorbylphosphat	AF, AO, Vit	3.2, 4.1
Magnesium Aspartate	Magnesiumaspartat	Zef	–
Magnesium Hydroxide	Magnesiumhydroxid	Abs, Pu	3.4, 4.6
Magnesium Laureth Sulfate	–	T	5.2
Magnesium Laureth-8 Sulfate	–	T	5.2
Magnesium Lauryl Sulfate	Laurylhydrogensulfatmagnesium	T	5.2
Magnesium Oleth Sulfate	–	T	5.2
Magnesium PEG-3 Cocamide Sulfate	–	OA	5.2
Magnesium Stearate	Magnesiumstearat	Fa, PG, VD	6.5
Magnesium Sulfate	Magnesiumsulfat	VD	6.5
Malachit	Malachit	Mi	–
Malic Acid	Apfelsäure	AHA, FS, Pu	3.4, 4.2, 4.3
Malva sylvestris	Malve	BZ	4.5
Manganese Gluconate	Mangangluconat	Asep, wa	–
Mangifera indica	Mango, -butter	Emo, HP, Li	4.5, 6.3.1
Mannitol	Mannit	BM, Hu	4.2.2
Maris Sal	Totes Meer Salz, TMS	FS, Nd, Ps	4.2.3
MEA-Laureth Sulfate	MEA Laureth Sulfat	T	5.2
MEA-Lauryl Sulfate	MEA Laurylsulfat	T	5.2
Melia azadirachata	Neembaum	ASch, asep, Du	4.5
Melaleuca alternifolia	Teebaumöl	Asep, BZ	4.5
Melissa officinalis	Melisse	BZ	4.5
Menthol	Menthol	BZ	4.5
Menthyl Lactate	Menthyllactat	BZ, Deo	4.5, 10.2.2
Menthyl Salicylate	Menthylsalicylat	Asep	4.5
Mesembryanthemum crystallinum	Kristall-Mittagsblume	BZ, NMF, UVs	4.5
Methicone	Methicon	AS, Emo, Li	6.3
Methoxy PEG-22 /Dodecyl-Glycol Copolymer	Elfacos e 200	Est, GB	6.5
4-Methylbenzylidene Camphor	3-(4'-Methylbenzyliden)-DL-campher; Eusolex 6300, Parsol 5000	UVB	8.3.1
Methylcellulose	Methylcellulose	BM, Est, GB	6.5
Methylchloro- o. Methylisothiazolinon	5-Chlor-2-methyl-3(2H)-isothiazolon u. 2-methyl-3(2H)-isothiazolon	KS	3.1

14

INCI	Deutsch		Code
Methyldibromo Glutaronitrile	1,2-Dibrom-2,4-dicyanobutan	KS	3.1
Methyl Glucose Sesquistearate	Sesquistearatmethylglucosid	E, Emo	6.2
Methyl Hydroxyethylcellulose	Methylhydroxyethylcellulose	GB	6.5
Methylisothiazolinone	2-Methyl-2H-isothiazol-3-on	KS	3.1
Methylen Bis-Benzotriazolyl Tetramethylbutyl-phenol	2,2´-Methylen-bis(6-(2H-benzotriazol-2-yl)-4-(1,1,3,3-tetramethylbutyl)phenol (org. Pigment)	UVBr	8.3.1
Methyl 2-Octynoate	Methylheptincarbonat	Pa	1.2.3, 3.5
Methylparaben	4-Hydroxybenzoesäuremethylester	KS	3.1
Mica	Mineral/Glimmer	TM, Mi	5.4.3
Microcrystalline Cellulose	Mikrokristalline Cellulose	Abs, Abr, GB, PG, TM	4.6, 6.5
Milk Protein	Milchprotein	FS, HG	4.2.4
MIPA-Laureth Sulfate	MIPA-Laurylsulfat	T	5.2
Montmorillonite	Montmorillonit	Abs, Abr, Est, GB	4.6, 6.5
Morus alba	Weiße Maulbeere	BZ	4.5
Mustela	Nerzöl	Emo, Li	6.3
Myreth-4	PEG-4 Myristylether	E, LV	6.2
Myreth-3 Myristate	Myristinsäure PEG-3 Myristylether	E, Emo, LV, T	6.2
Myristic Acid	Myristinsäure	E	6.2
Myristyl Alcohol	Tetradecanol	Emo, Kg, Li	6.2
Myristyl Myristate	Tetradecylmyristat	Emo, Li, PG	6.3
Neoruscogenin	Wst aus Mäusedorn	HS, Cel	7.4.6
Niacinamide, Niacin	Vit. B3, PP	Bar, Cel, HP, Vit	4.1, 7.4.6
Nonoxynol-10	PEG(10)nonylphenylether	E	6.2, 9.1
Nylon 6/12/66	Nylon-6/12/66	TM, Vr	5.4.3, 6.5.2
Nymphaea alba	Wasserlilie	BZ	4.5
Octadecenedioic Acid	Dioc Acid	Aa, UVs	–
Octocrylene	Octocrilen; Neo Heliopan 303, Uvinul N-539	UVB	8.3.1
Octoxyglycerin	2-Ethylhexylglycerylether	HP	10.2.2
Octoxyglyceryl Behenate	Octoxyglycerylbehenat	E	6.2
Octoxyglyceryl Palmitate	Octoxyglycerylpalmitat	E	6.2
Octyl Dimethyl PABA	4-Dimethylamino-benzoesäure-2-ethylhexylester	UVB	8.3.1
Octyldodecanol	Octyldodecanol	Emo, Li, LM, LV, RF	4.4.1, 5.4.4, 6.3
Octyldodecyl Myristate	2-Octyldodecylmyristat	Emo, Li	6.3
Octyl Gallate	Octylgallat	AO	3.2

INCI	Synonym	Funktion/Stoffklasse	Kapitel
Octyl Methoxycinnamate	4-Methoxy-zimtsäure-2-ethylhexylester; Eusolex 2292, Parsol MCX	UVB	8.3.1
Octyl Octanoate	Octyloctanoat	Emo, Li	6.3, 10.2.2
Octyl Palmitate	Octylpalmitat	Emo, Li	6.3
Octyl Salicylate	Salicylsäure-2-ethylhexylester; Neo Heliopan OS	UVB	8.3.1
Octyl Stearate	Octylstearat	Emo, Li	6.3
Octyl Triazone	2,4,6-Tris[p-(2-ethylhexyl-oxy-carbonyl)anilino]-1,3,5-triazin; Uvinul T 150	UVB	8.3.1
Oenothera biennis	Nachtkerzenöl	Emo, Li, Nd	6.3
Olea europaea	Olive (Fett, Extrakt, Schalen)	Abr, Emo, Po, Li, Phy	4.4, 4.6, 6.3.1
Oleinamphoglycinate	–	OA, T	5.2
Oleth-10, 15,	PEG-10, 15 Oleylester	E, LV, T	6.2
Oleth-3 Phosphate	PEG-3 Oleyletherphosphatester	E, T	5.2, 6.2
Oleyl Betain	Oleylbetain	ASt, T	5.2
Oleyl Erucate	Jojobaöl, künstlich	Emo, Li	6.3
Oleyl Oleate	Oleyloleat	Emo, Li	6.3
Olive Oil PEG-10 Esters	PEG-10 Olivenfettsäureester	E, Emo, LV, RF, T	5.2, 5.4, 6.2
Olus	Pflanzenöle	Emo, Li	6.3
Orbignya oleifera	Babassuöl	Emo, Li	6.3
Oryzanol	p-Oryzanol	ASt, HP, shü	–
Oryza sativa	Reisöl	Emo, Li, Vr	6.3
Oryza sativa	Reisstärke	GB	6.5
Ozokerite	Kohlenwasserstoffe, fest	BM, Kg, Li, TM	6.3
PABA	4-Aminobenzoesäure	UVB	8.3.1
Palmitic Acid	Palmitinsäure	HP, E	6.3.3
Palmitoyl Collagen Amino Acids	–	ASt, T	5.2
Palmitoyl Hydrolyzed Milk Protein	–	ASt, T	5.2
Palmitoyl Oligopeptide	–	T	5.2
Palm Kernel Acid	Palmkernölfettsäuren	Emo, Li	6.3
Panax ginseng	Ginseng	BZ	4.5
Panthenol	D-Panthenol	HP, PV	4.1
Panthenyl Ethyl Ether	Panthenylethylether	ASt, FS	–
Panthenyl Triacetate	D-Panthenyl-Triacetat	HP	4.1

INCI			
Paraffin		Kg, Li, RF, Vr	5.4.4, 6.3
Paraffinum Liquidum		ASt, Emo, Li, LM, RF	5.4.4, 6.3
Passiflora incarnata	Passionsfrucht	AHA, BZ	4.5
Paullinia cupana	Guarana	BZ, Xa	4.5
PCA	Pyrrolidoncarbonsäure, Pidolinsäure	NMF	4.2.1
PCA Dimethicone	PCA-Polysiloxan	HP, Kon	6.3.6
Pectin	Pektin	BM, Est, GB	6.5
PEG 6, 7, div.	Macrogole unterschiedlichen Polymerisationsgrad	Hu, LM	4.2.2, 6.4
PEG-150	Macrogol 6000	BM, FS, LM	5.4.3
PEG-60 Almonds Glycerides	ethoxylierte Mandelglyceride	E	5.2.2, 6.2.4
PEG-8 Beeswax	–	E, LV	6.2
PEG-6 Caprylic/Capric Glycerides	PEG-6 Glycerinmonocaprylic/Capricester	E, RF	5.4.4, 6.2
PEG-7, 35, 36, 40 Castor Oil	Ethoxyliertes Ricinusöl	E, LV, T	5.2, 6.2
PEG-10 Cocoate	–	E, LV	6.2
PEG-15 Cocopolyamine	Kokospolyaminharz	ASt, E, Kon	9.1
PEG-4, 8 Dilaurate	Laurinsäure-PEGester	E, LV	6.2
PEG-3 Distearate	PEG-3 Distearat	E, LV, PG	5.4.3, 6.2
PEG-8 Distearate	PEG-8 Distearat	E, LV	6.2
PEG-12 Distearate	PEG-12 Distearate	E, VD	5.4.3
PEG-150 Distearate	PEG-150 Distearate	E, VD	5.4.3
PEG-60 Evening Primrose Glycerides	–	E	6.2
PEG-7, 30 Glyceryl Cocoate	ethoxylierte Glycerinmonokokosfettsäureester	E, T, VD, LV, RF	5.2, 5.4.3, 6.2
PEG-15 Glyceryl Isostearate	PEG-15 Glycerinisostearat	E, RF	5.4.4, 6.2
PEG-12 Glyceryl Laurate	PEG-12 Glycerinlaurat	E, RF	6.2
PEG-75 Glyceryl Pelargonate	PEG-75 Glycerinpelargonat	E, RF	6.2
PEG-20 Glyceryl Ricinoleate	PEG-20 Glycerinricinoleat	E, RF	6.2
PEG-1, 3 Glyceryl Sorbitan Isostearate	–	E, LV	6.2
PEG-5, 8, 30 Glyceryl Stearate	PEG-5, 8, 30 Glycerinstearat	E, RF, T	5.2, 6.2
PEG-20 Glyceryl Stearate	PEG-20 Glycerinstearat	E, RF	6.2
PEG-200 Glyceryl Tallowate	PEG-200 Glycerinmonotallowate	E, RF, T	5.4.4, 6.2
PEG-2, 7, 20, 25, 40 Hydrogenated Castor Oil	hydriertes, ethoxyliertes Ricinusöl	E, LV, RF, T	5.2, 5.4.4, 6.2
PEG-200 Hydrogenated Glyceryl Palmitate	PEG-200 Hydriertes Glycerylpalmitat	E, VD, OA	5.4.3
PEG-20 Hydrogenated Palm Oil Glycerides	hydriertes, ethoxyliertes Palmöl	E, Emo	6.2
PEG-15 Hydroxystearate	–	E, LV	6.2
PEG-26 Jojoba Acid	–	E, LV	6.2

14

INCI	Synonym	Funktion/Stoffklasse	Kapitel
PEG-5 Lanolate	ethoxyliertes Lanolinfettsäuren	E, LV	6.2
PEG-27, 30 Lanolin	ethoxyliertes Lanolin	E	6.2
PEG-75 Lanolin	ethoxyliertes Lanolin	E, HP, OA	5.2
PEG-120 Methyl Glucose Dioleate	PEG-120 Methylglucosedioleat	E, VD	5.4.3, 6.5
PEG-20 Methyl Glucose Sesquistearate	PEG-20 Methylglucosesesquistearat	E, RF	6.2
PEG-2Myristyl Propionate	Macrogol-2-myristylpropionat	Kom, Lm	4.7
PEG- 5 Octanoate	–	E, LV	6.2
PEG-10 Olive Glycerides	–	E, RF	6.2
PEG-25 PABA	Ethoxyliertes Ethyl-4-aminobenzoat; Uvinul P 25	UVB	8.3.1
PEG-3/PPG-2 Glyceryl/Sorbitol/Hydroxystea-rate/ Isostearate	–	E, RF	6.2
PEG-55 Propylene Glycol Oleate	PEG-55 Propylenglycololeat	Kg, VD	5.4.3
PEG-20 Sorbitan Oleate	ethoxylierte Sorbitanester	E, LV	6.2
PEG-40 Sorbitan Peroleate	ethoxylierte Sorbitanester	E, LV, T	6.2
PEG-40 Sorbitol Hexaoleate	ethoxylierte Sorbitanester	E, LV, T	6.2
PEG-5, 10 Soy Sterol	–	E, LV	6.2
PEG-2, 6, 8, 9, 20, 30, 32 Stearate	PEG-2, 6, 8, 9, 20, 30, 32 Stearat	E, LV, PG	5.2, 6.2
Pentaerythrityl Tetracocoate	Pentaerythritylkokosfettsäureester	Li, Emo	6.3
Pentaerythrityl Tetraoctanoate	Pentaerythrityltetraoctanoat	Li, Emo	6.3
Pentaerythrityl Tetraoleate	Pentaerythritylölsäureester	Li, Emo	6.3
Pentane	Pentan	LM, Tg	10.2.2
Pentasodium Pentetate	Pentanatriumdiethylentriaminpentaacetat	Kx	3.3
Pentasodium Triphosphate	Pentanatriumtriphosphat	Kx, Pu	11.4.2
Pentylene Glycol	Pentylenglycol	Hu	10.2.2
Persea gratissima	Avocadoöl	Emo, Li	6.3
Petrolatum	Vaselin	ASt, Emo, Li, Kg	6.3
Phenoxyethanol	2-Phenoxy-ethanol	KS, Asep	3.1
Phenyl Dimethicone	Tetramethyl-diphenyldisiloxan	Li, Emo	6.3
Phenylimidazole Sulfonic Acid	2-Phenylbenzimidaol-5-sulfonsäuresalze; Eusolex 232, Parsol HS	UVB	8.3.1
o-Phenylphenol	2-Hydroxybiphenyl	KS	3.1
Phenyl Trimethicone	Phenyltrisiloxan	AS, ASt, Emo, Li	6.3
Phoenix dactylifera	Dattelpalme	BZ, FS	4.5

Phormidium uncinatum	Süßwasser Blaualgen	AF, BZ	4.5
Phosphatidylcholin	Eilecithin	ASt, E, Emo, HP, Lpo	4.4.2
Phospholipids	Phospholipide	Emo, HP, Lpo	4.4.2
Phytandriol	Phytandriol	FS	4.2
Phytosphingosine	Phytosphingosin	Emo, HP, Li	4.4.1
Piroctone Olamine	1-Hydroxy-4-methyl-6-(2,4,4´-trimethylpentyl)-2-pyridon,Salze	Asb, ASch, KS	3.1, 9.1
Plantago lanceolata	Spitzwegerich	Asep	4.5
Plankton Extrakt (Photolyase)	Algenenzym-Photolyase	reg, UVs,	4.6, 8.4.1
Poloxamer	Poloxamer	E	
Polyacrylamidomethyl Benzylidene Camphor	Polymer von N-[2(und4)-(2-oxoborn-3-ylidenmethyl)benzyl]acrylamid; Mexoryl SW	UVB	8.3.1
Polyacrylic Acid	Carbomer 910	BM, Est, FB, GB	6.5
Polyaminopropyl Biguanide	Poly(hexamethylendiguanid)-hydrochlorid	KS,Asep	3.1
Polybutene	Poly(1-ethylethylen)	BM, GB(O), Kg, Li	6.3, 6.5
Polydecene	Polydecen	BM	–
Polyethylene	Poly(methylen)	Abr, BM, GB, FB, Kg, Li	4.6, 6.3, 6.5
Polyglyceryl-3 Dicaprate	Polyglyceryl-3 Dicaprate	E, RF	
Polyglyceryl-3 Diisostearate	–	E	6.2
Polyglyceryl-4 Isostearate	–	E	6.2
Polyglyceryl-2 Laurate	Polyglyceryl-2-Laurat	E, VD	5.4.3
Polyglyceryl Methyl Glucose Distearate	–	E	6.2
Polyglyceryl-3 Oleate	Ölsäuretriglycerinester	E	6.2
Polyglyceryl-3 Ricinoleate	Ricinolsäuretriglycerinester	E	6.2
Polyisoprene	Polyisopren	Li, Emo	6.3
Polymethyl Methacrylate	Polymethyl Methacrylate	FB, Vr	6.5.2
Polyquaternium div. No.	Polyquarternium div. No.	ASt, FB	6.5
Polyquarternium-2	Polyquarternium-2	ASt, FB, HP	6.5
Polysilicone-15	Dimethicodiethyl-benzalmalonate	UVB	8.3.1
Polysorbat 20, 40, 60, 65, 80, 85	Polysorbate	E, LV, T	6.2
Polyvinyl Acetat	Polyvinylacetat	ASt, BM, Est, FB	6.5
Polyvinyl Alcohol	Polyvinylalkohol	FB, GB	6.5
Potassium Abietoyl Hydrolyzed Collagen	Kollagen-/Abietinsäure-Kondensat	FB, T	5.2
Potassium Acesulfame	Kalium Acesulfam	Sü	11.4.2
Potassium Carbonate	Kaliumcarbonat	Pu	3.4

14

INCI	Synonym	Funktion/Stoffklasse	Kapitel
Potassium Cetyl Phosphate	Cetylphosphat-Kalium	T	5.2, 6.2
Potassium Chloride	Kaliumchlorid	BM, Mu	6.5, 11.4.2
Potassium Cocoate	Kaliumkokosfettsäuresalz	E, T	6.2
Potassium Cocoyl Hydrolyzed Collagen	–	T, ASt	5.2
Potassium Hydroxide	Kaliumhydroxid	Pu	3.4
Potassium Lauroyl Wheat Amino Acids	Weizenaminosäurelaurat-Kalium	T, ASt	5.2
Potassium Lauryl Sulfate	Kaliumdodecylsulfat	E, T	5.2, 6.2
Potassium Nitrate	Kaliumnitrat	Mu	11.4.2
Potassium Oleate	Kaliumoleat	E, T	5.2, 6.2
Potassium Olivate	Kaliumolivenölfettsäuresalz	E, T	5.2, 6.2
Potassium Peanutate	Kaliumerdnussölfettsäuresalze	E, T	6.2
Potassium Phosphate	Kaliumphosphat	Pu	3.4
Potassium Sorbate	Kaliumsorbat	KS	3.1
Potassium Stearate	Kaliumstearat	E, T	5.2, 6.2
Potassium Undecylenoyl Hydrolyzed Collagen	–	ASt, ASch, T	5.2
Potato Starch Modified	modifizierte Kartoffelstärke	BM, Vr	6.5.2
PPG-2 Ceteareth-9	–	E, LV	6.2
PPG-5 Ceteth-20	–	E, LV	6.2
PPG-25 Laureth-25	–	E, LV, Vr	6.2
PPG-2 Methyl Ether	–	LM	6.4
PPG-3 Methyl Ether	–	LM	6.4
PPG-10 Methyl Glucose Ether	PPG-10 Methylglucoseether	FS, ASt, VD	5.4.3
PPG-2 Myristyl Ether Propionate	Polypropylen(2)-myristyletherpropionat	HP	4.4
PPG-14 Palmeth-60 Hexyl Dicarbamate	PPG-14 Palmeth-60 Hexyl Dicarbamate	Vr	–
PPG-1 PEG-9 Lauryl Glycol Ether	–	E, LV	6.2
Propane	Propan (verflüssigt)	Tg	10.2.2
Propionic Acid	Propionsäure	KS, Asep	3.1
Propolis cera	Propolis	Asep, BZ	4.5
Propylene Carbonate	Propylencarbonat	LM	6.4
Propylene Glycol	Propylenglycol	Hu, LM	4.2.2, 6.4, 10.2.2
Propylene Glycol Alginate	Propylenglycolalginsäureester	BM, GB	6.5
Propylene Glycol Dicaprate	Propylenglycoldicaprylsäureester	Li, Emo	6.3

Propylene Glycol Dicaprylate/Dicaprate	Propylenglycolcapryl/caprylylester	Li, Emo	6.3
Propylene Glycol Dioctanoate	Propylenglycoldioctanoylester	Li, Emo	6.3
Propylene Glycol Dipelargonate	Propyleglycoldipelargonylester	Li, Emo, Vr	6.3
Propylene Glycol Stearate	Propylenglycolmonostearat	E, Emo	6.2
Propylene Glycol Stearate SE		E	6.2
Propyl Gallate	Propylgallat	AO	3.2
Propylparaben		KS	3.1
Prunus armeniaca	4-Hydroxybenzoesäurepropylester	Abr	4.6
Prunus armeniaca	Aprikosenkerne, pulverisiert	Emo, Li	6.3
Prunus dulcis	Aprikosenkernöl	Abs, Abr	4.6
Prunus dulcis	Mandelkleie	Emo, Li	6.3
Prunus persica	Mandelöl, süß	Emo, Li	6.3
Punica granatum	Pfirsichkernöl	Aa, BZ, Po	4.5
PVM/MA Copolymer	Granatapfel	ASt, BM, Est, FB, Mu	6.5
PVM/MA Decadiene Crosspolymer	2,5-Furandionpolymethoxyethen	BM, GB(O)	6.5
PVP		ASt, BM, Est, FB	6.5
PVP / Eicosene Copolymer	Polyvinylpyrrolidon	ASt, BM, FB, GB(O)	6.5
PVP/Hexadecene Copolymer	PVP/Eicosene Copolymer	ASt, BM, FB, GB	6.5
PVP / VA Copolymer	PVP/Hexadecene Copolymer	ASt, BM, FB	6.5
Pyridoxine HCl	PVP/VA Copoymer	Asb, Vit	4.1
Pyrus malus	Pyridoxin-HCl	AHA, Cel	4.5, 4.3, 7.4.6
Quaternium 15	Apfel, Phloridizin®	KS	3.1
Quaternium-26, 80	Methanamin-3-chlorallylchlorid	ASt, Kon	9.1
Retinaldehyd	Quaternium-26, 80	AF, Vit	4.1
Retinol	Retinal	AF, Vit	4.1
Retinyl Acetate	Retinol, Vit. A	AF, Vit	4.1
Retinyl Palmitate	Retinylacetat	AF, Vit	4.1
Ribes nigrum	Retinylpalmitat	Emo, HP, Li, Nd	4.5, 6.3.1
Ricinolamidopropyl Betaine	Schwarzes Johanniskernöl	ASt, T,	5.2.2
Ricinoleamidopropyltrimonium Methosulfate	Rizinus-Betain-derivat	ASt, Asep, Kon	9.1
	Ricinolsäureamidpropyltrimethylammonium-methylsulfat		
Ricinus communis	Ricinusöl	Emo, Li, LM	6.3
Rosa canina	Heckenrose, Hagebutte	BZ	4.5
Rosa centifolia	Rosen(-Wasser)	rei	4.5
Rosa damascena	Rose	Asep, BZ	3.1, 4.5

INCI	Synonym	Funktion/Stoffklasse	Kapitel
Rosa moschata, canina	Wildrose, Hagebutte, Moschusrose	rei, HG, reg, ton	4.5
Rosmarinus officinalis	Rosmarin	BZ	4.5
Royal Jelly	Geleé Royale, Königinnensubstrat	BZ, FS	4.5
Ruscus aculeatus, Ruscogenin	Mäusedorn, Ruscogenin	Cel, HS	4.5, 7.4.6
Saccharin	Saccharin	Sü	11.4.2
Saccharum officinarum	Zuckerrohr	AHA, BZ	4.5
Salicylic Acid	Salicylsäure	AHA, Asb, KS, Ker	3.1, 4.3
Salix alba	Weidenrinde	AHA, BZ, Ker	4.5
Salvia officinalis	Salbei	Ahy, Asep, BZ	4.5, 10.2.2
Sclerotium Gum	Sclerotium rolfssii Harz	Est	4.5, 6.5.2
Sebacic Acid	Sebacinsäure	Pu	3.4
Selen	Selen	Aa, Mi	–
Selenium Sulfide	Selendisulfid	Asch	9.1
Serenoa Serrulata	Zwergsägepalme	BZ	9.1
Serine	Serin	NMF, AmS	4.2.1
Sesamum indicum	Sesamöl	Emo, Kom, Li	4.7, 6.3
Silica	Kieselgur	Abs, Abr, GB, PG, TM	4.6, 6.5, 10.2.2
Silica Dimethyl Silylate	Dichlordimethylsilan	HP, VD	11.4.2
Simethicone	Simethicon	Emo, Li	6.3
Sodium Acetate	Natriumacetat	Pu	3.4
Sodium Aluminium Chlorhydroxy Lactate	Aluminium–Chlor-Milchsäure-Komplex	Ahi, Deo	10.2
Sodium Benzoate	Benzoesäure Natriumsalz	KS, Mu, PR	3.1, 11.4.2
Sodium Bicarbonate	Natriumhydrogencarbonat	Pu, Sfm	3.4, 11.4.2
Sodium C12-15 Alkyl Sulfate	C12-C15 Alkylsulfat-Natrium	E, T	5.2
Sodium Carbomer	–	GB	6.5
Sodium Carboxymethyl Betaglucan		BM, GB	6.5
Sodium Cetearyl Sulfate	Cetylstearylsulfat-Natrium	E, T	5.2, 6.2
Sodium Chloride	Natriumchlorid	VD	5.4.3, 6.5
Sodium Citrate	Trinatriumcitrat	AHA, FS, Kx, Pu	3.3, 3.4
Sodium Cocoamphopropionate	Imidazolverbindung	Sst, T	5.2
Sodium Cocoate	Natriumcocoat	E, T	5.2
Sodium Coco Sulfate	Kokosalkylsulfat-Natrium	T	5.2
Sodium Cocoyl Glutamate	Kokos-Glutaminsäureester-Salze	T	5.2, 6.2

Sodium Cocoyl Hydrolyzed Soy Protein	–	ASt, T	5.2
Sodium Cocoyl Isethionate	Kokos-2-Sulfoethylester-Natrium	T	5.2
Sodium C14 - C16 Olefin Sulfonate	C14-C18 Olefinsulfonat-Natrium	T	5.2
Sodium Dehydroacetate	Natriumdehydroacetat	KS	3.1
Sodium Diatomere	Natriumdiatomer	Abr	4.6
Sodium DNA	Natrium DNA	BZ, HP	–
Sodium Fluoride	Natriumfluorid	Mu	11.4.2
Sodium Gluconate	Natriumgluconat	Kx	3.3
Sodium Hexametaphosphate	Natriummetaphosphat	Kx	3.3
Sodium Hyaluronate	Natriumhyaluronat	BZ, FS, HG	4.2.5
Sodium Hydroxide	Natriumhydroxid	Pu, PR	3.4
Sodium Hydroxymethylglycinate	Natriumhydroxymethylaminoacetat	KS	3.1
Sodium Isostearoyl Lactylate	Natriumisostearyllactylat	E, RF	9.1
Sodium Lactate	Natriumlactat	AHA, FS, NMF, Pu	3.4, 4.2.1
Sodium Laureth-6 Carboxylate	–	T	5.2
Sodium Laureth Sulfate	Natriumlaurylethersulfat	T	5.2
Sodium Laureth-8 Sulfate	Natriumlauryl-PEG-(8)-ethersulfat	T	5.2
Sodium Lauroyl Glutamate	Natrium Glutaminsäurelaurylester	ASt, T	5.2, 6.2
Sodium Lauroyl Lactylate	Natrium Milchsäurelaurylester	E, T	5.2, 6.2
Sodium Lauroyl Sarcosinate	Natrium-N-Lauroylsarkosinate	T, ASt, VSt	5.2
Sodium Lauryl Sulfate	Natriumlaurylsulfat	E, Kom, T	4.7, 5.2
Sodium Lauryl Sulfoacetate	Fettalkohol Sulfoacetat	T	5.2, 6.2
Sodium Magnesium Silicate	Kieselsäurederivat	BM	11.4.2
Sodium Metaphosphate	Natriummetaphosphat	Kx, Mu, Pu	11.4.2
Sodium Methyl Cocoyl Taurate	Natriumcocoylmethyltaurat	T	5.2
Sodium Monofluorophosphate	Dinatriumfluorophosphat	Mu	11.4.2
Sodium Myreth Sulfate	–	E, T	5.2, 6.2
Sodium Oleate	Natriumoleat	E, T, Vst	5.2, 6.2
Sodium Olivate	Natriumolivat	E, T	5.2, 6.2
Sodium o-Phenylphenate	Natrium-o-Phenylphenylate	KS	3.1
Sodium Palmate	Palmölfettsäurenatriumsalz	T, E, Vst	5.2, 6.2
Sodium Palmitate	Natriumpalmitat	T, E, Vst	5.2, 6.2
Sodium PCA	Natriumpyrrolidoncarboxylat	ASt, NMF	4.2.1
Sodium PEG-6 Cocamide Carboxylate	–	T	5.2
Sodium Phosphate	Natriumhydrogenphosphat	Pu	3.4

14

INCI	Synonym	Funktion/Stoffklasse	Kapitel
Sodium Phytate	Natriumphytat	Kx	3.3
Sodium Polyacrylate	Natriumpolyacrylat	GB	6.5
Sodium Polymethacrylate	Natriumpolymethacrylat	BM, Est, FB, GB	6.5
Sodium Ricinoleate	Natriumricinoleat	E, T	5.2, 6.2
Sodium Saccharin	Saccharin-Natrium	Sü	11.4.2
Sodium Salicylate	Natriumsalicylat	AHA, Ker, KS, Asb	3.1, 4.3
Sodium Sesquicarbonate	Trinatriumhydrogendicarbonat	Pu	3.4
Sodium Silicoaluminate	Aluminiumsilikatnatrium	Abr, GB	4.6
Sodium Stearate	Natriumstearat	E, T, Vst	5.2, 6.2
Sodium Tallowate	Natriumsalze der Talgfettsäuren	E, T	5.2, 6.2
Sodium Trideceth Sulfate	–	E, T	5.2, 6.2
Solanum tuberosum	Kartoffelstärke	GB	6.5
Sorbic Acid	2,4-Hexadiensäure	KS	3.1
Sorbitan Isostearate	Sorbitanisostearat	E	6.2
Sorbitan Oleate	Sorbitanoleat	E	6.2
Sorbitan Sesquioleate	Sorbitansesquioleat	E	6.2
Sorbitan Stearate	Sorbitanstearat	E	6.2
Sorbitol	Sorbit	CoE	6.2
Soyamide DEA	Diethylamino-Sojaamide	Hu	4.2.2
Sphingolipids	Sphingolipide	E, Est, T, Vr	5.2, 6.2
Squalane	Squalan	Emo, HP, Lpo	4.4.1.2
Squalene	Squalen	Emo, HP, Li	4.4, 6.3
Stannous Fluoride	Zinnfluorid	ASt, Emo, HP, Li	4.4, 6.3
Stannous Pyrophosphate	Zinnpyrophosphat	Mu	11.4.2
Stearalkonium Hectorite	Stearyldimethylbenzylammonium-Hectoritderivat	Mu	11.4.2
Stearamide MEA-Stearate	Stearamide MEA-Stearat	GB	6.5
Stearamidopropyl Cetearyl Dimonium Tosylate	Stearylamidopropylcetylstearyldimethylammonium tosylat	ASt, PG, Sst, TM, VD	5.4.3
		ASt, Kon	9.1
Steareth- 2, 10, 20, 21, 25	PEG-2, 10, 20, 21, 25 Stearylether	E, LV, T	5.2, 6.2
Steareth-7	PEG-7 Stearylether	E, LV	6.2
Steareth-5 Stearate	–	CoE, Li	6.2
Stearic Acid	Stearinsäure	E, Est, Kom, RF	4.7, 5.4.4, 6.2
Stearyl Alcohol	Stearylalkohol	Emo, Kg, Li, TM	6.2

INCI-Bezeichnung	Deutsch		
Stearyl Caprylate	Stearylcaprylat	Emo, Li	6.3
Stearyl Dimethicone	Stearylpolysiloxan	Emo, Li	6.3
Stearyl Glycyrrhetinate	Glycyrrhetinsäurestearylester	rei	–
Stearyl Heptanoate	Stearylheptanoat	Emo, Li	6.3
Stearyl Octanoate	Stearyloctanoat	Emo, Li	6.3
Stearyl Trihydroxyethyl Propylenediamin dihydrofluoride	Olaflur	Mu	11.4.2
Strontium Acetate	Strontiumacetat	Mu	11.4.2
Strontium Chloride	Strontiumchlorid	Mu	11.4.2
Subtilisin	Subtilisin	Ker, Enz, Pee	4.7
Succinic Acid	Bernsteinsäure	Pu	3.4
Sucralfate	Sucralfat	hl	–
Sucrose	Sucrose	FS	4.2.2
Sucrose Cocoate	Sucrose-Kokosfettsäureester	ASt, ZuT	5.2.2
Sucrose Distearate	Sucrosedistearat	E, Emo	6.2
Sucrose Stearate	Sucrosestearat	E	6.2
Sulfur	Schwefel	Asch, ASt, Kom	4.7
Superoxiddismutase	Superoxiddismutase	Aa, Enz	4.6
Superoxide Dismutase/Peroxidase/Phospholipids	Superoxide Dismutase/Peroxidase/Phospholipids	Aa, Enz, reg	4.6
Symphytum officinale	Beinwell	BZ, HP	4.5
Talc	Talkum	Abr, Abs	4.6, 10.2.2
Tallowtrimonium Chloride	Talgtrimethylammoniumchlorid	ASt, E, Kon, KS	9.1
Tartaric Acid	Weinsäure	AHA, FS, Kx, PR	3.4, 4.3
–	–		
TEA-Cocoyl Hydrolyzed Collagen	Triethylaminlaurylsulfat	ASt, T	5.2
TEA - Lauryl Sulfate	TriethanolaminkokosfettsäurePEG-(3)-etheramidsulfat	E, T	5.2
TEA-PEG-3 Cocamide Sulfate		E, T	5.2
Terephthalylidene Dicamphor Sulfonic Acid	3,3'-(1,4-Phenylendimethin)-bis-(7,7-dimethyl-2-oxobi cyclo-[2.2.1]heptan-1-methan- sulfonsäure) und Salze; Mexoryl SX	UVA	8.3.1
Tetrahydroxypropyl Ethylenediamine	Tetrahydroxypropylethylendiamin	Kx	3.3
Tetrapotassium Pyrophosphate	Tetrakaliumpyrophosphat	Kx, Mu, Pu	11.4.2
Tetrasodium EDTA	Tetranatrium Ehylendiamine	Kx	3.3
Tetrasodium Etidronate	Tetranatriummetidronat	Est, Kx,VD	3.3
Tetrasodium Iminodisuccinate	Tetranatriuminodibernsteinsäure	Kx	3.3
Tetrasodium Pyrophosphate	Natriumpyrophosphat	Kx, Mu, Pu	11.4.2

INCI	Synonym	Funktion/Stoffklasse	Kapitel
Theobroma cacao	Kakaobutter	Emo, Kg, Kom, Li, Xa	4.7, 6.3, 6.5
Thioctic Acid	alpha-Liponsäure	Aa, BZ, shü	4.6
Threonine	Threonin	AmS, NMF	4.2.1
Thymol	Thymol	Asep, BZ	4.5
Thymus serpyllum	Thymian, wilder	Asep, BZ	4.5, 10.2.2
Thymus vulgaris	Thymian	Asep, BZ, Deo	4.2.1, 10.2.2
Tilia cordata o. vulgaris	Lindenblüten	BZ, HP	4.5
Titanium Dioxide	Titandioxid, CI 77891	Pig, TM, VD	5.4.3
Tocopherol	Tocopherol, Vit. E	AO, AF, UVF, Vit	3.2, 4.1
Tocophersolan	Tocofersolan	AO	3.2
Tocopheryl Acetate	Tocopherolacetat	AF, AO, UVF, Vit	3.2, 4.1
Tocopheryl Glucoside	Tocopheryl Glucoside	AO,HP	3.2, 4.1, 4.6
Tocopheryl Linoleate	Tocopherollinoleat (Vit. E-Verbg.)	AO	3.2
Tocopheryl Palmitate	Tocopherolpalmitat (Vit. E-Verbg.)	AO	3.2
Triacetin	Glycerintriacetat	Asep, FB, LM, PR	–
Triarachidin	Propan-1,2,3-triyltriicosanoat	E, Emo, Li	6.3
Tribehenin	Propan-1,2,3-triyltridocosanat	Emo, Li	6.3
Triclocarban	Triclocarban	Deo, KS	10.2.2
Triclosan	2,4,4´-Trichlor-2´-hydroxy-diphenylether	Asep, Deo, KS, Mu	3.1, 10.2.2, 11.4.2
Tricontanyl PVP	–	FB, FS	6.5
Trideceth-7, 9	–	E, LV	6.2
Trideceth-12	–	E, LV, T	6.2
Trideceth-2 Carboxamide MEA	PEG-(2)-laurinsäuremonoethanolamid	Sst, Vst	5.4.3
Triethanolamine	Trolamine	PR	3.4
Triethyl Citrate	Citronensäuretriethylester	AO, Deo, LM	3.2, 10.2.2
Triethylene Glycol	Triethylenglycol	LM	6.4
Triheptanoin	Propan-1,2,3-triyltrisheptanoat	Emo, Li	6.3
Trihydroxymethoxystearin	Propan-1,2,3-triyltrismethoxyhydroxystearin	Emo, Li	6.3
Trihydroxystearin	Propan-1,2,3-triyltris(12-hydroxystearin)	Emo, Li, LM, Vr	6.3
Triisostearin	Propan-1,2,3-triyltriisostearin	Emo, Li, LM, Vr	6.3
Trilaurin	Glycerintrilaurat	Emo, Li, LM, Vr	6.3
Trilinolein	Glycerintrilinoleat	Emo, Li, LM, Vr	6.3
Trilinolenin	Glycerintrilinolenat	Emo, Li	6.3

Trimethylsiloxysilicate	–	ASt, Emo, Li	6.3
Triolein	Glycerintrioleat	Emo, Li, LM, Vr	6.3
Tripalmitin	Glycerintripalmitat	Emo, Li, LM, Vr	6.3
Trisodium EDTA	Trinatrium EDTA	Kx	3.3
Tristearin	Glycerintristearat	Emo, Li, LM, Vr	6.3
Triticum vulgare	Weizenkeimöl	Emo, Li, Vr	6.3
Triticum vulgare	Weizenstärke	GB	5.4.3, 6.5
Tromethamine	Tris(hydroxymethyl)aminomethan	PR	3.4
Turpentine	Terpentin (aus Pinus palustris)	LM	6.4
Tussilago farfara	Huflattich	BZ	4.5
Ubiquinone	Coenzym Q10, Ubichinon	Aa, AF	4.6
Undecylenamidopropyl Betaine	Undecylenamidopropyl Betaine	E, T	5.2, 6.2
Undecylenic Acid	Undecylensäure	KS	3.1
Urea	Harnstoff	ASt, Ker, NMF	4.2.1
Urtica Dioica	Brennnessel	BZ	4.5
Vaccinium myrtillus	Heidelbeere	BZ	4.5
Vanilla planifolia	Vanille	BZ	4.5
Vinylcaprolactam/PVP/Dimethyl-aminoethyl Methacrylate Copolymer	–	FB	6.5
Vitis vinifera	Weintraube	BZ	4.5
Wheat amino Acids	Weizen-Aminosäuren	BZ, FS	4.2.1
Wheat Germ Glycerides	Weizenkeimöl-Glyceride	Emo, Li	6.3
Xanthan Gum	Xanthan Gummi	BM, Est, GB	6.5
Xanthoxylium bungeanum	Szechuan-Pfeffer-Extrakt	Cel, Zef	7.4.6
Xylitol	Xylit	Hu, Sü	11.4.2
Yogurt Powder	Joghurt Pulver	FS, HG	4.2.4
Zea mays	Maisstärke	GB	5.4.3, 6.5
Zea mays	Maiskeimöl	Li, Emo, LM, Vr	4.7, 6.3
Zinc Chloride	Zinkchlorid	Mu	11.4.2
Zinc Citrate	Zinkcitrat	Mu	11.4.2
Zinc Gluconate	Zinkgluconat	Deo	10.2.2
Zinc Glutamate	Zinkglutamat	Deo	10.2.2
Zinc Lactate	Zinklactat	Deo	10.2.2
Zinc Oxide	Zinkoxid, CI 77947	Pig	8.3.1
Zinc Phenolsulfonate	Zink Phenolsulfonat	Asep, Deo	10.2.2
Zinc Ricinoleate	Zinkricinoleate	Deo, TM	6.5, 10.2.2
Zinc Sulfate	Zinksulfat	Asep, Mu	9.1

15 Fachbegriffe

Im Folgenden werden häufig im Text verwendete chemische, physikalische, medizinische, pharmakologische und pharmazeutische Fachbegriffe sehr vereinfacht erklärt.

Adhäsion; das Aneinanderhaften zweier unterschiedlicher Materialien oder Stoffe.

adsorbieren, Adsorption; die Anlagerung und physikalische Bindung von Flüssigkeiten oder Gasen an meist poröse oder sehr fein pulverisierte Feststoffe.

Adstringentien; Gerbstoffe; gerbende Substanzen, die zu einer Abdichtung von Kapillaren führen, Eiweiß koagulieren und in der Regel wegen dieser Wirkungen gegen Bakterien wirken.

Affinität; Neigung zur Verbindung, Anziehung.

Agonist, agonistisch (adj.); Stoffe, die an einen Rezeptor binden und einen Effekt auslösen.

α-Helix; Spiralform, Makromoleküle sind wie eine »Sprungfeder« aufgewickelt.

aktinische Keratose; durch Licht bedingte Verhornungsstörung, »helle Lichtschwiele«.

Alkalien; Basen oder Laugen.

alkalisch; basisch.

Alkyl-; chemische Sammelbezeichnung für einen Kohlenwasserstoffrest.

Allergie, allergisch; unerwünschte Immunreaktionen unseres Körpers, bei denen er unüblicherweise auf natürlich in der Umwelt vorkommende, nicht krankheitserregende Stoffe reagiert.

Alopezie; Haarausfall.

Amphiphilie, amphiphil; eine Substanz besitzt einen wasserlöslichen und einen fettlöslichen Molekülanteil.

Antagonist, antagonisieren; Hemmstoff, Hemmung, hemmen.

Antiandrogene, antiandrogenetisch; Arzneistoffe, die die Wirkung männlicher Hormone verhindern. Meist Einsatz bei Frauen, die zuviel männliche Hormone produzieren.

antibakteriell; gegen Bakterien wirkend.

Antibiotika; Arzneistoffgruppe natürlichen oder halbsynthetischen Ursprungs, die gegen Bakterien- oder Pilzinfektionen eingesetzt wird.

Antigene; Substanzen oder Keime, die von unserem Körper als fremd erkannt werden und deshalb eine Immunreaktion auslösen.

Antihistaminika; eine Arzneistoffgruppe, die hauptsächlich gegen Allergien, Verbrennungen und Insektenstiche eingesetzt wird.

antiinflammatorisch; entzündungshemmend.

antikarzinogen; wirkt gegen Krebsursachen.

Antikörper; spezielle Eiweiße unseres Körpers, die Fremdkörper erkennen und unschädlich machen.

antimikrobiell; gegen Keime wirkend.

Antimykotika, antimykotisch; Stoffgruppe, die gegen Pilze wirkt.

antiphlogistisch; entzündungshemmend.

antiseborrhoisch; wirkt gegen eine *Seborrhoe* bzw. gegen eine übermäßige Talgproduktion.

Antiseptika, antiseptisch, wirkt gegen Keime.

Androgene; männliche Sexualhormone.

Apoptose; programmierter Zelltod, vom Immunsystem ausgelöst, um defekte Zellen oder Zellen mit irreversiblen DNA-Schäden zu beseitigen und dadurch eine Reproduktion und die Gefahr von Krebszellen oder defekten Geweben zu vermeiden.

Applikationsform, Applikation; Art der Anwendung.

Autoimmunkrankheit; unser Immunsystem entwickelt *Antikörper* gegen körpereigene Substanzen; »der Körper ist gegen sich selbst *allergisch*«.

autologe; aus dem Körper stammend, nicht von außen.

Autoxidation; eine Reaktion mit Sauerstoff, deren Reaktionsprodukte die Reaktion beschleunigen.

Avitaminose; absoluter Vitaminmangel.

bakteriostatisch; das Bakterienwachstum hemmend.

bakterizid; bakterienabtötend.

Bradykinin; bei Verletzungen vom Körper produzierte Substanz, die Schmerz auslöst.

Camouflage; (Täuschung, Tarnung) besondere Schminktechnik, bei der Rötungen und Flecken im Gesicht und Hals-Dekolleté-Bereich effektiv mit besonderen Abdeckcremes und -stiften überdeckt werden.

Charge; Produkte, die zusammen in einem Arbeitsdurchlauf hergestellt wurden.

Chelate; gleichzusetzen mit Komplexen. Eine spezielle, sehr stabile chemische Bindungsart.

choleretisch; verstärkte Gallensäureausschüttung.

Coenzym; Substanzen, die zusammen mit *Enzymen* eine biologische Reaktion ermöglichen.

Compliance; Mitarbeit des Patienten, um eine bestimmte Therapieform durchzuführen.

Corium; die Lederhaut.

Corticoide; Kurzbezeichnung für *Glucocorticoide*.

cutan; auf der Haut.

DAB; Deutsches Arzneibuch.

DAC; Deutscher Arzneimittel Codex.

Degeneration, degenerieren; Entartung, Rückbildung, Verlust der Funktion.

Dehydratation; Verlust von Wasser oder Austrocknung z. B. der Haut oder von Geweben.

Deklaration; im Fall der Kosmetika, die Inhaltsstoffangabe.

Demenz; geistiger Verfall.

Denaturierung; Zerstörung der funktionellen Eiweißstruktur. Es bleibt nur noch die Aminosäurekette übrig, die keine biologische Funktion mehr besitzt.

Dermatiden; Enzündungen der Haut, Hauterkrankungen.

Dermatologie, dermatologisch (adj.); Lehre der Hauterkrankungen.

Diabetes; Zuckerkrankheit.

Diffusion, diffundieren; Ausgleichsprozess, bei dem die Teilchen vom Ort hoher Konzentration zum Ort niedriger Konzentration wandern, um einen Konzentrationsausgleich zu schaffen. Wenn Membranen oder Barrieren zu überwinden sind, können nur entsprechend kleine Stoffe diese Barriere überwinden. Dabei kann ein Druck entstehen, wenn der Ausgleich nicht geschaffen werden kann: osmotischer Druck.

DOPA; Neurotransmitter im menschlichen Körper, Botenstoff.

Ekzem; »Juckflechte«, eine Hautkrankheit der oberen Hautschichten mit Juckreiz, Rötung, Krusten und Nässen einhergehend. Tritt schubweise auf. Verheilt ohne Narben.

Enzyme, enzymatisch; spezielle Proteine, die im Körper den Ablauf von chemischen Reaktionen ermöglichen, die normalerweise bei einer Temperatur von 37 °C und Normaldruck nicht machbar wären. Sie wirken als *Katalysatoren*.

epidermal; die Epidermis betreffend.

Epidemiologie, epidemiologisch (adj.); Wissenschaft, die die Verbreitung und Häufung von Erkrankungen in der Bevölkerung erfasst, auswertet, beobachtet.

Epidermolyse; Auflösung der Epidermis.

Erythem; entzündliche Rötung der Haut.

essenziell; lebenswichtig und muss dem Körper von außen zugeführt werden; kann von ihm nicht selbst aufgebaut werden.

Evidenz; (*nach Meyers großes Universallexikon*) Augenscheinlichkeit, Gewissheit, Deutlichkeit; eine Einsicht, die ohne methodische Vermittlungen geltend gemacht wird.

Exkretion; Ausscheidung.

exogen; von außen kommend.

Extrazellulärraum, extrazellulär; Raum außerhalb der Zelle, Zwischenzellräume.

extrinsic/extrinsisch; von außen kommend/von außen beeinflusst.

Fissur; (Spaltung) Einrisse oder Schrunden in der Haut und Schleimhaut; Spaltungen und Einrisse in Knochen und Zähnen.

Flavonoide; Pflanzeninhaltsstoffe, die oft gelb gefärbt sind und dadurch ihren Namen bekamen.

Flush; Hautrötung, teilweise mit Hitzegefühl, vor allem am Oberkörper.

Formulierung; Rezept oder Zusammensetzung eines Produktes.

fungizid; pilzabtötend.

Galenik, galenisch; früher: Lehre über pflanzliche Arzneimittel; heute: Lehre über die Herstellung einer Arzneiform (Tabletten, Cremes, Kapseln etc.).

genetische Disposition; genetische Veranlagung.

Gingiva; Zahnfleisch.

Gingivitis; Zahnfleischentzündung.

Glucocorticoide; Hormongruppe, die als Arzneistoffe gegen entzündliche Erkrankungen eingesetzt werden.

GMP-Richtlinie; Good-Manufacturing-Practice; Herstellungs-, Qualitätssicherungs-, Hygiene- und Prüfregeln bei der Herstellung von Arzneimitteln.

hautneutral; ein leicht saurer pH-Wert von 5,5–5,9, der auf der Haut herrscht.

Hautturgor; der Hautinnendruck; »Spannkraft«.

heterogen; gemischt.

Histologie, histologisch; Gewebelehre; behandelt den Feinbau der menschlichen Gewebe und Zellen.

Hydratation; auf die Haut bezogen: Durchfeuchtung der Haut, Erhöhung ihres Wassergehaltes. In der Chemie: Substanzen (Moleküle, Ionen) gehen mit Wassermolekülen spezielle Bindungen ein. Dabei umhüllen die Wassermoleküle Ionen oder Moleküle.

Hydrathüllen; vgl. oben, Hüllen aus Wassermolekülen um ein Ion oder Molekül.

Hydrolyse; Spaltung eines Moleküls unter Verbrauch von Wassermolekülen.

hydrophil, Hydrophilie; »wasserliebend«; Substanz ist wasserlöslich oder kann von Wasser benetzt werden.

hygroskopisch; Substanzen, die stark wasseranziehend sind und die Luftfeuchtigkeit begierig aufnehmen.

Hyperkeratose; übermäßige Verhornung mit Verdickung des Stratum corneum, durch Erkrankungen oder starke mechanische Belastungen (z. B. Füße).

hypoton; eine Flüssigkeit, deren Konzentration an gelösten Substanzen geringer ist, als die Konzentration in der Vergleichslösung (in unserem Fall: im Körperwasser), und deshalb an einer *semipermeablen* Membran einen geringeren osmotischen Druck ausübt.

Immunsupression; Unterdrückung von Immunreaktionen.

induzieren; auslösen.

Infektion; Krankheit, die durch Keime, Viren, oder Parasiten ausgelöst wird.

inflammatorisch; entzündlich.

Ingredients; Bestandteile.

Interdentalräume; Zahnzwischenräume, Seitenflächen der Zähne.

intertrigöse Bereiche; Körperstellen, an denen sich Hautflächen berühren oder aufeinanderliegen und deshalb durch Reibung und Feuchtigkeit ein Wundsein und Entzündungen entstehen können, z. B. Genitalbereich, Pofalte, unterhalb des Busens und der Achseln, etc.

intrinsic/intrinsisch; von innen kommend/von innen beeinflusst.

Inzidenz; Anzahl der Neuerkrankungen.

kanzeroprotektiv; schützend vor Krebs.

Katalysator, katalysieren, katalytisch; Substanz, die eine chemische Reaktion beschleunigt oder deren Reaktionsbedingungen vereinfacht.

Keratinoyten; Zellart, die die Hauptmasse der Epidermis darstellt.

keratolytisch; Auflösung von *Keratinozyten* oder auch hornhauterweichend.

Kerntemperatur; Temperatur im Körperinneren: Herzbereich, Lunge, Gehirn.

koaleszieren; Zusammenfließen von Flüssigkeitströpfchen zu größeren Tropfen.

Kontamination, kontaminieren; Verunreinigung oder Verschmutzung von Lebensmitteln, Räumen, Luft etc. mit Keimen, Stäuben, Chemikalien etc.

Kontraktion, kontrahieren (vb.); Verengung, zusammenziehen.

Kumulation; Anreicherung.

Läsion; Verletzung, Schnitt, Riss, Zerstörung von Haut, Zahn oder Haaren.

Leukozyten; weiße Blutkörperchen.

Lichtdermatose; spezielle Hauterkrankungen, die durch UV-Strahlen oder durch sichtbares Licht ausgelöst werden.

Linné-System; Namenssystem in der Botanik, benannt nach dem Botaniker Carl von Linné.

Lipid; Fett, fettartige oder fettverwandte Substanz.

Lipolyse; Fettabbau.

lipophil, Lipophilie; »fettliebend«; Substanz ist fettlöslich oder kann von Lipiden benetzt, eingehüllt werden.

lokal; örtlich.

lokalanästhetisch; örtlich betäubend.

Lymphe; Flüssigkeit im Körper, die in einem extra Gefäßsystem zirkuliert und dem Blutplasma ähnlich ist.

maligne; bösartig.

Maniküre; Handpflege.

Mercaptane; schwefelhaltige Verbindungen, meist sehr unangenehm riechend.

Metabolismus, metabolisch; Abbauprozess im Körper.

Metaboliten; Abbauprodukte von körpereigenen und körperfremden Substanzen.

Metastase; abgespaltene Krebszelle, die an anderer Stelle zu Tochtergeschwüren führt.

Mikroorganismen; zu ihnen zählen in der Regel die Bakterien, Pilze, Viren und Protozoen.

mikrobistatisch; wachstumshemmend auf Mikroorganismen.

mikrobizid; Mikroorganismen abtötend.

Mikrometer, μm; Maßeinheit: ein Tausendstel Millimeter.

Mutation; Erbgutveränderung.

Nanometer, nm; Maßeinheit: ein Millionstel Millimeter.

Neuriti-s (Sg.)**, -den** (Mz.); Nervenentzündungen.

Nomenklatur; Festlegung von Benennungen oder Bezeichnungen von z. B. chemischen Substanzen.

Östrogene; weibliche Sexualhormone.

Okklusiveffekt, Okklusion; luft- und wasserdichte Verbandsart, die einen Wärme- und Feuchtigkeitsspeicher auf der Haut bildet.

opak; nicht durchscheinend, matte Farbe.

oral; Einnahme durch den Mund, Schlucken von Substanzen.

osmotischer Druck; vgl. *Diffusion*.

Osteoporose; Knochenstruktur wird porös.

parenteral; Einnahme unter Umgehung des Magen-Darm-Traktes; dies bedeutet in der Regel, dass die Substanz gespritzt wird.

pathogen, Pathogenität; krankheitserregend; Stärke eine Krankheit auslösen zu können.

Pathologie, pathologisch; Lehre über Krankheiten, krankhaft, krank.

Pediküre; Fußpflege.

Penetration; das Eindringen.

percutan; durch die Haut.

Peroxide; eine Sauerstoff-Sauerstoffverbindung; sie sind in der Regel sehr unbeständig und spalten sich leicht wieder auf.

photo-aging; Lichtalterung.

Photoallergie, photoallergisch; *Allergien*, die durch Lichteinfluss entstehen.

photoprotektiv; schützt vor UV-Licht und verhindert Umsetzungen durch UV-Licht.

Photosensibilität, photosensibel; Vermögen von Stoffen durch Sonnenlicht in ihrer Struktur verändert zu werden.

Phototoxizität; toxische Reaktionen, die durch Einwirkung von Lichtstrahlen ausgelöst werden.

pH-Wert; Messwert, der den Säuren/Basengehalt angibt. pH = 1 sehr sauer, pH = 5 schwach sauer, pH = 7 neutral, pH = 9 schwach basisch, pH = 14 stark basisch.

Physiognomie; äußere Erscheinung eines Menschen.

Physiologie, physiologisch; Lehre der Lebensvorgänge.

physisch; den Körper betreffend.

Proliferation; Nachbildung, Aufbau, Nachkommen.

psychisch; den Geist, das Gehirn, das Bewusstsein und Unterbewusstsein betreffend.

Placebo; Arzneiform ohne Wirkung.

Polymere; Makromoleküle, die durch eine *Polymerisation* eines oder mehrerer kleiner Moleküle entstanden sind.

Polymerisation; chemische Reaktion, bei der ein kleines Molekül, wie bei einer Kette, mehrfach aneinandergereiht wird und sich ein Makromolekül bildet.

Positivliste; nur die in dieser Liste genannten Stoffe, Materialien etc. dürfen zur Anwendung kommen.

Prophylaxe, prophylaktisch; vorbeugend.

Prostaglandine; Gewebshormone, die mehrere Funktionen im Körper haben, z. B. Geburteinleitung, Magenschleimhautschutz, Regulation der Wasserausscheidung, Entzündungsgeschehen etc.

Protozoen; tierische Einzeller; der Malariaerreger gehört zu den Protozoen.

Psoriasis; Schuppenflechte.

Quantität; Größe, Menge.

Reduktionsdiät; ist das, was normalerweise unter einer »Diät« verstanden wird; sie soll zu einem Gewichtsverlust führen; »abnehmen«.

Reflexe, reflektorisch; festgelegte Körperfunktionsabläufe, die durch einen bestimmten Reiz immer in der gleichen Weise ablaufen. Einem Reflex kann man nur sehr schwer oder gar nicht durch den Willen gegensteuern (z. B. vermehrter Speichelfluss bei Essensgerüchen; Hustenreflex, wenn Fremdkörper in der Lunge sind).

Regeneration, regenerativ (adj.), **regenerieren** (vb.); Wiederherstellung, Erneuerung, Heilung.

Rekontamination; ein gesäuberter Gegenstand, Raum etc. wurde wiederum verunreinigt.

Resistenz; (bei Keimen) Widerstandsfähigkeit gegenüber Antimikrobiotika.

Resorption; Aufnahme einer Substanz in den Körper durch die Haut oder Schleimhaut.

Rezeptoren; Bereiche auf Zellmembranen, die ähnlich wie ein Schloss an einer Tür funktionieren. Durch eine passende Substanz (Schlüssel) am Rezeptor werden Reaktionen in der Zelle ausgelöst.

topisch, Topika (Bez. für Arzneimittelgruppe); örtlich, auf der Haut oder Schleimhaut, ohne Resorption ins Gewebe.

Seborrhoe; eine übermäßige Talgbildung, die zu einem verstärkten Fettglanz auf der Haut und zu fettigen Haaren führt.

Sedimentation, sedimentieren; Absetzen eines Feststoffes.

Sekretion; Absonderung von Flüssigkeiten oder Substanzen durch Drüsen oder Drüsenzellen, nach außen auf die Haut oder ins Körperinnere.

semipermeabel; halbdurchlässig.

sensorisch; die Aufnahme und Weiterleitung von Sinneseindrücken an das Gehirn, betreffend.

spasmolytisch; entkrampfend für die glatte Muskulatur (Organe, Gefäße).

Spreitung, spreiten; die Möglichkeit und Geschwindigkeit, wie ein Lipid sich über eine Oberfläche verteilt.

steril; keimfrei.

Striae gravidarum; Schwangerschaftsstreifen.

Substantivität; Gehalt, Griffigkeit der Haare und Haut.

Süßstoffe; Substanzen, die intensiv süß schmecken, künstlich hergestellt werden und als Ersatz für Zucker genommen werden. Sie liefern keine Energie und können bei einer *Reduktionsdiät* eingesetzt werden.

Synergismus; Wirkverstärkung bei Kombination zweier Stoffe über die einfache Addition der Wirkungen hinaus.

Synthese; künstlicher Aufbau oder Zusammenbau einer Substanz.

synthetisch; chemisch hergestellte Substanz, nicht durch einen Organismus oder natürliche Vorgänge gebildet.

Syphilis; schwerwiegende Geschlechtskrankheit, die ohne Therapie in drei Stadien verläuft, Letzteres kann zur Geistesgestörtheit und schwersten Hauterscheinungen führen.

systemisch; den ganzen Körper betreffend.

technologisch; die Kosmetik-/Arzneimittelherstellung betreffend.

Testosteron; ein männliches Sexualhormon, verantwortlich für die Spermienbildung, die Ausprägung des männlichen Körperbaus und dessen Behaarung.

thermolabil; temperaturempfindlich.

Thermoregulation; die Kontrolle und Aufrechterhaltung unserer Körpertemperatur.

thermostabil; temperaturunempfindlich.

Toxine; Giftstoffe.

Toxizität, toxisch; Giftigkeit, giftig.

Transparenz; Durchsichtigkeit, Klarheit.

Triglyceride; chemische Bezeichnung für Neutralfette, Nahrungsfette bzw. Fette.

Tripelhelix; drei Ketten werden ineinander gedreht.

Tumor; Geschwür, Wucherung, meist Synonym für Krebsgeschwür.

Umesterung; chemische Reaktion.

vegetativ; das *vegetative Nervensystem* betreffend.

vegetatives Nervensystem; autonomes Nervensystem, welches für Organtätigkeiten, Reflexe, Gefäßaktivitäten, *Thermoregulation* und andere unbewusste Steuerungen verantwortlich ist. Wir können es durch unseren Willen nicht beeinflussen.

Veresterung; chemischer Reaktion zwischen einem Alkohol und einer Säure.

Zuckeraustauschstoffe; in der Regel Fruchtzucker oder Zuckeralkohole (z. B. Sorbit), die als Ersatz für Traubenzucker, Zucker, Malzzucker oder Milchzucker bei *Diabetes* verwendet werden. Sie liefern etwa gleich viel Energie wie der übliche »Zucker« und sind deshalb nicht für eine *Reduktionsdiät* geeignet.

Zuckerersatzstoffe; vgl. *Süßstoffe*.

Zytoplasma; Zellsaft.

Zytostatika; hochwirksame Arzneistoffgruppe, die gegen Krebs/Tumoren eingesetzt wird.

15

16 Literaturverzeichnis

Weiterführende Literatur, Bücher

Achenbach Dr med RK (1997) Der Haut-Ratgeber, G Thieme Verlag, Stuttgart

Fey H, Otte I (1985) Wörterbuch der Kosmetik, Wissenschaftliche Verlagsgesellschaft, Stuttgart

Gülzow H-J (1995) Präventive Zahnheilkunde, Carl Hanser Verlag, München, Wien

Holzinger W (1988) Prophylaxefibel, Carl Hanser Verlag, München, Wien

Jung EG (Hrsg) (1991) Dermatologie, Hippokrates Verlag, Stuttgart

Junqueira LC, Carneiro J (1986) Histologie, Springer-Verlag, Heidelberg

Kresken J, Leven W (1998) Dermokosmetika-Liste, Govi-Verlag, Eschborn

List PH (1985) Arzneiformenlehre, Wissenschaftl Verlagsgesellschaft, Stuttgart

Pütz J, Niklas C (1993) Hobbythek: Schminken, pflegen, schönes Haar, vgs, Köln

Pütz J, Niklas C (1987) Hobbythek: Cremes und sanfte Seifen, vgs, Köln

Pütz J, Niklas C (1999) Hobbythek: Die 5-Minuten-Kosmetik, vgs, Köln

Raab W, Kindl U (1993) Licht und Haut, Govi-Verlag, Frankfurt am Main

Raab W, Kindl U (1999) Plegekosmetik, Wissenschaftliche Verlagsgesellschaft, Stuttgart

Schmidseder Dr med J (1994) Vom Milchzahn zu den dritten Zähnen, G Thieme Verlag, Stuttgart

Schauder S (1994) Göttinger Liste, Blackwell Wissenschaftsverlag, Berlin

Schnaubelt K, Neue Aromatherapie, (Hrsg) J Pütz, vgs, Köln

Stache H, Großmann H (1991) Waschmittel, Springer-Verlag, Heidelberg

Hefte, Broschüren

Allgemeine Information über Insekten und die Wirkungsmechanismen von Insekt-Repellentien, (Hrsg) Merck

Bundesamt für Strahlenschutz (Hrsg) (1993) Sonne, Ozon, UV, September

Bundesamt für Strahlenschutz (Hrsg) (1995) UV-Index contra Sonnenbrand, April

Die Methode zur Bestimmung des Lichtschutzfaktors, (Hrsg) (1995) IKW, Frankfurt am Main

Fakten zum Sonnenschutz, (Hrsg) (1997) Beiersdorf AG, Hamburg

Körperpflegemittel im Chemie- und Biologieunterricht, (Hrsg) IKW, Frankfurt am Main

Körper und Pflege, (Hrsg) (1995) IKW, Frankfurt am Main

Kosmetika-Inhaltsstoffe-Funktionen, (Hrsg) (1998) IKW, Frankfurt am Main

Leitfaden zur Inhaltsstoffdeklaration kosmetischer Mittel, (Hrsg) (1996) IKW, Frankfurt am Main,

Sonnenvademecum, (Hrsg) (1996) Schweizerische Krebsliga

Strahlenschutzkommission, Schutz des Menschen vor solarer UV-Strahlung, (Hrsg) (1998) Bundesministerium für Umwelt, Naturschutz und Reaktorsicherheit, Bonn

Artikel

Arens-Corell M (1997) Reinigung und Pflege der Babyhaut, Kosmetische Medizin 18,2: 110–114

Billek DE (1994) Kosmetische Wirkstoffe und Wirkstoffträger, PZ Nr. 49, 4–7

Charlet E (1994) Winzige Hohlkügelchen machen große Karriere, PTA heute Nr. 4, 271–274

Deutsches Grünes Kreuz (1998) Schäden durch UV-Strahlung, DAZ Nr. 21, 48–51

Fabry B (1994) Tenside, SÖFW-Journal Nr. 7, 377–386

Gerny H (1998) Softpeelings, Kosmetische Medizin 19, 2: 78–80

Gloor M (1995) Therapeutische Ansätze bei Neurodermitis, TW Dermatologie Kompakt, 5–11

Gottfreund J, Meyer T (1998) Hautverträgliche Rezepturen für die medizinische Körperreinigung, SÖFW-Journal Nr. 8, 494–498

Köhler LD, Refior M (1997) Alpha-Hydroxysäuren – eine aktuelle Übersicht, Kosmetische Medizin 18, 1: 10–13

Kolta KS (1995) Der „swnw": Arzt und Apotheker in Altägypten, PZ Nr. 31, 45–47

Kutz G (1997) Galenische Charakterisierung ausgewählter Hautpflegeprodukte, PZ Nr. 45, 11–15

Lautenschläger H (1999) Hautschutz für Hände starker Männer, PZ Nr. 13, 32–34

Müller RH, Dingler A (1998) Feste Lipid-Nanopartikel als neuartige Carrier für Wirkstoffe, PZ Nr. 49, 11–15

Noll M (1997) Kein Mensch braucht eine Sonnenbank, PZ Nr. 20, 61–63

Nowak GA (1993) Der AHA-Effekt, SÖFW-Journal, Nr. 8, 449–450

Pittermann W, Jackwerth B (1994) Vitamin E in der Hautpflege, PZ Nr. 49, 8–11

Rimpler M (1995) Serie Cellulite: Leidensdruck mindern, TW Dermatologie Nr. 25, 32–43

Ritzmann G (1995) Naturkosmetik und ihre Inhaltsstoffe, PZ Nr. 48, 4–11

Schedel A (1997) Ist Cellulite kosmetisch zu beeinflussen? Kosmetische Medizin 18, 2: 136–140

Schwarz B (1997) Zink, das Element für alle Fälle, PZ Nr. 15, 42–43

Schweig T (1998) Reinigen, pflegen, stabilisieren: Hilfen für die trockene Haut, PZ Nr. 43, 11–16

Simon G, Kosmetische Präparate vom 16. bis 19. Jahrhundert

Trieloff Dr med I (1996) Signifikante Regeneration durch hochdosiertes Vitamin A und E, Sonderdruck TW Dermatologie 26, 136–137

Tronnier H (1995) Naturkosmetik: eine bessere Alternative? PZ Nr. 49, 12–14

Tronnier H (1998) Neuere Wirkstoffe in der Kosmetik Teil 1, Kosmetische Medizin 19, 1: 8–11

Tronnier H (1998) Neuere Wirkstoffe in der Kosmetik Teil 2, Kosmetische Medizin 19, 2:72–76

Wagner U (1999) Mit Rezeptor-Blockern gegen Fettpolster, PZ-Supplement Nr. 12, 3–6

Wallat S (1994) Proteine für kosmetische Anwendungen, PZ Nr. 49, 12–15

Wallat S (1996) Anforderungen an moderne Tenside, PZ Nr. 10, 4–8

Gesetze

Amtsblatt der Europäischen Gemeinschaft, 1. Juni 1996, Inventar von Inhaltsstoffen kosmetischer Mittel

6. Änderung der EG-Kosmetik-Richtlinie

Definition der Naturkosmetik des Bundesgesundheitsministerium (BMG) (1993), (Hrsg) IKW-Pressestelle, Frankfurt am Main (1998)

Gesetz über den Verkehr mit Lebensmitteln, Tabakerzeugnissen, kosmetischen Mitteln und sonstigen Bedarfsgegenständen (LMBG) von 1993

Verordnung über kosmetische Mittel (KVO) von 1977, 40. Verordnung zur Änderung der KVO (März 2007)

Internet-Adressen:

www.pharmazeutische-zeitung.de
www.deutscher-apotheker-verlag.de
www.kontrollierte-naturkosmetik.de
www.gesetze-im-internet.de
www.bbges.de (Gesetze)
www.dermotopics.de
www.gd-online.de
www.avene.de
www.creaderm.com
www.elancyl.de
www.eubos.de
www.eucerin.de
www.dr.hauschka.de
www.fette-koeln.de
www.frei-hautpflege.de
www.hans-karrer.de
www.ilrido.de
www.larocheposay.de
www.lavera.de
www.lierac.de
www.louis-widmer.com
www.primavera-life.de
www.rausch.ch
www.sebamed.de
www.stada.de
www.ultrasun.ch
www.eco-world.de
www.unserehaut.de
www.krebshilfe.de
www.emolecules.de (Substanzen, Strukturformeln)
www.eur-Lex.europa.eu

Stichwortverzeichnis

I

T

X

Z

Printed by Books on Demand, Germany